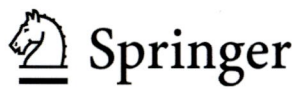

肿瘤影像学：软组织肿瘤

Oncologic Imaging：
Soft Tissue Tumors

编著　[韩]康亨植（Heung Sik Kang）
　　　[韩]洪成焕（Sung Hwan Hong）
　　　[韩]崔家英（Ja-Young Choi）
　　　[韩]柳惠珍（Hye Jin Yoo）
主译　高振华
审校　孟悛非

SPM 南方出版传媒

广东科技出版社｜全国优秀出版社

·广　州·

图书在版编目（CIP）数据

肿瘤影像学. 软组织肿瘤 /（韩）康亨植等编著；高振华主译. —广州：广东科技出版社，2021.4
书名原文：Oncologic lmaging: Soft Tissue Tumors
ISBN 978-7-5359-7165-4

Ⅰ.①肿… Ⅱ.①康…②高… Ⅲ.①软组织肿瘤—影像诊断 Ⅳ.①R730.4

中国版本图书馆CIP数据核字（2021）第271266号

First published in English under the title
Oncologic Imaging：Soft Tissue Tumors
by Heung Sik Kang，Sung Hwan Hong，Ja-Young Choi and Hye Jin Yoo
Copyright © Springer Science+Business Media Singapore，2017
This edition has been translated and published under licence from
Springer Nature Singapore Pte Ltd.

广东省版权局著作权合同登记
图字：19-2019-042号

出 版 人：朱文清
责任编辑：黎青青
封面设计：林少娟
责任校对：李云柯　于强强
责任印制：彭海波
出版发行：广东科技出版社
　　　　　（广州市环市东路水荫路 11 号　邮政编码：510075）
销售热线：020-37592148 / 37607413
http://www.gdstp.com.cn
E-mail：gdkjcbszhb@nfcb.com.cn
经　　销：广东新华发行集团股份有限公司
排　　版：创溢文化
印　　刷：广州东盛彩印有限公司
　　　　　（广州市增城区新塘镇太平十路二号　邮政编码：510700）
规　　格：889mm×1 194mm　1/16　印张 28.75　字数 690 千
版　　次：2021 年 4 月第 1 版
　　　　　2021 年 4 月第 1 次印刷
定　　价：358.00 元

如发现因印装质量问题影响阅读，请与广东科技出版社印制室联系调换（电话：020-37607272）。

主译简介

高振华，山东临沂人，医学博士，硕士研究生导师，中山大学附属第一医院影像科副主任医师，兼任中山大学附属第一医院惠亚医院（惠州市中大惠亚医院）医学影像科行政主任，首批卫生部赴西藏国家医疗队队员，2018年获"广东省杰出青年医学人才"称号。先师从青岛大学附属医院知名放射学专家曹来宾、徐爱德、徐文坚和刘吉华教授进行医学影像学本科和硕士研究学习，后师从中山大学附属第一医院知名肌骨放射学专家孟悛非教授攻读医学影像学博士，2006年7月中山大学博士毕业后，一直于中山大学附属第一医院从事医学影像学的临床医疗、教学和科研工作，掌握全身各系统常见病的X线、CT、MRI和核医学诊断，研究方向为肌肉、骨骼和关节疾病的术前诊断与治疗后影像学评估。

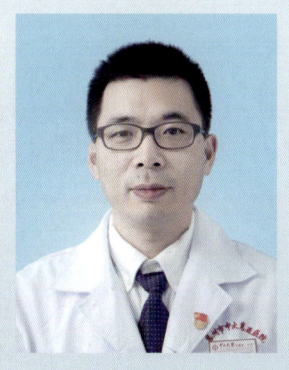

兼任全国青年放射学会骨肌专业学组副组长，中国医师协会放射医师分会运动创伤专委会委员，广东省青年骨放射联盟组长，广东省基层医药学会肿瘤多学科诊治专业委员会副主任委员，广东省健康管理学会放射学专业委员会常务委员，广东省医师协会放射科医师分会骨肌疾病专业学组副组长。

近年来在国内外核心专业期刊发表论文50余篇，其中以第一作者和通讯作者发表SCI论文10余篇，主编专著3部，参编全国医学影像学规划教材2部。

作者致谢信

感谢合著者Sung Hwan Hong、Ja-Young Choi和Hye Jin Yoo的激情、才华和合作。

祝愿我三个可爱的孙子都有光明而美好的未来。

医学博士　康亨植（Heung Sik Kang）

感谢我的所有老师和同事们。

感谢我亲爱的妻子Yun Kyung和女儿Jisu给予的支持和爱。

医学博士　洪成焕（Sung Hwan Hong）

感谢我的同事和家人。

感谢我的导师Heung Sik Kang教授。

医学博士　崔家英（Ja-Young Choi）

感谢我的同事们给予的宝贵机会。

感谢我的家人给予的无尽支持。

感谢我可爱的女儿，她的微笑温暖着我的内心。

柳惠珍（Hye Jin Yoo）

译校者名单

主　译　高振华

审　校　孟悛非

译校者　高振华　中山大学附属第一医院

　　　　　　　　中山大学附属第一医院惠亚医院

　　　　　孟悛非　中山大学附属第一医院

　　　　　张皓钦　中山大学附属第一医院惠亚医院

　　　　　陈晓枫　中山大学附属第一医院惠亚医院

　　　　　黄新曲　中山大学附属第一医院惠亚医院

　　　　　郭希彤　中山大学附属第一医院惠亚医院

前 言
Foreword

　　软组织肿瘤的影像诊断仍然是肌肉骨骼放射学中的一个挑战，其困难归因于软组织肿瘤的多样性及其影像表现的重叠性。此外，软组织肿瘤的分类随着时间而有所变化，造成文献中有关软组织肿瘤术语的使用较为混乱。

　　自从X射线被发现以来，放射学检查就被广泛用于评估骨肿瘤。直到20世纪80年代初磁共振成像（MRI）的引入，软组织肿瘤的评估才逐渐开始。此后，软组织肿瘤的成像取得了显著进展。如今，MRI在软组织肿瘤患者诊治中的位置不可或缺，而且其作用随着新研发成像技术的临床应用而不断增大。因此，影像学目前在软组织肿瘤的检测、诊断和治疗方案制订中起着关键作用。

　　本书采用2013年世界卫生组织（WHO）软组织肿瘤分类对软组织肿瘤进行分类讨论。放射学家及其他临床专家都应该精通软组织肿瘤的影像学评估，以便采用多学科相结合的方法进行肿瘤诊治。作为放射学教科书，本书旨在让读者熟悉软组织肿瘤的影像学表现和分析思路。我们希望本书能够让读者提高对软组织肿瘤的理解，促进医生之间的交流。

目 录
Contents

第一部分　软组织肿瘤诊断总论

第1章　诊断方法 002

1.1　临床分析 002

1.2　成像方法 003

1.3　良性与恶性 005

1.4　示例：诊断方法 006

第2章　诊断步骤 018

2.1　解剖间室 018

2.2　影像引导下经皮活检 019

2.3　示例：诊断步骤 021

第3章　软组织肉瘤分期 027

3.1　原发肿瘤（T分期） 027

3.2　区域淋巴结（N-分期） 028

3.3　远处转移（M分期） 029

3.4　组织学分级（G分级） 029

3.5　推荐的报告格式 029

3.6　示例：软组织肉瘤的分期 030

第二部分　软组织肿瘤的WHO分类及影像学表现

第4章　脂肪细胞肿瘤 038

4.1　脂肪瘤 038

4.2　脂肪瘤病 039

4.3　神经脂肪瘤病 039

4.4　脂肪母细胞瘤/脂肪母细胞瘤病 040

4.5　血管脂肪瘤 040

4.6　梭形细胞脂肪瘤 040

4.7　冬眠瘤 041

4.8　树枝状脂肪瘤 041

4.9　非典型脂肪瘤样肿瘤/高分化脂肪肉瘤 041

4.10　去分化脂肪肉瘤 042

4.11　黏液样脂肪肉瘤 042

4.12　多形性脂肪肉瘤 043

4.13　示例：脂肪细胞肿瘤 044

第5章　成纤维细胞/肌成纤维细胞性肿瘤 063

5.1　结节性筋膜炎 063

5.2　增生性筋膜炎 064

5.3　增生性肌炎 064

5.4　骨化性肌炎 064

5.5　弹力纤维瘤 065

5.6　婴儿纤维错构瘤 065

5.7　颈部纤维瘤病 066

5.8　腱鞘纤维瘤 066

5.9　促结缔组织增生性成纤维细胞瘤 066

5.10　钙化性腱膜纤维瘤 067

5.11　掌/跖纤维瘤病 067

5.12　韧带样纤维瘤病 068

5.13　隆突性皮肤纤维肉瘤 068

5.14　孤立性纤维性肿瘤 068

5.15　炎性肌成纤维细胞性肿瘤 069

5.16　黏液纤维肉瘤 069

5.17　低级别纤维黏液样肉瘤 070

5.18　低级别肌成纤维细胞肉瘤 070

5.19　硬化性上皮样纤维肉瘤 070

5.20　示例：成纤维细胞/肌成纤维细胞性肿瘤 071

第6章　所谓的纤维组织细胞性肿瘤 ·································· 108

6.1　腱鞘滑膜巨细胞瘤 ··· 108

6.2　深部良性纤维性组织细胞瘤 ···························· 109

6.3　软组织巨细胞瘤 ··· 109

6.4　示例：所谓的纤维组织细胞性肿瘤 ·················· 110

第7章　平滑肌肿瘤 ·· 121

7.1　深部软组织平滑肌瘤 ······································ 121

7.2　平滑肌肉瘤 ··· 121

7.3　示例：平滑肌肿瘤 ·· 122

第8章　周细胞（血管周细胞）肿瘤 ····················· 131

8.1　血管球瘤 ·· 131

8.2　肌周细胞瘤（包括肌纤维瘤） ························· 132

8.3　血管平滑肌瘤 ··· 132

8.4　示例：周细胞（血管周细胞）肿瘤 ·················· 133

第9章　骨骼肌肿瘤 ·· 147

9.1　横纹肌肉瘤 ··· 147

9.2　示例：骨骼肌肿瘤 ·· 148

第10章　脉管肿瘤 ··· 155

10.1　血管瘤 ··· 155

10.2　血管瘤病 ··· 156

10.3　淋巴管瘤 ··· 156

10.4　卡波西样血管内皮瘤 ····································· 157

10.5　网状血管内皮瘤 ··· 157

10.6　Kaposi肉瘤 ··· 157

10.7　上皮样血管内皮瘤 ·· 158

10.8　软组织血管肉瘤 ··· 158

10.9　示例：脉管肿瘤 ··· 159

第11章　软骨–骨肿瘤 ·· 183

11.1　软组织软骨瘤 ·· 183

11.2　骨外骨肉瘤 ··· 183

11.3 示例：软骨–骨肿瘤 184

第12章 神经鞘膜肿瘤 191

12.1 施旺细胞瘤（包括不同亚型） 191

12.2 神经纤维瘤（包括不同亚型） 192

12.3 神经束膜瘤 193

12.4 颗粒细胞瘤 193

12.5 恶性周围神经鞘膜瘤 194

12.6 示例：神经鞘膜肿瘤 195

第13章 分化不确定的肿瘤 220

13.1 肌内黏液瘤 220

13.2 滑膜肉瘤 221

13.3 磷酸盐尿性间叶性肿瘤 221

13.4 上皮样肉瘤 222

13.5 腺泡状软组织肉瘤 223

13.6 透明细胞肉瘤 223

13.7 骨外黏液样软骨肉瘤 224

13.8 骨外尤文肉瘤 224

13.9 肾外恶性横纹肌样瘤 225

13.10 肌上皮瘤/副脊索瘤 225

13.11 多形性玻璃样变血管扩张性肿瘤 225

13.12 示例：分化不确定的肿瘤 226

第14章 未分化/未分类肉瘤 254

14.1 未分化多形性肉瘤 254

14.2 未分化的圆形细胞和梭形细胞肉瘤 255

14.3 示例：未分化/未分类肉瘤 255

第15章 浅表软组织肿块 263

15.1 表皮包涵体囊肿 263

15.2 毛母质瘤 263

15.3 脂肪坏死 264

15.4 类风湿结节 265

15.5 Morel-Lavallee病变 265

15.6　恶性黑色素瘤 266

15.7　淋巴瘤（皮肤及皮下） 266

15.8　软组织转移瘤 268

15.9　示例：浅表软组织肿块 269

第16章　类似软组织肿瘤的肿块 291

16.1　腱鞘囊肿 291

16.2　血管病变 291

16.3　痛风 292

16.4　结节病 292

16.5　Morton神经瘤 293

16.6　创伤性神经瘤 294

16.7　黄色瘤 294

16.8　示例：类似软组织肿瘤的肿块 295

第三部分　软组织肿瘤实用诊断精粹

第17章　基于MR信号强度的病变特征 316

17.1　T1WI高信号病变 318

17.2　T2WI低信号病变 322

17.3　T2WI液体样高信号病变 333

第18章　诊断征象 339

18.1　葡萄碗征 339

18.2　葡萄串征 340

18.3　棋盘征 341

18.4　同轴电缆征 342

18.5　暗星征 343

18.6　束状征 344

18.7　倒靶征（Inverted target sign） 345

18.8　脑回征 346

18.9　反靶征（Reverse target sign） 347

18.10　反向分区现象 348

18.11　意大利面征 349

18.12　脂肪分离征 350

18.13　串征 351

18.14　条纹征 352

18.15　瑞士奶酪征 352

18.16　尾征 354

18.17　靶征 355

18.18　三条纹征 356

18.19　三重信号征 357

18.20　分区现象 358

第19章　软组织肿瘤相关的综合征 359

19.1　Kasabach-Merritt综合征 360

19.2　Maffucci综合征 362

19.3　Klippel-Trenaunay综合征 364

19.4　Mazabraud综合征 365

19.5　神经纤维瘤病1型 366

19.6　神经纤维瘤病2型 370

19.7　神经鞘瘤病 373

19.8　Carney综合征 374

19.9　家族性高胆固醇血症 376

第四部分　练习与实践

第20章　影像判读会话 380

20.1　测验1 380

20.2　测验2 382

20.3　测验3 384

20.4　测验4 386

20.5　测验5 388

20.6　测验6 390

20.7　测验7 392

20.8　测验8 394

20.9　测验9 396

20.10　测验10 ……………………………………………………………………… 398

20.11　测验11 ……………………………………………………………………… 400

20.12　测验12 ……………………………………………………………………… 402

20.13　测验13 ……………………………………………………………………… 404

20.14　测验14 ……………………………………………………………………… 406

20.15　测验15 ……………………………………………………………………… 408

20.16　测验16 ……………………………………………………………………… 410

20.17　测验17 ……………………………………………………………………… 412

20.18　测验18 ……………………………………………………………………… 414

20.19　测验19 ……………………………………………………………………… 416

20.20　测验20 ……………………………………………………………………… 418

20.21　测验21 ……………………………………………………………………… 420

20.22　测验22 ……………………………………………………………………… 422

20.23　测验23 ……………………………………………………………………… 424

20.24　测验24 ……………………………………………………………………… 426

20.25　测验25 ……………………………………………………………………… 428

20.26　测验26 ……………………………………………………………………… 430

20.27　测验27 ……………………………………………………………………… 432

20.28　测验28 ……………………………………………………………………… 434

20.29　测验29 ……………………………………………………………………… 436

20.30　测验30 ……………………………………………………………………… 438

20.31　测验31 ……………………………………………………………………… 440

20.32　测验32 ……………………………………………………………………… 442

20.33　测验33 ……………………………………………………………………… 444

附录 ……………………………………………………………………………… 446

第一部分

软组织肿瘤诊断总论

第1章 ⊙

诊断方法

1.1 临床分析

临床上常见的软组织肿瘤绝大多数都是良性的。据统计，良性软组织肿瘤的发病率至少比恶性软组织肿瘤高100倍[1]。与骨肿瘤不同，对于软组织肿瘤，通常无法提出有意义的鉴别诊断，也无法明确是良性还是恶性；但了解软组织肿瘤的发病率、发病年龄以及发病部位，将有助于对软组织肿瘤进行恰当的鉴别诊断[2]。例如，胚胎性横纹肌肉瘤多见于10岁以下儿童，滑膜肉瘤多见于青少年和青壮年。大多数软组织肉瘤，包括未分化多形性肉瘤、脂肪肉瘤和平滑肌肉瘤，发病人群以老年人为主。按照发病率排序，儿童和青少年最常见的肿瘤分别为血管瘤、纤维错构瘤、环状肉芽肿、脂肪母细胞瘤、纤维肉瘤和横纹肌肉瘤。成人最常见的肿瘤是脂肪瘤、脂肪肉瘤和黏液纤维肉瘤[3]。

肿瘤发病部位包括皮下、筋膜周围、肌肉内、肌肉间、关节内和关节周围。发病部位对于缩小病变的鉴别诊断范围很重要[4]。例如，大多数软组织黏液瘤发生于肌肉内，而黏液样脂肪肉瘤通常发生于肌肉间[5]。某些肿瘤有其特定的好发部位，如弹力纤维瘤，通常见于肩胛下区。同样地，认识病变来自何种特定的结构（如：神经、血管或肌腱）将有助于病变的定性诊断[6]。对于多灶性或广泛性的病变，其鉴别诊断的疾病包括血管瘤性病变、神经纤维瘤病（NF）、纤维瘤病、脂肪瘤病、黏液瘤（Mazabraud综合征）、转移瘤或淋巴瘤[7]。

某些软组织肿瘤的临床病史可能与全身伴随的疾病有关。例如，Carney综合征（心脏黏液瘤、色素沉着斑和内分泌亢进）中的黑色素性神经鞘瘤，Maffucci综合征（内生软骨瘤病）中的海绵状血管瘤，Gardner综合征（肠道息肉病和骨瘤）中的纤维瘤病、家族性高胆固醇血症中的黄色瘤，Mazabraud综合征（多骨的纤维结构不良）中的黏液瘤、多发性骨髓瘤和神经纤维瘤中的淀粉样瘤，以及2型神经纤维瘤病和神经鞘瘤病中的神经鞘瘤[3]。

1.2　成像方法

1.2.1　X线

虽然X线片在评估软组织病变中的应用价值相当有限，但一些X线征象尚有助于发现和诊断软组织病变。脂肪瘤或高分化脂肪肉瘤在X线片上常表现为低密度肿块。X线片上软组织肿块内伴随多发的静脉石，提示该肿块很可能为血管瘤。软组织肿块中心内见不规则骨形成，常提示骨外骨肉瘤。肿块周围壳样矿化的软组织病变是骨化性肌炎的特征。多发斑点状或曲线状钙化的存在则提示为骨外软骨类肿瘤。瘤内出现钙化的其他肿瘤，包括钙化上皮瘤、钙化性腱膜纤维瘤、痛风石以及滑膜肉瘤。局部骨皮质增厚可能是由于邻近的血管瘤或脂肪瘤所致[8-9]。X线片对于肿瘤侵犯相邻骨质的评估要优于MRI。例如，在X线片上长期压迫性骨质吸收与侵蚀性骨质破坏的表现截然不同，但在MRI上容易被混淆[10]。

1.2.2　超声

超声（US）由于其安全性、可用性、可行性和性价比的优势，常被作为评价软组织肿块的首选成像方法。超声的主要作用之一是确定肿块是囊性还是实性。浅表的软组织肿块特别适合于高分辨率超声检查，可对病变进行详细评估并寻找声像学特征，继而基于已熟知的超声表现对某些有特定征象的肿瘤进行定性诊断[11]。恶性肿瘤在超声上常表现为低回声和富血供，但实性软组织肿瘤的超声表现通常无诊断特异性[12]。在大多数情况下，超声是评估儿童软组织肿块的主要成像方法，尤其在诊断血管性病变方面[13]。超声也是目前最常用的软组织肿瘤活检引导的成像方法。超声引导适合于定位活性病变组织，可避开软组织肿瘤的坏死部分，同时降低损伤神经血管的风险。

1.2.3　CT

虽然MRI是评估软组织肿瘤的主要方法，但CT对软组织肿瘤诊断仍有独到的作用，包括观察病变的矿化形态、病变的密度、相邻骨受累的方式以及病变的血供程度和分布[14]。CT在显示矿化方面优于X线片和MRI，软组织肿块内矿化的形态可作为其定性诊断的线索。例如，在骨化性肌炎中，CT比MR能够更敏感地检测出病变早期矿化的带状区域。病变的密度也可为定性诊断提供一定的参考信息，特别是在含有脂肪密度的软组织肿块。CT也能很好地显示软组织肿瘤邻近的骨质受累情况，而这对术前治疗方案的制定非常重要。另外，CT在放射治疗中也显得必不可少，可使治疗中的剂量分布、患者体位和三维剂量计算更加精确[15]。

1.2.4 MRI

MRI具有较高的软组织分辨率并可多平面直接成像，成为软组织肿瘤诊断的主要成像方法。MRI不仅适用于软组织肿瘤的诊断，而且适用于软组织肿瘤的分期、术前计划的制定、术后的评估和治疗后效果评估。MRI对于诊断那些不需要影像学随访或活检的良性病变（如脂肪瘤和腱鞘囊肿）特别有价值。对于一些临床和影像学征象不能诊断的软组织肿瘤，则应考虑活检[6]。

T1WI和T2WI是诊断MRI诊断软组织肿瘤的主要成像序列。快速自旋T2WI和钆对比增强T1WI都结合了脂肪抑制技术，旨在提高这些序列成像的动态范围和敏感性。梯度回波T2加权成像有助于检测血液成分，如含铁血黄素。通过静脉注射钆螯合物进行增强MRI可以区分肿瘤的囊性和实性成分，判断出肿瘤的活性区和坏死区，显示肿瘤的血管生成数量，勾画肿瘤的真实边界。

大多数软组织肿瘤T1WI呈等或低信号，T2WI呈高信号。偶有T1WI高信号或T2WI低信号出现时，则有助于软组织肿瘤的鉴别诊断。肿瘤内T1WI高信号常提示瘤内脂肪、亚急性出血、富含蛋白液体或黑色素的存在。脂肪抑制技术有助于将脂肪与其他T1WI高信号的成分加以区分。T2WI低信号的成分包括钙化/骨化、出血、血管流空信号或胶原纤维组织。肿瘤内出现T2WI低信号成分可作为某些良性软组织肿瘤的诊断线索，如：腱鞘巨细胞瘤、纤维瘤病和促结缔组织增生性成纤维细胞瘤。然而，多种软组织肉瘤也可能含有T2WI低信号成分。液性成分在T2WI上表现为高信号，借此可以对一些囊性肿块诸如腱鞘囊肿或滑囊炎进行定性诊断。黏液瘤因其含水量高，在T2WI上也呈高信号。增强MRI既有助于鉴别上述这些在T2WI上呈高信号的病变，也能显示软组织肿瘤的血供情况。需要注意：恶性肿瘤往往表现为快速且明显的强化，但有强化并不能用以区分良恶性肿瘤。

1.3 良性与恶性

MRI在软组织肿瘤的诊断方面具有明显的优势，但在良恶性软组织肿瘤鉴别中的价值目前仍存在一些争议。MRI鉴别良恶性肿瘤的复杂性在于软组织肿瘤的发病率低、非专科医院放射科医生的经验缺乏、MRI信号的解释不清、高度异质性的组织学表现以及肿瘤的自然演变[16]。

肿瘤的明确恶性征象包括远处转移和邻近器官侵犯。另外，随着肿瘤坏死、神经血管包绕以及邻近骨质侵蚀的出现，其肿瘤恶性的可能性也不断增加。深筋膜的完整性与否也是鉴别肿瘤良恶性的一个指标。恶性肿瘤的侵袭性生物学行为远大于良性肿瘤，所以在MRI上显示深筋膜的破坏征象有助于提示恶性肿瘤[17]。

虽然良性肿瘤常边界清晰而恶性肿瘤常边缘模糊，但一些研究表明：MRI上软组织肿块的边缘是否清晰在鉴别肿瘤良恶性方面无统计学意义[18]。在临床实践中，无论是良性肿瘤还是恶性肿瘤，大多数软组织肿瘤都表现为边界清楚的肿块。常规增强MRI可为病变特征的分析提供进一步信息，但仍然无法区分良恶性病变。然而，动态增强MRI却可用于鉴别良恶性软组织肿瘤[19]。

对于浅表软组织肿瘤，即指那些位于皮下的肿瘤，以下的一些影像学征象常提示恶性肿瘤：分叶状、出血、坏死、筋膜水肿、皮肤增厚以及皮肤受累。需要注意的是，肿瘤大小并不是评价浅表性软组织肿瘤恶性的重要指标，大部分恶性浅表肉瘤的最大直径小于5cm[20]。

一项评价MRI在预测恶性肿瘤准确性的研究表明：肿瘤在T2WI上无低信号区、平均直径大于33mm以及T1WI上呈混杂信号是提示恶性软组织肿瘤最敏感的指标。在MRI上，提示恶性软组织肿瘤特异性最高的征象包括坏死、骨或神经血管受累、转移或肿瘤平均直径大于66mm[21]。

有人提出了一种简化的MRI分析方法用于预测软组织肿瘤的良恶性[22]。对软组织恶性肿瘤有较高诊断价值的3个指标依次为：MRI信号强度（T2WI上信号不均匀）、肿瘤大小（≥50mm）和肿瘤累及深度（深层肿瘤，相对于深筋膜的浅层而言）。

1.4 示例：诊断方法

1.4.1 软组织肿瘤的定位

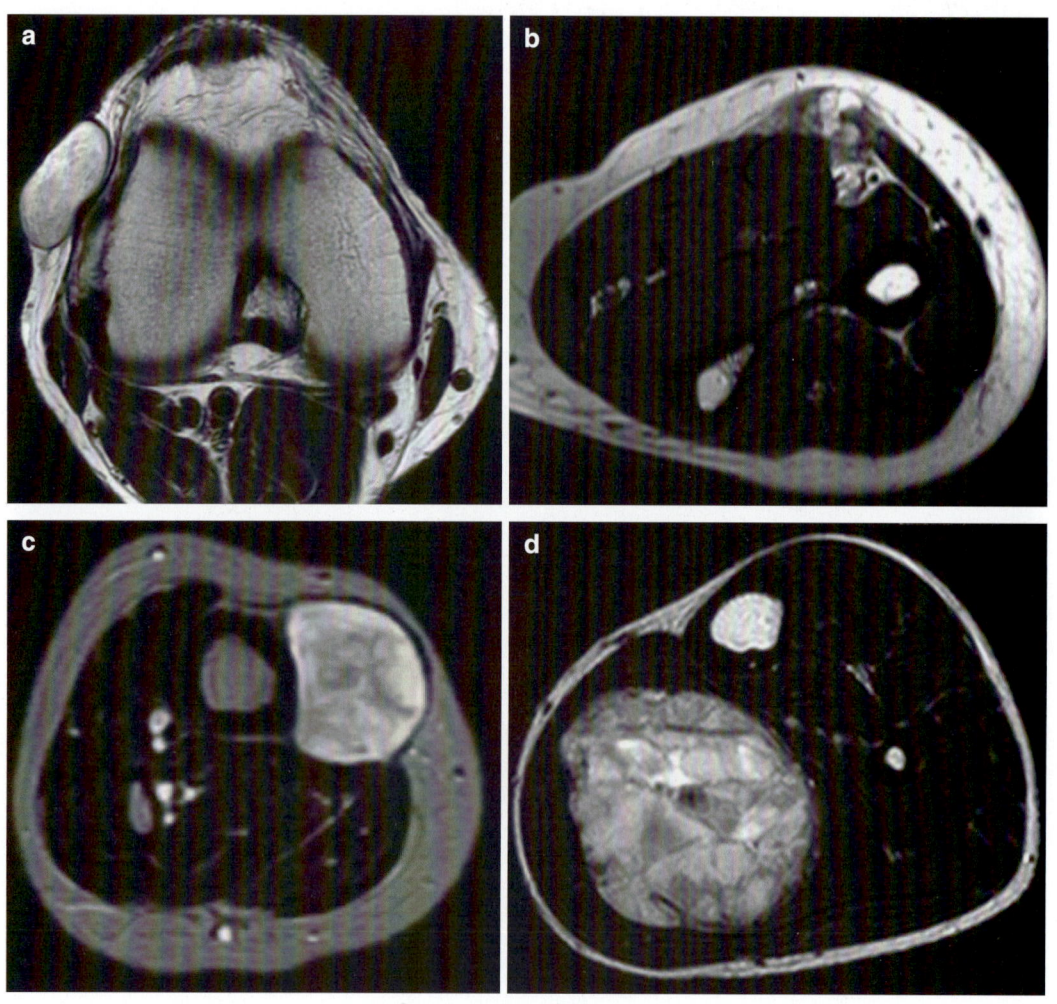

图1.1 软组织肿瘤的定位

横轴位T2WI显示肿瘤分别位于皮下（a）、筋膜周围（b）、筋膜下（c）和肌肉内（d）。

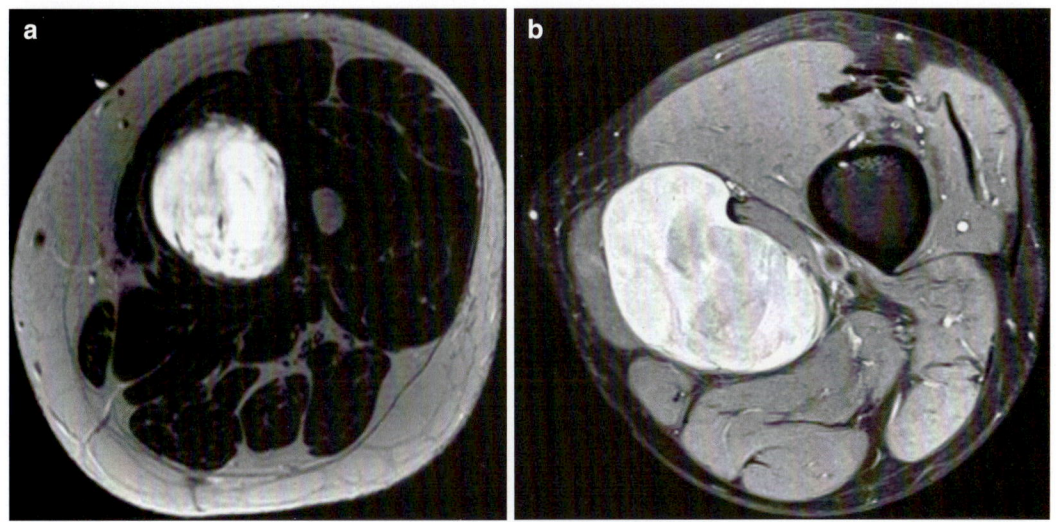

图1.2 位于肌肉内或肌肉间的肿块

横轴位T2WI（a）显示左股内侧肌内的黏液瘤。横轴位PDWI–FS（b）显示左腿肌间隙内的肿块为黏液样脂肪肉瘤。

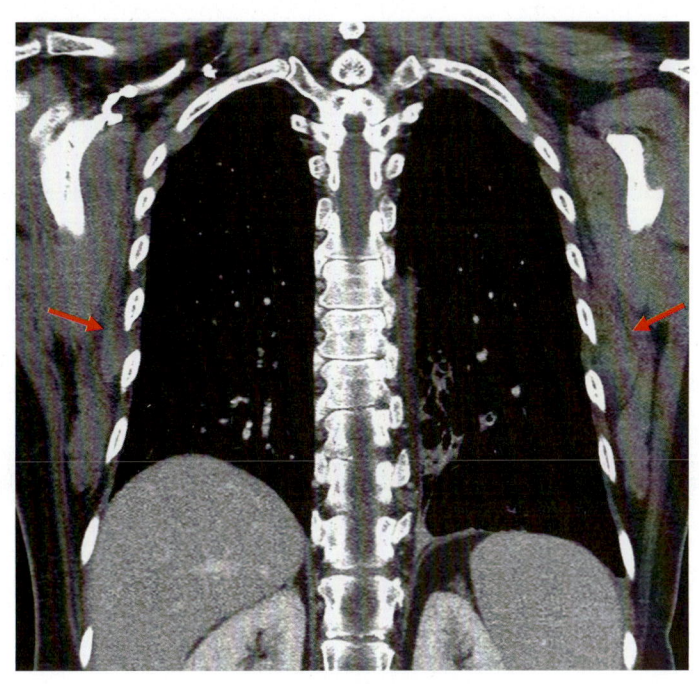

图1.3 背部弹力纤维瘤

双侧胸壁对称性的软组织肿块，位于双侧胸廓与前锯肌之间（箭头），此为该肿瘤好发的特定位置。

1.4.2 临床综合征相关的软组织肿瘤

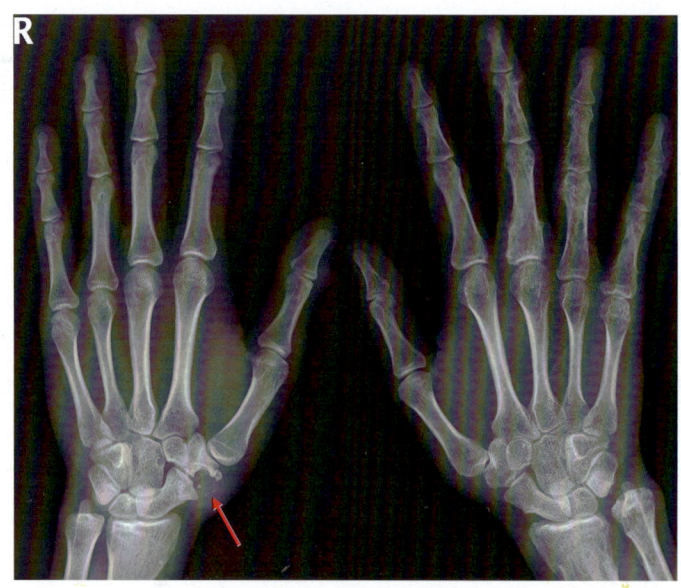

图1.4 Maffucci综合征中的软组织血管瘤

前后位X线片显示左手和左腕多发内生软骨瘤。右腕桡侧软组织血管瘤（箭头）内见多发钙化灶，伴邻近骨质破坏。
译者注：图1.4应为后前位X线片。

1.4.3 X线评估

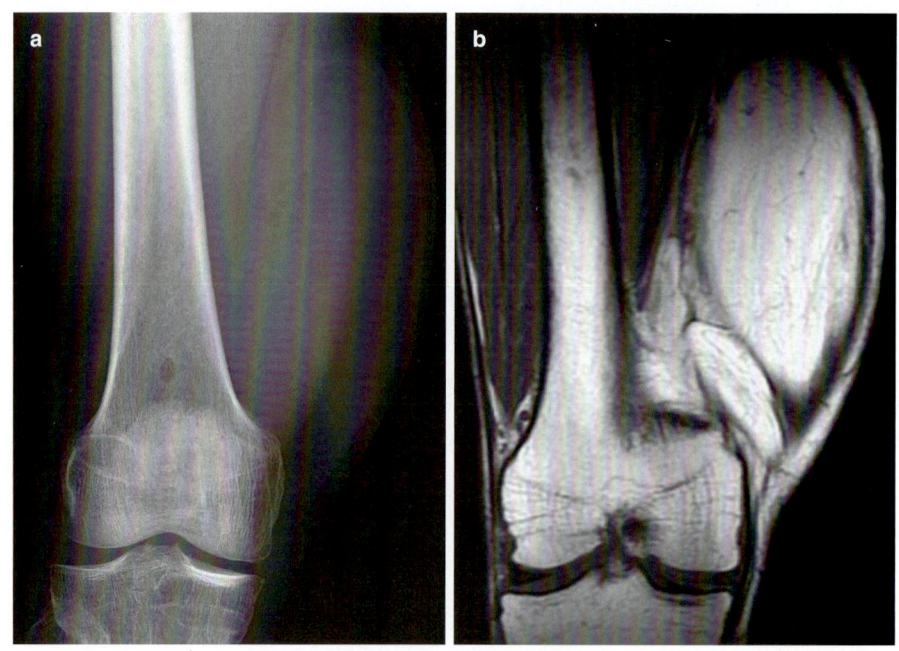

图1.5 高分化脂肪肉瘤

前后位X线片（a）显示右膝巨大软组织肿块，低密度区提示脂肪成分存在。冠状位T1WI（b）显示右大腿远端内侧巨大的脂肪肿块。

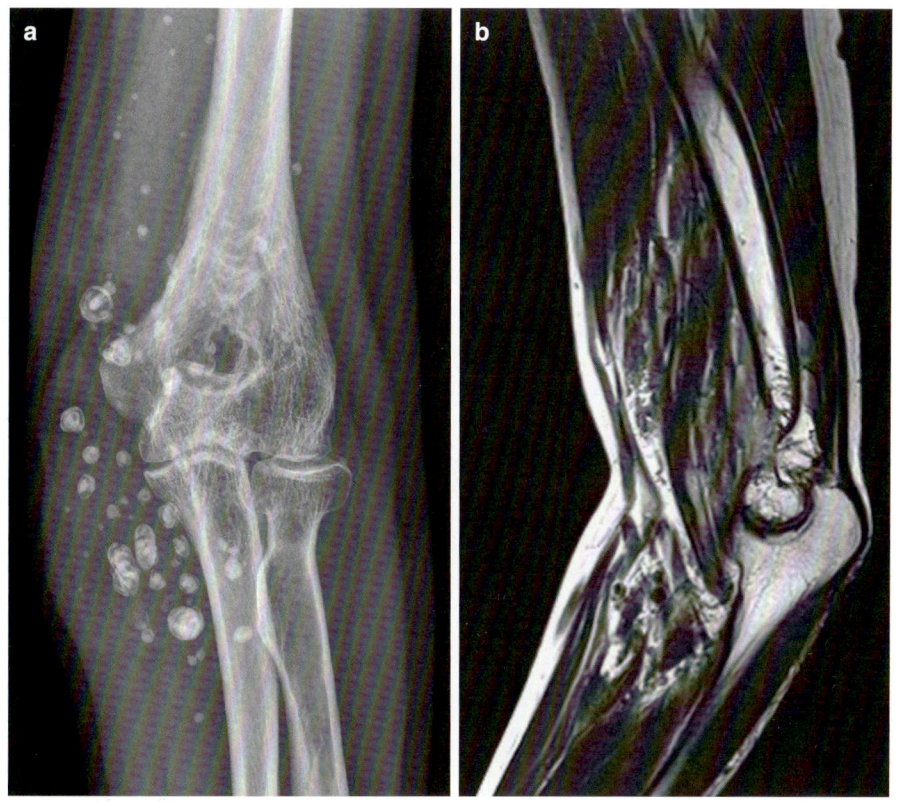

图1.6 血管瘤

前后位X线片（a）显示左肘关节旁巨大的软组织肿块伴大量静脉石。矢状位T2WI（b）显示左肘前部范围较广的浸润性软组织肿块，内见多发液–液平面。

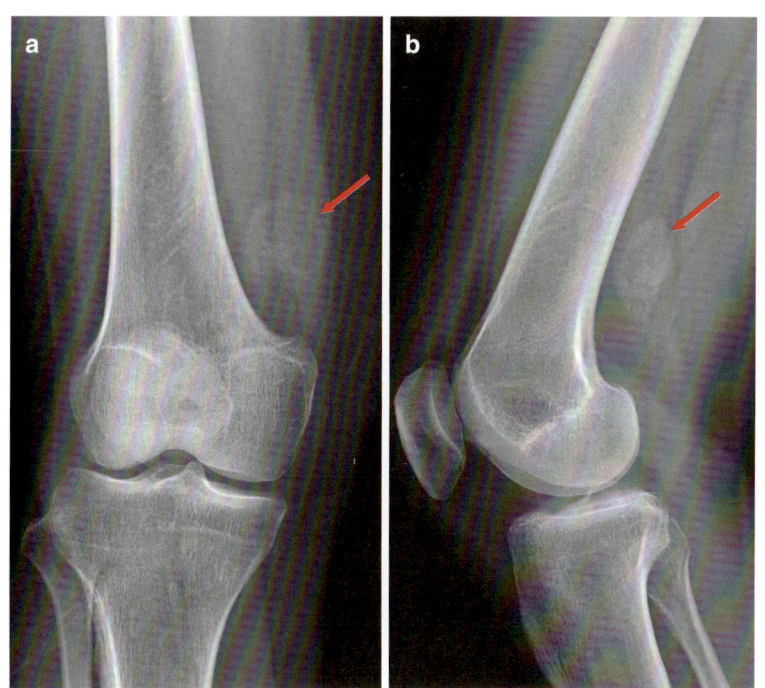

图1.7 骨化性肌炎

正位（a）和侧位（b）X线片显示右股骨远端后内侧矿化的软组织肿块（箭头）。矿化分布模式符合骨化性肌炎表现，呈典型的分区现象。

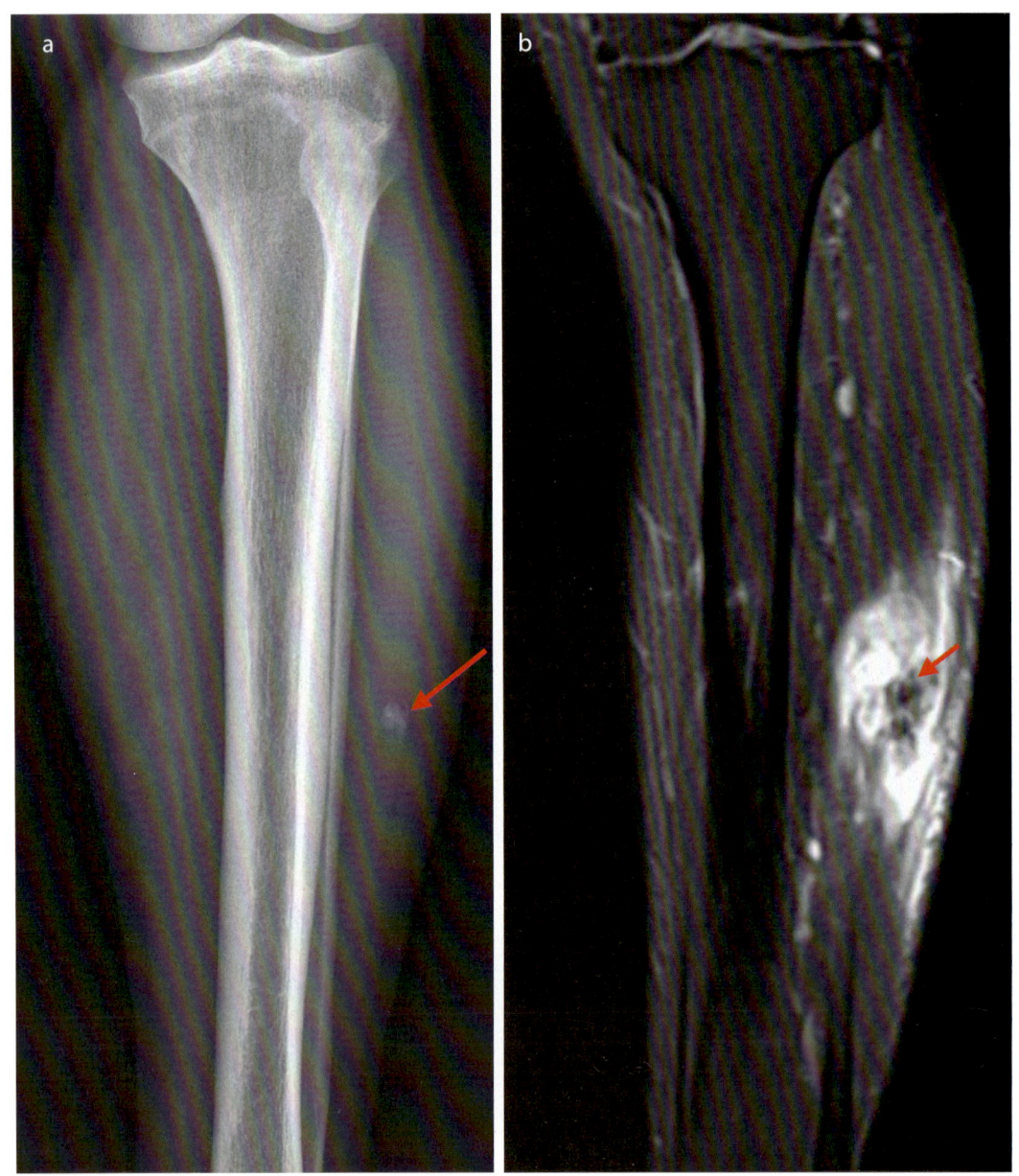

图1.8 滑膜肉瘤

前后斜位X线片（a）显示左小腿中段外侧非特异性钙化灶（箭头）。CE-T1WI-FS（b）显示界限不清的强化肿块，中央低信号钙化（箭头），此为滑膜肉瘤的典型征象。

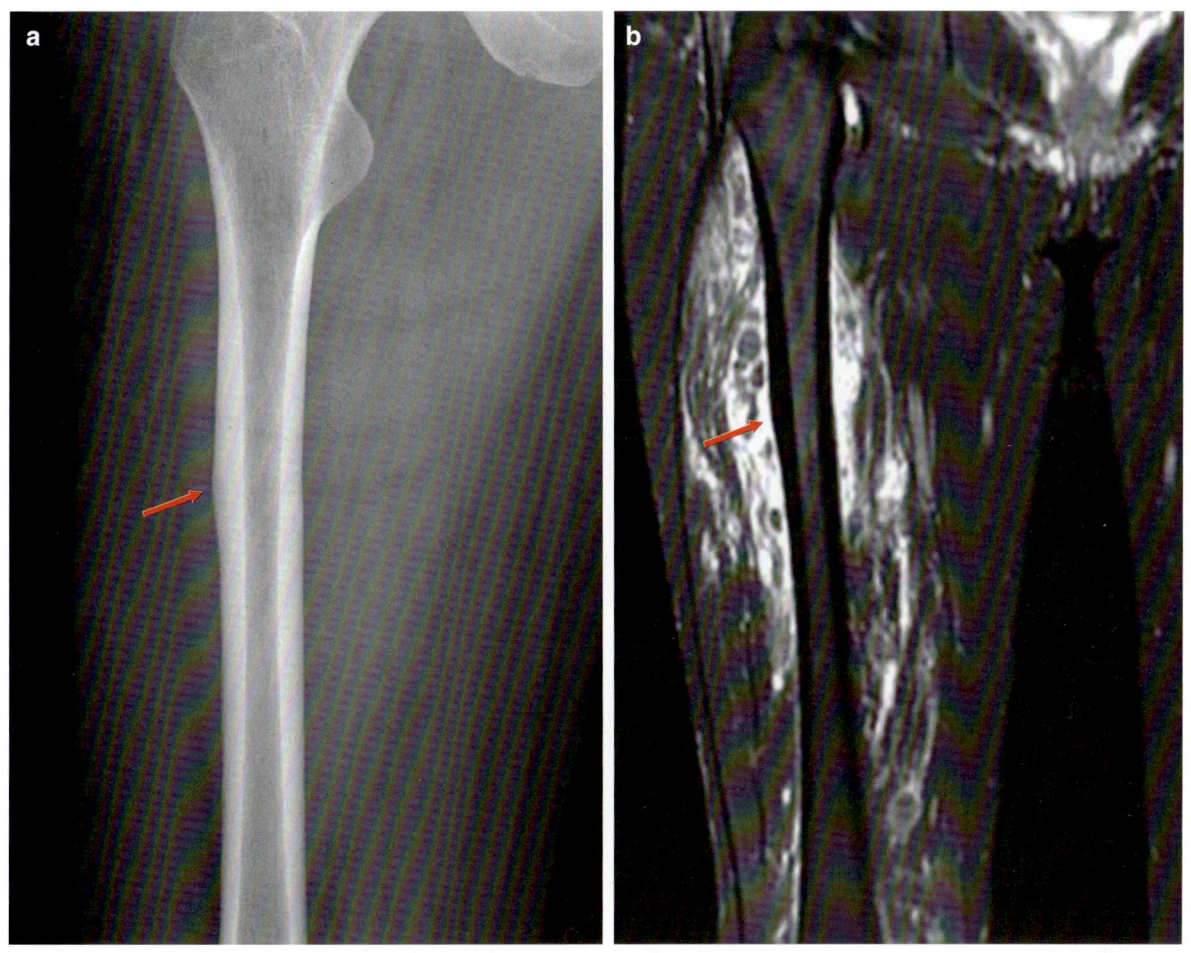

图1.9 软组织血管瘤伴邻近骨皮质肥厚

前后位X线片（a）显示右股骨干近端外侧节段性骨皮质增厚（箭头）。冠状位T2WI-FS（b）显示右股骨近端骨皮质增厚（箭头），邻近可见广泛的软组织血管瘤。

1.4.4 超声评估

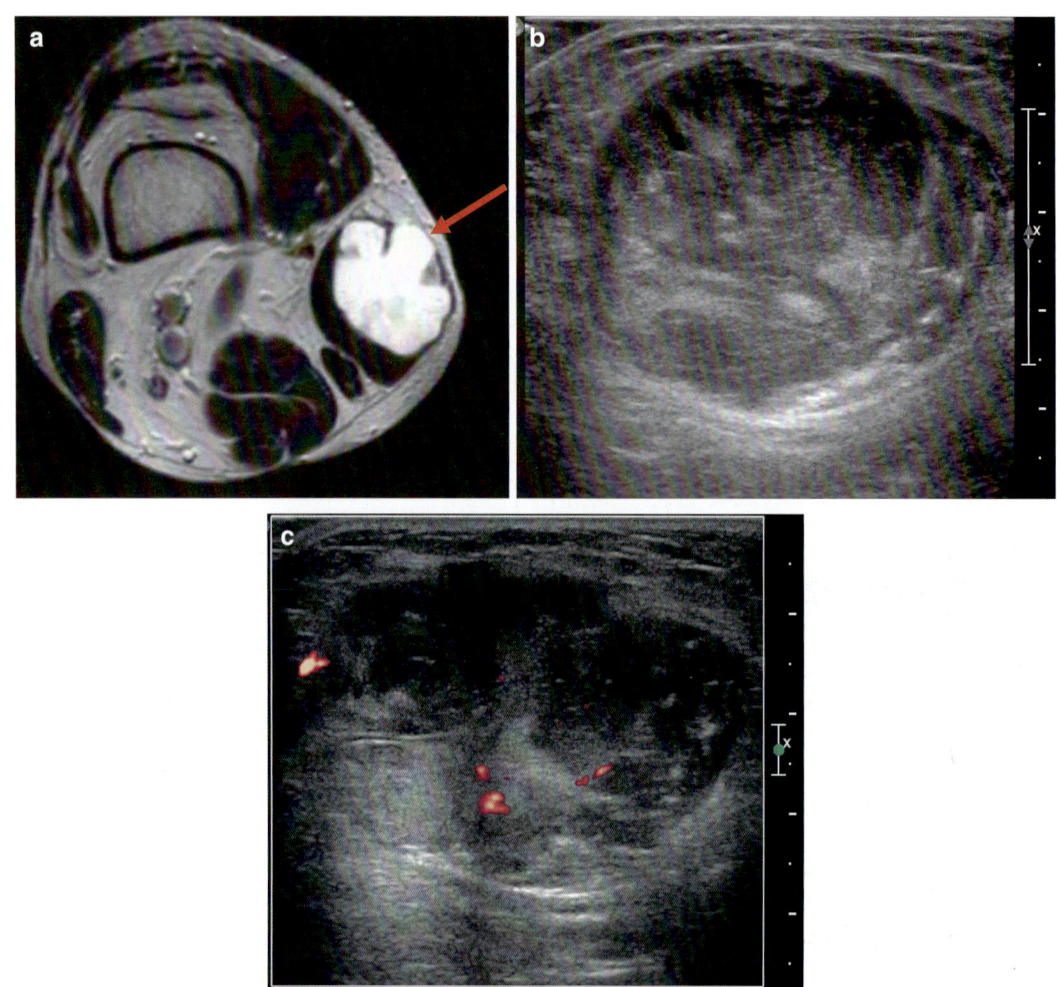

图1.10 黏液样脂肪肉瘤

横轴位T2WI（a）显示右缝匠肌筋膜下肿块（箭头）。肿块内见明显高信号区，提示可能为囊性或黏液性成分。横切面超声（b）和能量多普勒超声（c）显示复杂的内部回声和瘤内血管，提示其为黏液样组织而非纯液体。

1.4.5　CT评估

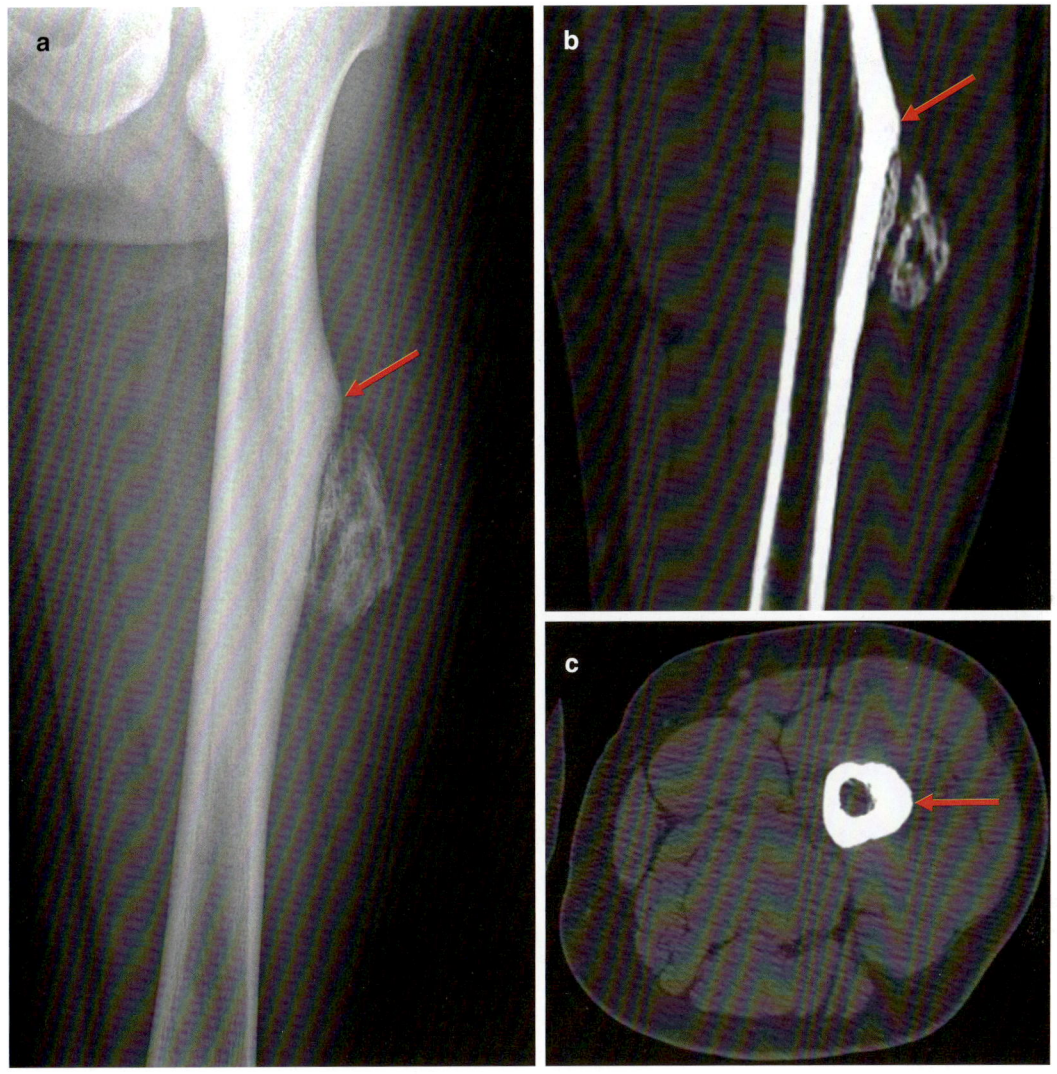

图1.11　骨化性血管瘤

前后位X线片（a）显示左股骨皮质骨质增生肥厚（箭头）和皮质旁骨化的肿块。冠状位和横轴位CT（b，c）清楚显示骨皮质改变的程度（箭头）和骨化性肿块的内部结构。

1.4.6 MRI评估

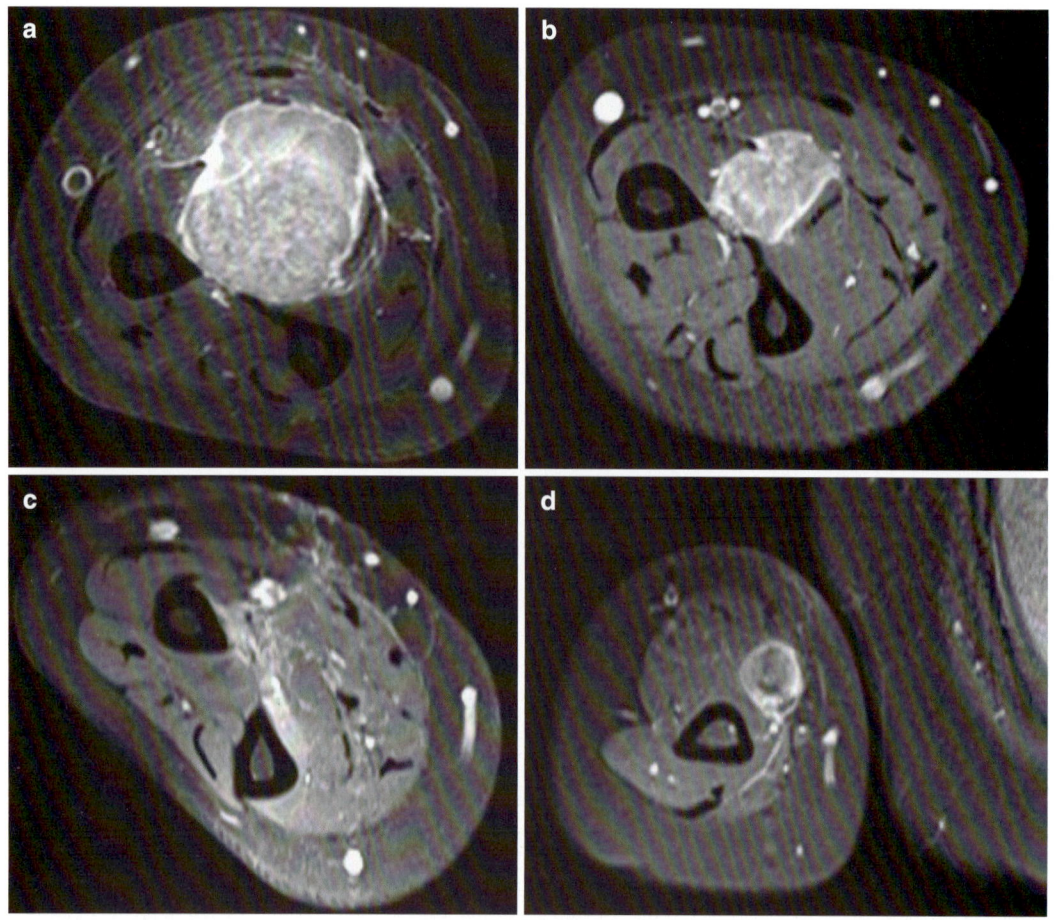

图1.12 横纹肌肉瘤

横轴位CE-T1WI-FS（a）显示右前臂前区横纹肌肉瘤。新辅助化疗后横轴位CE-T1WI-FS（b）显示肿块体积明显减小。术后3个月横轴位CE-T1WI-FS（c）显示术后瘢痕，未见肿瘤残余或复发。术后14个月横轴位CE-T1WI-FS（d）显示右上臂内侧转移瘤。

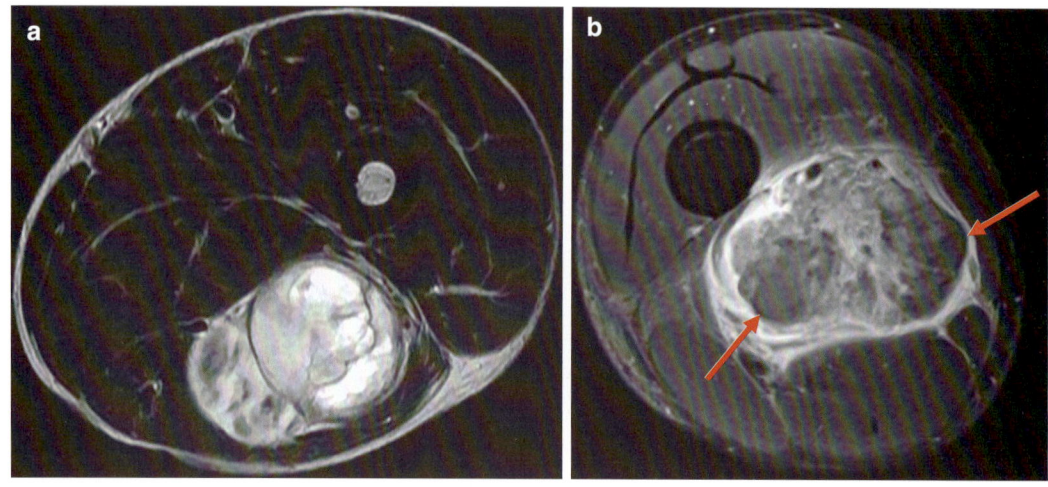

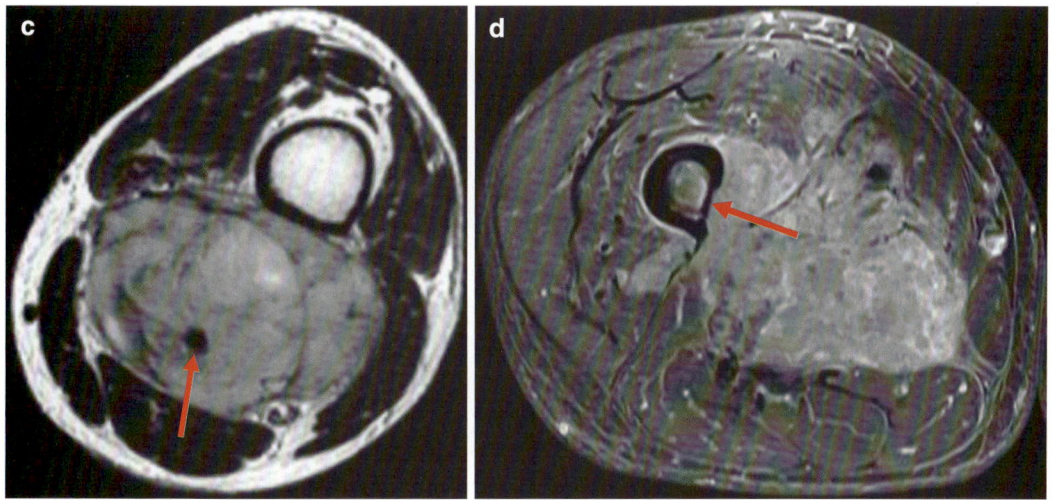

图1.13　恶性软组织肿瘤的MRI征象

横轴位T2WI上肿块内的混杂信号（a，恶性外周神经鞘瘤）、CE-T1WI-FS上肿块内的坏死（箭头）（b，骨外尤文肉瘤）、腘动脉（箭头）被包绕（c，滑膜肉瘤），以及骨质受侵犯破坏（箭头）（d，未分化多形性肉瘤）。所有上述这些侵袭性的影像学特征有助于恶性软组织肿瘤的诊断。

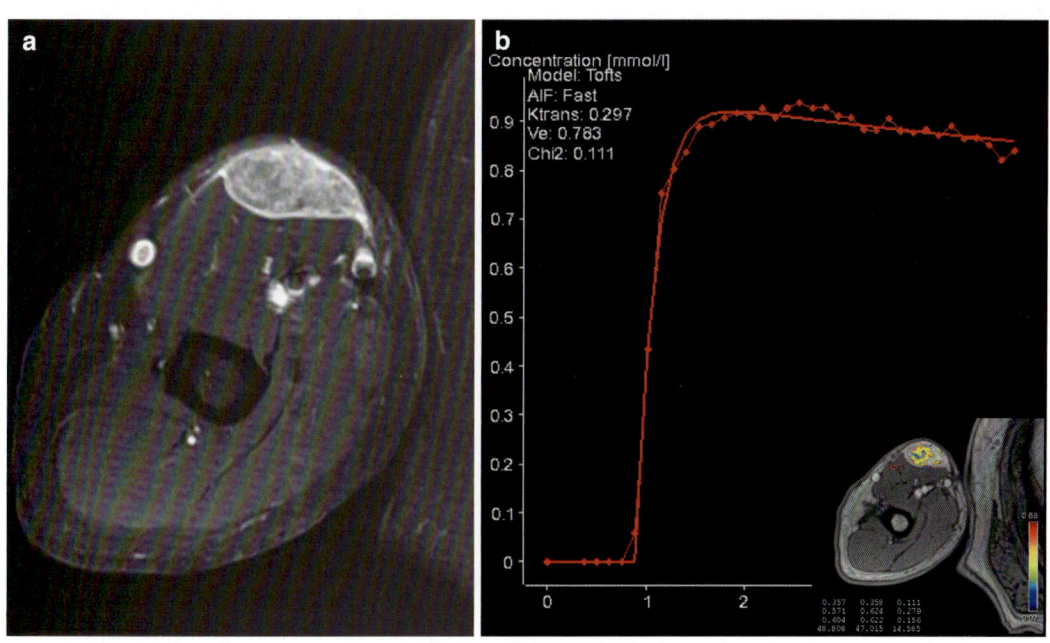

图1.14　动态增强MRI

横轴位CE-T1WI-FS（a）显示右上臂筋膜下软组织肿块呈非特异性不均匀强化。动态增强MRI（b）显示"快进快出"的强化方式，提示为恶性肿瘤可能。

❖ 参考文献

［1］BALACH T，STACY G S，HAYDON R C．The clinical evaluation of soft tissue tumors［J］．Radiol Clin N Am，2011，49（6）：1185-1196．

［2］KRANSDORF M J．Benign soft-tissue tumors in a large referral population：distribution of specific diagnoses by age, sex, and location [J] . AJR Am J Roentgenol, 1995, 164（2）: 395-402.

[3] DE SCHEPPER A M, BLOEM J L. Soft tissue tumors: grading, staging, and tissue-specific diagnosis [J] . Top Magn Reson Imaging, 2007, 18（6）: 431-444.

[4] Walker E A, Fenton M E, Salesky J S, et al. Magnetic resonance imaging of benign soft tissue neoplasms in adults [J] . Radiol Clin N Am, 2011a, 49（6）: 1197-1217.

[5] MURPHEY M D, MCRAE G A, FANBURG-SMITH J C, et al. Imaging of soft-tissue myxoma with emphasis on CT and MR and comparison of radiologic and pathologic findings [J] . Radiology, 2002, 225（1）: 215-224.

[6] WU J S, HOCHMAN M G. Soft-tissue tumors and tumorlike lesions: a systematic imaging approach [J] . Radiology, 2009, 253（2）: 297-316.

[7] WALKER E A, SALESKY J S, FENTON M E, et al. Magnetic resonance imaging of malignant soft tissue neoplasms in the adult [J] . Radiol Clin N Am, 2011b, 49（6）: 1219-1234.

[8] LY J Q, SANDERS T G, MULLOY J P, et al. Osseous change adjacent to soft-tissue hemangiomas of the extremities: correlation with lesion size and proximity to bone [J] . AJR Am J Roentgenol, 2003, 180（6）: 1695-1700.

[9] KIM J Y, JUNG S L, PARK Y H, et al. Parosteal lipoma with hyperostosis [J] . Eur Radiol, 1999, 9（9）: 1810- 1812.

[10] MANASTER B J. Soft-tissue masses: optimal imaging protocol and reporting [J] . AJR Am J Roentgenol, 2013, 201（3）: 505-514.

[11] HUNG E H Y, GRIFFITH J F, HUNG NG A W, et al. Ultrasound of musculoskeletal soft-tissue tumors superficial to the investing fascia [J] . Am J Roentgenol, 2014, 202（6）: 532-540.

[12] HWANG S, PANICEK D M. The evolution of musculoskeletal tumor imaging [J] . Radiol Clin N Am, 2009, 47（3）: 435- 453.

[13] NAVARRO O M. Soft tissue masses in children [J] . Radiol Clin N Am, 2011, 49（6）: 1235-1259.

[14] SUBHAWONG T K, FISHMAN E K, SWART J E, et al. Soft-tissue masses and masslike conditions: what does CT add to diagnosis and management? [J] AJR Am J Roentgenol, 2010, 194（6）: 1559-1567.

[15] PEREIRA G C, TRAUGHBER M, MUZIC R F. The role of imaging in radiation therapy planning: past, present, and future [J] . Biomed Res Int, 2014, 2014: 231090.

[16] GARCIA-GOMEZ JM, VIDAL C, MARTI-BONMATI L, et al. Benign/malignant classifier of soft tissue tumors using MR imaging [J] . MAGMA, 2004, 16（4）: 194-201.

[17] LIU L, WU N, OUYANG H. Diagnostic value of delineating deep fascia in distinguishing between benign and malignant soft-tissue tumors in lower limbs using 3.0T magnetic resonance imaging [J] . J Magn Reson Imaging, 2011, 33（1）: 173-179.

[18] DE SCHEPPER A M, DE BEUCKELEER L, VANDEVENNE J, et al. Magnetic resonance imaging of soft tissue tumors [J] . Eur Radiol, 2000, 10（2）: 213-223.

[19] TUNCBILEK N, KARAKAS H M, OKTEN O O. Dynamic contrast enhanced MRI in the differential diagnosis of soft tissue tumors [J] . Eur J Radiol, 2005, 53（3）: 500-505.

[20] CALLEJA M, DIMIGEN M, SAIFUDDIN A. MRI of superficial soft tissue masses: analysis of features useful in distinguishing between benign and malignant lesions [J] . Skelet Radiol, 2012, 41

（12）：1517-1524.

［21］DE SCHEPPER A M，RAMON FA，DEGRYSE H R．Statistical analysis of MRI parameters predicting malignancy in 141 soft tissue masses ［ J ］．RoFo，1992，156（6）：587-591.

［22］CHUNG W J，CHUNG H W，SHIN M J，et al．MRI to differentiate benign from malignant soft-tissue tumours of the extremities：a simplified systematic imaging approach using depth，size and heterogeneity of signal intensity ［ J ］．Br J Radiol，2012，85（1018）：831-836.

（张皓钦　高振华 译）

第2章 ⟩

诊断步骤

2.1　解剖间室

筋膜间室（简称间室）是由筋膜、骨间韧带或骨分隔形成的封闭性解剖区域[1]。这些分离的间室可作为阻挡肿瘤扩散的天然屏障，限制恶性肿瘤的进展[1-2]。可提供天然屏障的组织结构包括滑膜、关节囊、关节软骨、皮质骨、骨膜、筋膜间隔、肌腱起止点。相比之下，脂肪、蜂窝组织和肌肉是阻挡能力相对较差的肿瘤扩散屏障，由这些组织组成的某些区域被认为是筋膜间室外区[2]。

2.1.1　上肢

2.1.1.1　肩胛周围区

覆盖在肩胛骨背侧的肌肉和筋膜被认为是一个间室，包括冈下肌、小圆肌和菱形肌。冈上肌则在另一个单独的间室。

2.1.1.2　上臂

上臂分为前、后2个间室。前间室包括肱二头肌、肱肌、喙肱肌和肱桡肌。后间室包括肱三头肌。

2.1.1.3　前臂

前臂被分成3个间室：背侧间室、掌侧间室和Henry滑动束。骨间膜将背侧和掌侧间室分隔开。背侧间室包含伸肌。掌侧间室包含屈肌。Henry滑动束包括桡侧腕短伸肌、桡侧腕长伸肌和肱桡肌。

2.1.1.4　手

手有多个紧密相连的小间室和多个神经血管束。因此，大多数累及手部的病变都被认为是间室外的。

2.1.1.5　间室外结构

上肢间室外结构包括锁骨周围区、腋窝、肘窝、腕和手背。

2.1.2　盆部

盆部单独的骨骼或肌肉被认为是单独的间室。然而，当盆部病变较大时，常常可观察到病变向间室外邻近组织蔓延扩散。

2.1.3　下肢

2.1.3.1　大腿

大腿有3个间室：前间室、后间室和内侧间室。前间室包括髂胫束、阔筋膜张肌、股直肌和股肌。股中间肌有时被认为是单独的第四间室。后间室包括腘绳肌腱后肌群（半膜肌、半腱肌和股二头肌）和坐骨神经。内侧间室包括股薄肌和内收肌。

2.1.3.2　小腿

小腿包括4个间室：前间室、后深间室、后浅间室、外侧间室。前间室与后深间室以骨间膜相分隔。前间室包括胫前肌、趾长伸肌、踇长伸肌以及胫骨前动静脉和腓深神经。后深间室包括胫骨后肌、趾长屈肌、踇长屈肌、胫后动脉、腓动脉和胫神经。后浅间室包含腓肠肌、比目鱼肌和腓肠神经。外侧间室包括腓骨肌、腓总神经和腓浅神经。

2.1.3.3　足

足背被认为属于间室外结构。足底被分为3个间室：内侧间室、中央间室和外侧间室。内侧间室包含踇外展肌和踇短屈肌。中央间室包含趾短屈肌、跖方肌、蚓状肌和踇收肌。外侧间室包括外展肌和短屈肌。

2.1.3.4　间室外结构

腹股沟区、股三角、腘窝、踝和足背这些区域属于间室外结构。

2.2　影像引导下经皮活检

经皮穿刺活检肌肉骨骼内的病变是非常准确且有效的方法。与切开活检相比，经皮穿刺活检具有并发症少和成本低的优势[3]。然而需要注意的是，肿瘤的种植播散和复发可发生在经皮穿刺活检的针道上，一旦发生肿瘤的复发，患者的生存率会降低。若经皮穿刺活检通过计划切口平面外的组织，骨肿瘤外科医生就需要改变手术平面，将穿刺活检可能污染的组织予以切除，也将需要更大范围的放疗，以降低肿瘤术后活检部位局部复发的机会[4]。肌肉骨骼肿瘤协会（Musculoskeletal Tumor Society）在1996年进行的一项多中心研究表明：对肉瘤进行不恰当的活检会导致5%～8%的患者接受不必要的截肢[5]。因此，我们强烈建议对软组织肉瘤活检时的部位应在最终手术计划切口的平面内，从而避免穿刺活检污染那些未受肿瘤累及的筋膜间室[4]。一般而言，对于肌肉骨骼原发肉瘤的穿刺活检应仅在具有多学科团队的医疗单位进行，多学科团队包括骨肿瘤外科医生和肌肉骨骼专业的放射科医生。放射科医生在穿刺活检前，要与骨科医生商讨制定安全的穿刺路径[4]。筋膜间室的解剖认知对于可疑软组织肉瘤的安全活检非常重要[6]。

　　安全的经皮穿刺活检的一般原则包括：（1）应选择皮肤到病变的最短路径；（2）应避开如神经、血管或关节等重要结构；（3）针道必须与最终手术切口在同一位置，以便手术时能切除针道。穿刺针不应穿过未受累的间室、关节或神经血管束；（4）应避免横向手术活检切口，因为最终手术采取纵向切口[1, 3-4]。针对一些特定区域，还提出了几种用于经皮穿刺活检潜在肉瘤的推荐针道。这些活检指南是基于四肢保肢手术的标准手术入路。如果可能的话，上臂应该通过三角肌的前1/3部位进行活检。因为三角肌是由腋窝神经从后到前支配的，如果针穿过三角肌的后部，后续手术时将会被切除，剩下的三角肌前部将失去神经支配。在骨盆区域，臀肌应尽可能保留，因为臀肌切除后会导致功能不良。对于下肢，其重要结构包括膝关节囊、大转子囊、股中间肌、股四头肌腱、胫骨结节、腓骨短肌、腓骨长肌腱、神经血管束等。如果肿瘤靠近股动静脉，最好采用内侧入路，因为内侧切口便于血管探查。由于手和足的解剖结构非常复杂，所以在计划活检路径时，有必要与外科医生一起讨论[2-3]。间室的解剖知识对优化肉瘤的治疗方案非常重要，在计划和实施经皮穿刺活检时必须对其加以考虑。放射科医生在对潜在肉瘤实施针刺活检时，应该注意那些可能影响患者预后和治疗方案的潜在并发症[1]。

2.3　示例：诊断步骤

2.3.1　解剖间室

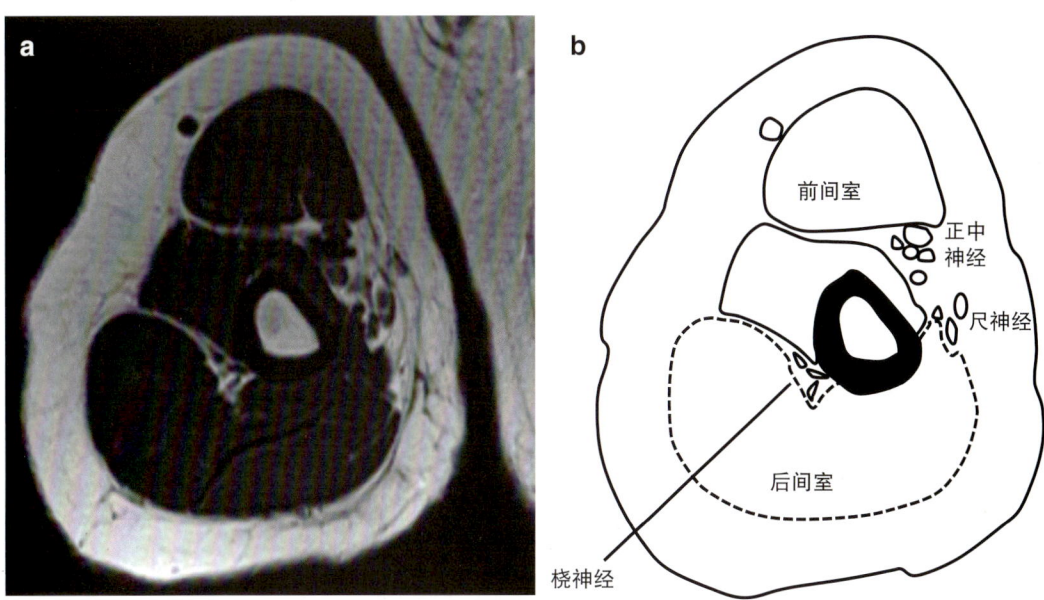

图2.1　上臂包含2个间室

在横轴位T1WI（a）和示意图（b）上的前间室（实线）和后间室（虚线）。

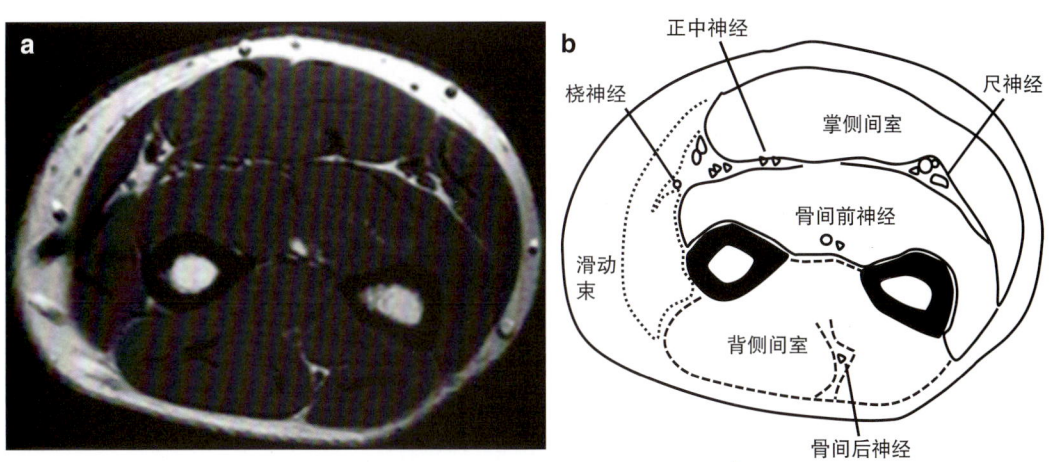

图2.2　前臂包含3个间室

在横轴位T1WI（a）和示意图（b）上的掌侧间室（实线）、背侧间室（虚线）和滑动束（点线）。

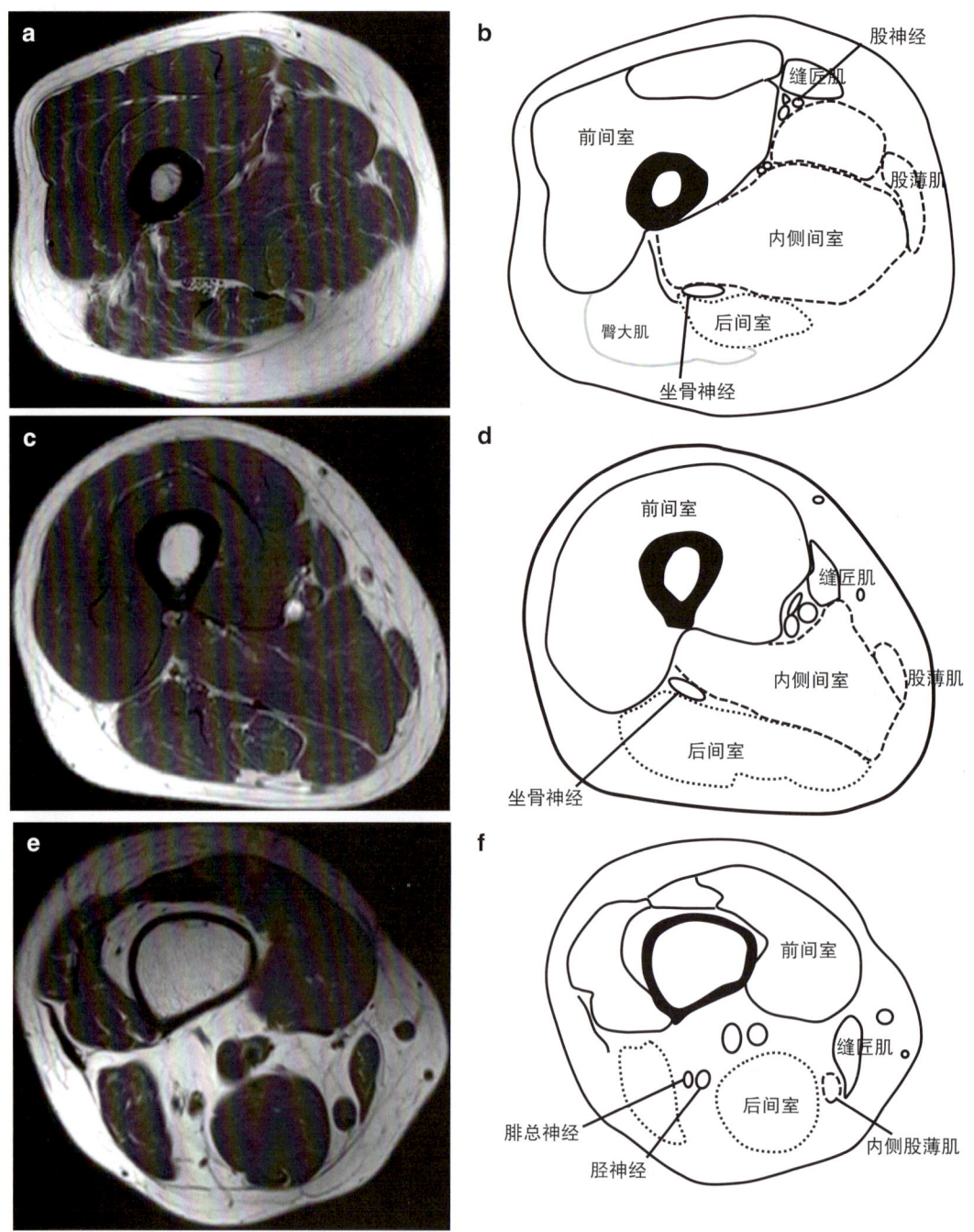

图2.3 大腿包含3个间室

在横轴位T1WI（a，c，e）和示意图（b，d，f）上的前间室（实线）、内侧间室（虚线）和后间室（点线）。图中所示分别为大腿上部（a，b）、大腿中部（c，d）和大腿下部（e，f）层面。

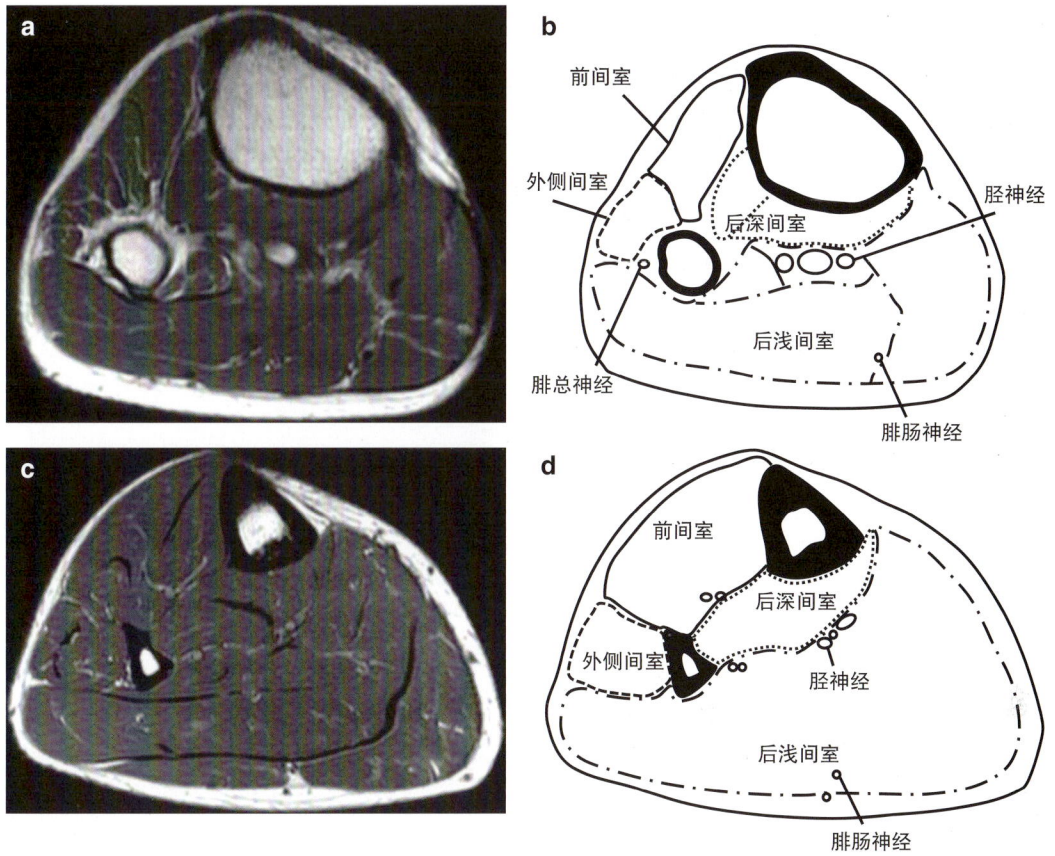

图2.4　小腿包含4个间室

在横轴位T1WI（a，c）和示意图（b，d）上的前间室（实线）、外侧间室（虚线）、后深间室（点线）和后浅间室（点–划线）。图中所示分别为小腿上部（a，b）和中下部（c，d）层面。

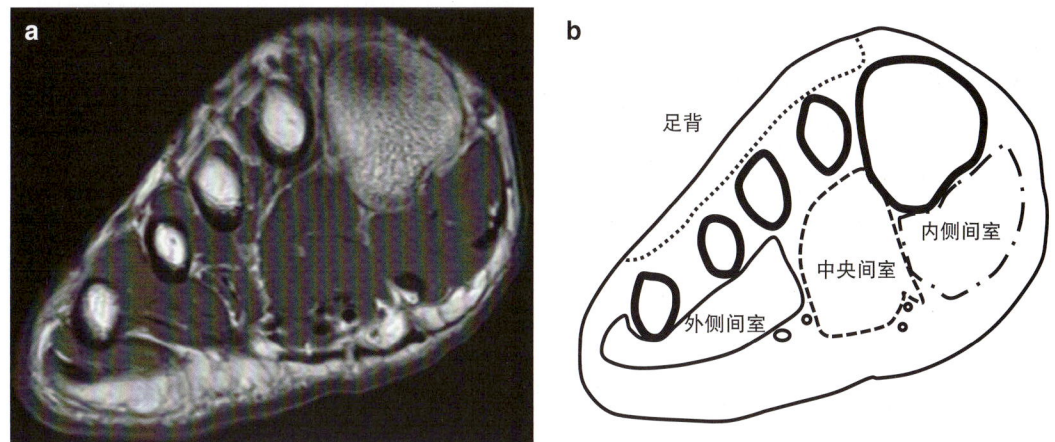

图2.5　足底包含3个间室

在横轴位T1WI（a）和示意图（b）上内侧间室（点–划线）、中央间室（虚线）和外侧间室（实线）。足背被认为是间室外结构。

2.3.2 影像引导下经皮穿刺活检的一般原则

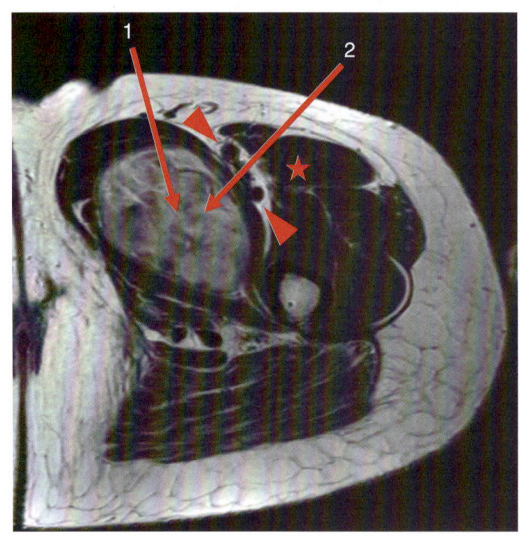

图2.6 合适的穿刺活检路径需要避开重要的组织结构

对图中所示左股内收肌肿块进行活检，路径1是皮肤和病变之间的最短路径而被选取。路径2穿刺针通过未受累的间室（星形）或股神经血管束（三角形）而不予选取。

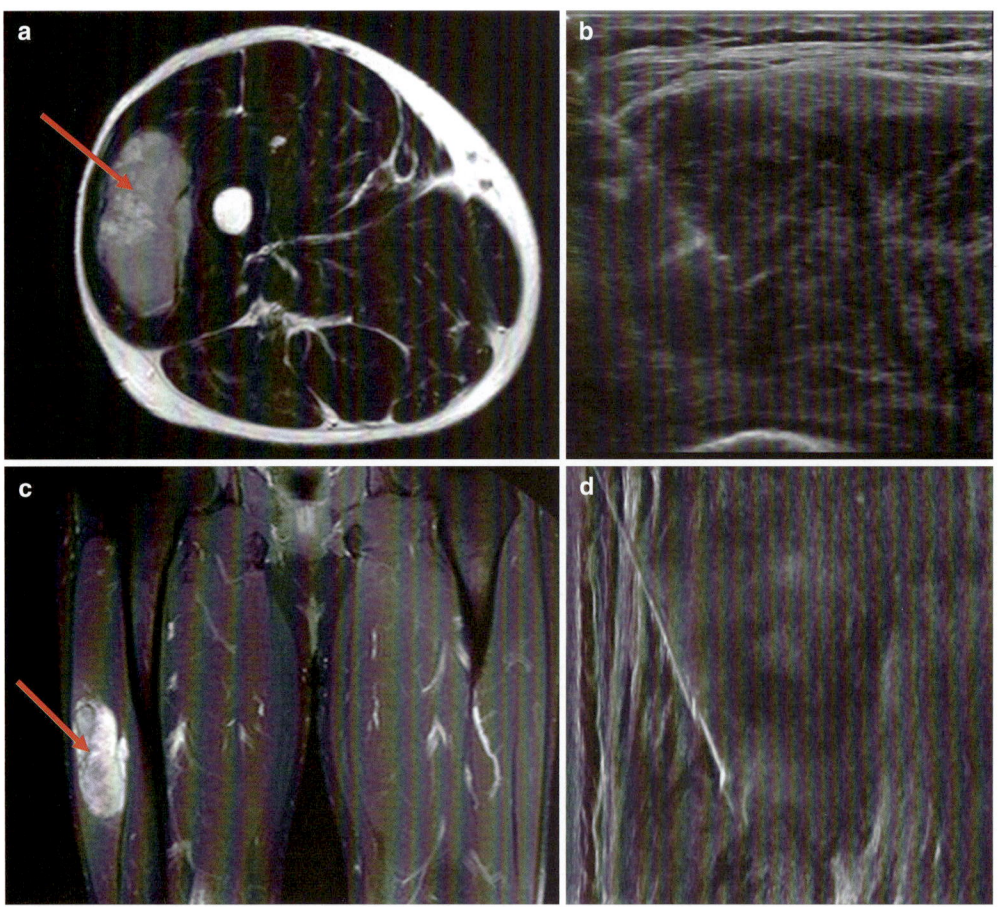

图2.7 合适的穿刺活检路径需要依据手术切口方向

在对右股外侧肌肿块进行活检时，应避免横向活检路径（a，b），因为最终手术切除肿块是采取纵向切口（c，d）。

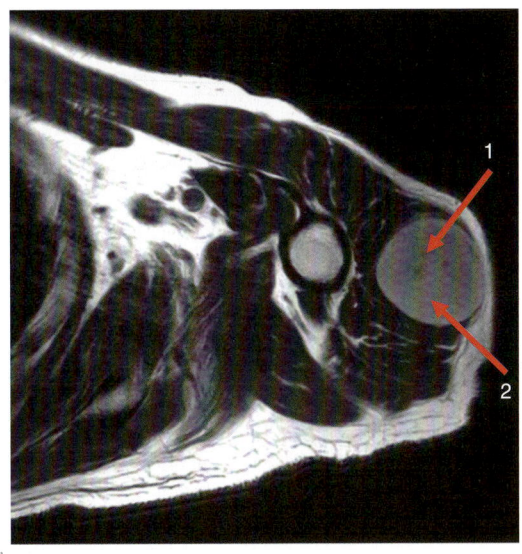

图2.8

如果可能的话，上臂的病变应该通过三角肌的前1/3部位进行活检（路径1），因为三角肌是由腋窝神经从后到前支配的。

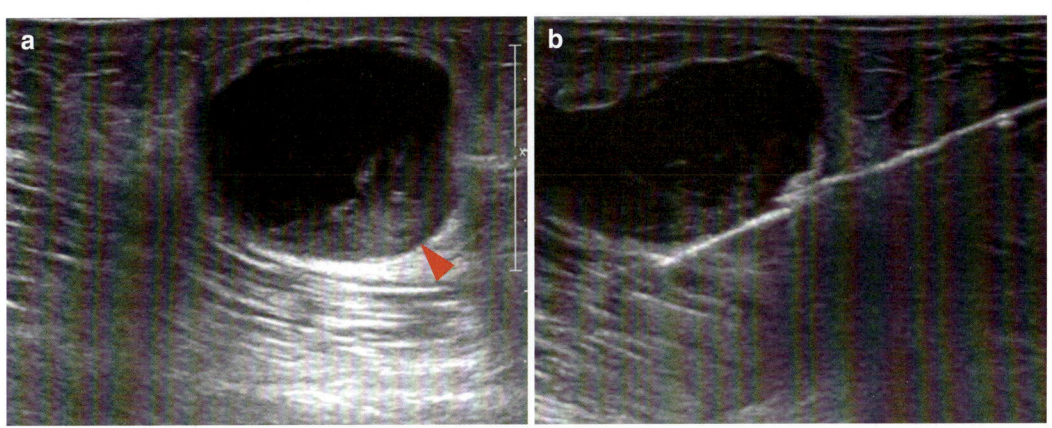

图2.9

大腿皮下坏死淋巴结（a），应在淋巴结实性成分区（三角形）进行活检，以获取足够的标本进行组织学检查（b）。

❖ 参考文献

［1］BANCROFT L W，PETERSON J J，KRANSDORF M J，et al. Compartmental anatomy relevant to biopsy planning［J］. Semin Musculoskelet Radiol，2007，11（1）：16-27.

［2］ANDERSON M W，TEMPLE H T，DUSSAULT R G，et al. Compartmental anatomy：relevance to staging and biopsy of musculoskeletal tumors［J］. AJR Am J Roentgenol，1999，173（6）：1663-1671. doi：10. 2214/ ajr. 173. 6. 10584817.

［3］UYBICO S J，MOTAMEDI K，OMURA M C，et al. Relevance of compartmental anatomic guidelines for biopsy of musculoskeletal tumors：retrospective review of 363 biopsies over a 6-year period［J］. J Vasc Interv Radiol，2012，23（4）：511-518.

［4］LIU P T，VALADEZ S D，CHIVERS F S，et al. Anatomically based guidelines for core needle biopsy of bone tumors：implications for limb-sparing surgery［J］. Radiographics，2007，27（1）：189-205.

［5］MANKIN H J，MANKIN C J，SIMON M A. The hazards of the biopsy，revisited. Members of the musculoskeletal tumor society［J］. J Bone Joint Surg Am，1996，78（5）：656-663.

［6］TOOMAYAN G A，ROBERTSON F，MAJOR N M. Lower extremity compartmental anatomy：clinical relevance to radiologists［J］. Skelet Radiol，2005，34（6）：307-313.

（张皓钦　高振华 译）

第3章 ⊙
软组织肉瘤分期

癌症分期是确定肿瘤在体内的数量和位置的过程。分期是根据原发肿瘤的大小和肿瘤在体内扩散的程度来描述患者的严重程度。软组织肉瘤的分期是决定患者预后（病程和生存机会）和治疗方案的最重要因素。软组织肉瘤的分期系统有多种，但美国癌症联合委员会（AJCC）的分期系统一般被认为是行业标准（表3.1）[1-5]。在所有实体器官的AJCC分期系统中，都包含三个要素（TNM），即原发肿瘤（T）、区域淋巴结（N）以及远处转移（M）。而软组织肉瘤的AJCC分期系统存在一个独有的特征，就是结合了组织学分级。这种分期方法适用于除了硬纤维瘤/深部纤维瘤病和卡波西肉瘤以外的其他所有软组织肉瘤亚型。在第8版分期系统中，针对软组织肉瘤的原发肿瘤的发病部位做了明确划分，具体包括：（1）四肢和躯干；（2）腹膜后；（3）头颈部；（4）内脏。

3.1 原发肿瘤（T分期）

在2016年第8版AJCC分期（表3.2）中，躯干与四肢软组织肉瘤T分期标准从2条（T1：肿瘤最大径≤5cm；T2：肿瘤最大径＞5cm）增加到4条（T1：肿瘤最大径≤5cm；T2：5cm＜肿瘤最大径≤10cm；T3：10cm＜肿瘤最大径≤15cm；T4：肿瘤最大径＞15cm）。对于某些肿瘤，如多形性肉瘤和黏液纤维肉瘤，通常有沿筋膜和神经血管平面延伸形成的长尾状突出部分。若肿瘤周围存在反应性水肿，测量肿瘤大小时不应包括水肿区。第8版与第7版分期系统相比，将表浅和深层的肿瘤位置从T标准删除。对于完整性而言，深层肿瘤是相对于深筋膜来说的，表浅肿瘤是指肿瘤位于深筋膜浅层但未侵犯深筋膜层。对于分期而言，非表浅的头颈部、胸腔内、腹腔内、腹膜后及内脏病变都属于深部病变。

表3.1 躯干和四肢软组织肉瘤的TNMG分期

要素	分期	分期标准
原发肿瘤（T）	TX	原发肿瘤无法评估
	T0	无原发肿瘤存在的证据
	T1	肿瘤最大径≤5cm
	T2	5cm<肿瘤最大径≤10cm
	T3	10cm<肿瘤最大径≤15cm
	T4	肿瘤最大径>15cm
区域淋巴结（N）	NX	区域淋巴结无法评估
	N0	无区域淋巴结转移的证据
	N1	区域淋巴结转移
远处转移（M）	M0	无远处转移
	M1	有远处转移
组织学分级（G）	GX	组织学分级无法评估
	G1	1级
	G2	2级
	G3	3级

资料来源：AJCC，Soft tissue sarcoma.IN：Yoon SS，Maki RG，Asare EA，et al.eds. AJCC Cancer Manual.8th ed. New York：Springer，2016：507–515.

表3.2 AJCC预后分期

ⅠA期	T1	N0	M0	G1，GX
ⅠB期	T2	N0	M0	G1，GX
	T3	N0	M0	G1，GX
	T4	N0	M0	G1，GX
Ⅱ期	T1	N0	M0	G2，G3
ⅢA期	T2	N0	M0	G2，G3
ⅢB期	T3	N0	M0	G2，G3
	T4	N0	M0	G2，G3
Ⅳ期	任何T	N1	M0	任何G
	任何T	任何N	M1	任何G

3.2 区域淋巴结（N-分期）

软组织肉瘤的区域性和（或）远处转移性播散通常是通过血行转移而非淋巴道转移。易发生淋巴结转移的软组织肿瘤为肺泡/胚胎性横纹肌肉瘤、透明细胞肉瘤、滑膜肉瘤、上皮样肉瘤和血管肉瘤[6-7]。

3.3 远处转移（M分期）

软组织肉瘤可转移至远处器官或与原发肿瘤位于同一解剖间室但距离原发灶的位置较远。软组织肿瘤的转移部位通常取决于原发灶的部位。四肢的肉瘤最常见的远处转移是肺转移，而腹膜后肉瘤和胃肠道肉瘤最常见的远处转移是肝转移[3]。

3.4 组织学分级（G分级）

组织学分级是肿瘤分期最重要的组成部分，组织学分级本身就是肿瘤转移的一个预测指标。AJCC与FNCLCC（Fédération Nationale des Centres de Lutte Contre la Cancer，法国癌症中心联合会）在肉瘤组织学分级系统中保持一致，根据肿瘤的分化程度、有丝分裂活性或速率及坏死程度而分为三级[5, 8-10]（表3.3）。软组织肉瘤组织学分级按1级（低级）到3级（高级）打分。准确的分级需要有充足且良好的组织样本。患者以前接受放化疗或仅凭穿刺活检可能并不足以对肿瘤进行组织学分级。影像引导下的芯针穿刺活检是对可疑肉瘤进行最初取样的最合适方法[1]。

3.5 推荐的报告格式

（1）原发肿瘤。

（a）MRI信号或CT密度特征。

（b）肿瘤内坏死的位置和程度。

（c）肿瘤在肢体的位置，包括肿瘤与浅筋膜的关系。

（d）肿瘤尾征的存在和位置。

（e）大小（三维测量）。

（2）局部情况。

（a）肌肉、骨骼和关节的侵犯。

（b）血管和神经的相贴或包绕。

（c）肿瘤是否侵入血管腔内。

（d）肿瘤附近是否有卫星结节。

（3）区域淋巴结受累。

3.6 示例：软组织肉瘤的分期

3.6.1 I期

表3.3 FNCLCC分级系统：分级参数

组织学特征	分数			
	0	1	2	3
肿瘤分化	—	与正常成人间叶组织相似的肉瘤，如：高分化的（脂肪肉瘤、纤维肉瘤、恶性周围神经鞘瘤、平滑肌肉瘤）	组织学分型确定的肉瘤。如：黏液性脂肪肉瘤、纤维肉瘤、黏液性纤维肉瘤、席纹状恶性纤维组织细胞瘤、普通平滑肌肉瘤、高分化/普通血管肉瘤、高分化孤立性纤维肿瘤	发生于软组织的胚胎型和未分化肉瘤、可疑分型的肉瘤、滑膜肉瘤、骨外骨肉瘤、尤文肉瘤/原始神经外胚层肿瘤，如：圆细胞/多形性/去分化脂肪肉瘤、未分化多形性肉瘤、低分化/上皮样恶性神经鞘瘤、普通的恶性孤立性纤维肿瘤、低分化/多形性/上皮样平滑肌肉瘤、多形性横纹肌肉瘤、骨外黏液样软骨肉瘤、间叶性软骨肉瘤、低分化/上皮样血管肉瘤，腺泡状软组织肉瘤、上皮样肉瘤、透明细胞肉瘤、恶性横纹肌样瘤、未分化肉瘤，其他未特指
有丝分裂活性	—	每10个HPF$_a$中0~9个有丝分裂	每10个HPF中10~19个有丝分裂	每10个HPF中≥20个有丝分裂
肿瘤坏死	—	<50%肿瘤坏死	≥50%肿瘤坏死	—
组织学分级	总分			
1级	2~3			
2级	4~5			
3级	6~8			

资料来源：Guillou L，Coindre JM，Bonichon F，et al.（Guillou et al. 1997）Comparative study of the National Cancer Institute and French Federation of Cancer Centers Sarcoma Group grading systems in a population of 410 adult patients with soft tissue sarcoma. J Clin Oncol，1997，15（1）：350–362。Coindre JM. Grading of soft tissue sarcomas：review and update. Arch Pathol Lab Med，2006，130（10）：1449 aHPF measures 0.1734 mm^2.

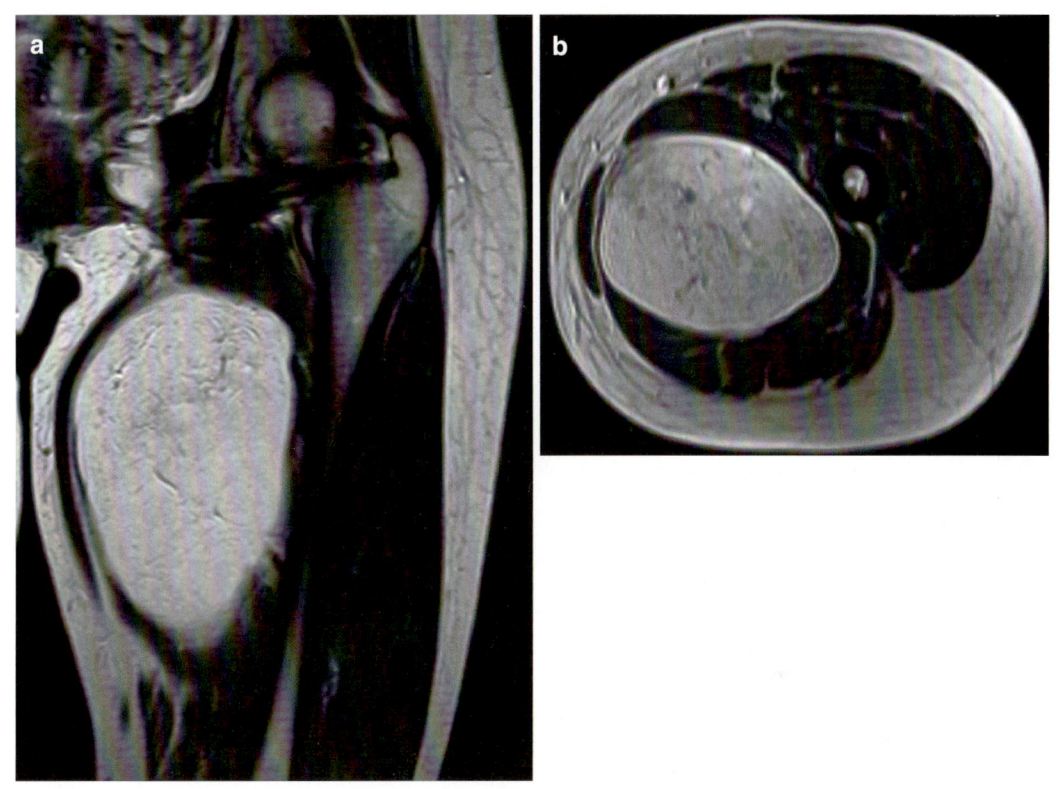

图3.1 35岁女性，高分化脂肪肉瘤

左大腿冠状位T2WI（a）、横轴位T1WI（b）显示肿块最大径为17cm（T4）。其他影像学检查未见区域淋巴结转移或远处转移（N0，M0）。FNCLCC分级为1级：肿瘤分化，高分化（1分）；有丝分裂计数<1/10 HPF（1分）；肿瘤坏死为0%（0分）。最终诊断为ⅠB期脂肪肉瘤。

3.6.2　Ⅱ期

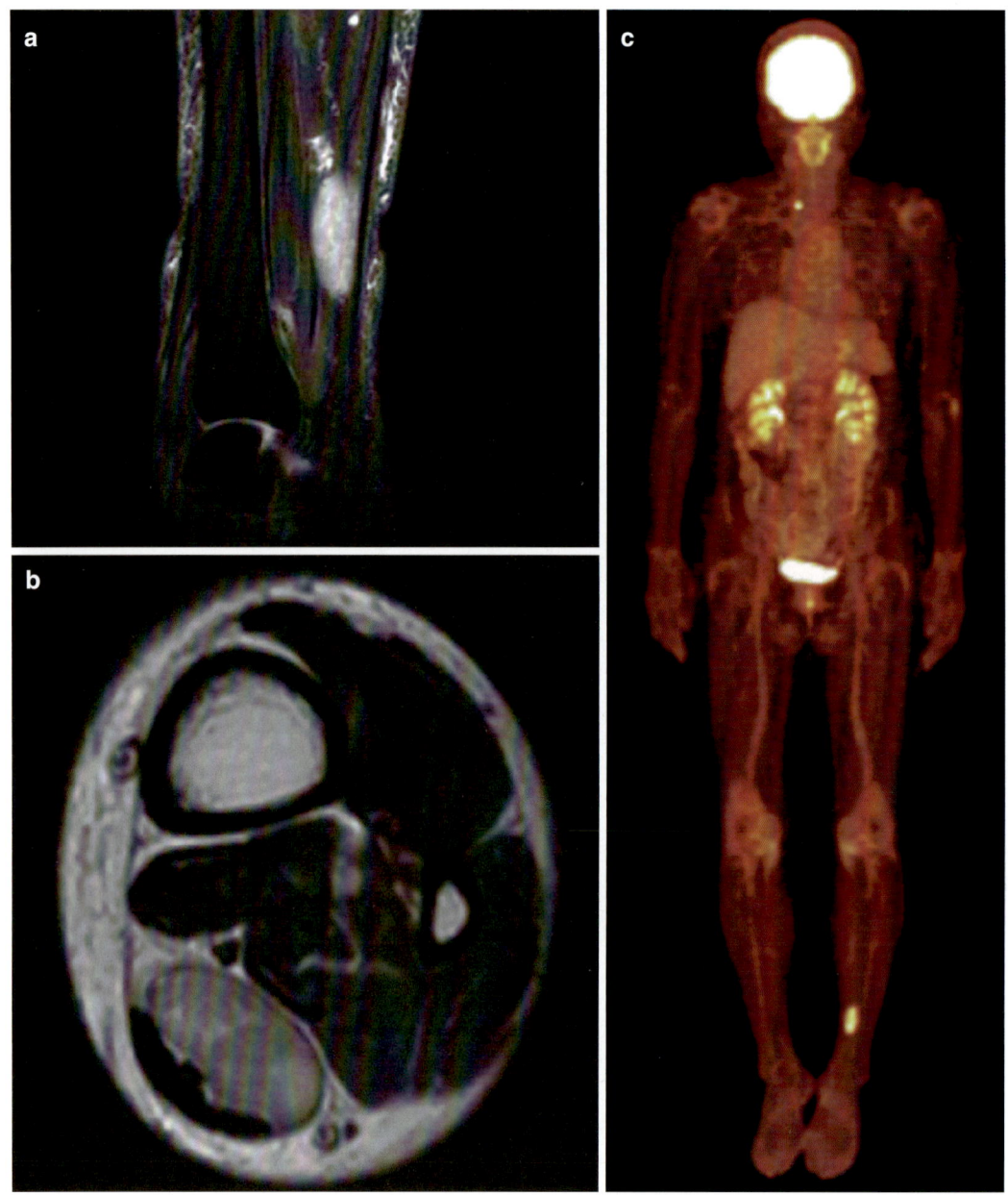

图3.2　62岁女性，平滑肌肉瘤

左小腿矢状位T2WI-FS（a）、横轴位T2WI（b）显示肿块最大径小于5.0cm（T1）。PET（c）显示无局部淋巴结转移或远处转移（N0，M0）。甲状腺右叶高代谢性小病变被证实为甲状腺良性病变。FNCLCC分级为2级：肿瘤分化，梭形细胞/多形性（3分）；有丝分裂计数，6/10 HPF（1分）。最终诊断为Ⅱ期平滑肌肉瘤。

3.6.3　Ⅲ期

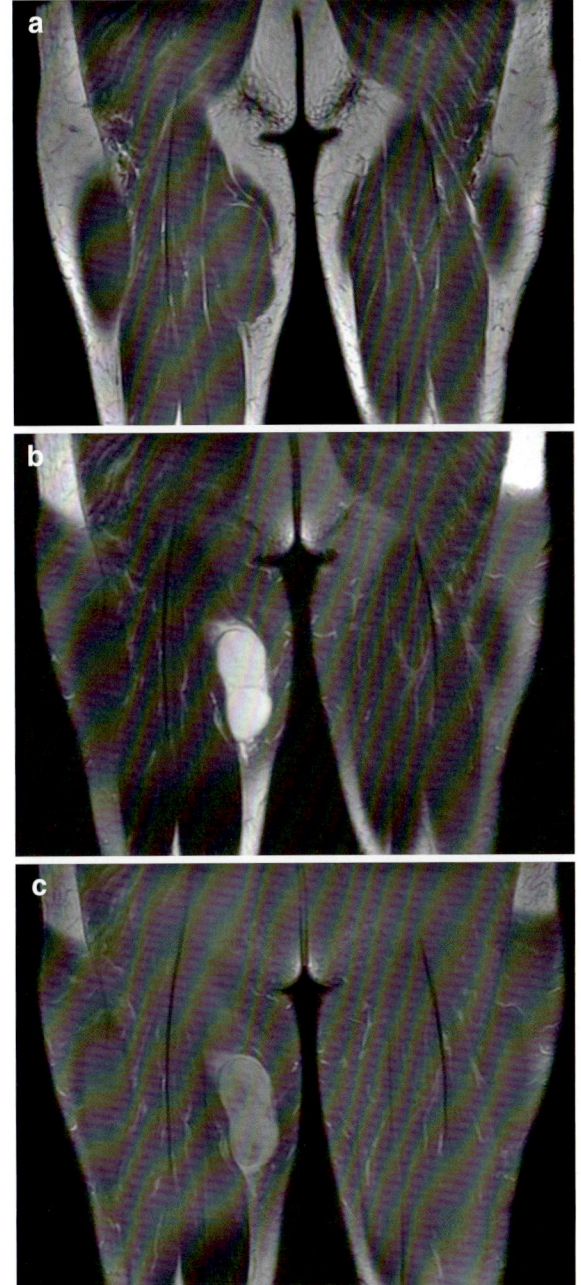

图3.3　57岁男性，黏液纤维肉瘤

大腿冠状位T1WI（a）显示浅筋膜下局限性等信号（相对于骨骼肌信号）的软组织肿块。冠状位T2WI-FS（b）显示病变呈高信号，CE-T1WI-FS（C）显示病变不均匀强化。肿块最大径为9.3cm（T2）。无局部淋巴结转移或远处转移的证据（N0，M0）。FNCLCC分级为2级：肿瘤分化，2分；有丝分裂计数，3/10 HPF（1分）；肿瘤坏死为0%（0分）。最终诊断为ⅢA期黏液纤维肉瘤。

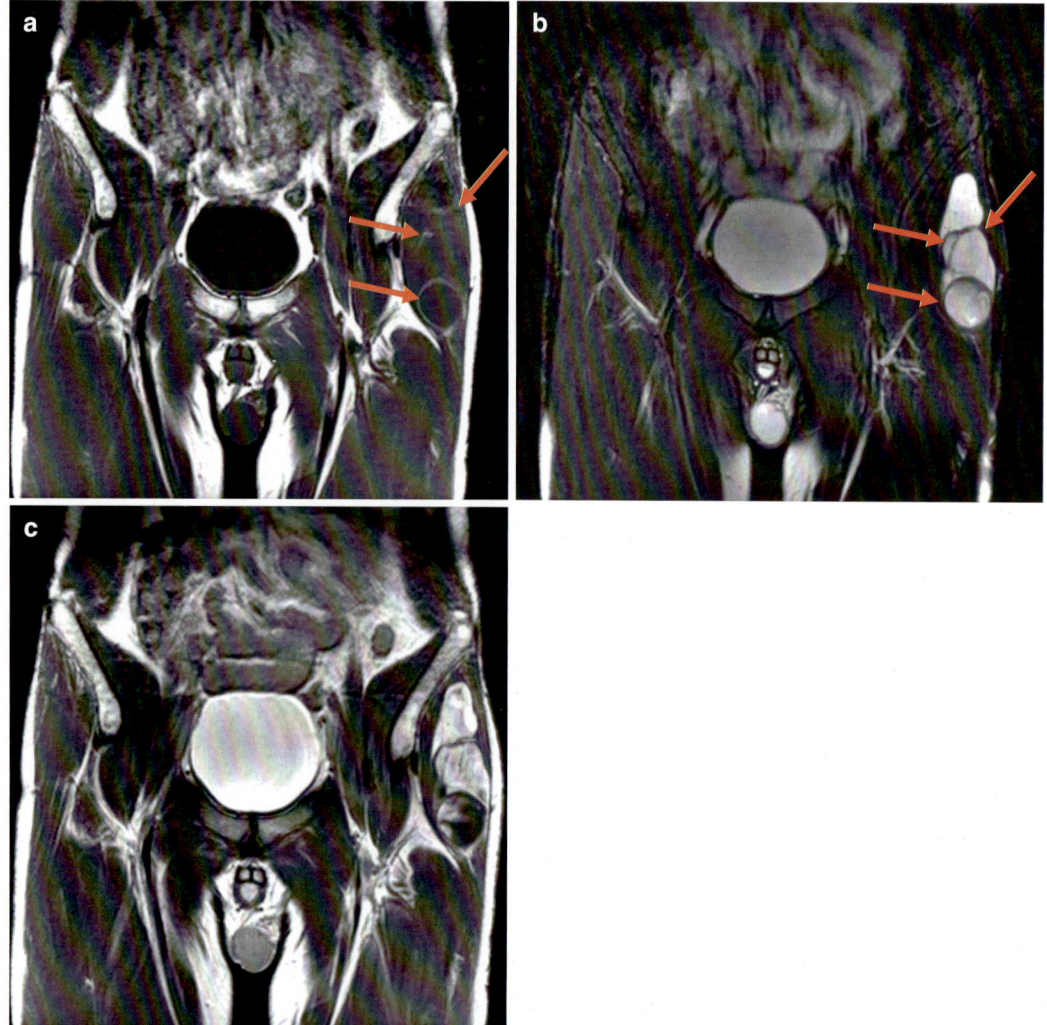

图3.4 32岁男性，黏液样/圆形细胞脂肪肉瘤

冠状位T1WI（a）显示大腿肌肉内等信号软组织肿块，伴有环状或线状高信号（箭头）。冠状位T2WI-FS（b）显示肿块呈液样高信号，而在T1WI上所见高信号被抑制为低信号（箭头）。冠状位增强T1WI（C）显示病变呈不均匀强化，肿块最大径为12cm（T3）。其他影像学检查未见区域淋巴结转移或远处转移（N0，M0）。FNCLCC分级为3级：肿瘤分化，圆形细胞（3分）；有丝分裂计数，13/10 HPF（2分）；肿瘤坏死为5%（1分）。最终诊断为ⅢB期脂肪肉瘤。

3.6.4 Ⅳ期

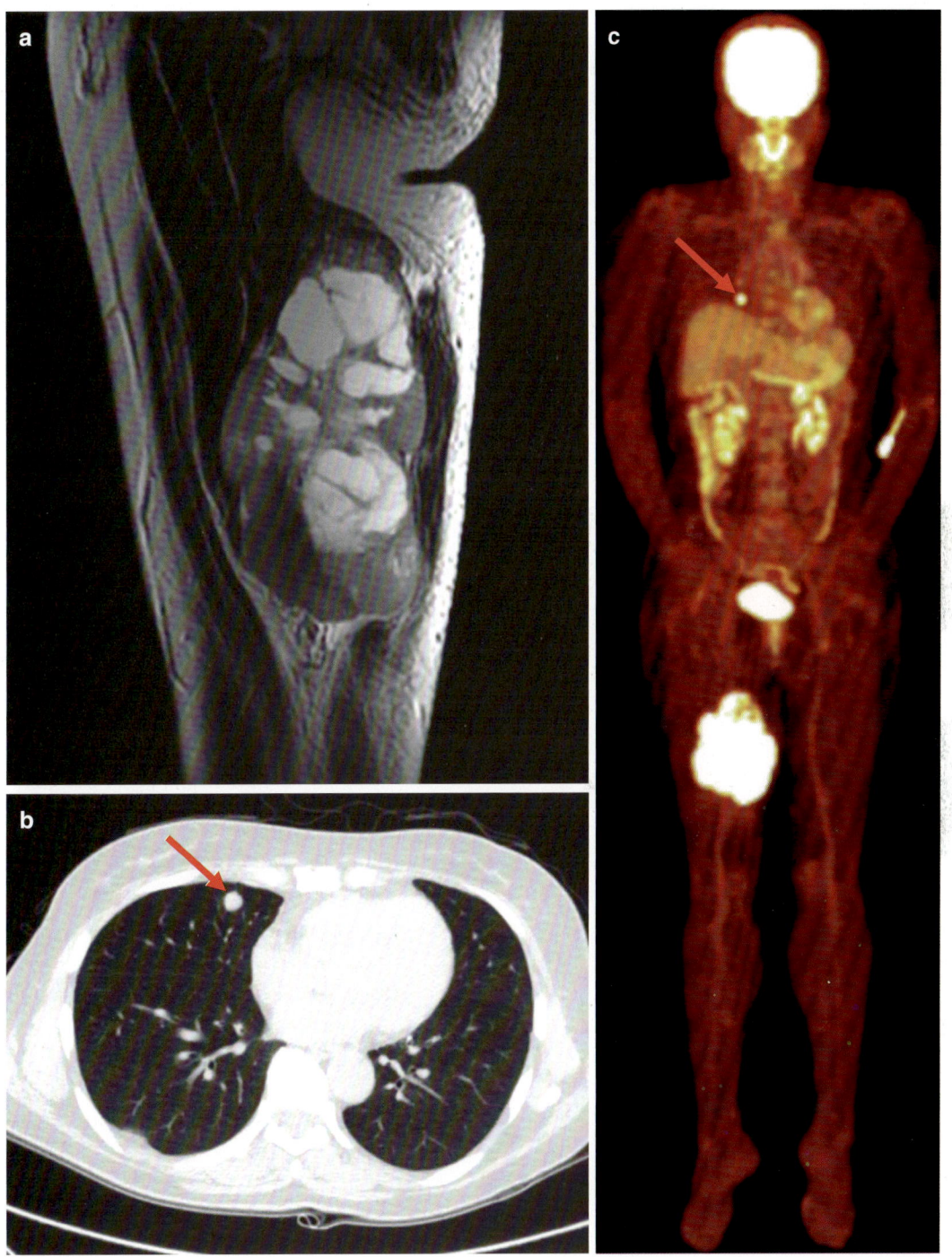

图3.5 62岁女性，平滑肌肉瘤

右大腿矢状位T2WI（a）显示肿块最大径为11cm，位于浅筋膜下（T3）。胸部CT（b）和PET（c）均显示右肺中叶转移瘤。根据T分期、N分期和组织学分级，最终诊断为Ⅳ期平滑肌肉瘤。

❖ 参考文献

［1］GIBBS J, HENDERSON-JACKSON E, BUI M M. Bone and soft tissue pathology: diagnostic and prognostic implications［J］. Surg Clin North Am, 2016, 96（5）: 915-962.

［2］FISHER S M, JOODI R, MADHURANTHAKAM A J, et al. Current utilities of imaging in grading musculoskeletal soft tissue sarcomas［J］. Eur J Radiol, 2016, 85（7）: 1336-1344.

［3］CRAGO A M, LEE A Y. Multimodality management of soft tissue tumors in the extremity［J］. Surg Clin North Am, 2016, 96（5）: 977-992.

［4］MAHUI B, AMIN, STEPHEN B, et al. AJCC cancer staging manual［M］. 8th ed. New York: Springer, 2016: 489-545.

［5］MASSARWEH N N, DICKSON P V, ANAYA D A. Soft tissue sarcomas: staging principles and prognostic nomograms［J］. J Surg Oncol, 2015, 111（5）: 532-539.

［6］FONG Y, COIT D G, WOODRUFF J M, et al. Lymph node metastasis from soft tissue sarcoma in adults. Analysis of data from a prospective database of 1772 sarcoma patients［J］. Ann Surg, 1993, 217（1）: 72-77.

［7］MAZERON J J, SUIT H D. Lymph nodes as sites of metastases from sarcomas of soft tissue［J］. Cancer, 1987, 60（8）: 1800-1808.

［8］COINDRE J M. Grading of soft tissue sarcomas: review and update［J］. Arch Pathol Lab Med, 2006, 130（10）: 1448-1453.

［9］GUILLOU L, COINDRE J M, BONICHON F, et al. Comparative study of the National Cancer Institute and French Federation of Cancer Centers Sarcoma Group grading systems in a population of 410 adult patients with soft tissue sarcoma［J］. J Clin Oncol, 1997, 15（1）: 350-362.

［10］TROJANI M, CONTESSO G, COINDRE J M, et al. Soft-tissue sarcomas of adults: study of pathological prognostic variables and definition of a histopathological grading system［J］. Int J Cancer, 1984, 33（1）: 37-42.

（张皓钦　高振华 译）

第二部分

软组织肿瘤的WHO分类及影像学表现

第4章 ⊘

脂肪细胞肿瘤

良性脂肪性病变包含多种脂肪肿瘤，包括脂肪瘤、脂肪瘤病、神经脂肪瘤病、脂肪母细胞瘤/脂肪母细胞瘤病、血管脂肪瘤、平滑肌脂肪瘤、软骨样脂肪瘤、梭形细胞脂肪瘤/多形性脂肪瘤和冬眠瘤。良性脂肪性病变通常具有特征性的影像学表现，无论是弥漫性或局灶性病变，其成分都类似于皮下脂肪。MRI可很好地反映这些影像学特征并可显示确切的病变范围。

恶性脂肪肿瘤占所有软组织肉瘤的10%～35%。事实上，脂肪肉瘤是一组异质性的特殊病变，这带来了许多诊断上的难题。2013年，世界卫生组织（WHO）软组织肿瘤分类委员会将脂肪肉瘤分为1种中间型和3种恶性亚型，包括非典型脂肪瘤样肿瘤/高分化脂肪肉瘤、去分化脂肪肉瘤、黏液样脂肪肉瘤和多形性脂肪肉瘤[1-2]。

脂肪肉瘤亚型的准确分类对患者的治疗决策至关重要，因为局部和全身治疗方法存在很大差异[3]。非典型脂肪瘤样肿瘤/高分化脂肪肉瘤是一种局部侵袭性肿瘤，几乎不发生全身扩散。去分化脂肪肉瘤尽管属于高度恶性肿瘤，但只有15%～20%的病例发生转移，其死亡率常与不受控制的局部复发有关。黏液样脂肪肉瘤的临床表现主要由组织学分级决定。高级别（以前为"圆形细胞"）黏液样脂肪肉瘤有明显向骨和软组织转移的倾向。多形性脂肪肉瘤与其他多形性肉瘤一样，在临床上表现为明显的侵袭性[2]。

脂肪肉瘤因其病理表现多样而在MRI上表现不同，影像学检查有助于这些肿瘤的组织学诊断，并可用于指导活检定位，活检时应同时对脂肪成分和非脂肪成分进行取材[4]。

4.1 脂肪瘤

脂肪瘤是最常见的良性软组织肿瘤，由成熟的脂肪细胞组成，在组织学上与正常脂肪无明显区别。脂肪瘤表现为位于浅表或深层的肿块，常位于皮下脂肪、肌肉内或肌肉间。大多数脂肪瘤是孤立的肿块，但浅表脂肪瘤可与周围皮下脂肪混合在一起而难以分辨。肌肉内脂肪瘤因脂肪在位置较深的肌肉纤维间浸润，常边界不清[5]。

脂肪瘤在超声上表现为高回声的肿块，后方回声无增强，偶尔瘤内分隔或非脂肪组织会引起回声不均。典型脂肪瘤的MRI表现与皮下脂肪信号一致，在T1WI和T2WI上均呈高信号，脂肪抑制序列上呈低信号。脂肪瘤的MRI信号可因瘤内发生梗死、出血、炎症、骨化或与其他间叶组织引起变化，在T1WI上呈低信号而在T2WI上呈多种不同的信号[6]。当脂肪瘤发生在骨旁时，通常伴有邻近骨的反应性骨质增生。脂肪瘤在CT或MRI上常可见细分隔（厚度<2mm）。当脂肪肿瘤内只有细分隔，尤其分隔数量很少时，病变倾向诊断为脂肪瘤而非高分化脂肪肉瘤[7]。

4.2 脂肪瘤病

脂肪瘤病表现为成熟脂肪组织的弥漫性过度生长。脂肪瘤病的分型通常取决于其发病的部位，而不同类型的脂肪瘤病又有不同的临床表现。这些表现包括多发性对称性脂肪瘤病（马德隆病）、先天性面部浸润性脂肪瘤病、颅脑皮肤脂肪瘤病、肩胛带脂肪瘤病、痛性肥胖症、盆腔脂肪瘤病和纵隔脂肪瘤病。肌肉和皮下组织同时广泛受累的脂肪瘤病与肌肉间或肌肉内的巨大脂肪瘤不同，在CT和MRI上表现为广泛浸润的脂肪组织，不仅表现为典型的皮下分布，而且深层肌肉间浸润更常见[7]。

4.3 神经脂肪瘤病

神经脂肪瘤病（LON）是一种累及周围神经的良性肿瘤，以往也称为纤维脂肪瘤性错构瘤、神经纤维脂肪瘤和神经纤维脂肪增生。组织学表现为神经束间的纤维脂肪浸润及其所致的弥漫性神经增粗。LON最常见于正中神经，也累及其他神经。LON常与神经分布区域内不同程度的间充质过度生长有关，这种过度生长表现为小指巨大或广泛性骨和软组织肥大，后者被称为巨大型营养不良性脂肪瘤[8]。

LON的MRI表现独具特征，无须活检即可诊断。增粗的神经束周围或其内均匀分布着脂肪，因此在MRI上增厚的神经束表现为蛇形低信号结构，而脂肪在T1WI上呈高信号，在STIR和T2WI-FS上呈低信号。受累神经短轴面的同轴电缆样外观和长轴面的意大利面样外观是该肿瘤最典型的MRI表现[9]。

4.4 脂肪母细胞瘤/脂肪母细胞瘤病

脂肪母细胞瘤/脂肪母细胞瘤病是胚胎脂肪母细胞的一种脂肪瘤变异体，可分为以下两种类型：（1）局限性的、位于浅表的、边界清楚的或有包膜的，被称为脂肪母细胞瘤；（2）弥漫性、多中心的、无包膜的和浸润性生长的，被称为脂肪母细胞瘤病。脂肪母细胞瘤最常见于3岁以下男孩，文献报道常发生于未成熟脂肪存在的部位，即颈部、腋窝和椎前软组织[10]。

脂肪母细胞瘤的影像学表现反映了其组织病理学特征，典型表现为成熟和未成熟脂肪细胞的混合存在，通常伴有明显的黏液样基质。MRI能准确地勾画脂肪母细胞瘤的边缘，但对脂肪母细胞瘤病的边缘则很难确定。CT和MRI上表现为脂肪成分为主的肿块，其内非脂肪的区域无特异性影像学表现。脂肪母细胞瘤和脂肪肉瘤的影像学表现相似，但脂肪肉瘤在儿童中极为罕见[11]。因此，对于这两种在影像学上没有明显区别的肿瘤，患者的年龄最有助于鉴别诊断[12]。

4.5 血管脂肪瘤

典型的血管脂肪瘤表现为皮下的小结节（直径<2cm），伴有疼痛感，最多见于20～30岁的男性，常见的部位依次是前臂、躯干和上臂。文献报道约70%的病例为多发性血管脂肪瘤。

血管脂肪瘤的MRI特征性表现为脂肪信号的结节，内伴或不伴T1WI和T2WI上的低信号区。MRI上的低信号区位置不同，既可在肿块边缘也可在肿块中心。经组织学证实，脂肪结节内T1WI和T2WI上所见的低信号区对应于血管脂肪瘤内密集的毛细血管增生区。只有很小一部分病例在T1WI上表现为低信号，T2WI上表现为高信号[13]。静脉注射对比剂增强检查后，这些血管成分明显强化而更加突显出来。

4.6 梭形细胞脂肪瘤

梭形细胞脂肪瘤是一种良性病变，在病理上成熟的脂肪组织被成熟的脂肪细胞和成胶原的梭形细胞所取代。肿瘤常位于肩部、颈部和上背部的皮下组织，也可向肌内延伸。含有梭形细胞的脂肪瘤的诊断对放射科医生、病理科医生和外科医生来说都是一个挑战，因为肿瘤经常不含有脂肪或仅含有少量肉眼或镜下所见的脂肪成分[14]。

梭形细胞脂肪瘤的影像学表现取决于瘤内脂肪和非脂肪成分的含量。MRI上梭形细胞脂肪瘤的非脂肪含量与切除标本的组织学分级相关。非脂肪区由纤维黏液样背景中的梭形细胞组成，在T1WI上呈低信号，静脉注射对比剂增强扫描后可见强化[15]。由于梭形细胞脂肪瘤的影像学表现可与脂肪肉瘤相似，术前往往需要影像引导下活检以明确诊断。

4.7 冬眠瘤

冬眠瘤是一种罕见的良性脂肪肿瘤，由棕色脂肪样多空泡细胞、类似脂肪细胞的单空泡细胞和胞质含有嗜伊红颗粒状的无脂细胞组成。冬眠瘤有多种组织学成分，包括棕色脂肪样多空泡细胞、毛细血管增生和纤维血管间隔。

在CT上，冬眠瘤的密度稍高于皮下脂肪密度，其CT值介于脂肪与骨骼肌之间。在MRI上，冬眠瘤在T1WI上的信号略低于脂肪信号，在T2WI-FS上其信号不能完全被抑制。冬眠瘤富含血供，增强扫描后有不同程度的强化。脂肪瘤样冬眠瘤在T1WI上通常与皮下脂肪信号程度相同。与此相反，非脂肪瘤样冬眠瘤在T1WI上常明显低于皮下脂肪信号。肿瘤内因含有血管和分隔而在MRI上信号不均匀[16]。有些冬眠瘤会与其他更常见的良性或低级别脂肪肿瘤的影像学表现相似，如脂肪瘤和非典型脂肪瘤样肿瘤（ALT），这也给诊断带来困难[17]。冬眠瘤具有产热和温度调节的功能，所以能在PET上观察到FDG的高摄取。

4.8 树枝状脂肪瘤

树枝状脂肪瘤是一种少见的关节内脂肪瘤样病变，以滑膜下结缔组织的脂肪浸润为特征，因其外形与树叶相似而得名。树枝状脂肪瘤通常被认为是滑膜增生性病变中最罕见的一种[18]。膝关节是最常见的受累部位，盂肱关节、三角肌下滑囊、髋关节和肘关节也可受累。

树枝状脂肪瘤的MRI表现具有特征性，包括脂肪信号的叶状滑膜肿块，受累的关节腔积液以及无磁敏感伪影。该肿瘤有3种不同的类型，其中最常见类型的是弥漫性绒毛增生，其他两种类型分别表现为散在的小结节、弥漫性绒毛增生和散在小结节混合存在[19]。树枝状脂肪瘤伴随的骨侵蚀会发生在相对"紧"的关节，如盂肱关节[20]。

4.9 非典型脂肪瘤样肿瘤/高分化脂肪肉瘤

非典型脂肪瘤样肿瘤或高分化脂肪肉瘤（ATL/WDLPS）是最常见的一种脂肪肉瘤。ATL/WDLPS最常发生于四肢和腹膜后。在组织学上，此肿瘤的特征是大小不规则的成熟脂肪细胞被厚的纤维黏液样分隔排列成条状。这些间隔内的细胞核非典型深染，核中MDM2和CDK4基因过度表达[21]。

在影像学上，ATL/WDLPS表现与脂肪瘤相似，主要由高分化的脂肪组织构成，内可见结节状非脂肪瘤性成分，通常小于2cm。ATL/WDLPS与良性脂肪瘤的区别在于脂肪细胞的大小和异型性。因此，影像上鉴别ATL/WDLPS与脂肪瘤具有一定的挑战。MRI能通过发现肿瘤的内部特征协助鉴别诊断。当脂肪性肿块内出现多个厚的（>2mm）间隔且明显强化时，ATL/WDLPS的可能性要大于脂肪瘤[22]。其他倾向于诊断ATL/WDLPS而非脂肪瘤的因素包括男性、年龄>66岁、脂肪含量较低（<75%）、钙化、病变>10cm[23]。

硬化型高分化脂肪肉瘤应与其他边界清楚的含有数量不等的非脂肪成分的脂肪肿瘤相鉴别，尤其对于腹膜后的肿瘤。硬化型高分化脂肪肉瘤所含脂肪含量可从以脂肪为主到肉眼观察不到脂肪，这可能与肿瘤去分化倾向增加有关[24]。

4.10 去分化脂肪肉瘤

去分化脂肪肉瘤（DDLPS）是脂肪肉瘤的一种亚型，是由低级别到高级别的非脂肪性肉瘤的过渡。在组织学上，该肿瘤包含两种成分：一种为高分化的脂肪肉瘤成分，另一种为未分化的肉瘤细胞成分。细胞还表现出MDM2和CDK4基因的过度表达（免疫组化检测）和扩增（FISH检测）[21]。

对于DDLPS与WDLPS，MRI的显示效果最好且两者具有相似的影像学表现。WDLPS病变内或邻近区出现非脂肪瘤性肿块（T1WI呈中-低信号，T2WI呈中-高信号）时，应当怀疑肿瘤去分化的可能[8]。高分化脂肪肉瘤内局灶性结节状非脂肪瘤成分包括胶原组织、矿化、去分化组织和脂肪坏死，这些在MRI上难以区别。但识别这些非脂肪瘤成分很重要，活检时必须同时对脂肪瘤成分和非脂肪瘤成分取材，以确保获得准确的病理诊断[1]。

4.11 黏液样脂肪肉瘤

黏液样脂肪肉瘤是第二大恶性脂肪细胞肿瘤，约占所有脂肪肉瘤的30%～35%。圆形细胞脂肪肉瘤是黏液样脂肪肉瘤的亚型，其圆形细胞成分占肿瘤的5%以上。以前，黏液样脂肪肉瘤和圆形细胞脂肪肉瘤被认为是两种独立的组织学亚型。然而，世界卫生组织（WHO）在新的软组织肿瘤分类中将这两种病变统一归类为黏液样脂肪肉瘤[1]。黏液样脂肪肉瘤在组织学上表现为以黏液基质为主，伴有少量成熟脂肪。

黏液样脂肪肉瘤的MRI表现取决于肿瘤内脂肪和黏液组织的含量、细胞密度、血供情况以及坏死存在与否。黏液样脂肪肉瘤由于含水量高，常在T1WI上呈低信号，T2WI上呈明显高信号。大多数黏液样脂肪肉瘤含有带状或线状、无定形的脂肪灶。脂肪只占整个肿块体积的小部分（＜10%），常见于瘤内分隔（带状或线状）或微小结节[1]。使用脂肪抑制序列可以协助确认病灶内的脂肪成分，并将脂肪与出血性成分区分开。一些黏液样脂肪肉瘤在平扫MRI上酷似囊性病变，但增强扫描后的强化程度与其他实性肿块相似[25]。黏液样脂肪肉瘤增强扫描后可表现以下3种强化方式：（1）实性结节状强化；（2）肿块外周强化和间隔强化；（3）肿块中央均匀强化，内含不强化的间隔[26]。黏液样脂肪肉瘤的圆形细胞成分较多区，在MRI上表现为含水量相对较低区，在T1WI和T2WI上呈中等信号，类似实性肿瘤的信号而无特征性。超声能协助诊断MRI上类似囊性病变的黏液性脂肪肉瘤并非真正的囊肿。

四肢黏液样脂肪肉瘤最常见于肌肉间（70%～80%的病例），而发生于肌肉内或皮下的较少见。黏液瘤需要与黏液样脂肪肉瘤进行鉴别，黏液瘤通常位于肌肉内并可伴有周围肌肉萎缩和水肿，而这些征象尚未见于黏液样脂肪肉瘤[1]。

无论肿瘤是原发或复发，肿瘤的大小和肿瘤的分级非常重要。手术的目的是彻底切除肿瘤，使术区边缘阴性以达到良好的局部控制效果。黏液样脂肪肉瘤对放疗特别敏感，MRI常可显示放疗后肿瘤体积缩小、强化程度减弱以及瘤内脂肪含量增加[27]。

4.12 多形性脂肪肉瘤

多形性脂肪肉瘤是一种高级别脂肪肉瘤，是脂肪肉瘤中最不常见的亚型，常见于四肢，少见于躯干和腹膜后。

由于多形性脂肪肉瘤在MRI上并无特征性的表现（T1WI上呈低信号、T2WI上呈高信号），并且肿瘤内缺乏脂肪，因此难以与其他软组织肉瘤相鉴别。在一项MRI研究中，多形性脂肪肉瘤出现瘤周水肿（93%）、坏死（86%）、明显强化（77%）、瘤内出血（36%）和瘤内脂肪（29%）。多形性脂肪肉瘤的影像学表现与高级别黏液样脂肪肉瘤常常相似，二者鉴别的要点在于高级别黏液样脂肪肉瘤在T2WI上信号均匀并可见厚间隔，而此表现在多形性脂肪肉瘤中非常罕见[26]。

4.13 示例：脂肪细胞肿瘤

4.13.1 脂肪瘤

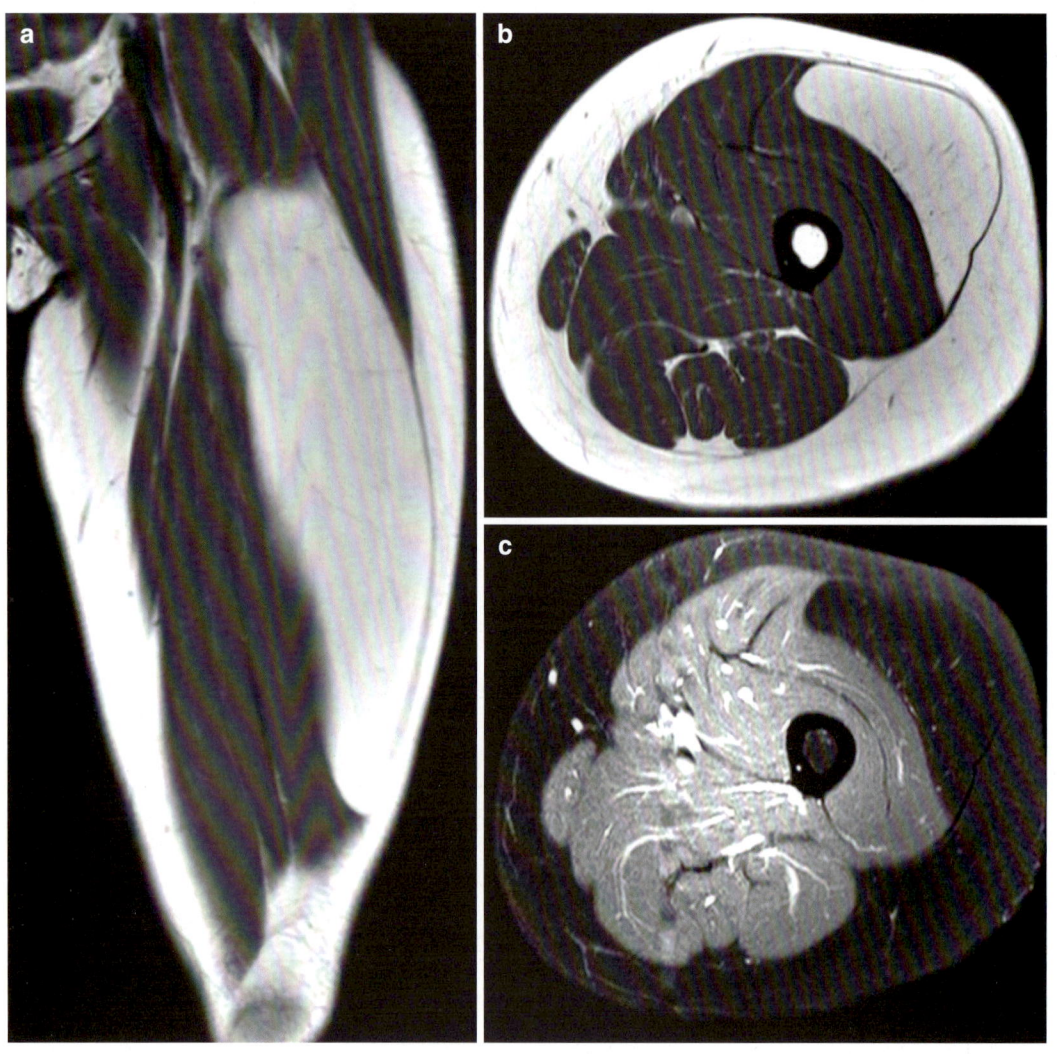

图4.1 肌内脂肪瘤

冠状位T1WI（a）显示左股外侧肌筋膜下脂肪肿块，呈弥漫性高信号。横轴位T1WI（b）显示脂肪肿块内多发低信号细分隔。横轴位CE-T1WI-FS（c）显示肿块无明确强化，肿块内的薄间隔轻度强化。

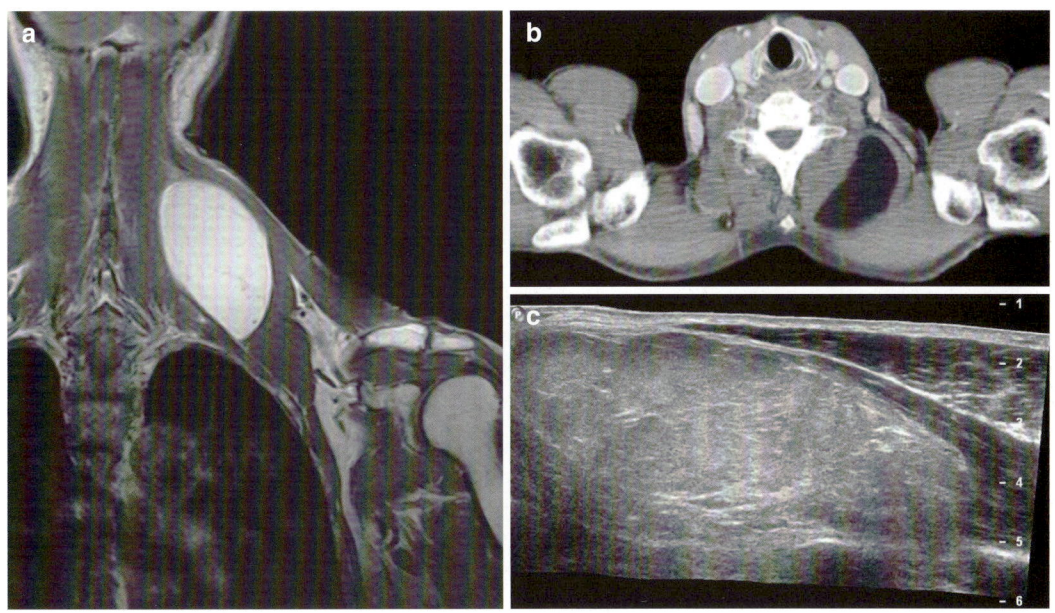

图4.2 肌间脂肪瘤

冠状位T1WI（a）显示头夹肌、肩胛提肌和斜方肌之间的脂肪团块。横轴位CT（b）显示边界清楚的肿块，CT值约–100 HU。纵切面超声（c）显示巨大的肌间肿块，内部回声高于邻近的肌肉。

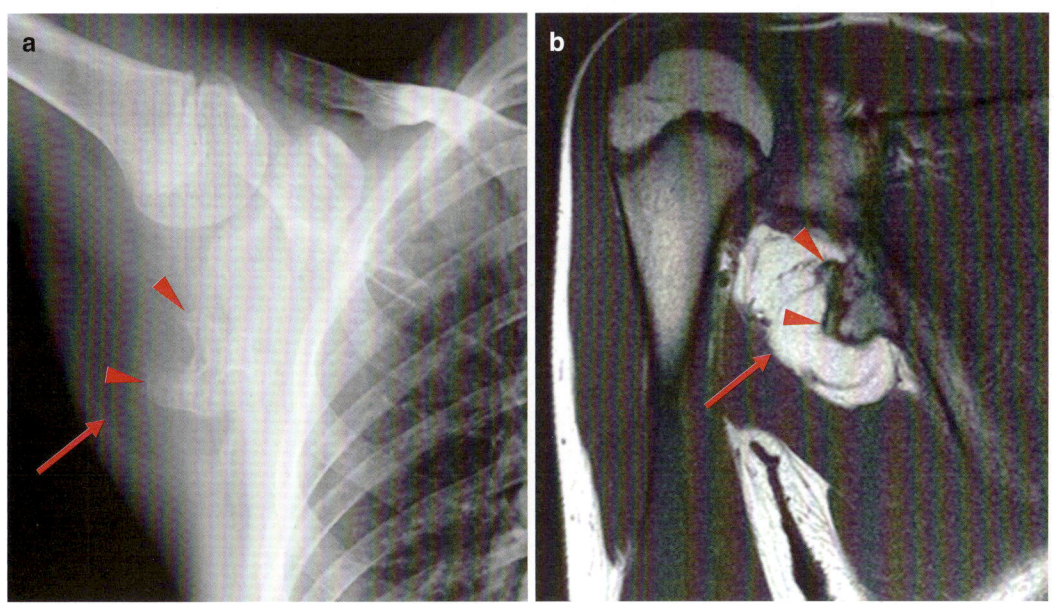

图4.3 骨旁脂肪瘤

X线片（a）和冠状位T1WI（b）显示右肩胛骨外侧表面低密度肿块或T1WI高信号的脂肪肿块（箭头）。另外，肩胛骨外侧缘可见突出的骨结构（三角形）。

4.13.2 脂肪瘤病

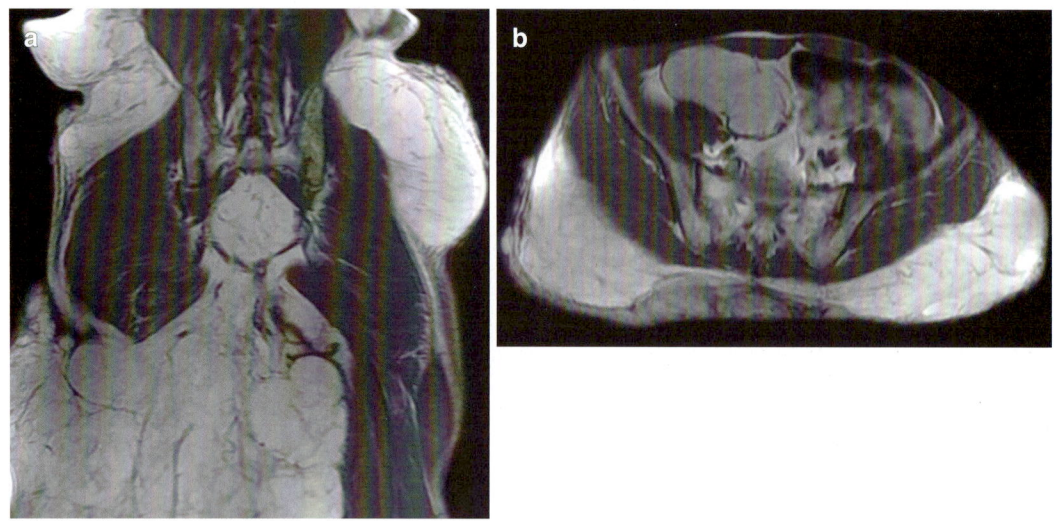

图4.4 脂肪瘤病（1）

冠状位T1WI（a）和横轴位T1WI（b）显示背部和右大腿后方皮下弥漫性脂肪瘤浸润。

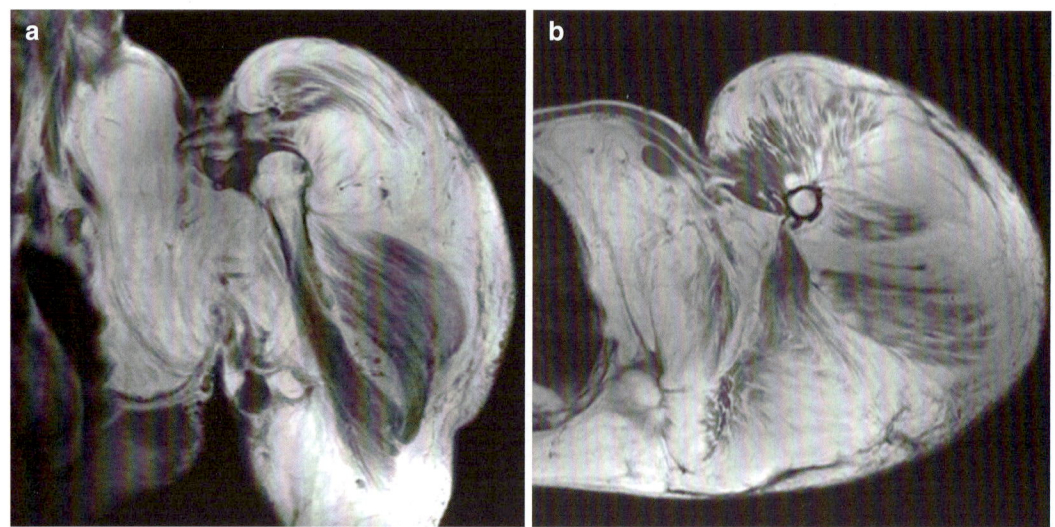

图4.5 脂肪瘤病（2）

冠状位T1WI（a）和横轴位T1WI（b）显示左侧肩和胸壁弥漫性脂肪瘤浸润，累及肌肉和皮下组织。

4.13.3 神经脂肪瘤病

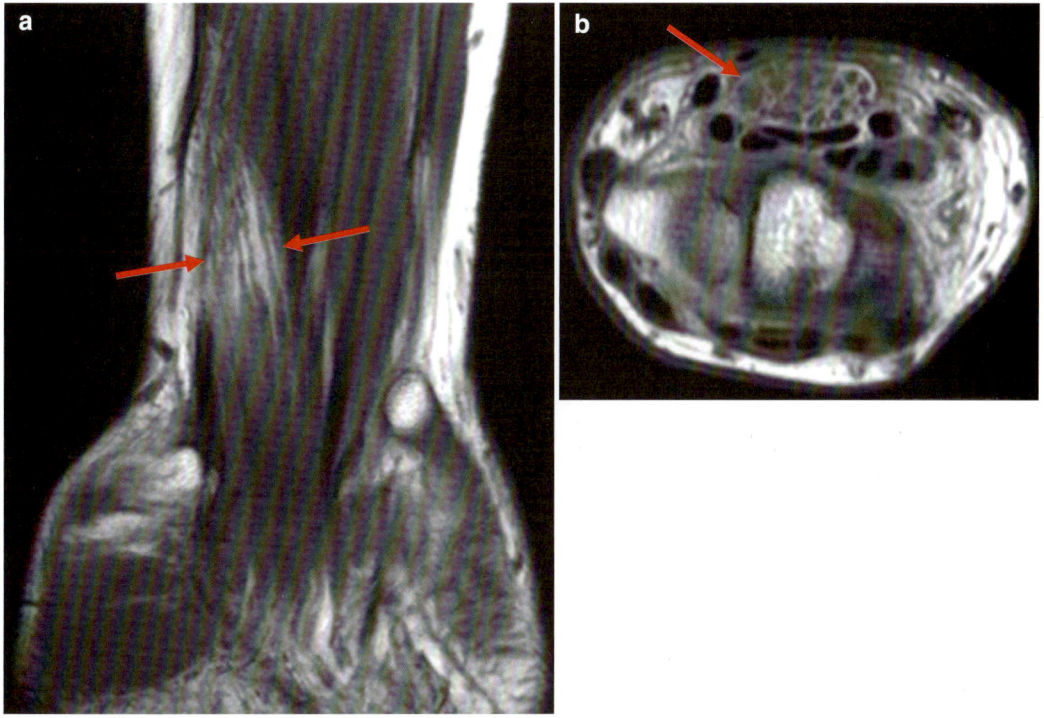

图4.6 神经脂肪瘤病（1）

冠状位T1WI（a）和横轴位T1WI（b）显示正中神经（箭头）明显增粗，伴有弥漫性脂肪浸润，呈意大利面样（a）或同轴电缆样外观（b）。

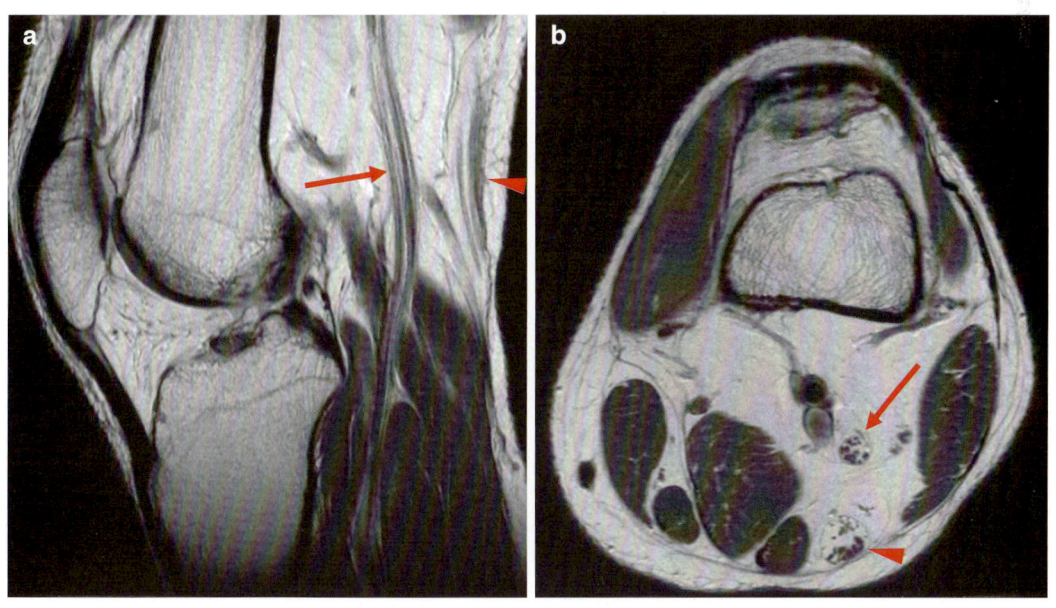

图4.7 神经脂肪瘤病（2）

矢状位T2WI（a）和横轴位T2WI（b）显示胫神经（箭头）和股骨后侧皮神经（三角形）弥漫性增粗，伴神经束间脂肪浸润。

4.13.4　脂肪母细胞瘤

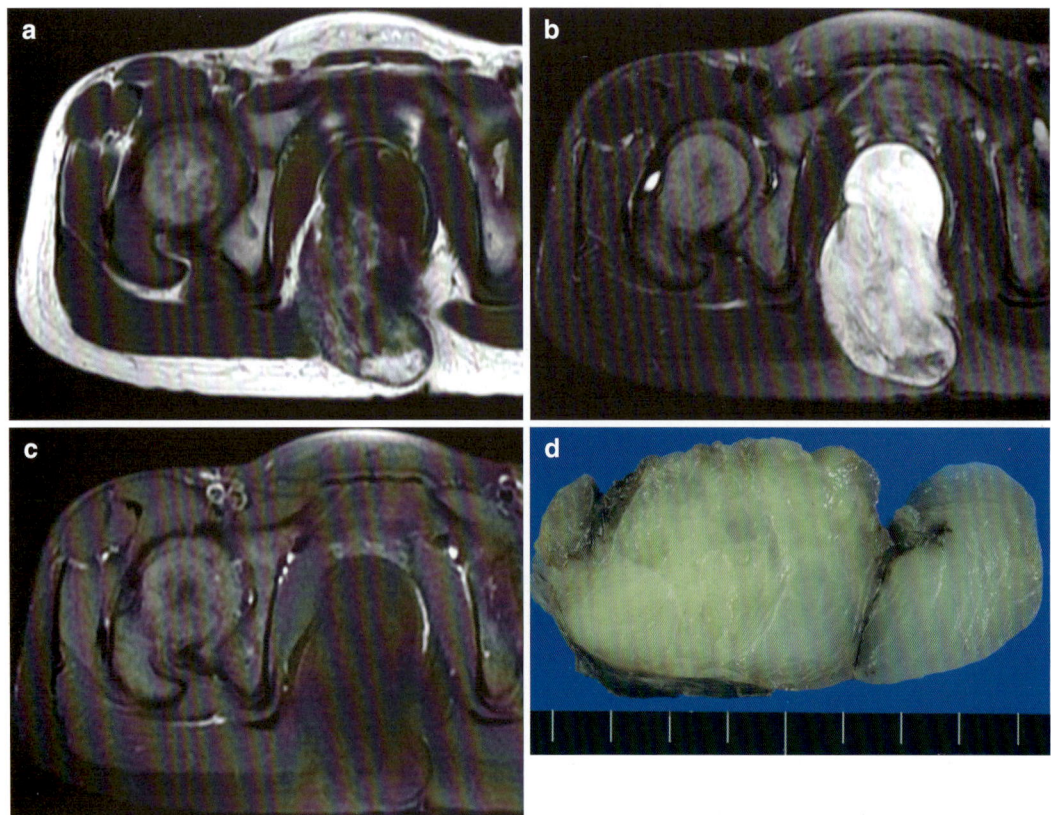

图4.8　脂肪母细胞瘤（1）

横轴位T1WI（a）显示右臀中线旁皮下含脂肪肿块。横轴位T2WI-FS（b）显示大部分高信号区和少量脂肪区。横轴位CE-T1WI-FS（c）显示肿块大部分无强化。大体标本（d）显示脂肪母细胞瘤伴有广泛的黏液样改变。

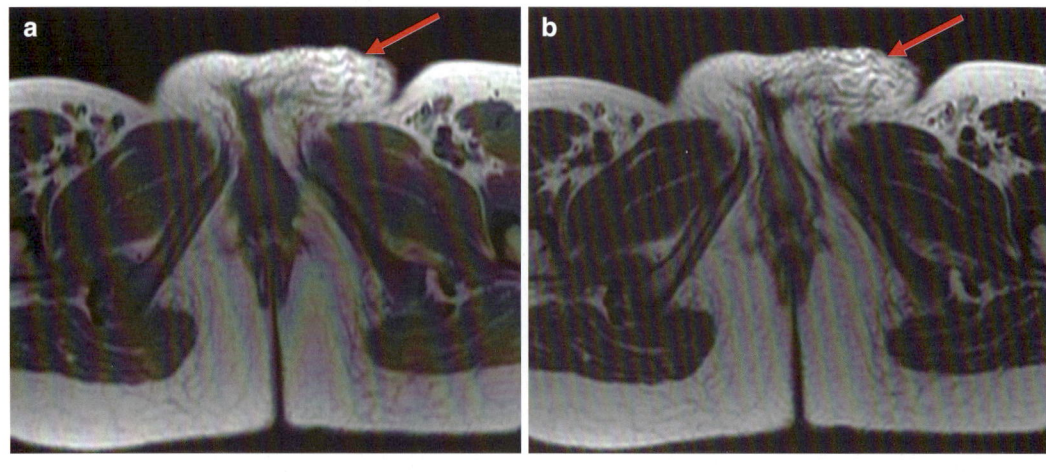

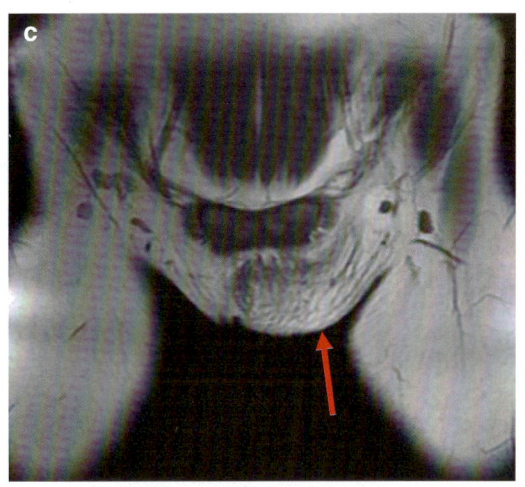

图4.9　脂肪母细胞瘤（2）

横轴位T1WI（a）、T2WI（b）和冠状位T1WI（c）显示左耻骨周围皮下脂肪浸润伴条纹状低信号病变（箭头）。

4.13.5　血管脂肪瘤

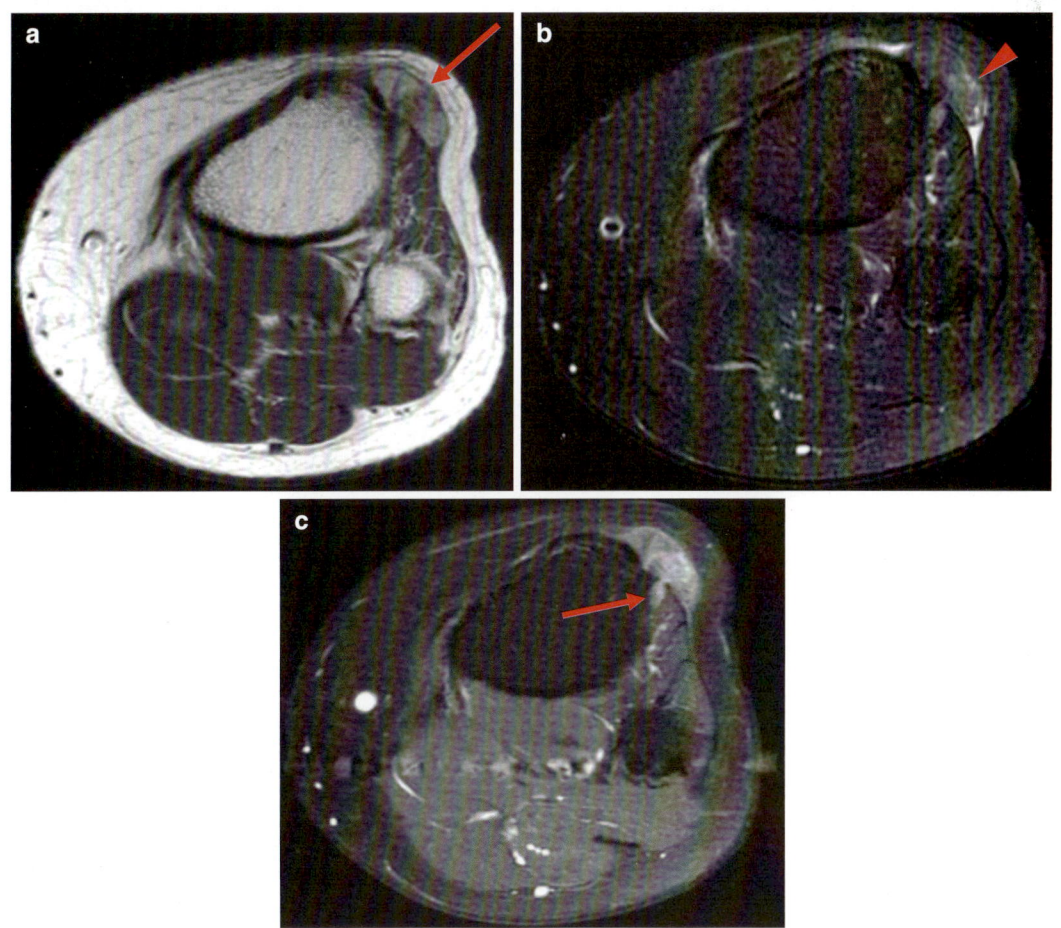

图4.10　血管脂肪瘤

横轴位T1WI（a）显示小腿近段前方筋膜周围脂肪肿块（箭头），信号不均。横轴位T2WI-FS（b）显示受抑制的脂肪信号和部分高信号区（三角形）。横轴位CE-T1WI-FS（c）显示病变强化不均，胫骨前肌局部受侵犯（箭头）。

4.13.6　梭形细胞脂肪瘤

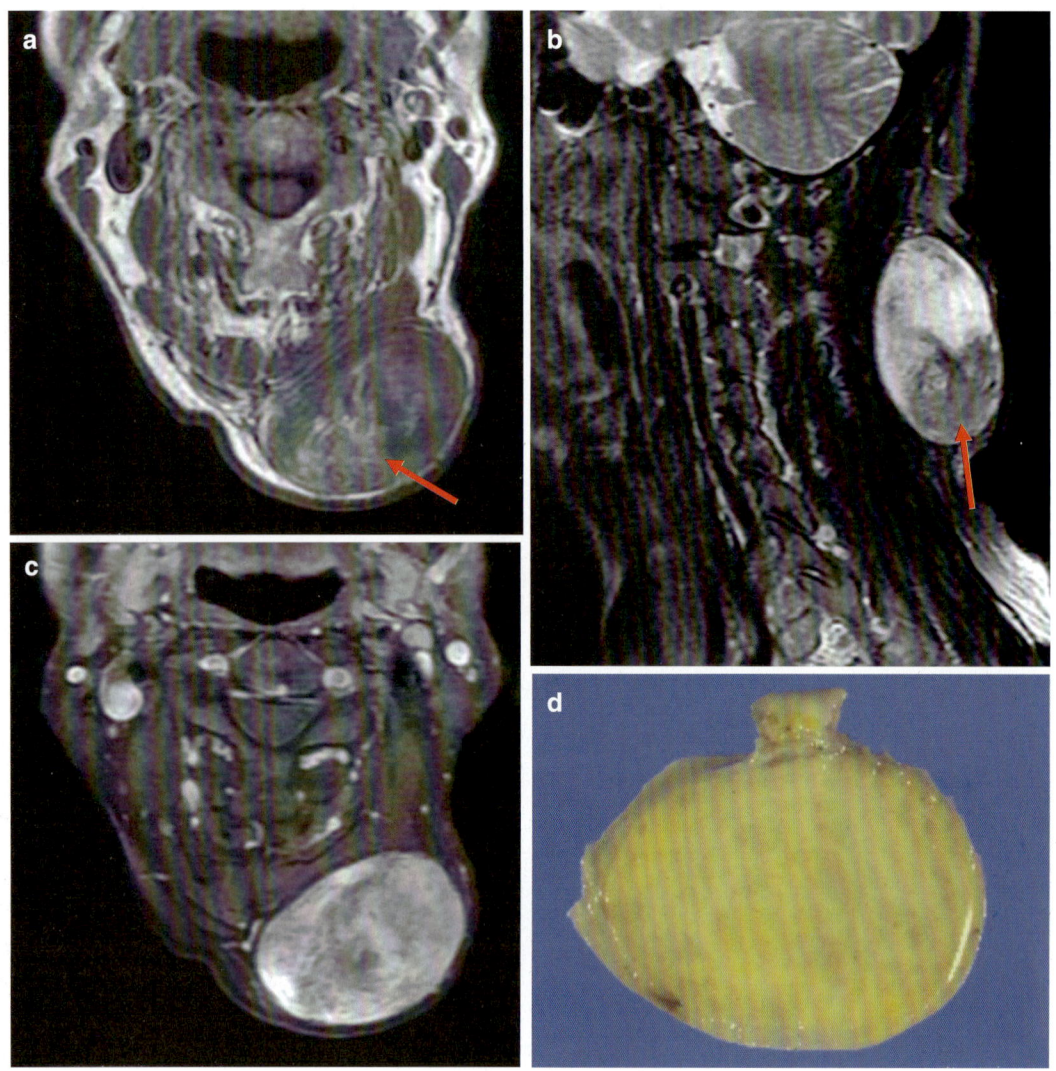

图4.11　梭形细胞脂肪瘤

横轴位T1WI（a）显示颈后部边界清楚的皮下肿块，包含脂肪成分（箭头）和非脂肪成分。矢状位T2WI-FS（b）显示大部分高信号区和低信号脂肪区（箭头）。横轴位CE-T1WI-FS（c）显示非脂肪成分区呈不均匀强化。大体标本（d）显示梭形细胞脂肪瘤以脂肪为主，无出血或坏死。

4.13.7 冬眠瘤

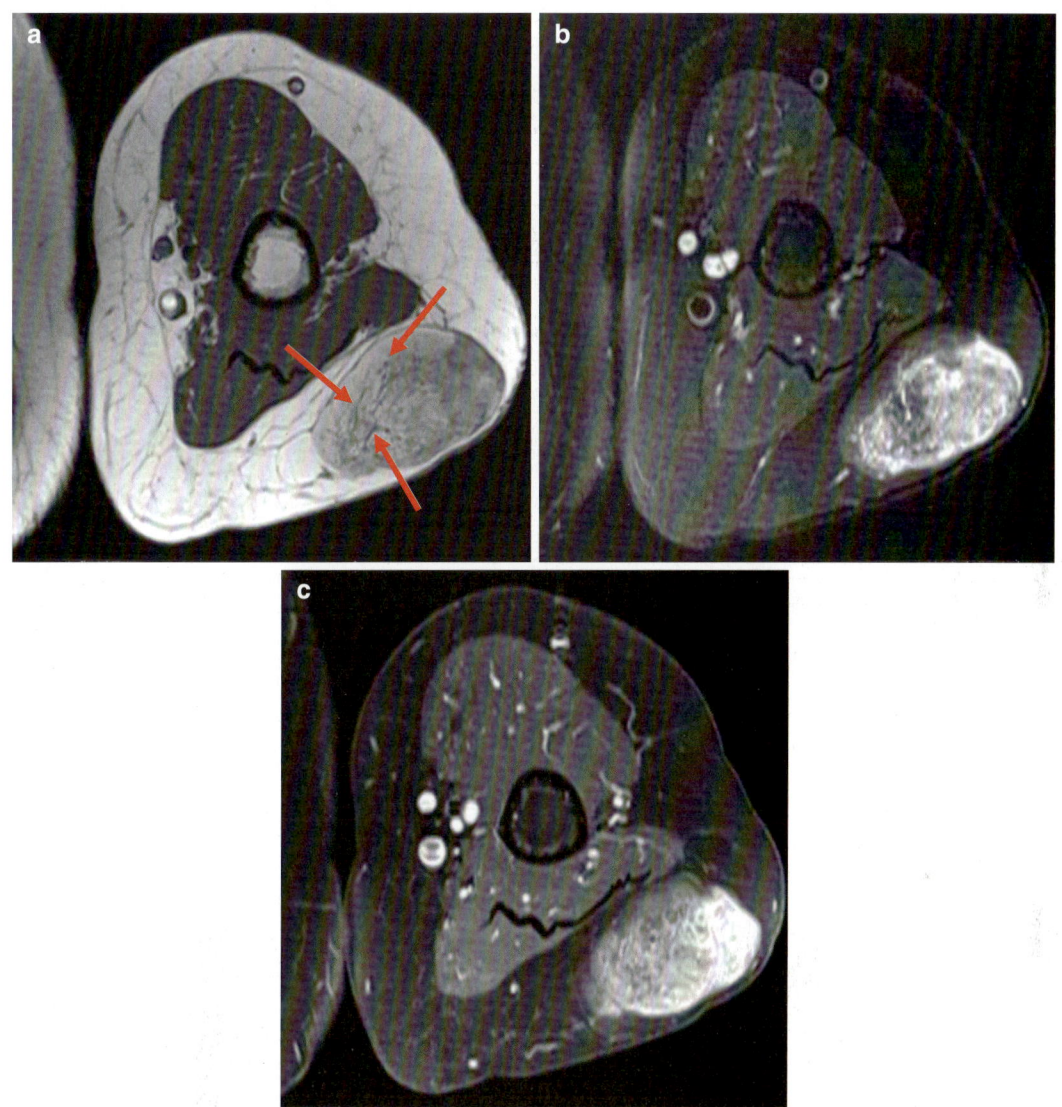

图4.12　冬眠瘤（1）

横轴位T1WI（a）显示左上臂后部皮下稍低信号肿块，内见线状或斑点状血管样信号（箭头）。横轴位T2WI-FS（b）和CE-T1WI-FS（c）显示肿块大部分区域呈高信号，增强扫描后明显强化。

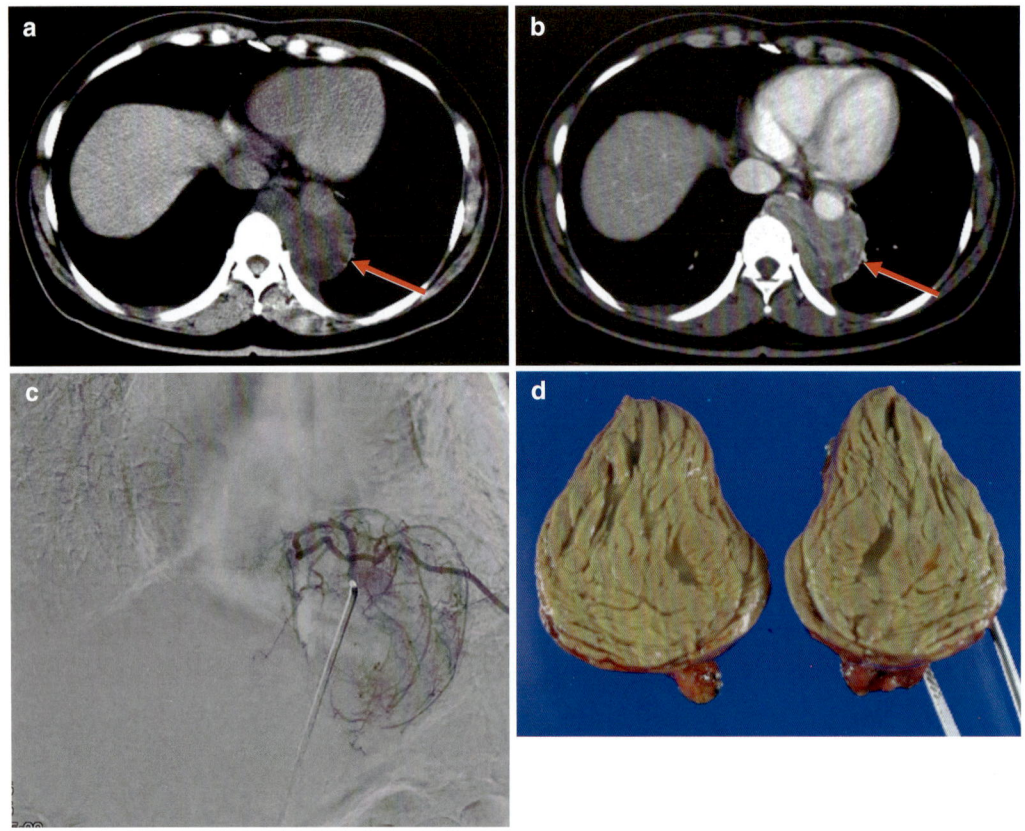

图4.13　冬眠瘤（2）

平扫CT（a）显示左后纵隔肿块（箭头），呈不均匀低密度（平均CT值约10HU）。增强CT（b）显示肿块明显强化（箭头），内见低密度不强化区。左第9肋间动脉造影（c）显示肿瘤血供丰富。肿物切除后剖面（d）显示黄色实性肿物，可见条状黏液样区域。

4.13.8　树枝状脂肪瘤

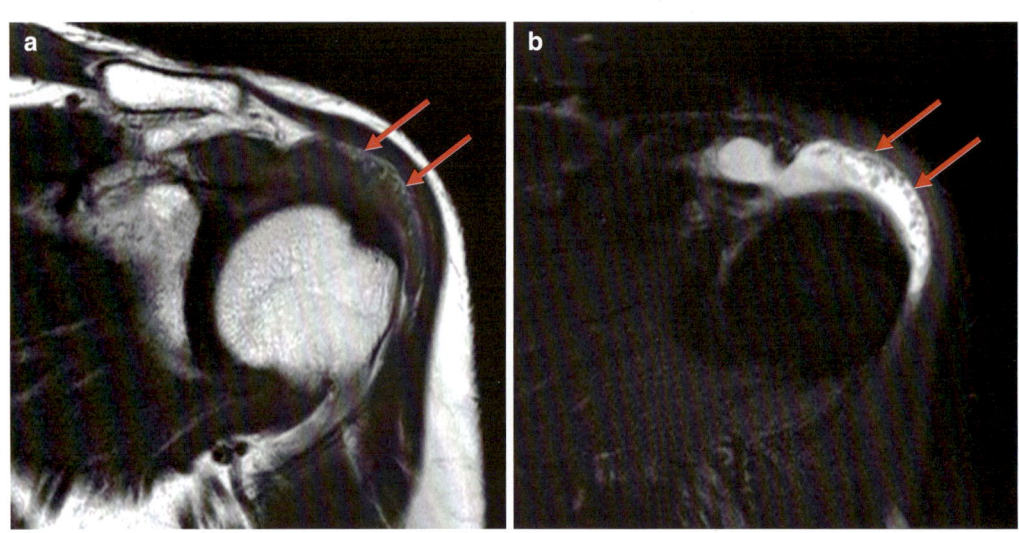

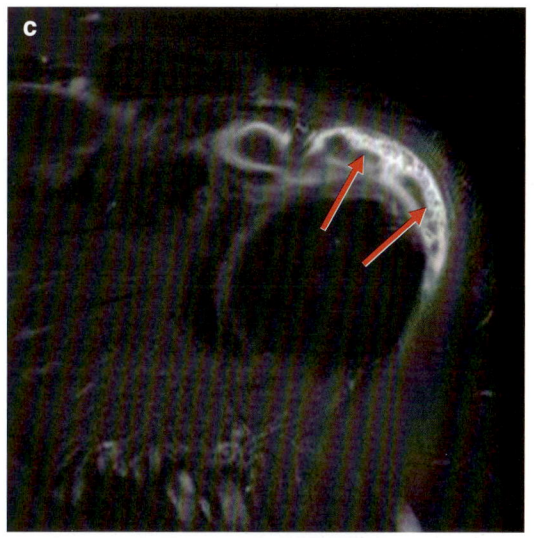

图4.14　树枝状脂肪瘤

斜冠状位T1WI（a）和T2WI-FS（b）显示肩峰下三角肌下滑囊内脂肪瘤性绒毛增生（箭头）。斜冠状位CE-TIWI-FS（c）显示明显强化的滑膜（箭头）覆盖滑膜下绒毛状脂肪增生。

4.13.9　高分化脂肪肉瘤

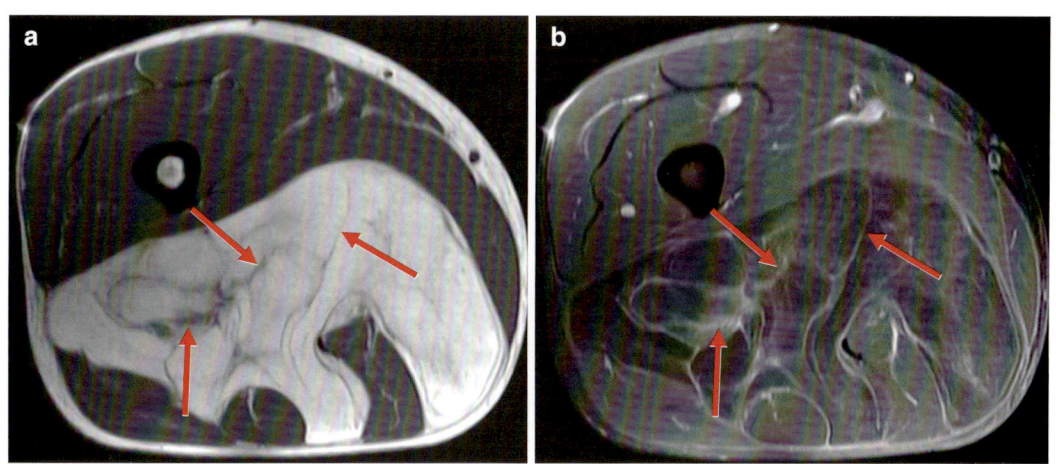

图4.15　高分化脂肪肉瘤（1）

横轴位T1WI（a）和CE-T1WI-FS（b）显示右大腿后方肌间隙巨大的脂肪瘤样肿块，内有多发明显强化的分隔（箭头）。

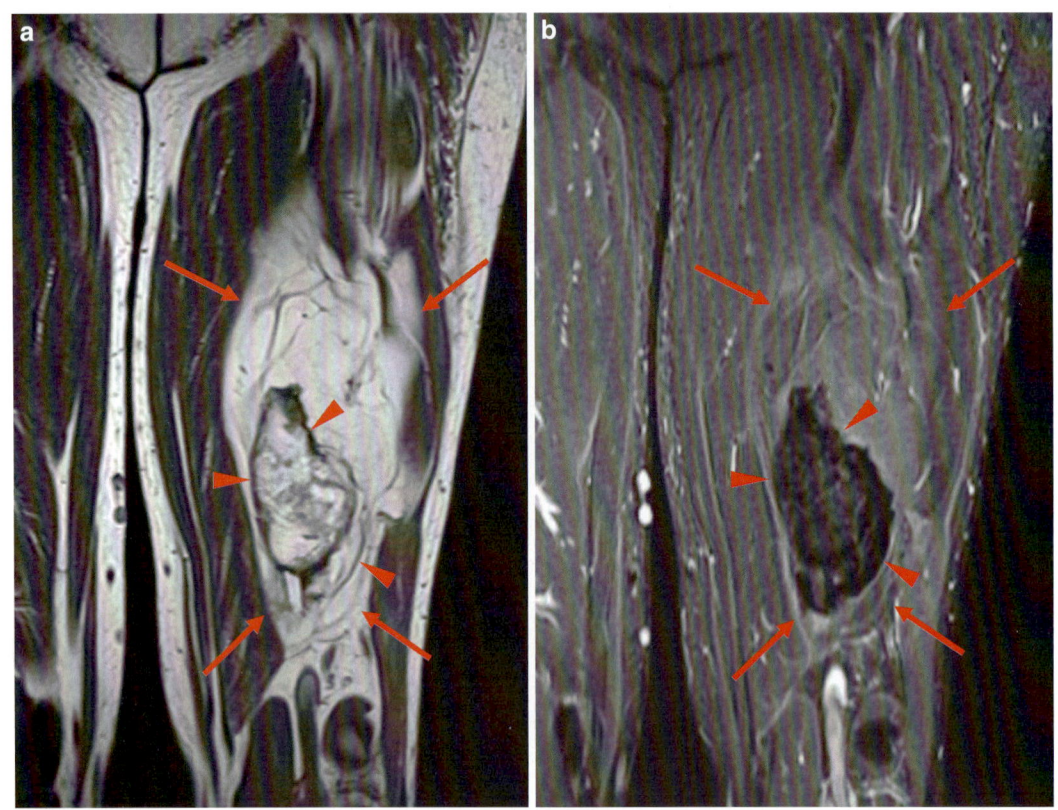

图4.16　高分化脂肪肉瘤（2）

冠状位T1WI（a）和STIR（b）显示左大腿后方巨大的脂肪肿块（箭头），内见无强化的脂肪坏死区（三角形）。
译者注：图4.16b应为CE-T1WI-FS。

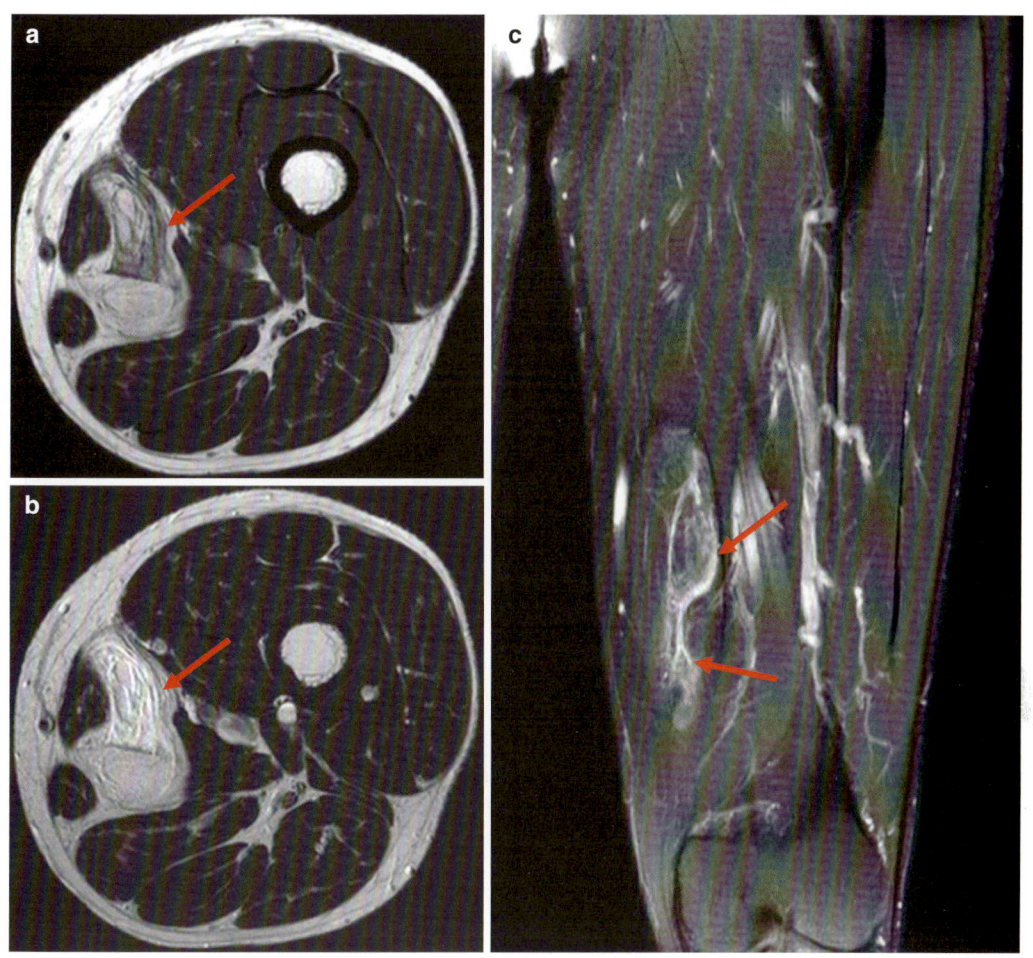

图4.17　硬化型高分化脂肪肉瘤

横轴位T1WI（a）和T2WI（b）显示肌间脂肪肿块，含有边缘模糊的条状非脂肪成分（箭头）。冠状位CE-T1WI-FS（c）显示非脂肪瘤成分明显强化（箭头）。

4.13.10　去分化脂肪肉瘤

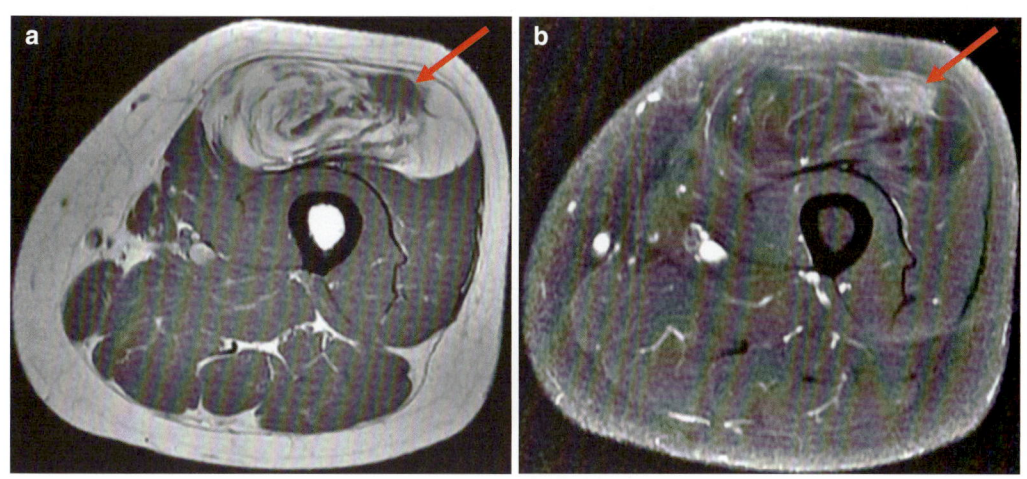

图4.18　去分化脂肪肉瘤（1）

横轴位T1WI（a）和CE-T1WI-FS（b）显示左大腿前方肌肉内脂肪肿块，肿块内非脂肪成分区强化（箭头）。

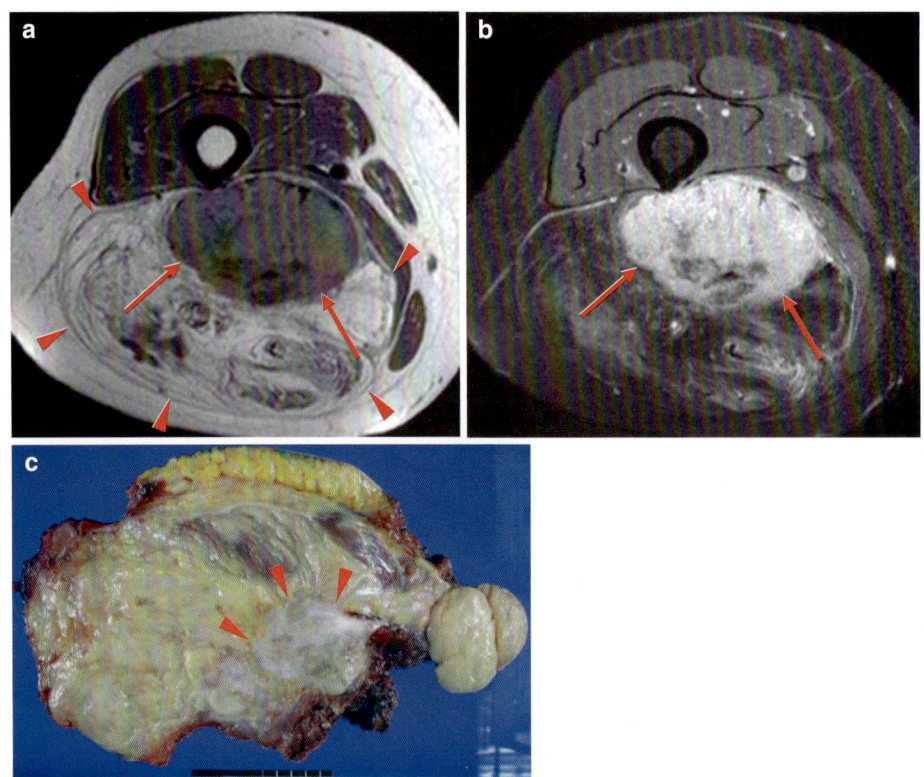

图4.19 去分化脂肪肉瘤（2）

横轴位T1WI（a）和CE-T1WI-FS（b）显示右大腿后筋膜间室（三角形）弥漫性脂肪浸润。在高分化的脂肪肉瘤中可见向高级别肉瘤转变的结节呈明显强化（箭头）。大体标本（c）显示去分化脂肪肉瘤内的高分化区和去分化区之间有清晰的分界（三角形）。

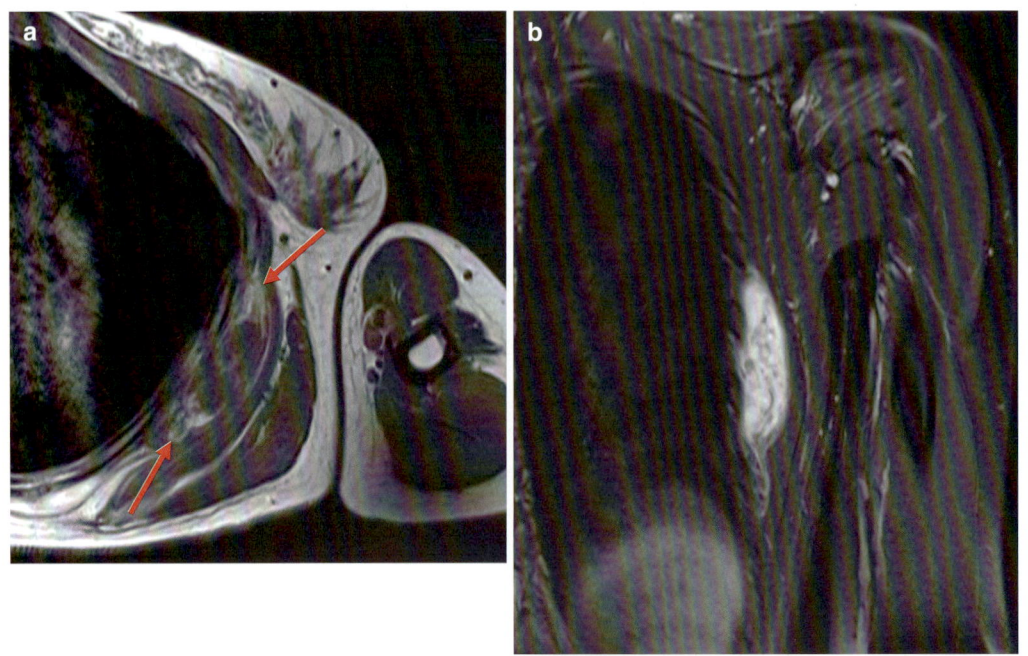

图4.20 去分化脂肪肉瘤（3）

横轴位T1WI（a）显示前锯肌和胸廓之间的软组织肿块（箭头），由脂肪成分和非脂肪成分组成。冠状位T2WI-FS（b）显示肿块呈高信号，中央区信号不均匀。

4.13.11 黏液样脂肪肉瘤

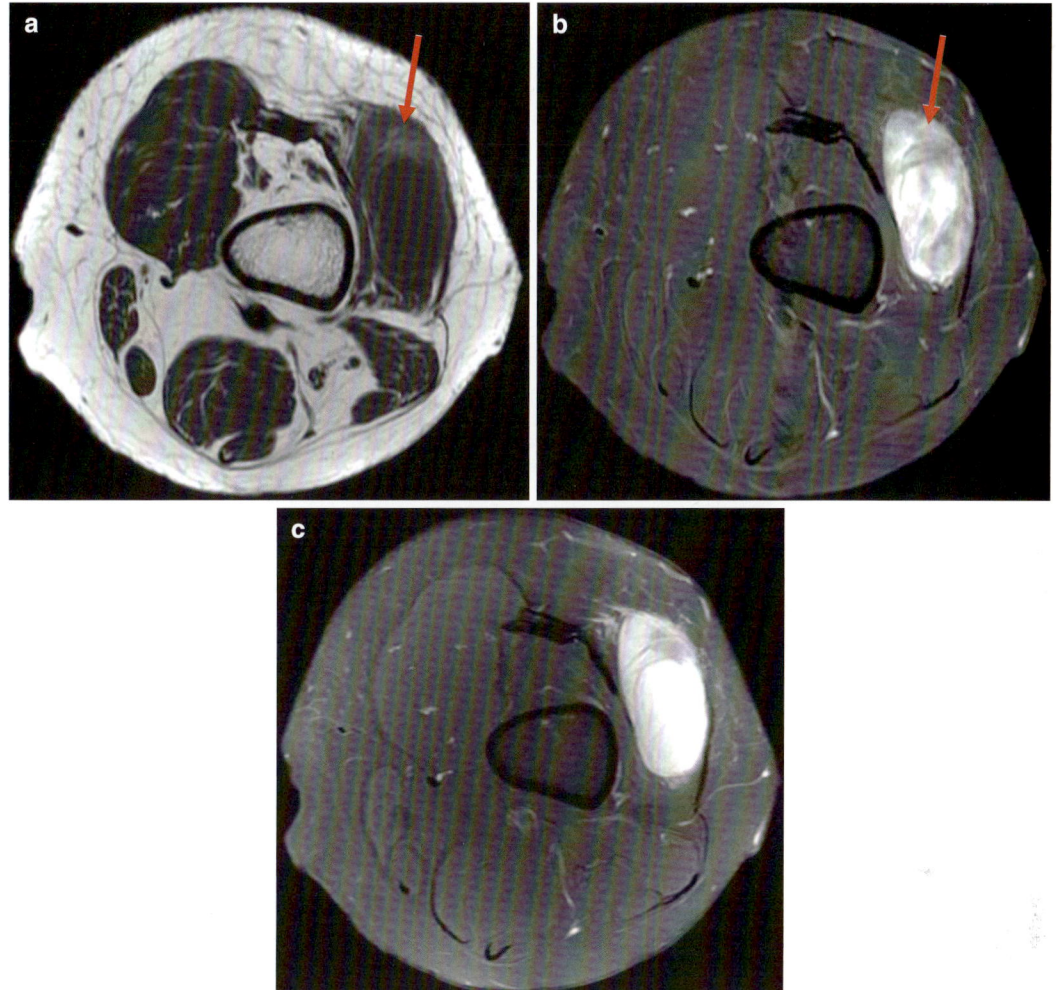

图4.21 黏液样脂肪肉瘤（1）

横轴位T1WI（a）显示股外侧肌筋膜下的低信号肿块。在肿块的前部可见一小块脂肪（箭头）。横轴位T2WI-FS
（b）显示高信号的黏液样肿瘤，伴有小片状被抑制为低信号的脂肪区（箭头）。增强后横轴位T1WI-FS（c）显示
肿块明显强化。

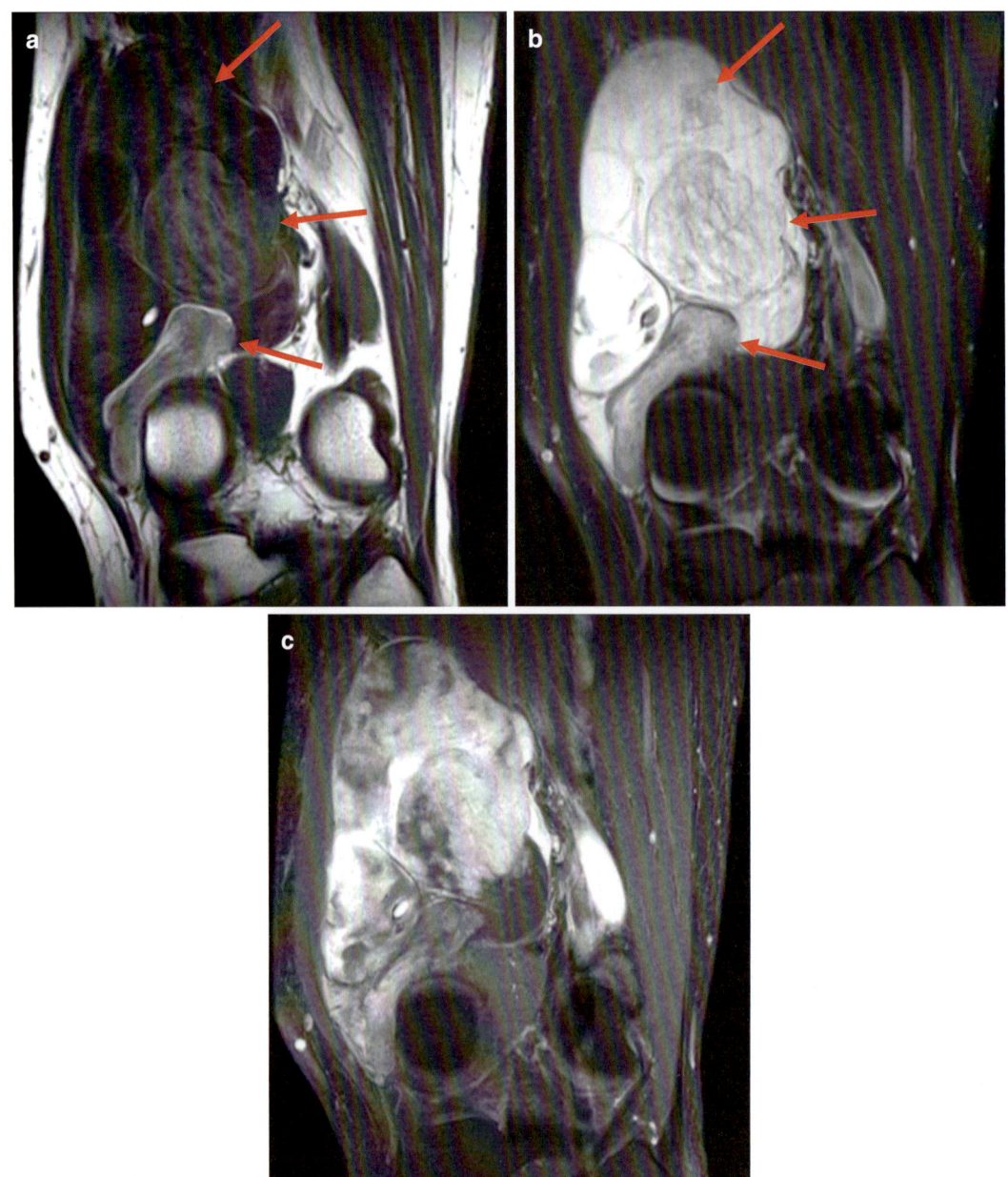

图4.22 黏液样脂肪肉瘤（2）

冠状位T1WI（a）显示左大腿远段后方肌间巨大的分叶状肿块，内含低信号区（黏液样成分）和高信号区（脂肪成分，箭头）。冠状位T2WI-FS（b）显示肿瘤内黏液样成分区仍呈明显高信号，脂肪成分区（箭头）的信号强度因受脂肪抑制而减低。冠状位CE-T1WI-FS（c）显示肿块呈不均匀明显强化。

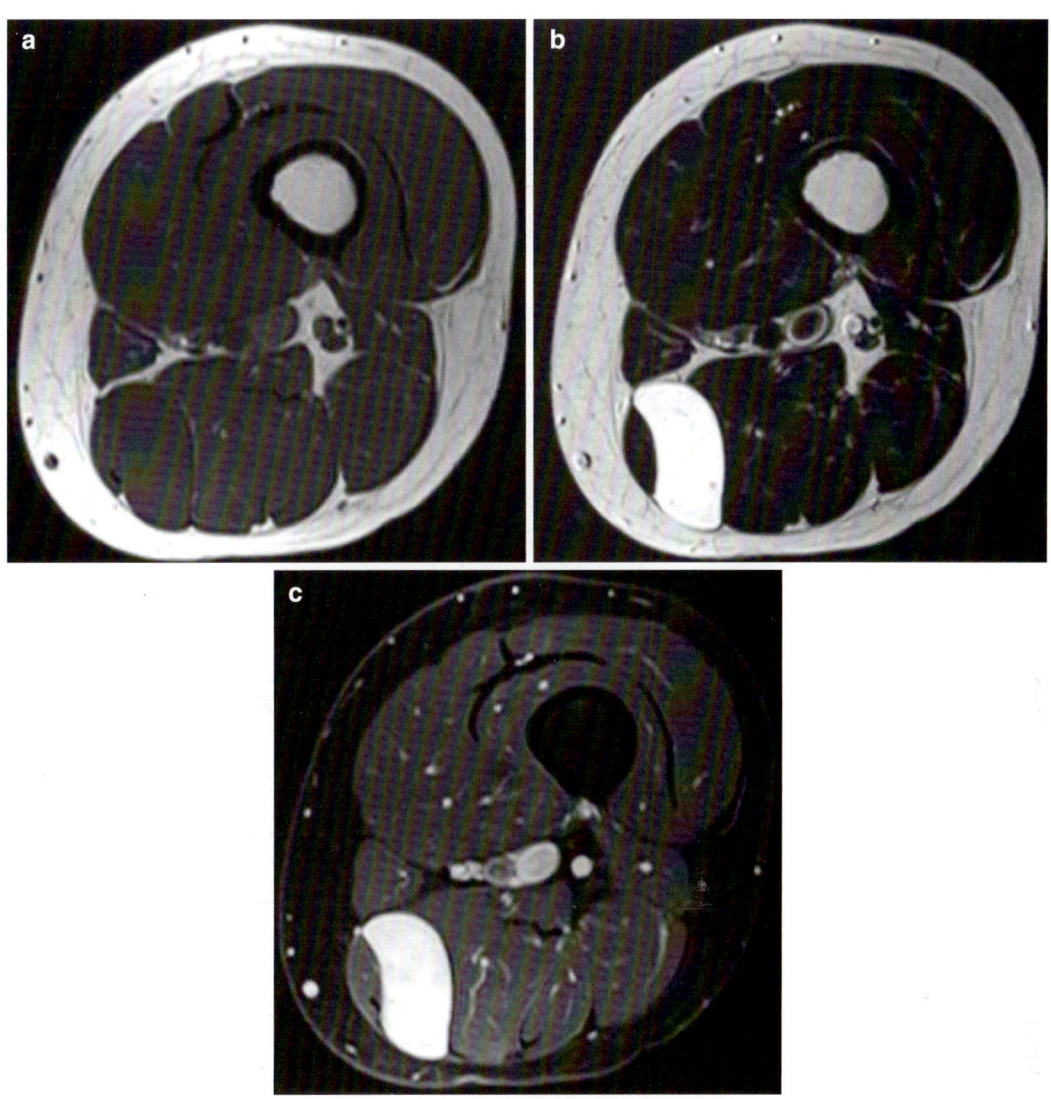

图4.23 黏液样脂肪肉瘤（3）

横轴位T1WI（a）显示股薄肌筋膜下的等信号肿块，内未见脂肪成分。横轴位T2WI（b）显示病变呈囊状高信号。
横轴位CE-T1WI-FS（c）显示肿块呈均匀强化，提示为黏液样肿瘤而非囊肿。

4.13.12 多形性脂肪肉瘤

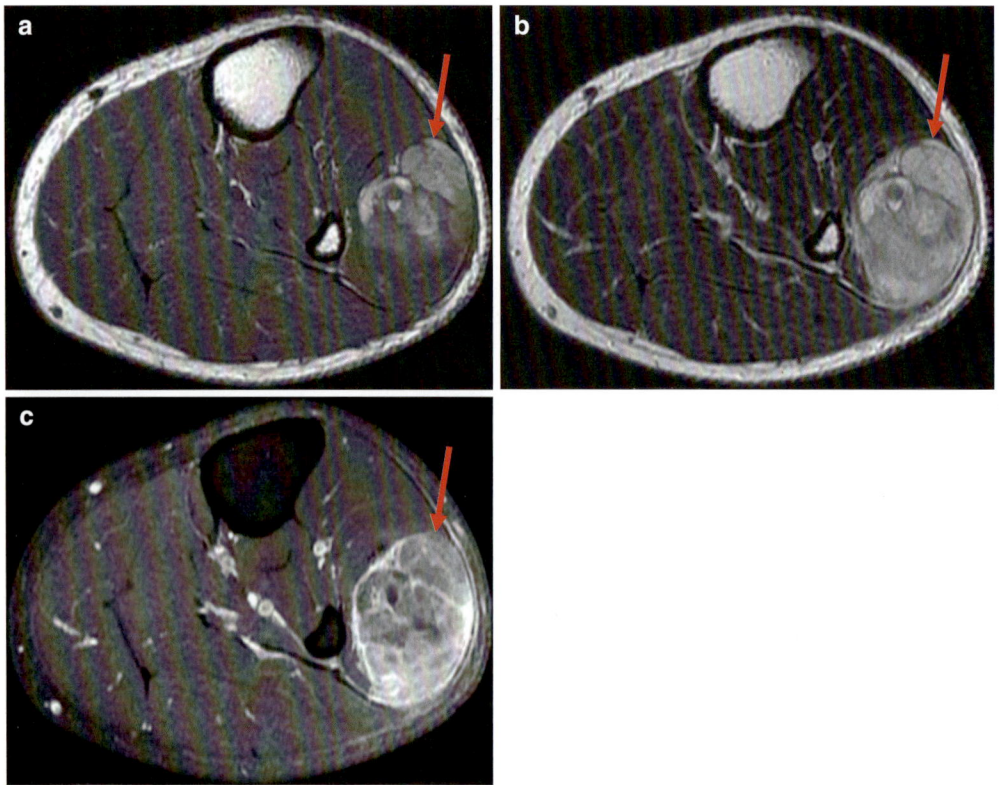

图4.24 多形性脂肪肉瘤

横轴位T1WI（a）和T2WI（b）显示左小腿近端腓骨长肌内的肿块。肿块前半部分呈脂肪样信号（箭头），后半部分呈非特异性信号。横轴位CE-T1WI-FS（c）显示肿瘤后半部分较前半部分含脂区（箭头）强化更明显。

❖ 参考文献

［1］MURPHEY M D，ARCARA L K，FANBURG-SMITH J．From the archives of the AFIP：imaging of musculoskeletal liposarcoma with radiologic-pathologic correlation［J］．Radiographics，2005，25（5）：1371-1395．

［2］DEI TOS AP．Liposarcomas：diagnostic pitfalls and new insights［J］．Histopathology，2014，64（1）：38-52．

［3］HENZE J，BAUER S．Liposarcomas［J］．Hematol Oncol Clin North Am，2013，27（5）：939-955．

［4］EL OUNI F，JEMNI H，TRABELSI A，et al．Liposarcoma of the extremities：MR imaging features and their correlation with pathologic data［J］．Orthop Traumatol Surg Res，2010，96（8）：876-883．

［5］BANCROFT LW，PETTIS C，WASYLIW C．Imaging of benign soft tissue tumors［J］．Semin Musculoskelet Radiol，2013，17（2）：156-167．

［6］DREVELEGAS A，PILAVAKI M，CHOURMOUZI D．Lipomatous tumors of soft tissue：MR appearance with histological correlation［J］．Eur J Radiol，2004，50（3）：257-267．

［7］MURPHEY M D，CARROLL J F，FLEMMING D J，et al. From the archives of the AFIP：benign musculoskeletal lipomatous lesions［J］. Radiographics，2004，24（5）：1433-1466.

［8］GUPTA P，POTTI T A，WUERTZER S D，et al. Spectrum of fat-containing soft-tissue masses at MR imaging：the common，the uncommon，the characteristic，and the sometimes confusing［J］. Radiographics，2016，36（3）：753-766.

［9］VAN BREUSEGHEM I，SCIOT R，PANS S，et al. Fibrolipomatous hamartoma in the foot：atypical MR imaging findings［J］. Skelet Radiol，2003，32（11）：651-655.

［10］SALEM R，ZOHD M，NJIM L，et al. Lipoblastoma：a rare lesion in the differential diagnosis of childhood mediastinal tumors［J］. J Pediatr Surg，2011，46（5）：21-23.

［11］BANCROFT LW，KRANSDORF M J，PETERSON J J，et al. Benign fatty tumors：classification，clinical course，imaging appearance，and treatment［J］. Skelet Radiol，2006，35（10）：719-733.

［12］MOHOLKAR S，SEBIRE N J，ROEBUCK D J. Radiological-pathological correlation in lipoblastoma and lipoblastomatosis［J］. Pediatr Radiol，2006，36（8）：851-856.

［13］KITAGAWA Y，MIYAMOTO M，KONNO S，et al. Subcutaneous angiolipoma：magnetic resonance imaging features with histological correlation［J］. J Nippon Med Sch，2014，81（5）：313-319.

［14］KHASHPER A，ZHENG J，NAHAL A，Discepola F. Imaging characteristics of spindle cell lipoma and its variants［J］. Skelet Radiol，2014，43（5）：591-597.

［15］KIRWADI A，ABDUL-HALIM R，FERNANDO M，et al. MR imaging features of spindle cell lipoma［J］. Skelet Radiol，2014，43（2）：191-196.

［16］RITCHIE D A，ANIQ H，DAVIES A M，et al. Hibernoma—correlation of histopathology and magnetic-resonance-imaging features in 10 cases［J］. Skelet Radiol，2006，35（8）：579-589.

［17］LIU W，BUI M M，CHEONG D，CARACCIOLO J T. Hibernoma：comparing imaging appearance with more commonly encountered benign or low-grade lipomatous neoplasms［J］. Skelet Radiol，2013，42（8）：1073-1078.

［18］GARNER H W，BESTIC J M. Benign synovial tumors and proliferative processes［J］. Semin Musculoskelet Radiol，2013，17（2）：177-178.

［19］COLL JP，RAGSDALE BD，CHOW B，et al. Best cases from the AFIP：lipoma arborescens of the knees in a patient with rheumatoid arthritis［J］. Radiographics，2011，31（2）：333-337.

［20］CHAE E Y，CHUNG H W，SHIN M J，et al. Lipoma arborescens of the glenohumeral joint causing bone erosion：MRI features with gadolinium enhancement［J］. Skelet Radiol，2009，38（8）：815-818. doi：10. 1007/s00256-009-0686-x.

［21］KIND M，STOCK N，COINDRE J M. Histology and imaging of soft tissue sarcomas［J］. Eur J Radiol，2009，72（1）：6-15.

［22］OHGURI T，AOKI T，HISAOKA M，et al. Differential diagnosis of benign peripheral lipoma from well-differentiated liposarcoma on MR imaging：is comparison of margins and internal characteristics useful？［J］AJR Am J Roentgenol，2003，180（6）：1689-1694.

［23］KRANSDORF M J，BANCROFT L W，PETERSON J J，et al. Imaging of fatty tumors：distinction of lipoma and well-differentiated liposarcoma［J］. Radiology，2002，224（1）：99-104.

［24］BESTIC J M，KRANSDORF M J，WHITE L M，et al. Sclerosing variant of welldifferentiated liposarcoma：relative prevalence and spectrum of CT and MRI features［J］. AJR Am J Roentgenol，2013，201（1）：154-161.

［25］SUNG M S，KANG HS，SUH J S，et al. Myxoid liposarcoma：appearance at MR imaging with histologic correlation［J］. Radiographics，2000，20（4）：1007-1019.

［26］WORTMAN J R，TIRUMANI S H，JAGANNATHAN J P，et al. Primary extremity liposarcoma：MRI features，histopathology，and clinical outcomes［J］. J Comput Assist Tomogr，2016a.

［27］WORTMAN J R，TIRUMANI S H，TIRUMANI H，et al. Neoadjuvant radiation in primary extremity liposarcoma：correlation of MRI features with histopathology［J］. Eur Radiol，2016b，26（5）：1226-1234.

（张皓钦　高振华　译）

第5章 ⟩

成纤维细胞/肌成纤维细胞性肿瘤

成纤维细胞瘤和肌成纤维细胞性肿瘤是一组间叶性肿瘤，包括良性、中间型和恶性。成纤维细胞是纤维结缔组织中最常见的细胞，可产生原胶原蛋白、原弹性蛋白和糖胺聚糖。肌成纤维细胞是一种分化性的细胞类型，参与损伤后的组织重建，对伤口愈合至关重要。肌成纤维细胞是典型的活化性的成纤维细胞，也可以来自其他类型细胞，包括上皮细胞、内皮细胞和单核细胞[1]。在2013年世界卫生组织（WHO）对良性成纤维细胞/肌成纤维细胞性肿瘤的分类中，一个重要的进展是结节性筋膜炎、增生性筋膜炎和增生性肌炎实际上都是肿瘤性病变[2]。这一分类目录下其他显著的变化包括"血管外皮细胞瘤"的删除，以往是胸膜外孤立性纤维肿瘤的同义词[3]。

5.1 结节性筋膜炎

结节性筋膜炎是一种成纤维细胞/肌成纤维细胞分化的自限性、反应性病变，是最常见的良性纤维性软组织肿瘤。由于肿瘤生长迅速、细胞丰富以及有丝分裂活跃，临床常易被误诊为肉瘤。临床上通常表现为增长快速的包块，最常见的部位是上肢，其次是躯干、头部、颈部和下肢。此肿瘤可发生于皮下、筋膜或肌内。在病理上，肿瘤由大小相似的、不成熟的成纤维细胞组成，呈羽毛状不规则短束状和簇状排列，伴有大量黏液样改变[4]。

结节性筋膜炎的影像学表现多样且无特异性，因其组织学成分不同而表现各异，可由黏液、细胞和纤维不同成分构成多种组织学亚型。MRI显示病变在T1WI上呈均匀低信号、T2WI上呈不均匀高信号，增强扫描呈不均匀强化。一些病变表现为"倒靶征"，即在T2WI上病变中心呈高信号而周围呈低信号，增强扫描中心区无强化[5]。结节性筋膜炎在超声上表现为低回声为主的肿块。"筋膜尾"征可作为诊断结节性筋膜炎的提示性征象[4]。

5.2 增生性筋膜炎

增生性筋膜炎的特征是成纤维细胞弥漫性浸润性生长，这与嗜碱性细胞的多灶性增殖密切相关，类似神经节细胞。病变因生长迅速且组织学表现奇特，常被误诊为肉瘤。局部切除肿块即可治愈，无根治性手术的指征[6]。

增生性筋膜炎的影像学表现尚不清楚。上肢是最常见的发病部位，大部分病变发生在皮下。

5.3 增生性肌炎

增生性肌炎是一种罕见的成纤维细胞反应性软组织病变，是发生于肌肉内的增生性筋膜炎。临床上表现为快速增长的肿块，可以在数天内体积增大一倍。增生性肌炎可广泛累及肌肉组织，组织学上在肌束间的肌束膜和肌外膜有大量的成纤维细胞增殖。

增生性肌炎横切面超声可表现为典型的棋盘样不均质回声改变，类似于干燥开裂地面的外观[7]。纵切面超声显示病变内肌纤维束的连续性完整。在MRI上，增生性肌炎表现为肌肉内的膨胀性肿块，肌束的连续性未受到破坏。病变在T1WI上呈低信号或中等信号，在T2WI上呈中等信号或明显高信号。增强扫描后病变明显强化。在横轴位T2WI和增强T1WI上，成纤维细胞增生区相对于肌束呈高信号，与肌束共同构成前述的棋盘样图案外观。增生性肌炎的另一MRI征象是瘤周水肿，增强扫描可显示水肿向周围筋膜延伸[8]。

5.4 骨化性肌炎

以往，骨化性肌炎（MO）一词被用来描述一系列广泛的疾病，从良性孤立性病变到进行性先天性综合征[9]。如今，骨化性肌炎被定义为一种良性的、孤立的、骨化的软组织肿块，最常见于骨骼肌，也见于其他部位，如皮下或筋膜组织。骨化性肌炎也常被称为异位骨化（HO），后者指的是骨骼系统外的成骨。异位骨化被认为比骨化性肌炎的含义更广泛，因为异位骨化可发生在很多不同的部位，如皮肤、皮下组织、骨骼肌、关节附近的纤维组织、血管、韧带和肠系膜[10]。

骨化性肌炎的病程可分为以下三个阶段[11]：（1）早期病变：主要由良性成纤维细胞和肌成纤维细胞的增生组成无骨化中心区，外围有少量的类骨质和成熟的板层骨，还可见透明软骨的钙化；（2）中期病变：没有或仅有少量成纤维细胞增生，几乎完全由活跃的成骨细胞包绕类骨质构成，病变外周可见一层壳状的成熟板层骨；（3）晚期病变：完全由成熟的板层骨构成。

早期骨化性肌炎在X线片上表现为软组织肿块，在3~4周时可出现钙化，几周后在肿块的边缘沉积絮状钙化物，继而在几周内钙化变得更粗糙和密集。在晚期（成熟）病变中，病灶中心仍呈透亮区或仅有少量钙化。CT是显示骨化性肌炎中钙化的最佳检查方法。

MRI是分析骨化性肌炎最重要的成像方法。在早期病变中，骨化性肌炎在T2WI上呈不均匀的高信号肿块，周围伴有广泛的软组织水肿，早期病变的边缘与周围水肿难以区分。当骨化性肌炎内出现血肿时，血肿在T1WI上呈高信号，增强扫描后无强化。肿块周围绕以不规则线状低信号区时，提示钙化带形成分区现象，此时期邻近的软组织水肿可能会持续或消失。晚期病变表现为界限清楚的肿块，中央脂肪样信号区周围绕以低信号环，此时肿块周围的软组织水肿可完全消失。

5.5 弹力纤维瘤

背部弹力纤维瘤是一种病因不明的良性弹性纤维性肿瘤，在组织学上主要由透明的胶原纤维和散在的成纤维细胞以及成熟的脂肪岛组成。在所有病例中，肿瘤内均可见数量不等的较粗的高嗜酸性弹性纤维[12]。背部弹力纤维瘤通常见于肩胛下区，位于前锯肌和背阔肌深部。弹力纤维瘤很少发生在其他部位，如手、足、大转子、坐骨结节、尺骨鹰嘴和硬膜外间隙。

背弹力纤维瘤的影像学特征在于其典型的发病部位（肩胛下区）。CT和MRI表现为在胸廓和后外侧胸壁肌肉之间新月形软组织肿块。CT上肿块内条纹状低密度脂肪。肿瘤在T1WI上呈等信号，与骨骼肌信号相似，内可见线状脂肪信号。肿瘤在T2WI上因含致密的纤维结缔组织而呈相对低信号，但略高于肌肉信号。CT和MRI增强扫描后肿块不同程度的强化。弹力纤维瘤具有典型的超声表现，表现为条索样高低回声相间的团块。然而，有些背部弹力纤维瘤的超声图像与周围肌肉非常相似，此时肿瘤与周围软组织难以分辨[13]。

5.6 婴儿纤维错构瘤

婴儿纤维错构瘤（FHI）通常表现为孤立性无痛的肤色的皮下结节，通常可自由活动。大多数肿瘤发生于婴儿出生后的第一年内，增长可快可慢。肿瘤体积可以很大，但通常小于5cm[14]。在组织学上，肿瘤由以下3种不同组织成分按不同比例构成：边界清晰的致密纤维结缔组织束、原始间叶细胞小巢和成熟脂肪组织[15]。

MRI一般能够反映婴儿纤维错构瘤的3种不同组织成分：瘤内散在的脂肪成分在T1WI上呈高信号；间叶组织和纤维成分在T1WI上呈低信号，在脂肪抑制T2WI上呈高信号，增强扫描后可见强化；肿瘤内的低信号分隔对应为小梁状的致密纤维组织。

5.7　颈部纤维瘤病

颈部纤维瘤病是位于胸锁乳突肌的可触及的良性梭形肿块，临床上少见且生长缓慢。患者多为婴幼儿，发病多在出生后8周内，男性稍多见，单侧发病。约20%的病例伴有斜颈，表现为头部向同侧倾斜，面部和下巴向对侧旋转。此外，有6%～20%的患儿伴有肌肉骨骼发育异常，如：面部不对称和髋关节发育不良[16]。

超声是诊断颈部纤维瘤病的首选影像学检查方法。在超声上，颈部纤维瘤病表现为胸锁乳突肌下2/3段的弥漫性或局灶性增大，典型形态呈梭形，可呈高回声、等回声和低回声。在CT上，颈部纤维瘤病表现为胸锁乳突肌的局灶性或弥漫性增大，呈等密度。在MRI上，颈部纤维瘤病因所含纤维组织，在T2WI上信号较低，但仍可呈高信号和中等信号[16-17]。

5.8　腱鞘纤维瘤

"腱鞘纤维瘤"被用来描述发生于四肢末端的临床和病理上表现类似的一组病变[18]，好发于手指和手掌的屈肌侧肌腱，常紧邻腱鞘。肿瘤边缘区见胶原基质，内见梭形/星号细胞和裂隙状血管。许多肿瘤在组织学上乏细胞区与富细胞区相间分布[19]。

当肿块位于上肢肌腱附近，在MRI所有序列上均呈局限性低信号，增强扫描呈轻度强化或无强化时，应当考虑腱鞘纤维瘤的诊断。然而，肿瘤内细胞丰富或继发黏液样变时，在MRI上呈现不同强度的信号[20]。腱鞘纤维瘤在组织学上的异质性特点决定了MRI上不同信号强度和不同程度强化的表现。

5.9　促结缔组织增生性成纤维细胞瘤

促结缔组织增生性成纤维细胞瘤，又称胶原纤维瘤，是一种生长缓慢的良性成纤维细胞/肌成纤维细胞性肿瘤，可累及皮下或深部软组织。肿瘤由梭形、星号成纤维细胞和丰富的胶原组成。促结缔组织增生性成纤维细胞瘤应与纤维瘤病鉴别。若纤维瘤病仅仅简单局部切除，则术后复发风险较高。纤维瘤病的细胞成分较多，肿瘤细胞呈短束状排列，比促结缔组织增生性纤维母细胞瘤更容易向四周浸润[21]。

MRI显示肿瘤边界清楚，在T2WI上主要呈低信号，增强扫描后低信号区不强化，对应于组织学上乏细胞的致密胶原纤维成分。在T2WI上肿瘤内散在的中等信号区，对应于组织学上穿插在疏松胶原纤维间的富细胞区[22]。与纤维瘤病不同的是，促结缔组织增生性成纤维细胞瘤有明确的边界，在T2WI上无高信号区。

5.10　钙化性腱膜纤维瘤

钙化性腱膜纤维瘤，又称幼年性腱膜纤维瘤，是一种罕见的良性软组织肿瘤，具有中等侵袭性的生物学行为，最多见于20岁以下，常累及手、手指和足，偶尔也见于肘、踝、膝和大腿。大多数肿瘤主要位于皮下，但也会发生于肌间隙。肿瘤形态不规则，边界不清，组织学上通常包含以下两种成分：（1）纤维瘤病样梭形细胞成分；（2）独特的圆形或卵圆形纤维软骨钙化灶[23]。

X线片可显示肿块内斑点状钙化和邻近骨皮质侵蚀。在MRI上，大多数肿瘤表现为界限不清的分叶性软组织肿块，且与周围组织粘连。在T2WI上呈均匀或不均匀高信号，其内低信号区在病理上对应为乏细胞区或富含胶原区[24]。MRI增强扫描后肿瘤呈不均匀明显强化。在MRI上，有时可见肿块内的斑点状钙化灶。

5.11　掌/跖纤维瘤病

掌/跖纤维瘤病可分为浅表型和深部型。浅表纤维瘤病包括手掌纤维瘤病和足底纤维瘤病，通常体积较小（<5cm），生长缓慢，很少累及深部组织[25]。手掌纤维瘤病的临床表现为无痛性皮下结节。这些结节缓慢形成纤维条索附着于屈肌腱，牵拉屈肌腱导致手指屈曲挛缩（Dupuytren挛缩）。手掌尺侧尤其是第4、第5指是手掌纤维瘤病最常见的发病部位[23]。手掌纤维瘤病在T2WI上的低信号区域主要由致密胶原组成，细胞含量相对较少。在T2WI上呈中等信号的区域细胞含量较多，因此该区域更容易局部复发[26]。足底纤维瘤病最常见于足底腱膜内侧，在超声及MRI上表现为单个或多个皮下结节。大多数足底纤维瘤病在T2WI上表现为等–高信号的结节，而成熟期的病变则表现为低信号。

5.12 韧带样纤维瘤病

韧带样纤维瘤病（DF）又称侵袭性纤维瘤病，是一种局部侵袭性的成纤维细胞瘤，无潜在的转移倾向。韧带样纤维瘤病是一种由成纤维细胞和肌成纤维细胞构成的良性软组织肿瘤，呈浸润性生长，由形态一致的梭形细胞及其产生的胶原成分组成[27]。肿瘤可发生于身体的任何部位，手术切除后复发率高。术后复发是患者致残的一个重要原因，偶尔也会引起死亡[28]。

影像学检查在韧带样纤维瘤病治疗中的主要作用包括术前方案的制定、术后复发的检测和非手术治疗的随访评估[25]。MRI是评价腹壁和腹外韧带样纤维瘤病的首选方法。肿瘤在MRI上表现为边界清晰或模糊，其信号强度随胶原成分、梭形细胞和细胞外基质的相对含量不同而变化。韧带样纤维瘤病在MRI上呈混杂信号，在T2WI上呈低-高信号，T1WI上呈低-等信号。在大多数韧带样纤维瘤病中，胶原成分的区域表现为T2WI低信号，增强扫描后无强化。其他细胞含量较多的区域，增强扫描后呈中度或明显强化。当肿块内含有带状T2WI低信号区且增强扫描无强化时，应当考虑到韧带样纤维瘤病的诊断。

5.13 隆突性皮肤纤维肉瘤

隆突性皮肤纤维肉瘤（DFSP）是一种起源于皮肤网状真皮的低级别肉瘤，最常见于中青年人；主要发生于躯干，其次是四肢和头颈部；典型的临床表现为肤色的实性硬性斑块，直径为1～5cm，可伴有一个或多个红紫色的外生结节。肿瘤倾向于向表皮生长，但也向深层沿着纤维分隔向皮下浸润并包绕脂肪细胞，形成独特的"蜂窝状结构"[29]。

隆突性皮肤纤维肉瘤在MRI上表现为发生于皮肤和皮下组织的结节性软组织肿块，其MRI信号和增强表现无诊断特异性。虽然大多数肿瘤位置表浅且边界清晰，但有些肿瘤生长位置较深，极少病例的边界不清[30]。MRI对隆突性皮肤纤维肉瘤浸润深度的检测优于临床触诊。然而，对于肿瘤切除后切缘阳性的病例，MRI无法判断术区是否有残余肿瘤组织。另外，MRI对于肿瘤横向边缘的界定也无帮助[31]。

5.14 孤立性纤维性肿瘤

孤立性纤维性肿瘤（SFT）的组织学特征呈广谱性，涵盖从不均质的、多结节状、部分硬化性病变到单发的、富细胞成分的病变。SFT有两种主要亚型：纤维性SFT（胸膜SFT）

和细胞性SFT。细胞性SFT的特征是含有大量薄壁血管，很少有纤维化。SFT与传统的血管外皮细胞瘤几乎无区别[32]。SFT发病无性别倾向，好发年龄在50～70岁。胸膜是最常见的发病部位，眼眶和四肢（肌肉和皮下组织）则是胸膜外最常见的发病部位。

在超声上，SFT表现为一个边界清晰的肿块，肿块内呈均匀或不均匀低回声。能量多普勒超声显示肿瘤周围或弥漫性的血流信号，通常可见血管蒂。在MRI上，胸膜外SFT表现为肌肉或皮下的多分叶状肿块，MRI信号无特异性，增强扫描后明显强化。由于致密成熟的纤维组织在T2WI上呈低信号，因此T2WI有助于识别肿瘤内的纤维成分含量。偶尔，肿瘤内可见局灶性或弥漫性黏液样基质，在T2WI上呈明显的高信号。肿瘤内的恶变区域在T2WI上多呈中等-高信号，对应于组织学上的水肿和血管成分。相关研究表明，不足5%的SFT病例出现瘤内出血、囊变和坏死，而且常出现于体积较大的恶性SFT[33]。MRI上SFT倾向于恶性的征象包括：肿瘤体积较大、信号不均匀以及增强扫描后不均匀强化[34]。SFT往往会推移邻近组织结构，但偶尔会侵犯周围结构。

5.15　炎性肌成纤维细胞性肿瘤

肌成纤维细胞是结缔组织的主要细胞类型之一，具有纤维细胞和平滑肌细胞超微结构特征。肌成纤维细胞性肿瘤涵盖一系列的良恶性疾病。在恶性肿瘤中，目前仅将低级别恶性肿瘤纳入此类别。炎性肌成纤维细胞肿瘤（IMT）和低级别肌成纤维细胞肉瘤是该类别中重要的中低度恶性肿瘤[35]。IMT被定义为一种主要由梭形的肌成纤维细胞组成，伴有浆细胞和（或）淋巴细胞不同数量浸润的病变[36]。IMT最常见于儿童和年轻人，中位发病年龄为9岁；可发生于身体的任何部位，但常见于肺、软组织和内脏。

IMT的影像学表现多样，并无诊断特异性。增强CT显示病灶呈均匀或不均匀强化。肿瘤通常呈分叶状，密度不均匀，可见钙化。较大的肿瘤内可见中央坏死和钙化[37]。在MRI上，根据瘤内纤维组织、细胞成分和坏死的相对含量不同，IMT在T1WI上呈肌肉样等信号，T2WI上呈低、中等或高信号，增强MRI上呈不均匀的明显强化。T2WI上低信号区大多对应于组织学上的致密纤维组织。

5.16　黏液纤维肉瘤

黏液纤维肉瘤（MFS）是一种软组织肉瘤，以往被称为黏液样恶性纤维组织细胞瘤，常见于老年人的四肢。在组织学上，肿瘤由不规则排列的束状非典型梭形细胞以及数量不等的黏液样基质组成，核异型性多见，迂曲血管网可见[38]。

大多数软组织肉瘤表现为孤立的圆形或椭圆形肿块，但MFS通常沿解剖平面（尤其是筋膜平面）向周围组织浸润生长，在显微镜下远处组织内常见肿瘤细胞浸润，因而肿瘤术后容易复发。在MRI上，从MFS的原发瘤体向周围浸润性延伸生长可呈锥形尾状（尾征）[39]，增强MRI比T2WI更能准确地显示肿瘤这种浸润性生长的情况。MRI上肿瘤的尾征反映了肿瘤沿筋膜平面浸润性生长的特点，这也可能是此肿瘤局部无复发但生存率低的原因[40]。

5.17　低级别纤维黏液样肉瘤

低级别纤维黏液样肉瘤（LGFMS）是一种罕见的梭形细胞肿瘤，在组织学上表现类似于良性肿瘤，但在临床上却表现为侵袭性的生物学行为。肿瘤好发于中青年人，目前儿童发病报道逐渐增多。肿瘤最常见于下肢或胸壁深部软组织，其次为肩部和腹股沟区。大多数肿瘤发生于深部软组织，但儿童可见于皮下。在组织学上，LGFMS有黏液成分和纤维成分两个不同的区域，温和的梭形细胞排列成漩涡状，没有或仅见少量核分裂象。

LGFMS因含有黏液成分区和纤维成分区，在MRI上表现为不均匀信号的肿块，瘤内纤维成分在T1WI和T2WI上均呈低信号[41]。有少量文献报道，肿瘤在MR液体敏感序列上表现为脑回状多皱褶样结构，呈低信号或中等信号[42]。

5.18　低级别肌成纤维细胞肉瘤

低级别肌成纤维细胞肉瘤主要见于成人，但7～85岁的患者也有报道。肿瘤术后局部常复发，远处转移少见[43]。肿瘤在口腔、四肢、腹腔/盆腔和胸壁均可发病，发生于躯体软组织肿瘤常位于肌肉、筋膜周围或皮下组织。有关低级别肌成纤维细胞肉瘤的影像学表现报道不多。

5.19　硬化性上皮样纤维肉瘤

硬化性上皮样纤维肉瘤（SEF）是一种罕见的恶性成纤维细胞肿瘤，是纤维肉瘤的一种变异亚型。肿瘤的病理特征是上皮样瘤细胞呈巢状或条索状分布于透明胶原基质。肿瘤常发生于下肢、肢带、躯干、上肢和头颈部深部软组织[44]。多数肿瘤在T1WI上呈肌肉样等信号，T2WI上呈高信号。在T1WI和T2WI上肿瘤中央区呈星状极低信号，被认为是硬化性上皮样纤维肉瘤独特的影像学征象[45]。

5.20 示例：成纤维细胞/肌成纤维细胞性肿瘤

5.20.1 结节性筋膜炎

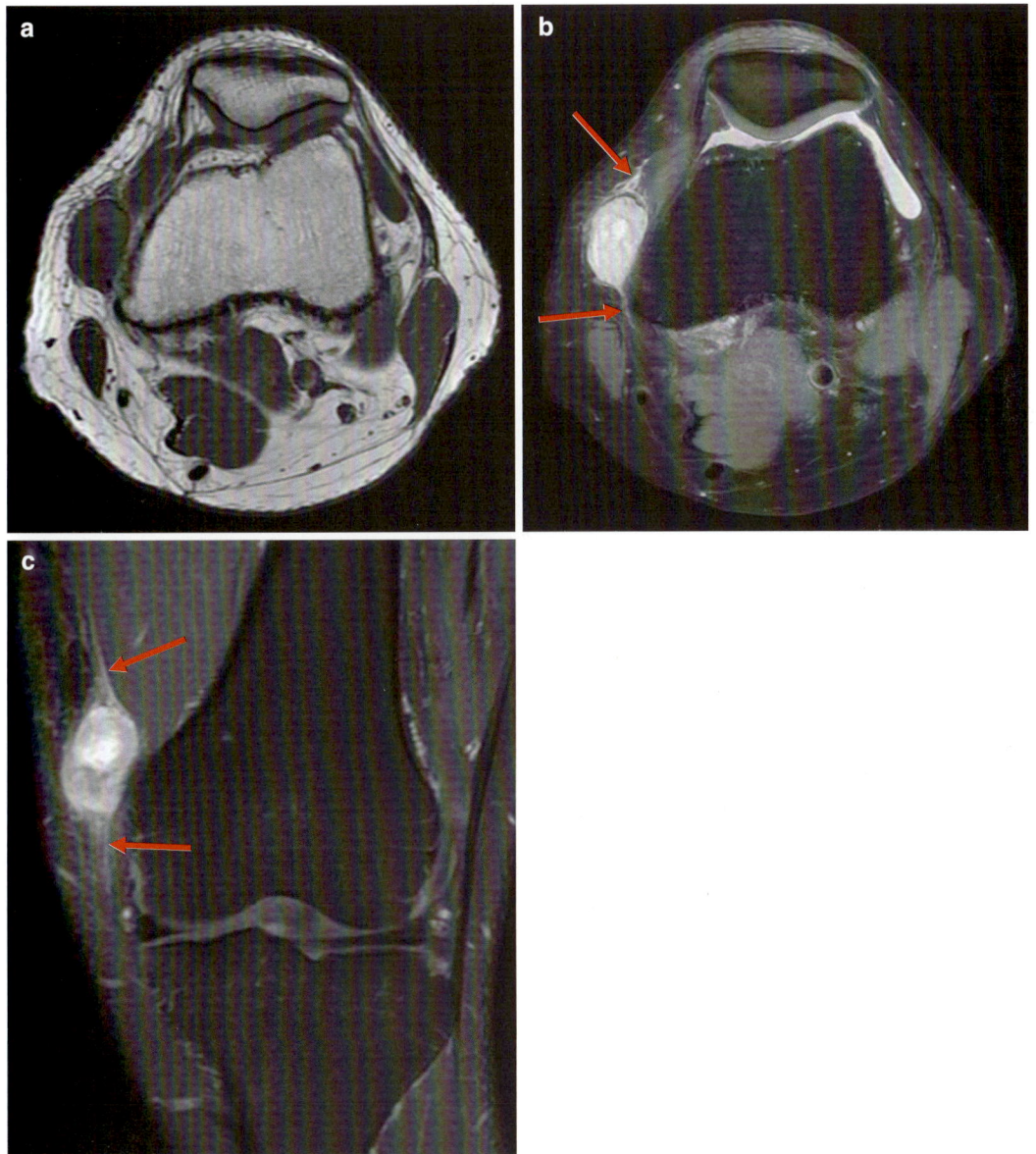

图5.1 结节性筋膜炎（1）

横轴位T1WI（a）显示左膝内侧筋膜周围肿块。横轴位PDWI（b）和冠状位CE-T1WI-FS（c）显示肿块信号不均匀，在PDWI上呈高信号，增强扫描有强化。肿瘤边缘尾状高信号或强化区（箭头）则提示病变沿筋膜延伸。

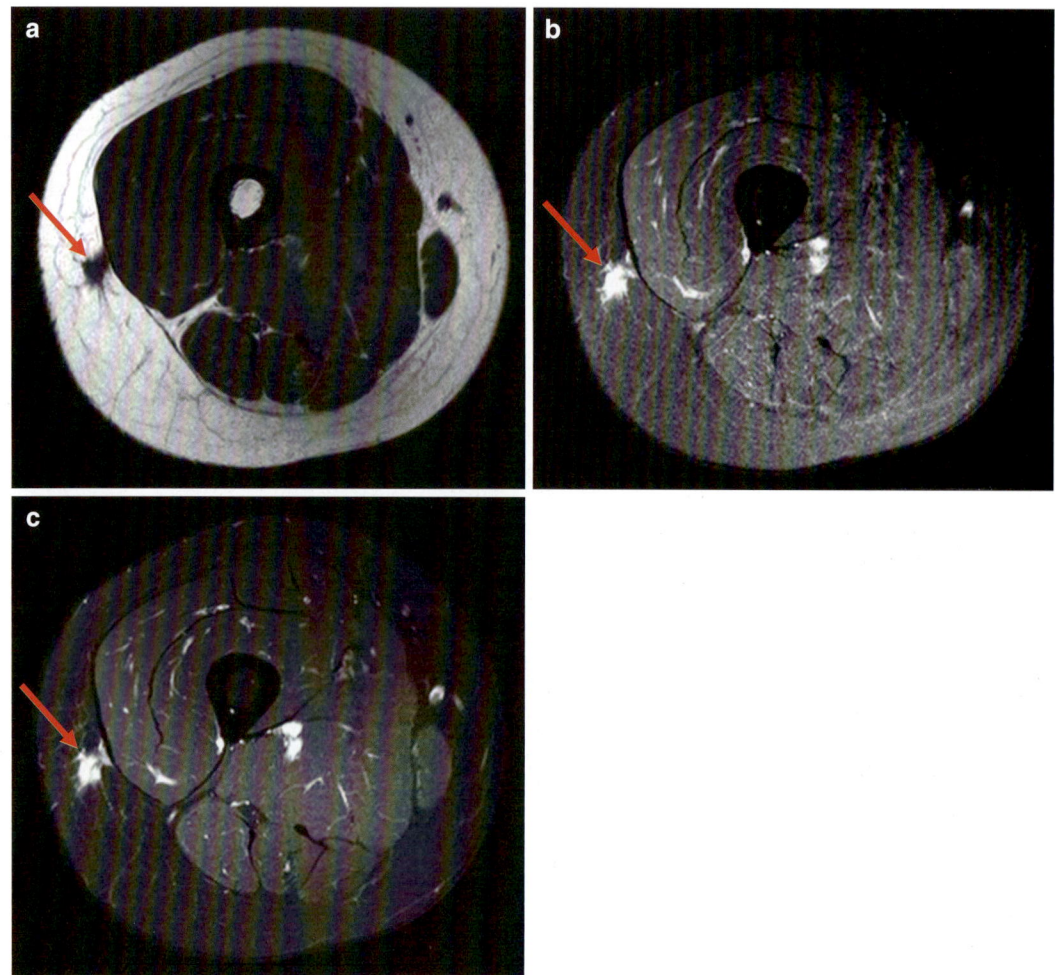

图5.2 结节性筋膜炎（2）

横轴位T1WI（a）显示右大腿近端皮下结节（箭头），边缘呈浸润性生长。横轴位T2WI-FS（b）显示肿块呈高信号，横轴位CE-T1WI-FS（c）显示肿块明显强化。肿块紧邻股外侧肌深筋膜。

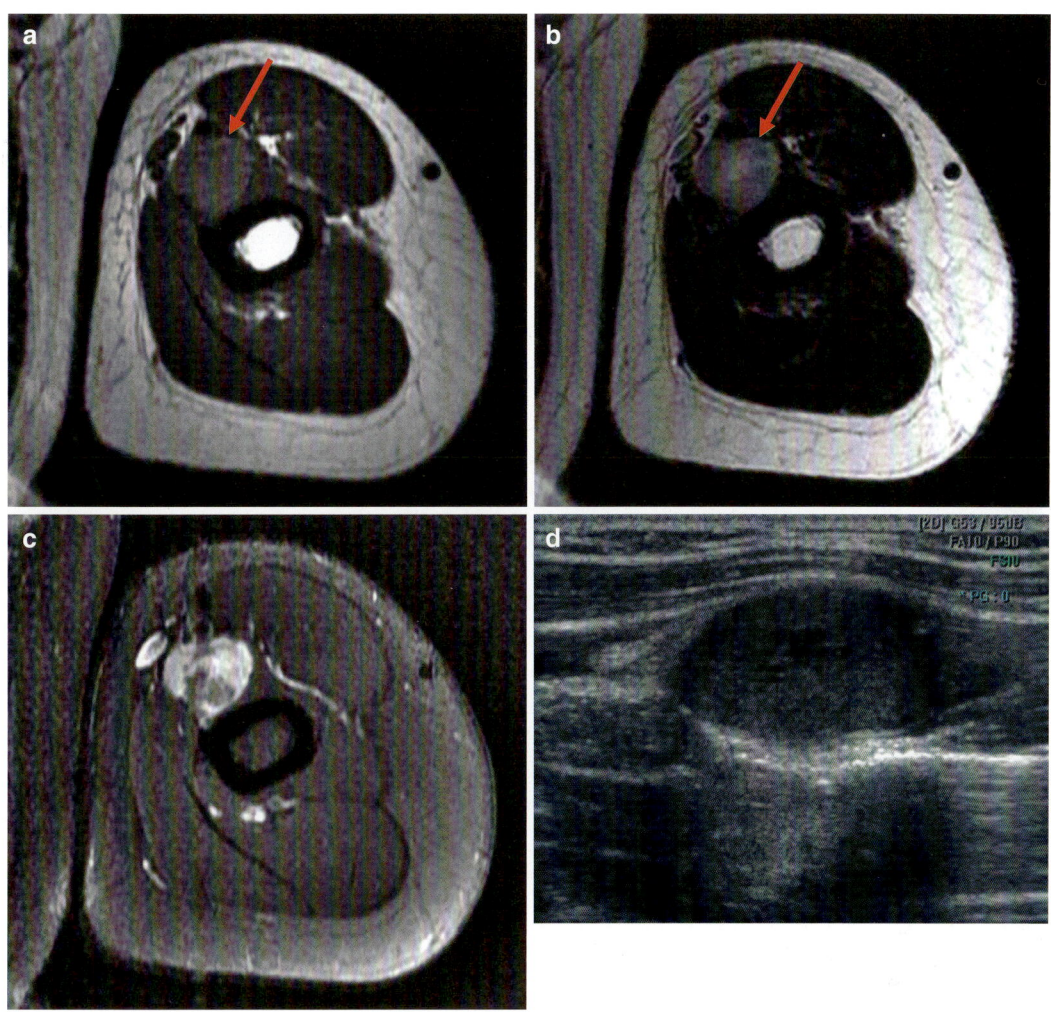

图5.3 结节性筋膜炎（3）

横轴位T1WI（a）显示左侧肱动脉和肱肌之间稍高信号的肿块（箭头）。横轴位T2WI（b）显示肿块（箭头）信号不均，中心呈高信号。横轴位CE-T1WI-FS（c）显示肿块呈不均匀强化。纵切面超声（d）显示肿块呈中等回声，中央低回声区。

5.20.2 增生性筋膜炎

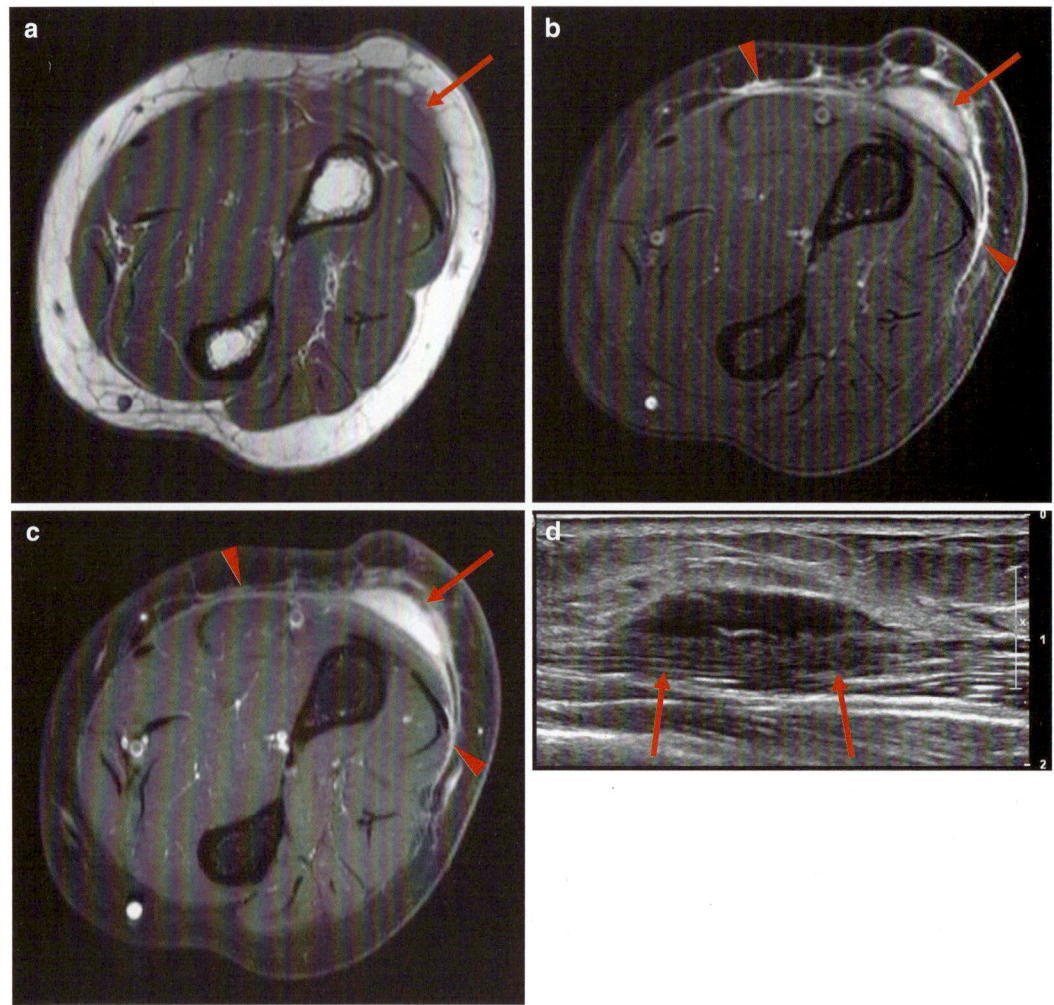

图5.4 增生性筋膜炎

横轴位T1WI（a）、T2WI-FS（b）、CE-T1WI-FS（c）显示左前臂桡侧近端筋膜周围肿块（箭头），在T2WI上呈高信号，增强扫描后强化明显。病变见沿筋膜向外周延伸，呈水肿样信号且强化（三角形）。纵切面超声（d）显示低回声肿块累及深筋膜（箭头）和皮下。

5.20.3　增生性肌炎

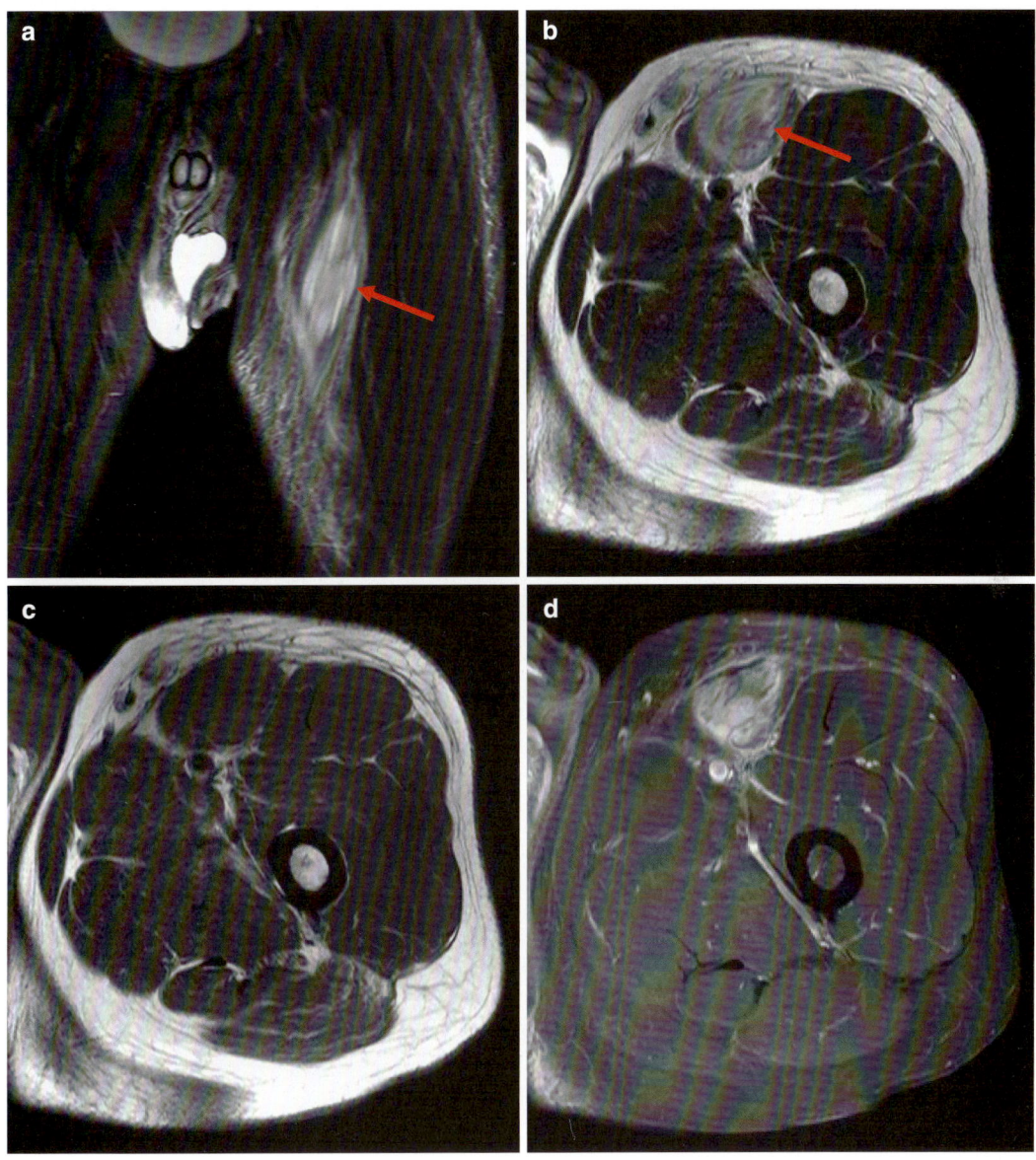

图5.5　增生性肌炎（1）

冠状位T2WI-FS（a）和横轴位T2WI（b）显示左缝匠肌梭形肿大，边界不清（箭头）。病变内肌束完好且被高信号的肌束膜分隔，周围的肌肉及邻近皮下组织明显的水肿样信号。横轴位T1WI（c）肿块呈等信号，横轴位CE-T1WI-FS（d）呈不均匀强化。

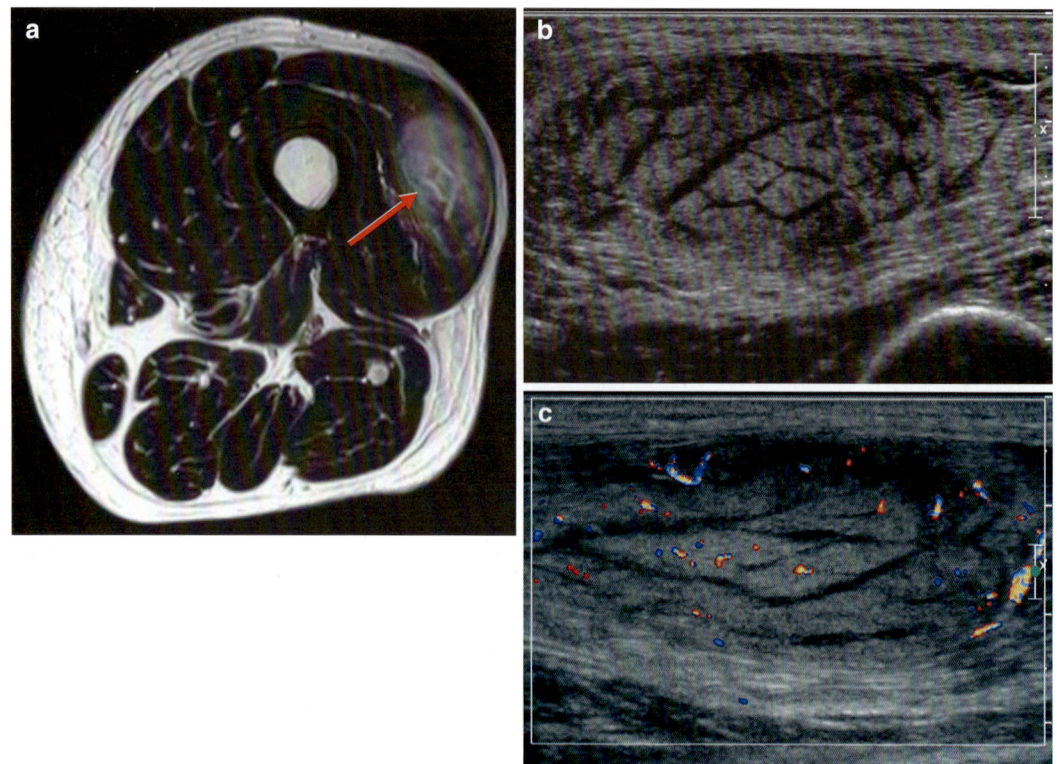

图5.6 增生性肌炎（2）

横轴位T2WI（a）显示左股外侧肌内高信号肿块（箭头），肿块内条状高信号影对应为肌束膜的成纤维细胞增殖。横切面超声（b）显示肿瘤呈棋盘状外观，由肥大的肌束和增厚的低回声肌束膜构成。纵切面多普勒超声（c）显示瘤内较多的血管。

5.20.4 骨化性肌炎

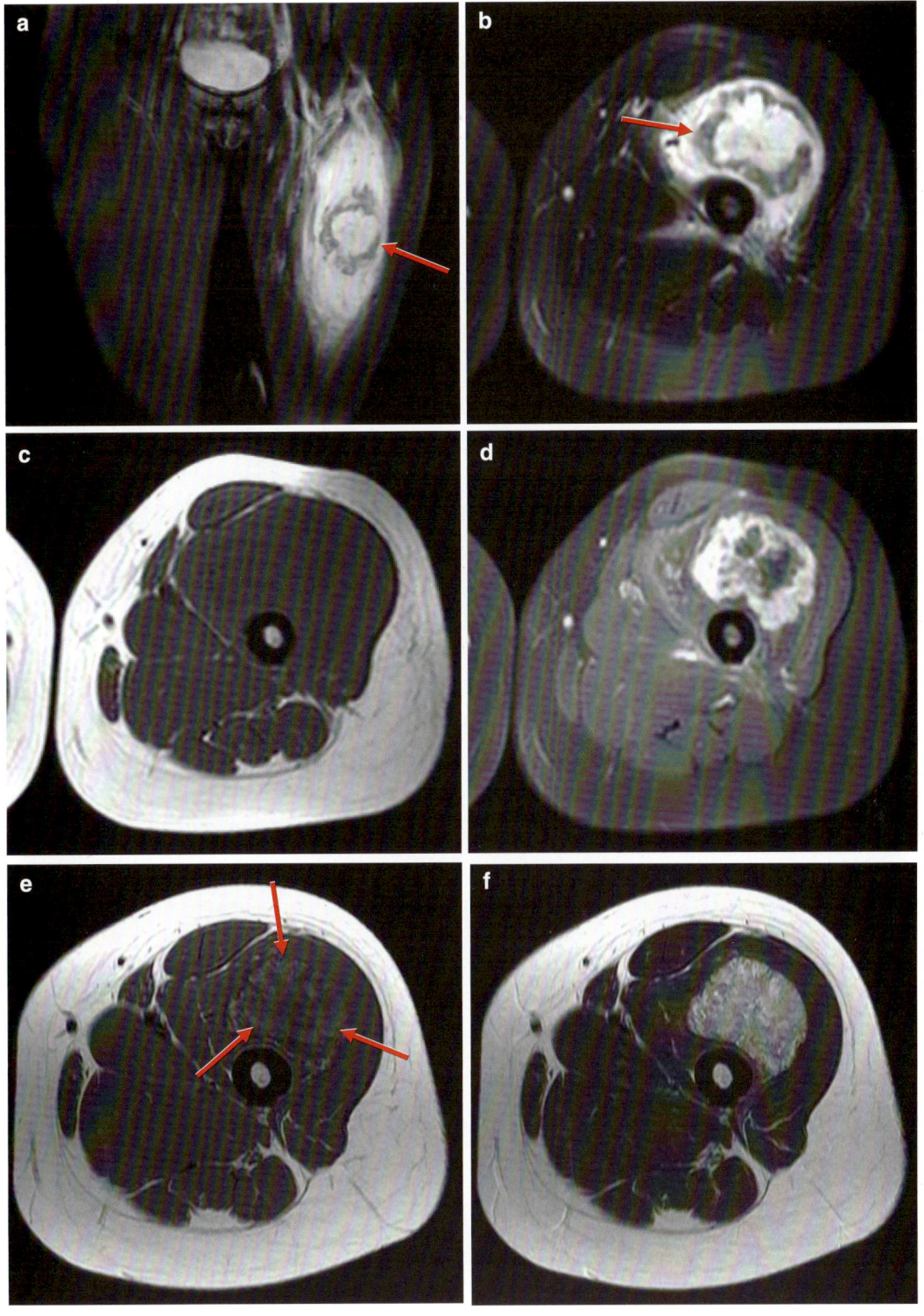

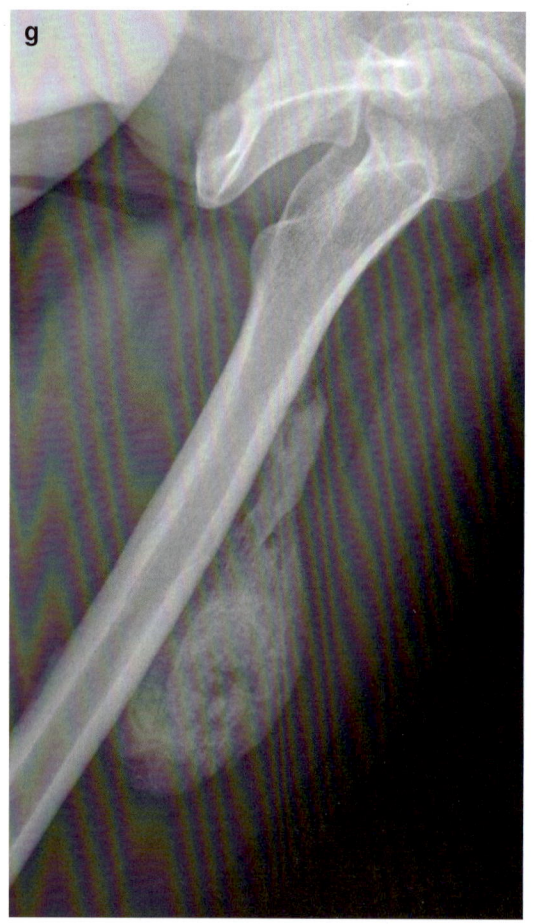

图5.7 骨化性肌炎（1）

冠状位T2WI-FS（a）和横轴位T2WI-FS（b）显示肌肉内高信号的肿块，周围被环状低信号包绕（箭头），左股中间肌广泛性水肿。横轴位T1WI（c）显示肿块呈肌肉样等信号或稍高信号。横轴位CE-T1WI-FS（d）显示肿块呈分叶状，周围明显强化。6个月后复查横轴位T1WI（e）显示病变较成熟，界限清楚，中央呈脂肪信号（箭头）。横轴位T2WI（f）显示成熟期病变周围软组织水肿完全消退。左大腿侧位X线片（g）与磁共振图像（e，f）同期检查，显示肿块内成熟骨形成。

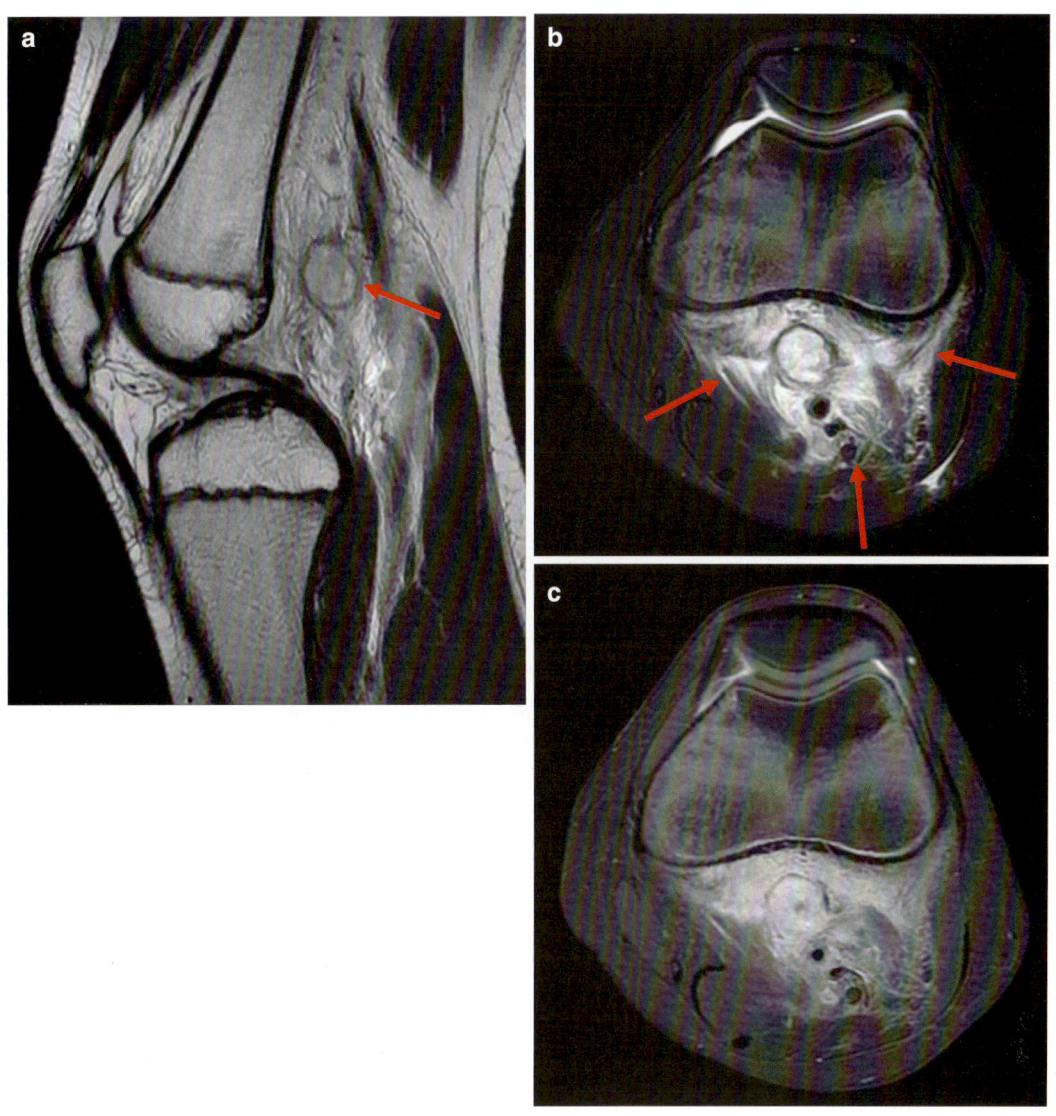

图5.8 骨化性肌炎（2）

矢状位T2WI（a）显示左腘窝区高信号肿块（箭头），周围有环状低信号包绕。横轴位T2WI-FS（b）显示肿块周围软组织的广泛性水肿（箭头）。横轴位CE-T1WI-FS（c）显示肿块强化明显，周围软组织明显强化。

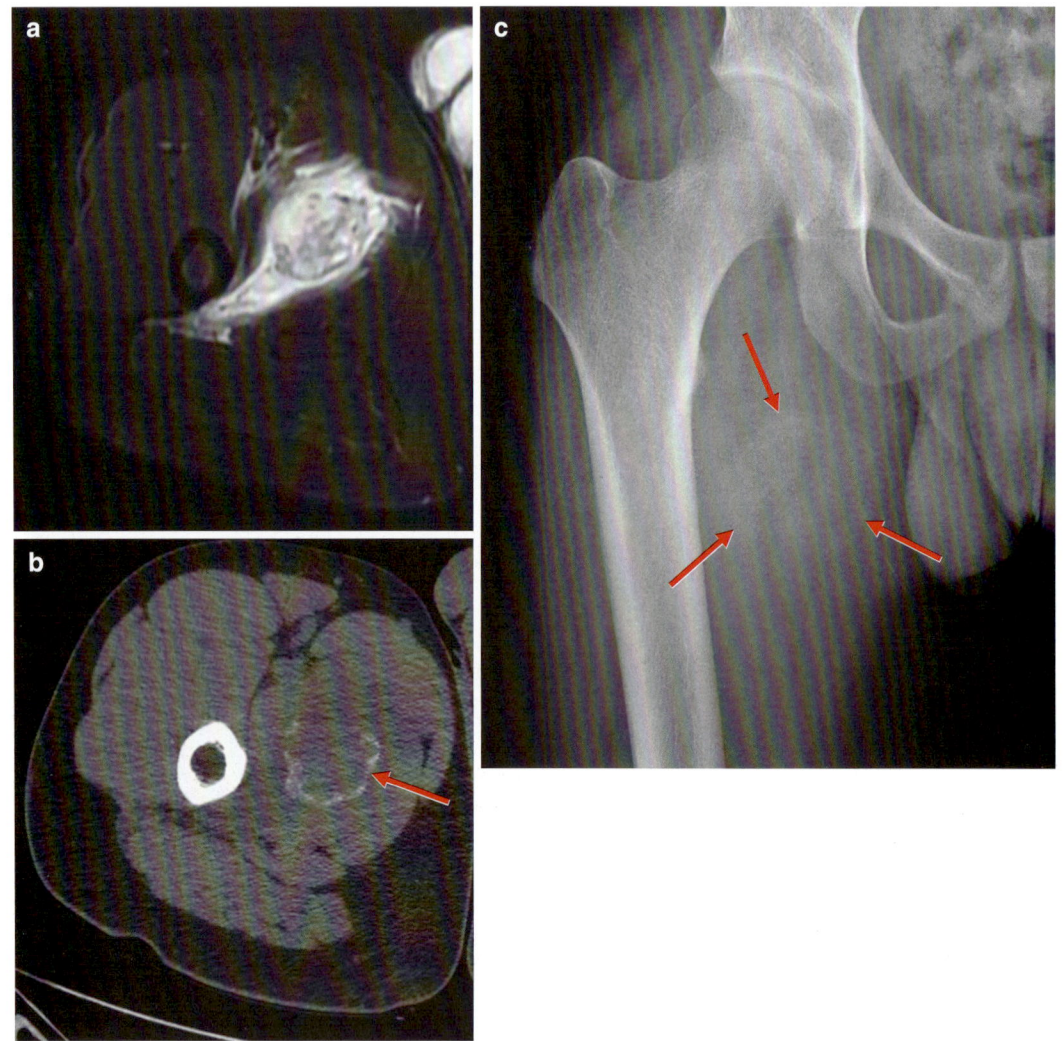

图5.9　骨化性肌炎（3）

发病1周后，横轴位STIR（a）显示右大收肌内肿块，周围软组织水肿。发病2周后，横轴位CT（b）显示肿块周围环状矿化，呈典型骨化性肌炎的矿化表现（箭头）。发病4周后，前后位X线片（c）显示大腿内侧肿块少许矿化（箭头）。

5.20.5 背部弹力纤维瘤

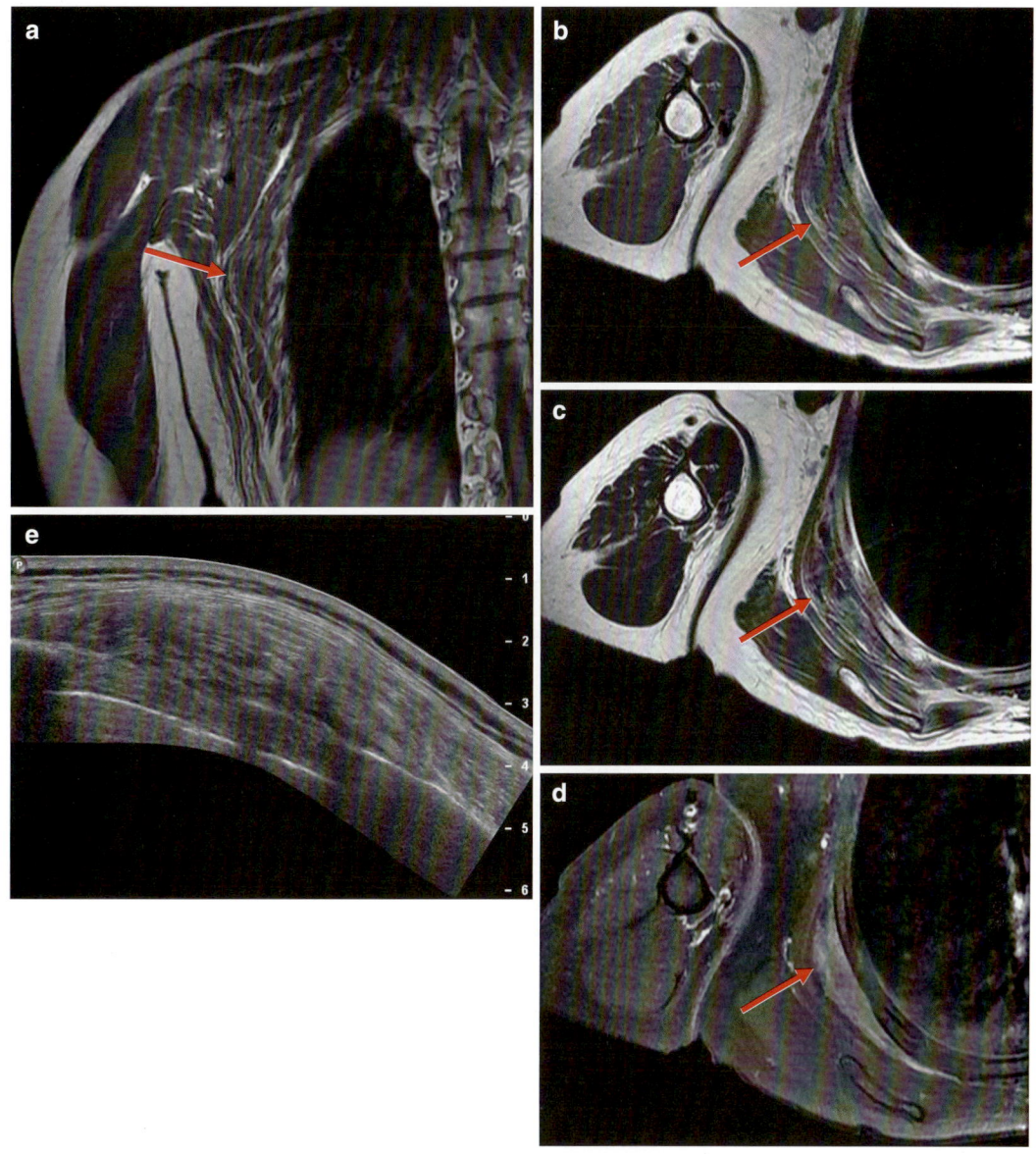

图5.10 背部弹力纤维瘤（1）

冠状位T1WI（a）和横轴位T1WI（b）显示右胸腔和前锯肌之间的软组织肿块（箭头），内夹杂线状高信号。横轴位T2WI（c）显示肿块（箭头）呈中高混杂信号。横轴位CE-T1WI-FS（d）显示肿块呈不均匀强化（箭头）。纵切面超声（e）显示肿瘤回声不均匀，内见脂肪形成的多条线状低回声。

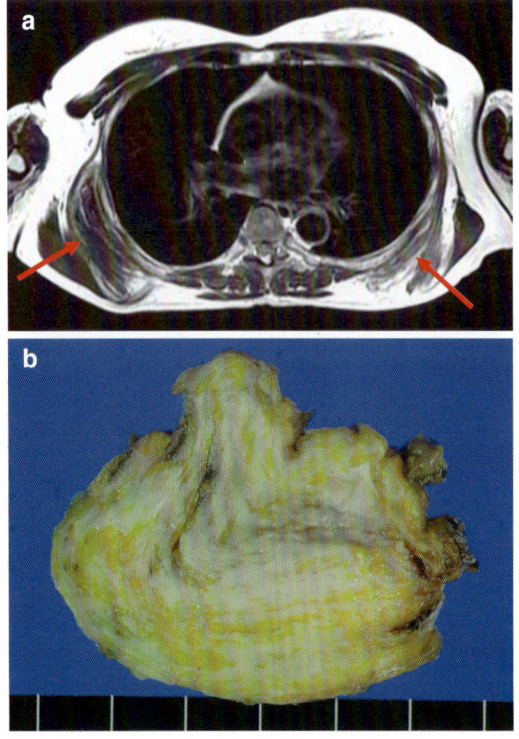

图5.11　背部弹力纤维瘤（2）

横轴位T1WI（a）显示双侧肩胛下区软组织肿块（箭头）。大体标本（b）显示肿瘤内致密纤维组织和脂肪组织呈条纹状交替排列。

5.20.6　婴儿纤维性错构瘤

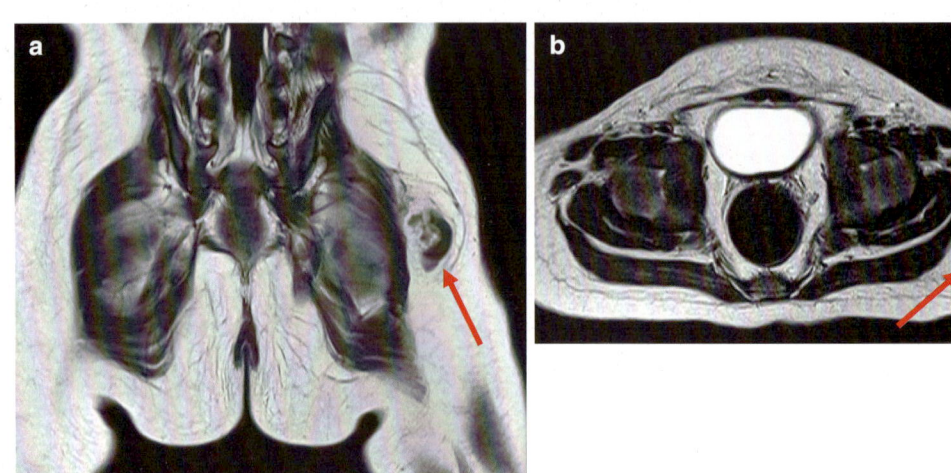

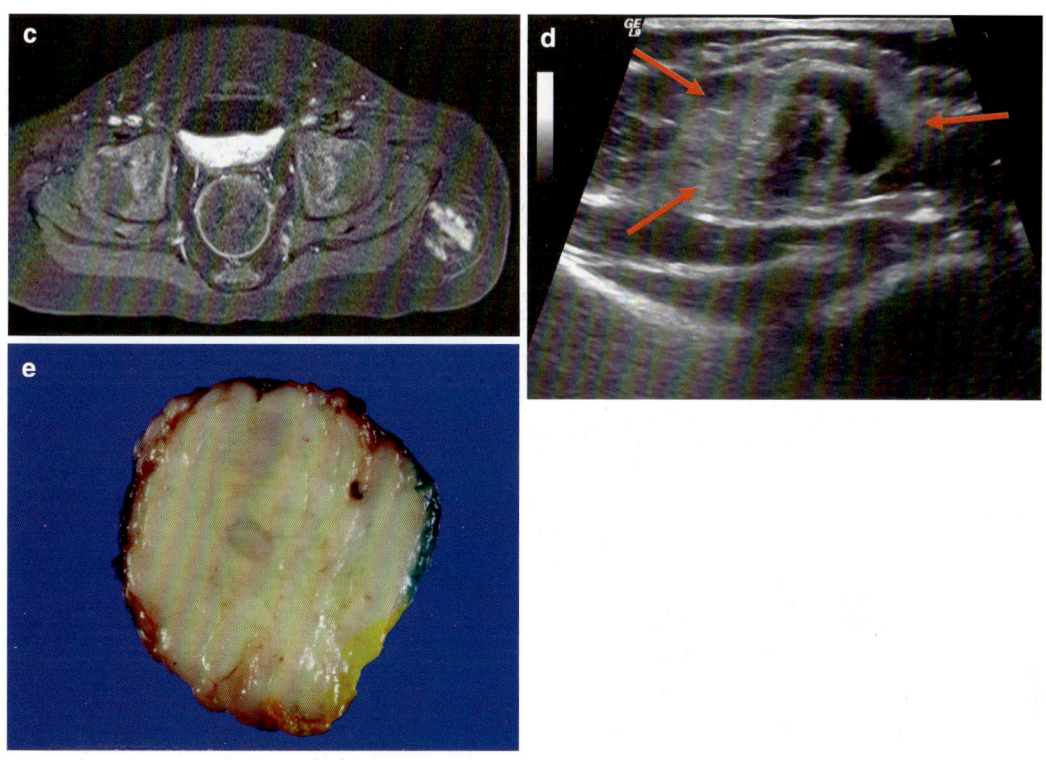

图5.12　婴儿纤维性错构瘤（1）

冠状位T1WI（a）和横轴位T2WI（b）显示左臀部皮下肿块（箭头），高信号区由脂肪成分构成，低信号区由间叶组织和纤维成分构成。横轴位CE-T1WI-FS（c）显示肿瘤内非脂肪成分强化。纵切面超声（d）显示界限不清的高回声肿块（箭头），内夹杂低回声区。标本剖面（e）显示灰白色肿瘤和纤维组织。

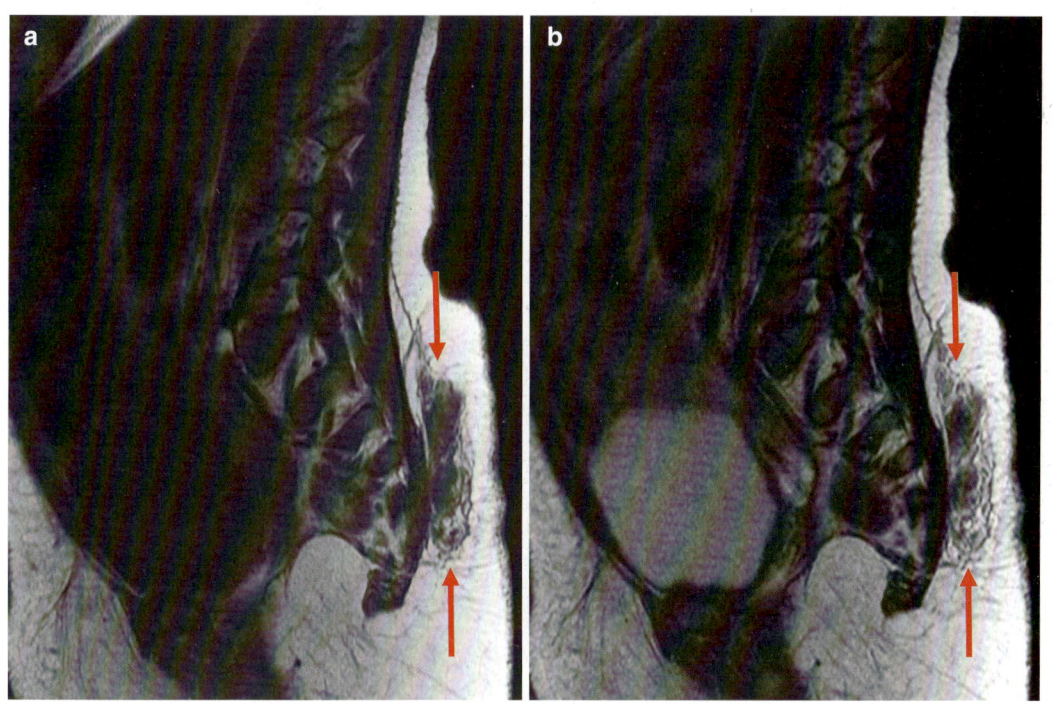

图5.13　婴儿纤维性错构瘤（2）

矢状位T1WI（a）和T2WI（b）显示骶骨水平皮下肿块（箭头），由脂肪成分和软组织成分构成，边界不清。

5.20.7 颈部纤维瘤病

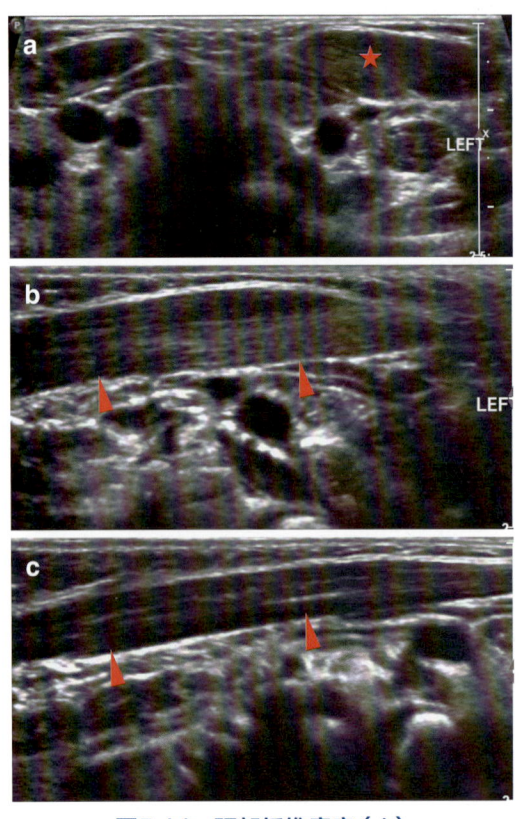

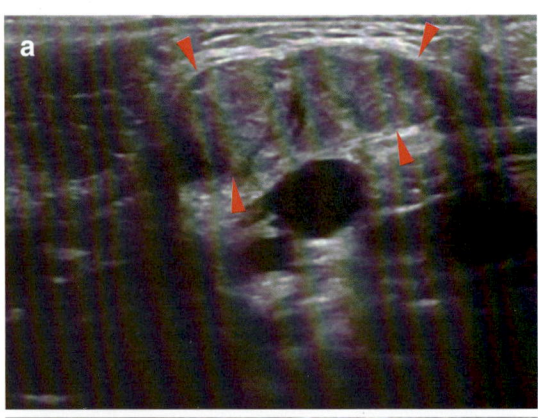

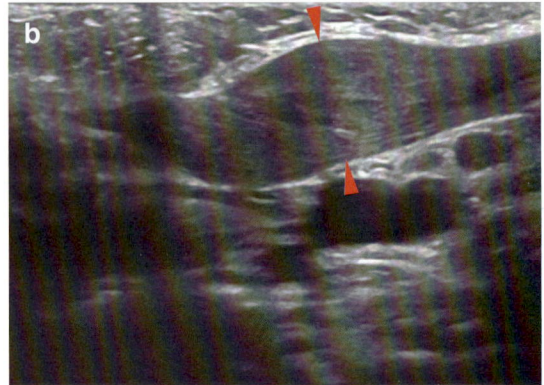

图5.14 颈部纤维瘤病（1）

横切面超声（a）显示左胸锁乳突肌不对称性增粗（星号）。纵切面超声（b）显示左胸锁乳突肌梭形增粗（三角形）。纵切面超声（c）显示正常右胸锁乳突肌（三角形）。

图5.15 颈部纤维瘤病（2）

横切面超声（a）显示左胸锁乳突肌高回声肿块（三角形）。纵切面超声（b）显示左胸锁乳突肌肿块样病变（三角形），未累及肌肉外结构。

5.20.8 腱鞘纤维瘤

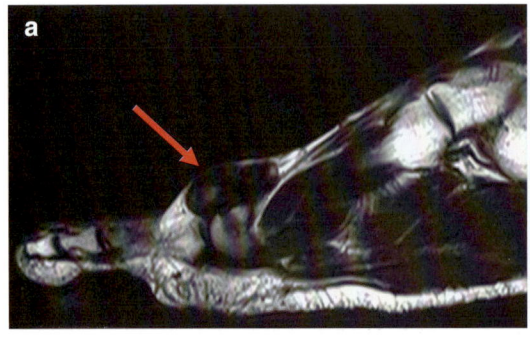

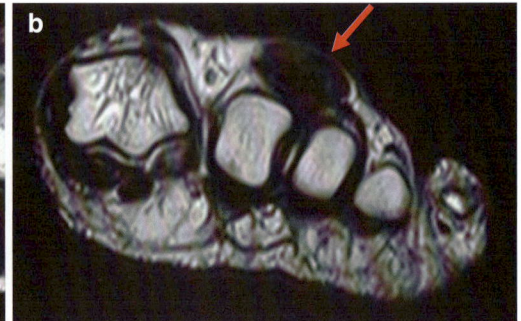

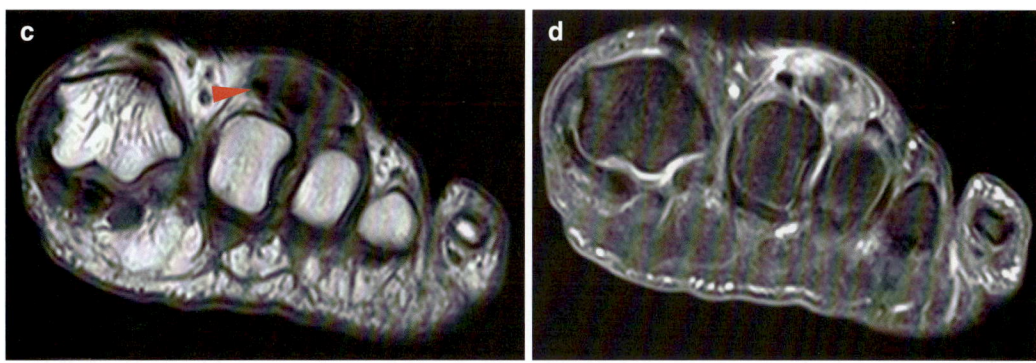

图5.16　腱鞘纤维瘤（1）

矢状位T2WI（a）和横轴位T2WI（b）显示左第二跖趾关节背侧的皮下肿块（箭头），在T2WI上信号不均，主要呈低信号。横轴位T1WI（c）显示肿块包绕第2趾长伸肌腱（三角形）。横轴位CE-T1WI-FS（d）显示肿块呈不均匀强化。

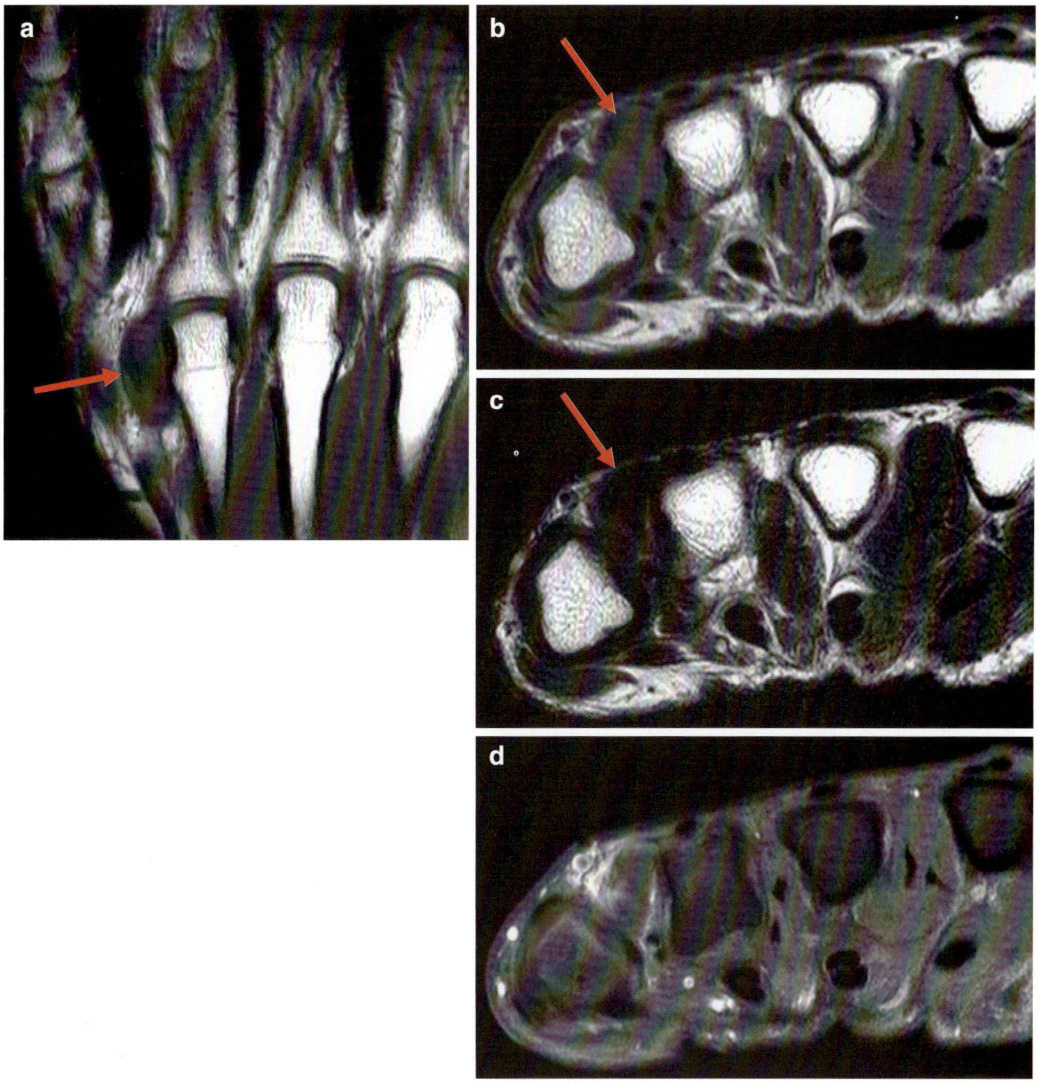

图5.17　腱鞘纤维瘤（2）

冠状位T1WI（a）和横轴位T1WI（b）显示右第4掌骨间隙内的肿块（箭头）。横轴位T2WI（c）显示肿块呈明显低信号（箭头）。横轴位CE-T1WI-FS（d）显示肿块中心大片不强化区。

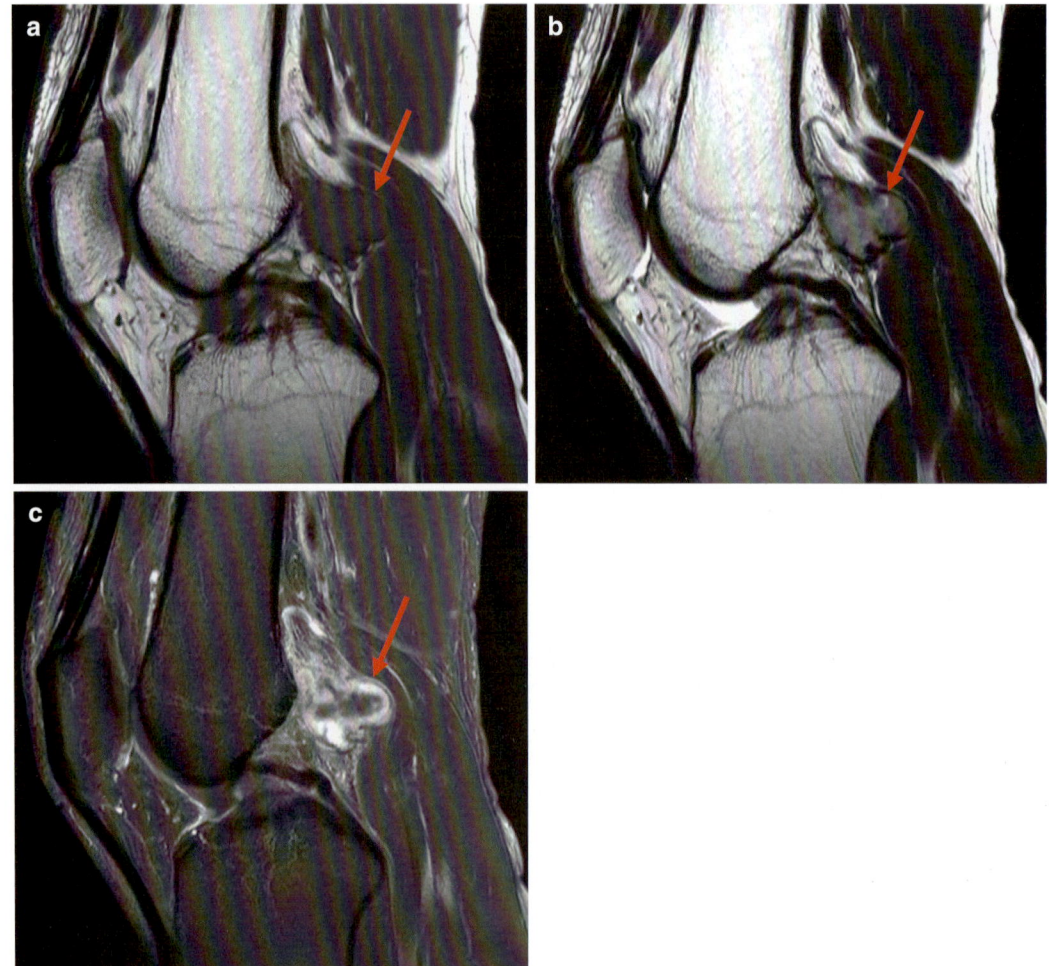

图5.18　腱鞘纤维瘤（3）

矢状位T1WI（a）显示紧贴膝关节后侧关节囊的分叶状肿块（箭头）。矢状位T2WI（b）显示肿块（箭头）呈中等信号，周围绕以低信号环。矢状位CE-T1WI-FS（c）显示肿块（箭头）呈不均匀强化，周围区比中心区强化明显。

5.20.9　促结缔组织增生性成纤维细胞瘤

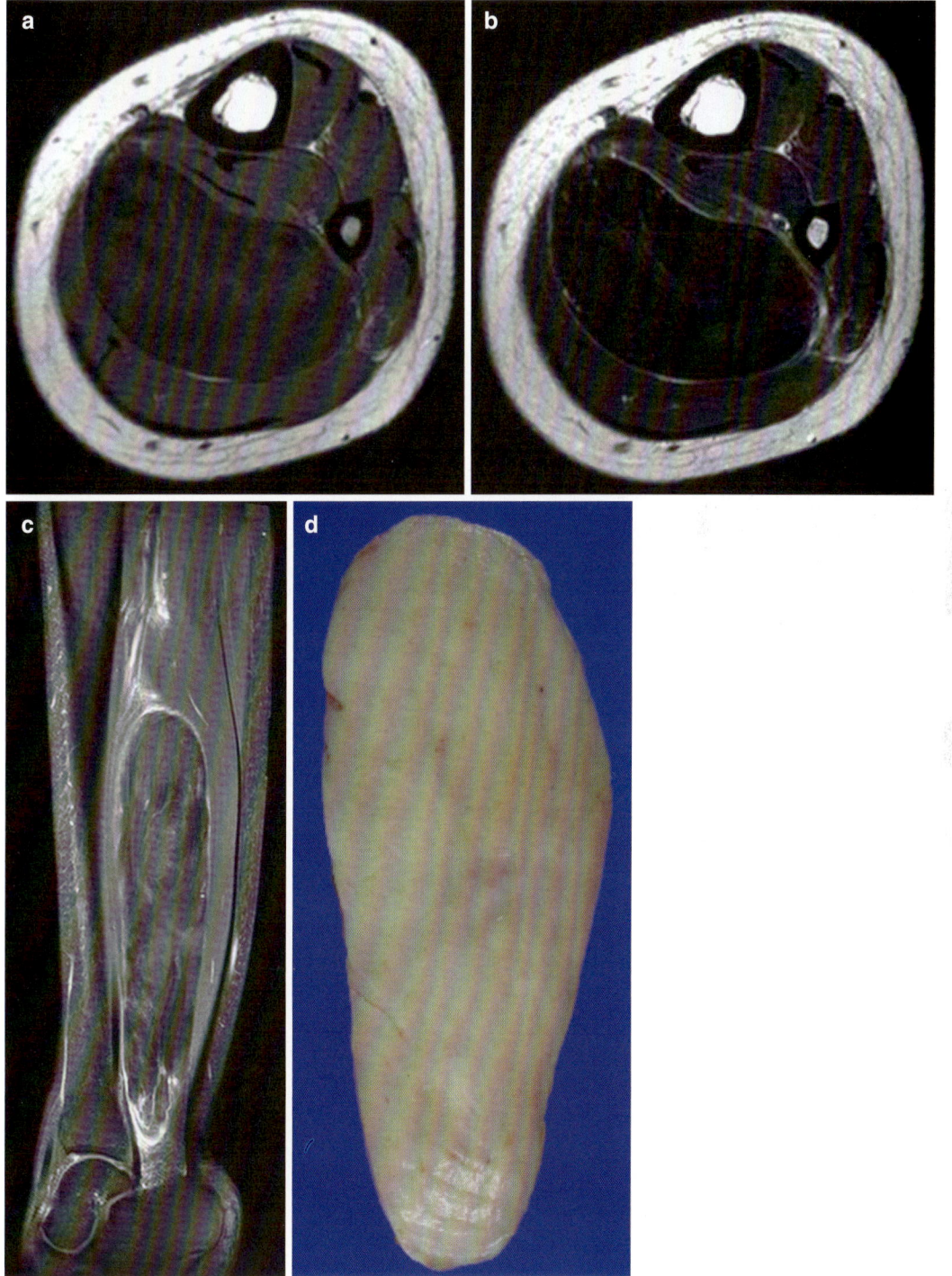

图5.19　促结缔组织增生性成纤维细胞瘤（1）

横轴位T1WI（a）和T2WI（b）显示右小腿肌肉间较大肿块，在T1WI和T2WI均呈低信号。矢状位CE-T1WI-FS（c）显示肿块呈不均匀轻度强化。大体标本（d）显示为纤维性肿瘤，伴有少量黏液样变性。

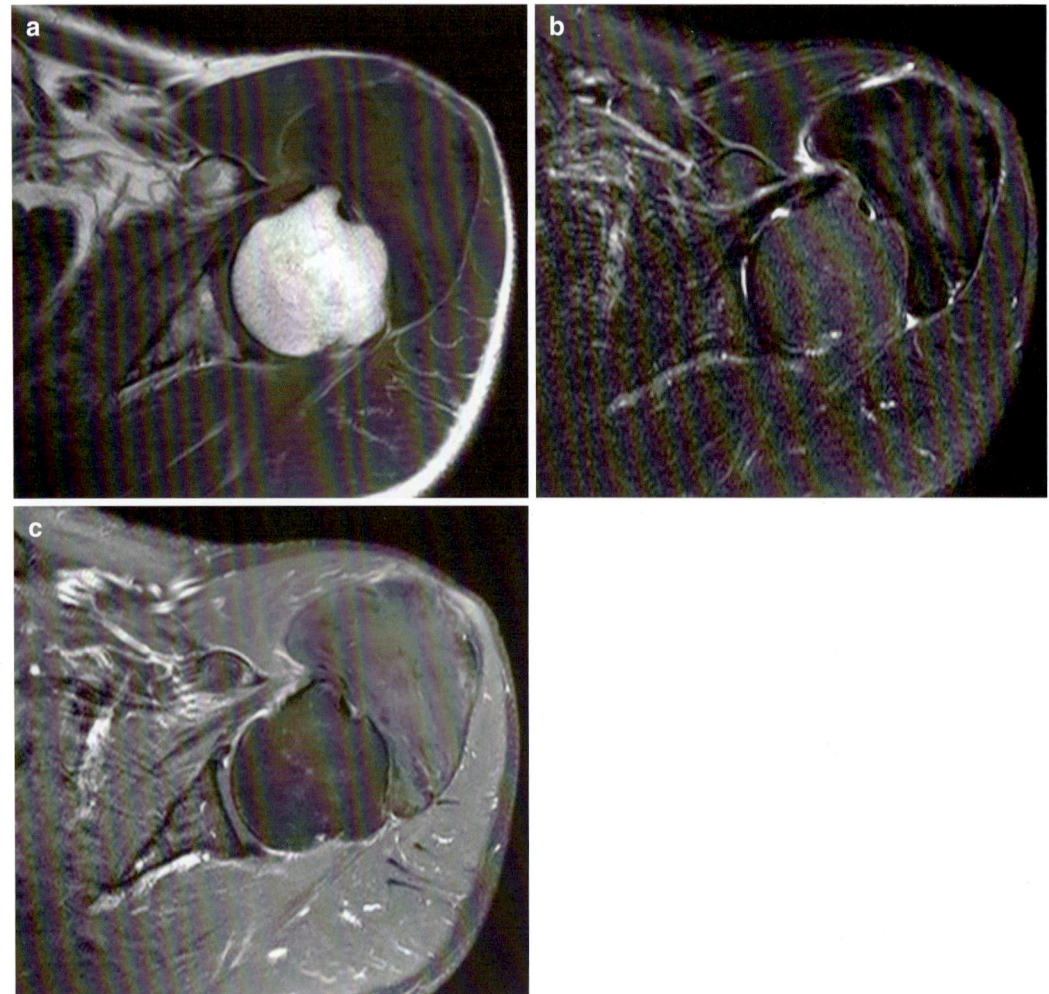

图5.20 促结缔组织增生性成纤维细胞瘤（2）

横轴位T1WI（a）显示左肩外侧边界清楚的软组织肿块，呈低-等信号。横轴位T2WI-FS（b）显示肿块信号不均，以稍低于肌肉信号为主。横轴位CE-T1WI-FS（c）显示肿块呈轻度强化。

5.20.10 钙化性腱膜纤维瘤

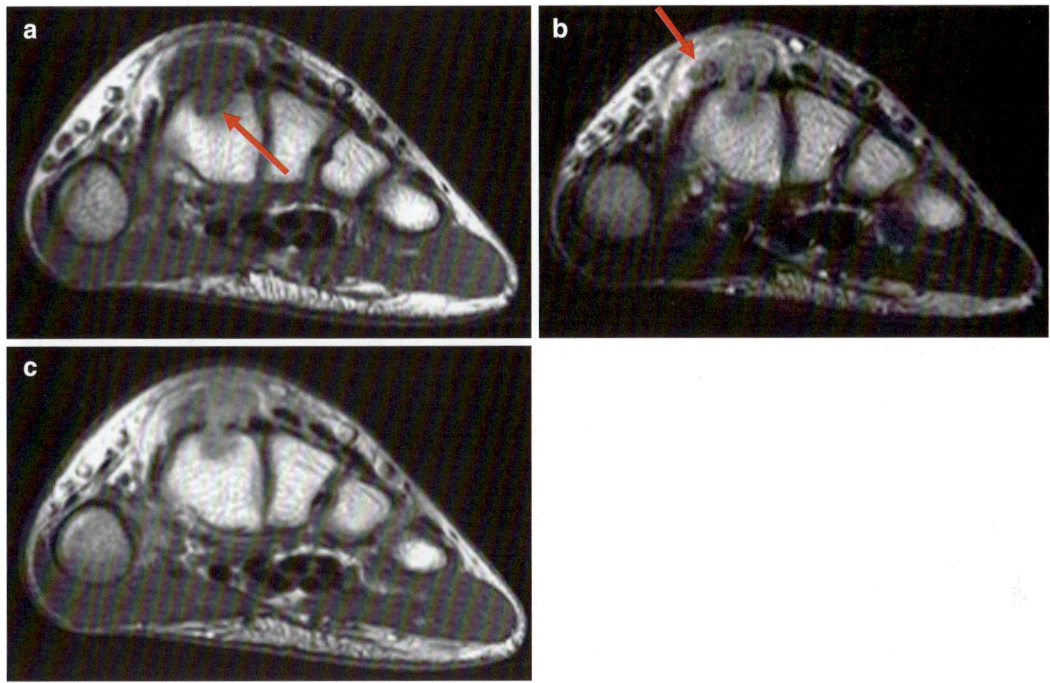

图5.21 钙化性腱膜纤维瘤（1）

横轴位T1WI（a）显示第2掌骨基底部背侧软组织肿块伴邻近局部骨侵蚀（箭头）。横轴位T2WI-FS（b）显示肿块内见斑点状钙化灶，呈低信号（箭头）。横轴位CE-T1WI-FS（c）显示肿块不均匀强化。

译者注：图5.21b应为T2WI，图5.21c应为CE-T1WI，皆为非脂肪抑制序列。

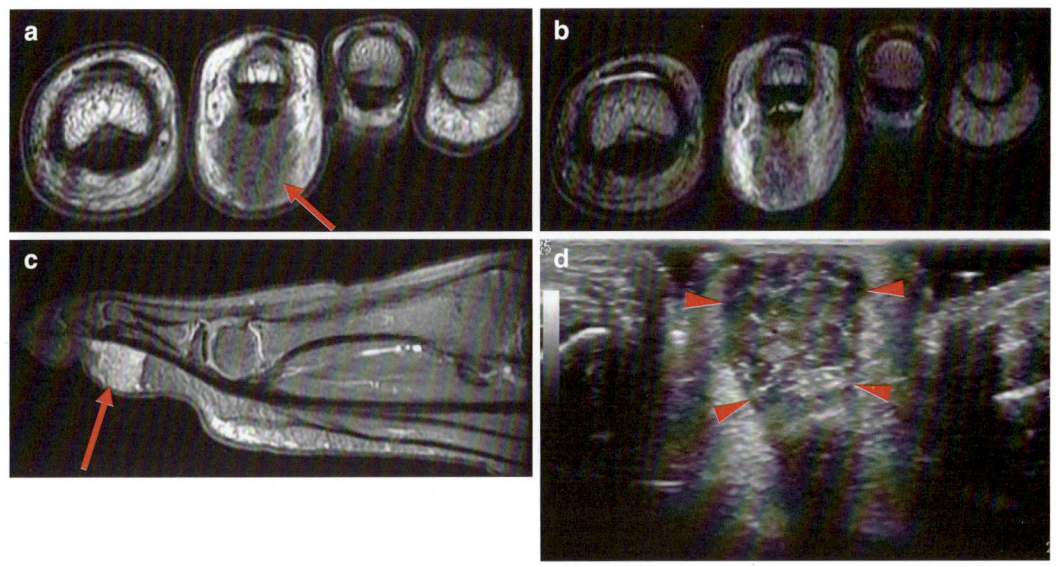

图5.22 钙化性腱膜纤维瘤（2）

横轴位T1WI（a）显示左第2趾近节趾骨足底侧软组织肿块（箭头）。第2趾趾长屈肌腱部分被肿块包裹。横轴位T2WI（b）显示肿块中心呈低信号，周围呈高信号。矢状位CE-T1WI-FS（c）显示肿块明显强化（箭头）。横切面超声（d）显示肿块呈分叶状低回声（三角形），内见斑点状高回声。

5.20.11 掌/跖纤维瘤病

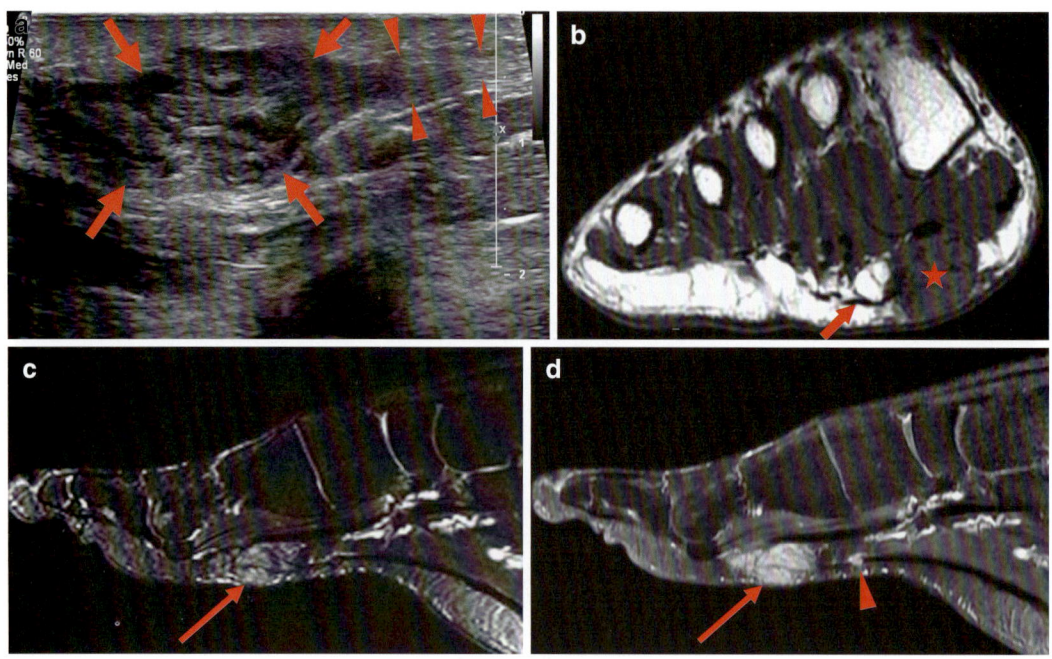

图5.23 足底纤维瘤病

足底纵切面超声（a）显示右第1跖骨足底筋膜（三角形）内的软组织肿块（箭头），边缘不规则，回声不均匀。横轴位T1WI（b）显示附着于足底筋膜（箭头），肿块呈等信号（星号），内可见低信号灶。矢状位T2WI-FS（c）显示肿块呈高信号（箭头），内见散在低信号灶。矢状位CE-T1WI-FS（d）显示肿块明显强化（箭头）。在肿块后方的足底筋膜内另见一小的强化灶（三角形）。

5.20.12 韧带样纤维瘤病

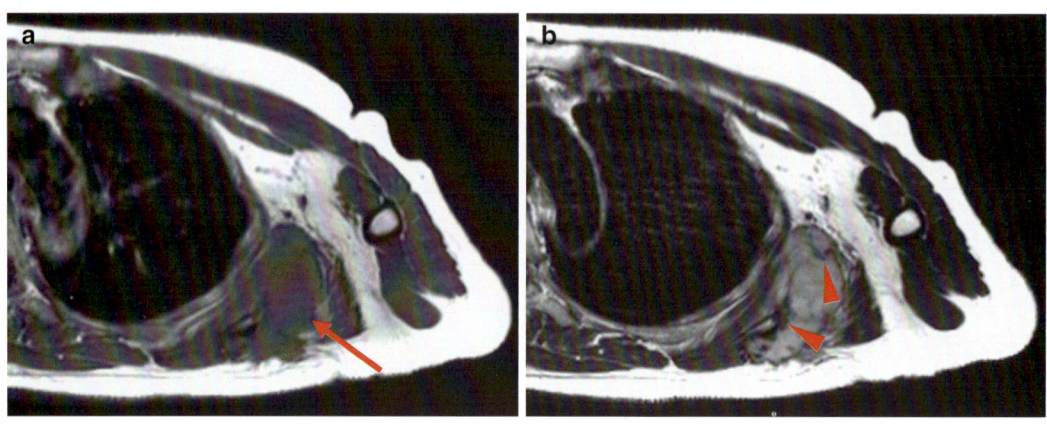

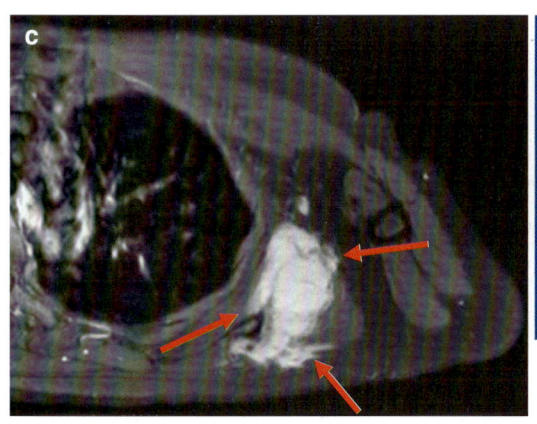
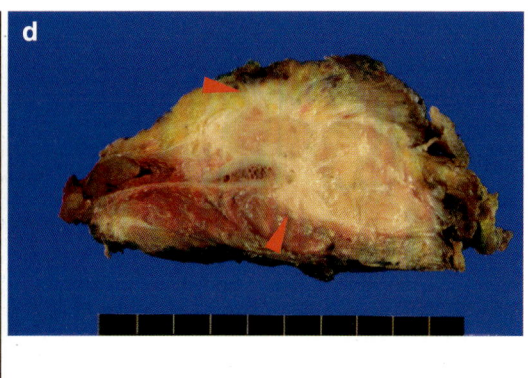

图5.24　韧带样纤维瘤病（1）

横轴位T1WI（a）显示左肩胛下角区深部软组织内的肿块（箭头），相对于肌肉呈等信号。横轴位T2WI（b）显示肿块呈高信号，内见少量条带状低信号区（三角形）。横轴位CE-T1WI-FS（c）显示肿块明显强化，呈浸润性生长，与邻近的肌肉和皮下脂肪分界不清（箭头）。标本剖面（d）显示肿瘤边缘不清，呈浸润性生长（三角形）。

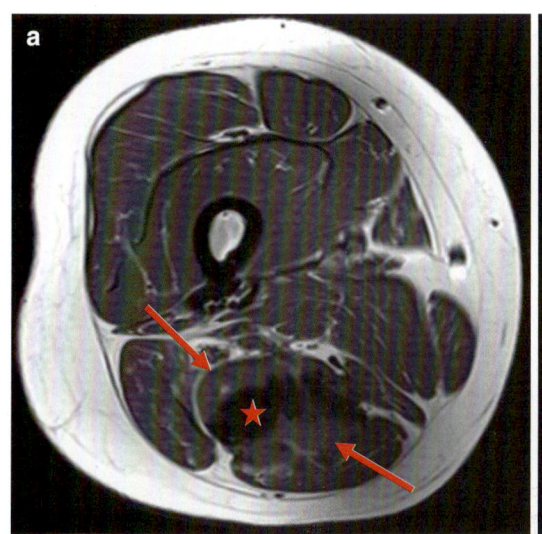
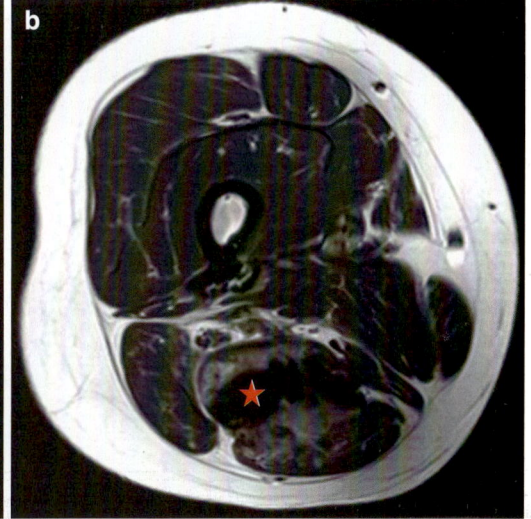
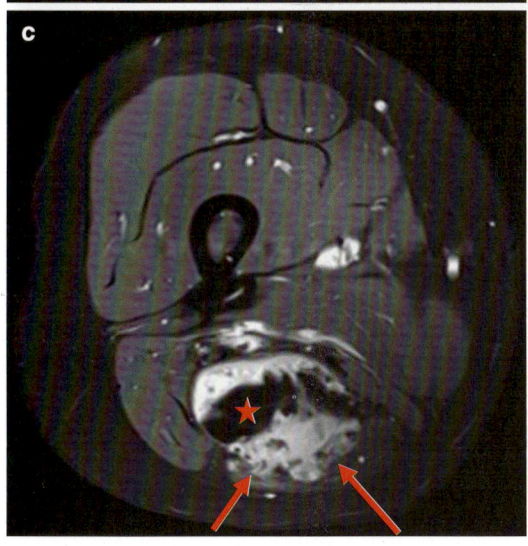

图5.25　韧带样纤维瘤病（2）

横轴位T1WI（a）显示右大腿后部肌肉间的软组织肿块（箭头），相对于肌肉呈等信号，中心区呈明显低信号（星号）。横轴位T2WI（b）显示肿块呈高信号，部分区域呈明显低信号（星号）。横轴位CE-T1WI-FS（c）显示肿块内致密纤维组织成分区不强化（星号），其他区域明显强化。肿瘤的后缘呈浸润性生长，并累及半腱肌（箭头）。

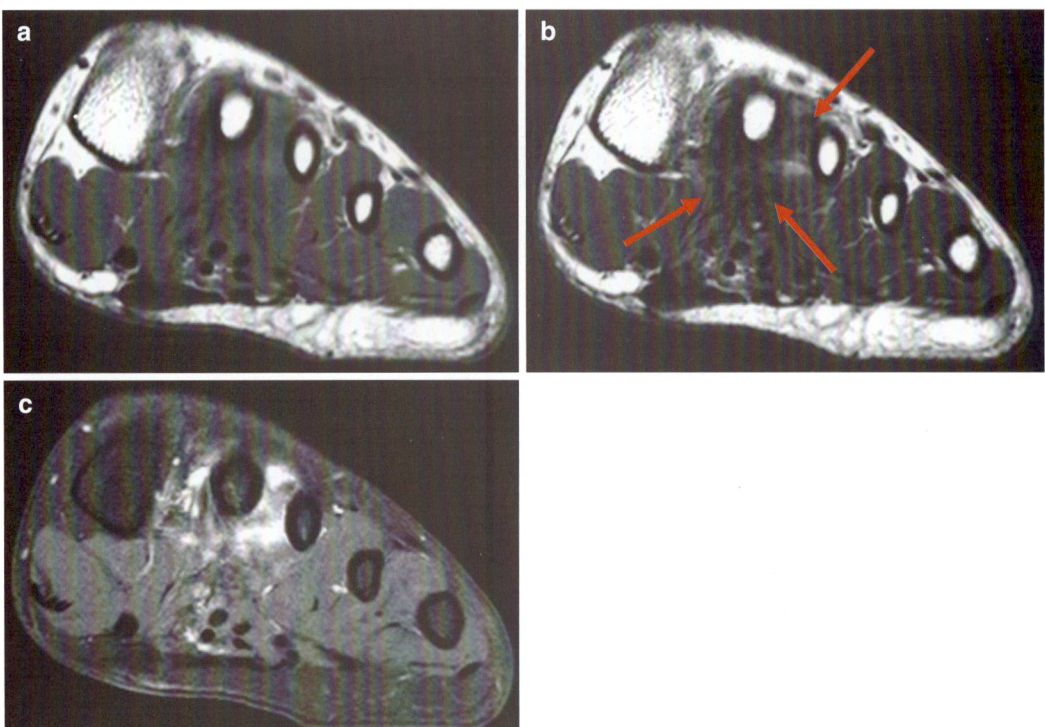

图5.26　韧带样纤维瘤病（3）

横轴位T1WI（a）显示左第2跖骨周围软组织肿块，边界不清。横轴位T2WI（b）显示肿块浸润性生长，主要呈低信号（箭头）。横轴位CE-T1WI-FS（c）显示肿块呈不均匀强化。

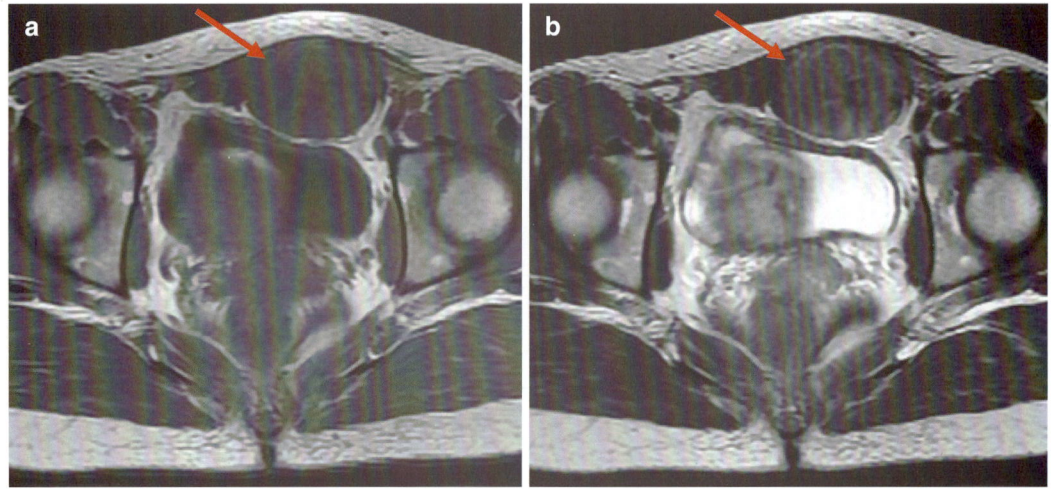

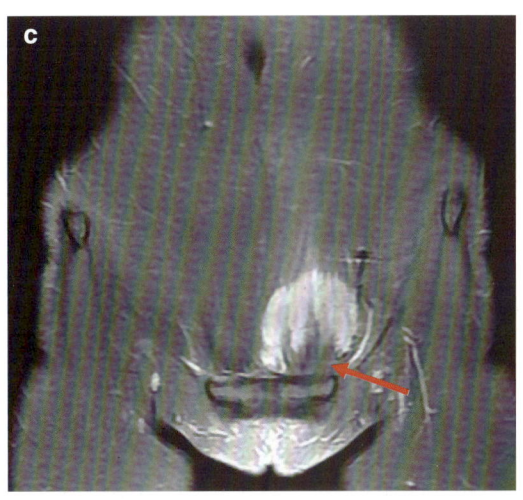

图5.27　腹壁韧带样纤维瘤病

横轴位T1WI（a）显示左腹直肌内的软组织肿块（箭头），相对于肌肉呈等信号。横轴位T2WI（b）显示肿块边界清楚（箭头），相对于肌肉呈稍高信号，内见小片状低信号区。冠状位CE-T1WI-FS（c）显示肿块明显强化，肿块远部不规则无强化（箭头）。

5.20.13　隆突性皮肤纤维肉瘤

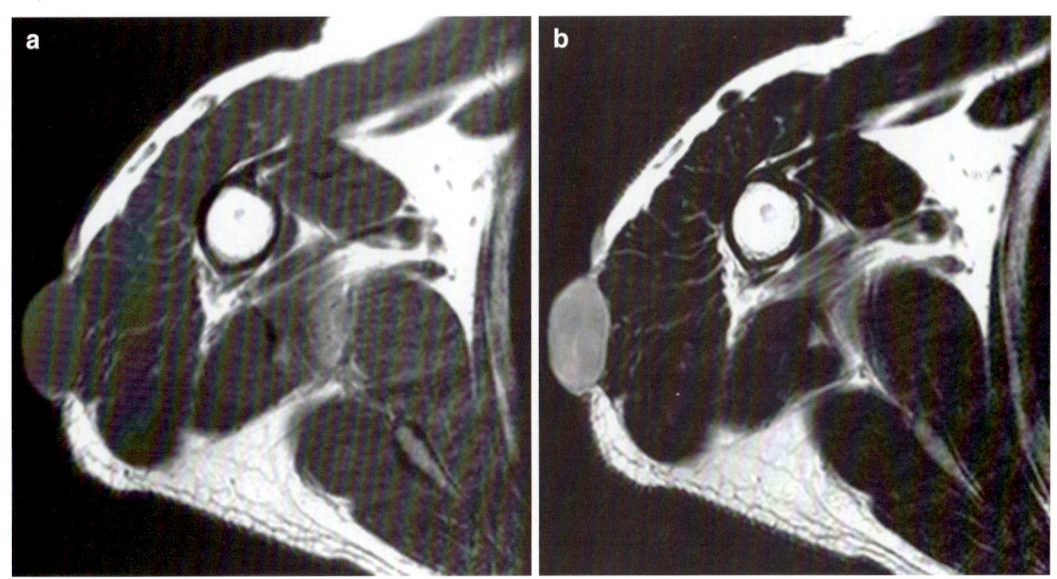

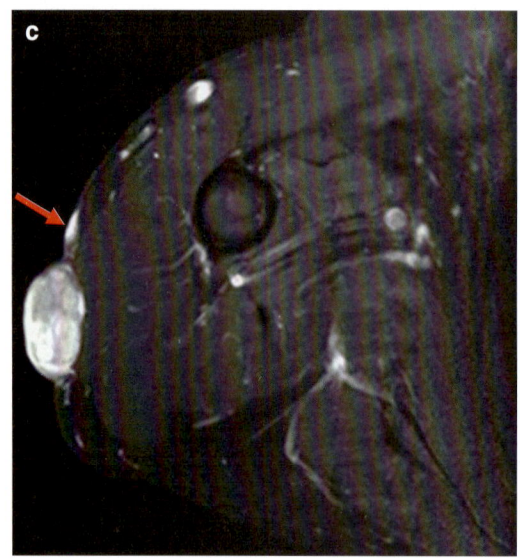

图5.28 隆突性皮肤纤维肉瘤（1）

横轴位T1WI（a）显示右上肢近端外侧皮下外生性肿块，呈稍高信号。横轴位T2WI（b）显示皮下肿块呈高信号，轻度推压三角肌。肿块信号稍高于肌肉信号，内见多个斑片状低信号区。冠状位CE-T1WI-FS（c）显示肿瘤主体的前方有一小卫星灶（箭头）。

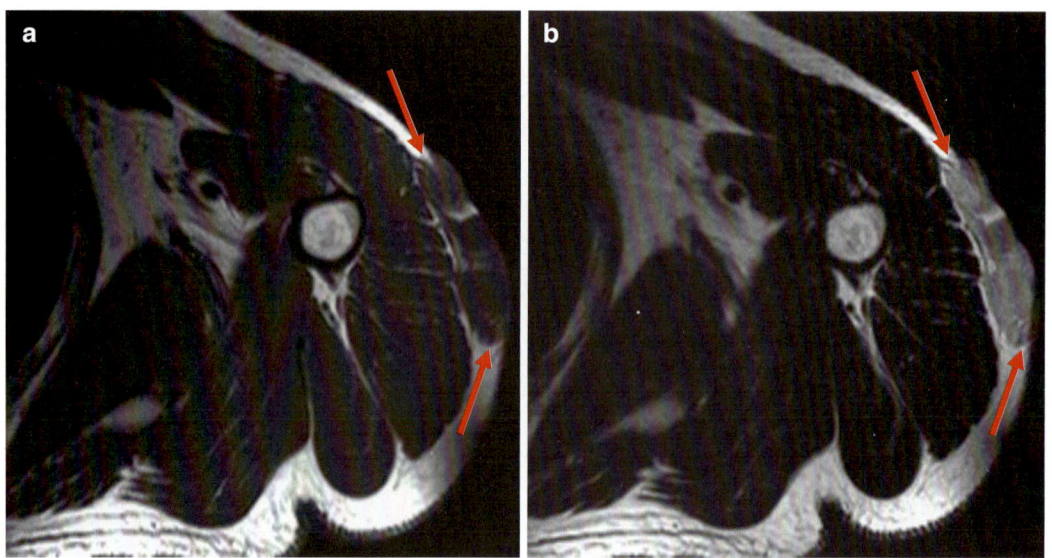

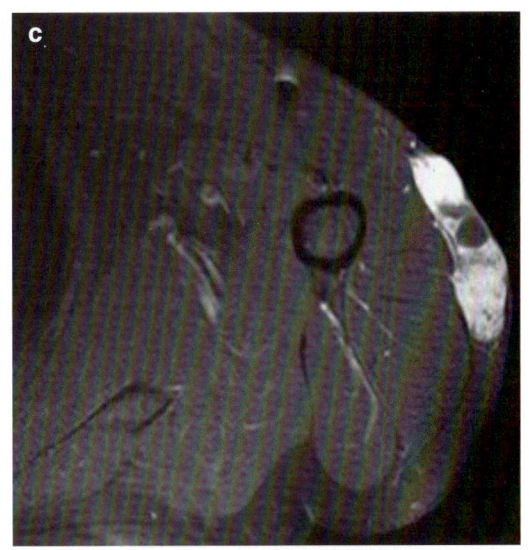

图5.29　隆突性皮肤纤维肉瘤（2）

横轴位T1WI（a）显示左上臂外侧皮下肿块（箭头），紧邻皮肤。横轴位T2WI（b）显示肿块呈不均匀高信号（箭头）。冠状位CE-T1WI-FS（c）显示肿块明显强化，中央区不强化。

5.20.14　孤立性纤维性肿瘤

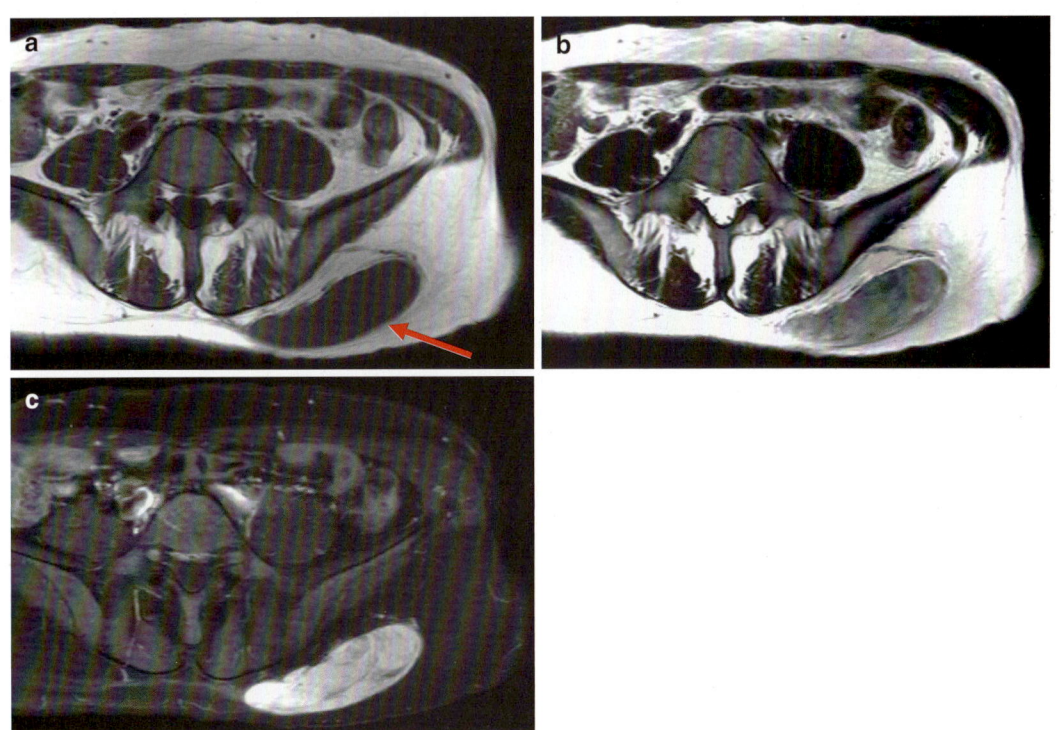

图5.30　孤立性纤维性肿瘤（1）

横轴位T1WI（a）显示左臀部皮下肿块（箭头）呈等信号。横轴位T2WI（b）显示肿块呈高信号，内见散在低信号灶提示为致密纤维组织成分。横轴位CE-T1WI-FS（c）显示病灶明显强化，内见散在无强化灶提示为纤维组织成分。

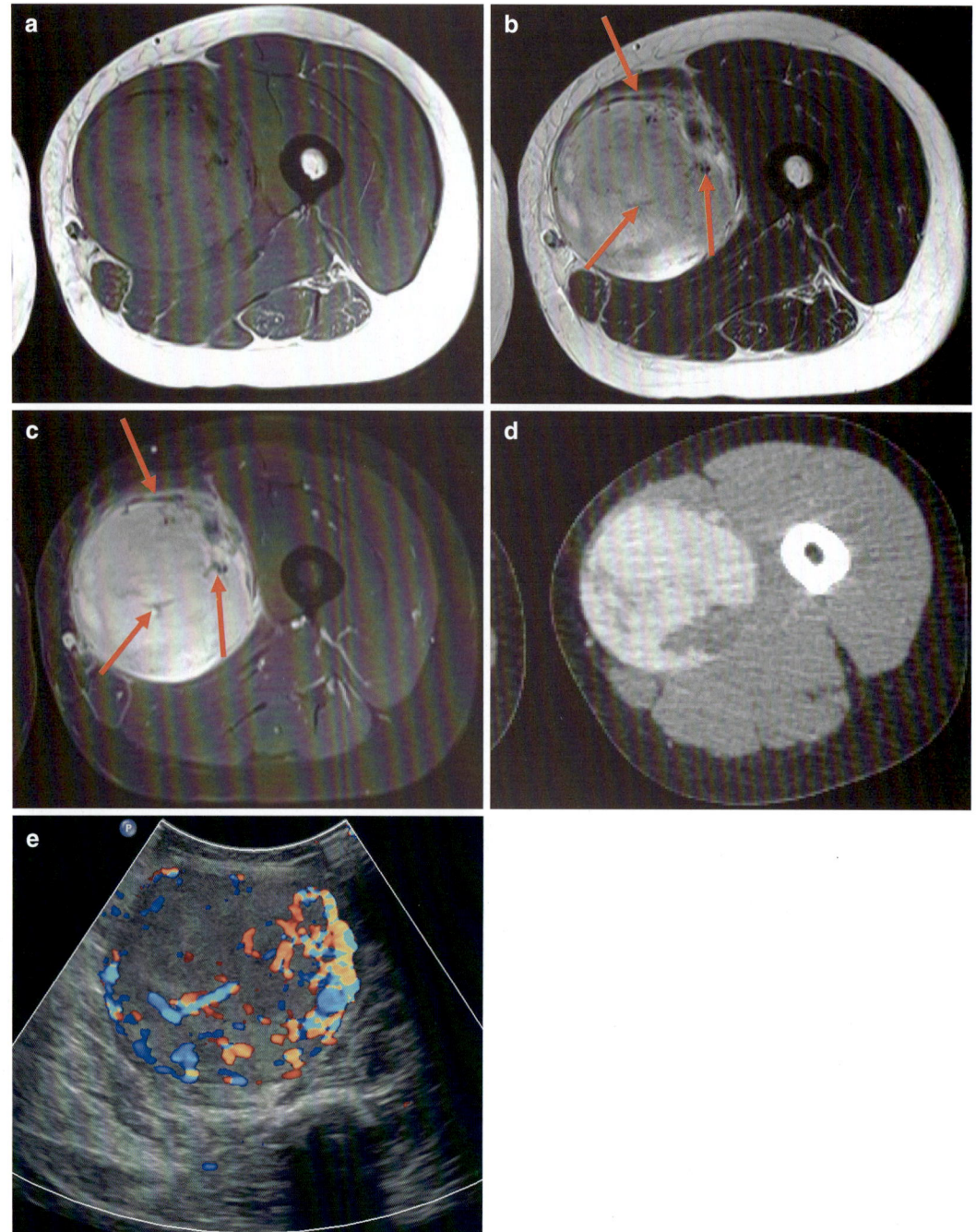

图5.31 孤立性纤维性肿瘤（2）

横轴位T1WI（a）显示左大腿缝匠肌和长收肌之间肿块，信号不均，呈等-高混杂信号。横轴位T2WI（b）显示肿块呈不均匀高信号。横轴位CE-T1WI-FS（c）显示肿块强化较均匀，内见多发迂曲流空血管影（b，c箭头），增强CT（d）显示肿块明显强化，部分区域无强化。彩色多普勒超声（e）显示肿瘤内血流丰富。

5.20.15　炎性肌成纤维细胞性肿瘤

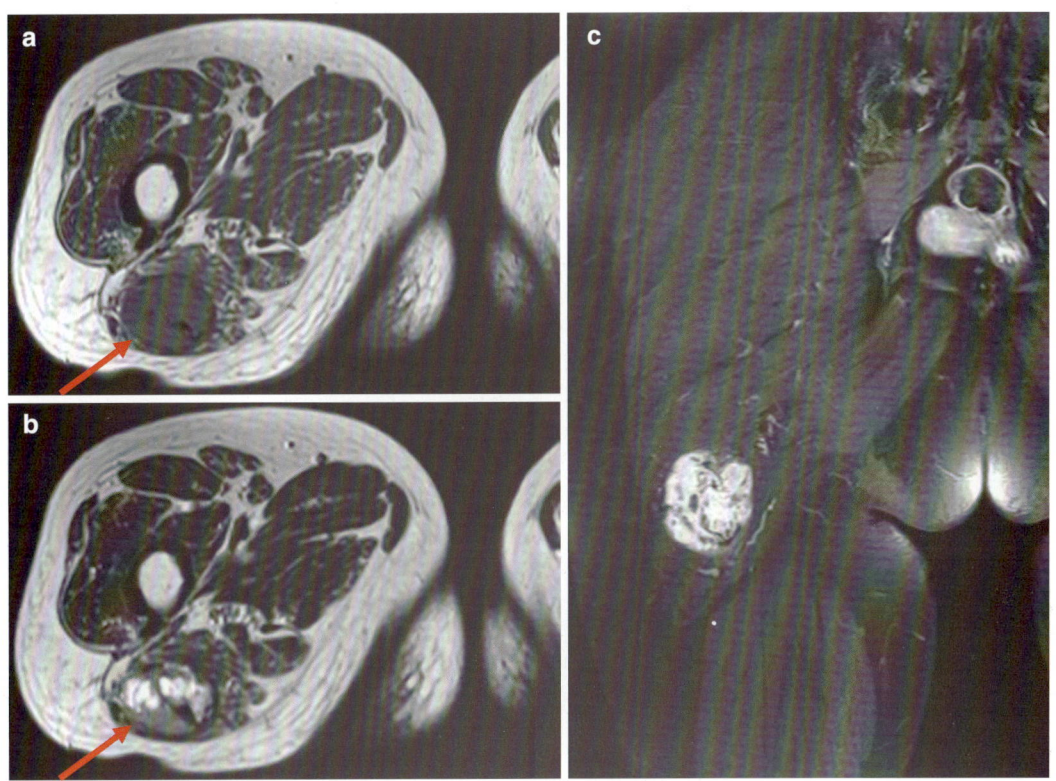

图5.32　炎性肌成纤维细胞性肿瘤（1）

横轴位T1WI（a）显示右臀大肌内肿块（箭头）。横轴位T2WI（b）显示肿块呈高–低混杂信号（箭头）。冠状位
CE-T1WI-FS（c）显示肿块呈分叶状，明显强化。

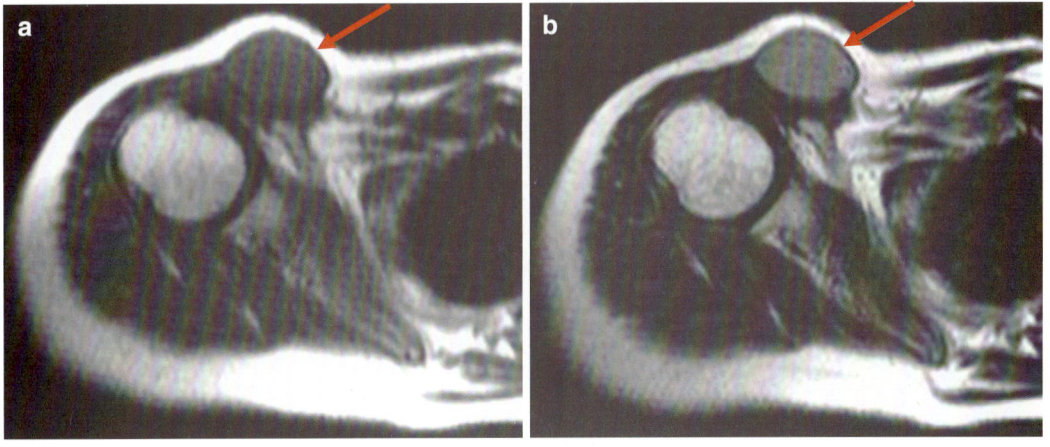

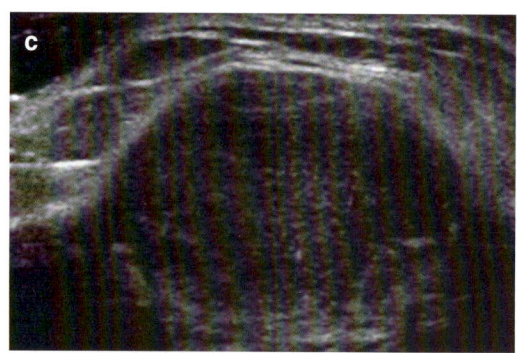

图5.33 炎性肌成纤维细胞性肿瘤（2）

横轴位T1WI（a）和T2WI（b）显示右三角肌前方筋膜下的肿块（箭头），呈稍高信号。横切面超声（c）显示肿块呈低回声，回声均匀，边界清楚。

5.20.16 黏液纤维肉瘤

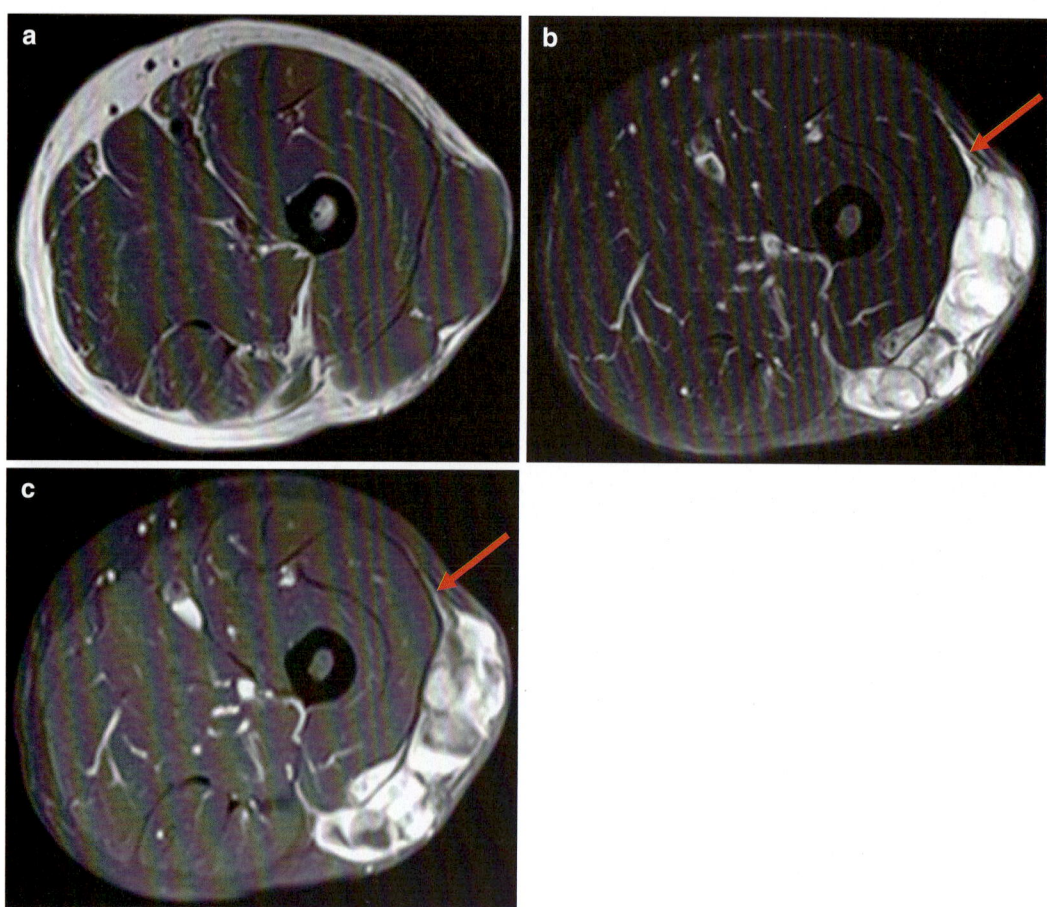

图5.34 黏液纤维肉瘤（1）

横轴位T1WI（a）显示左大腿外侧皮下肿块。横轴位T2WI-FS（b）显示肿块主要为高信号黏液样组织，伴有多发线状低信号纤维分隔。横轴位CE-T1WI-FS（c）显示肿块呈不均匀明显强化。肿块边缘可见沿筋膜面浸润延伸的尾征（b，c箭头）。

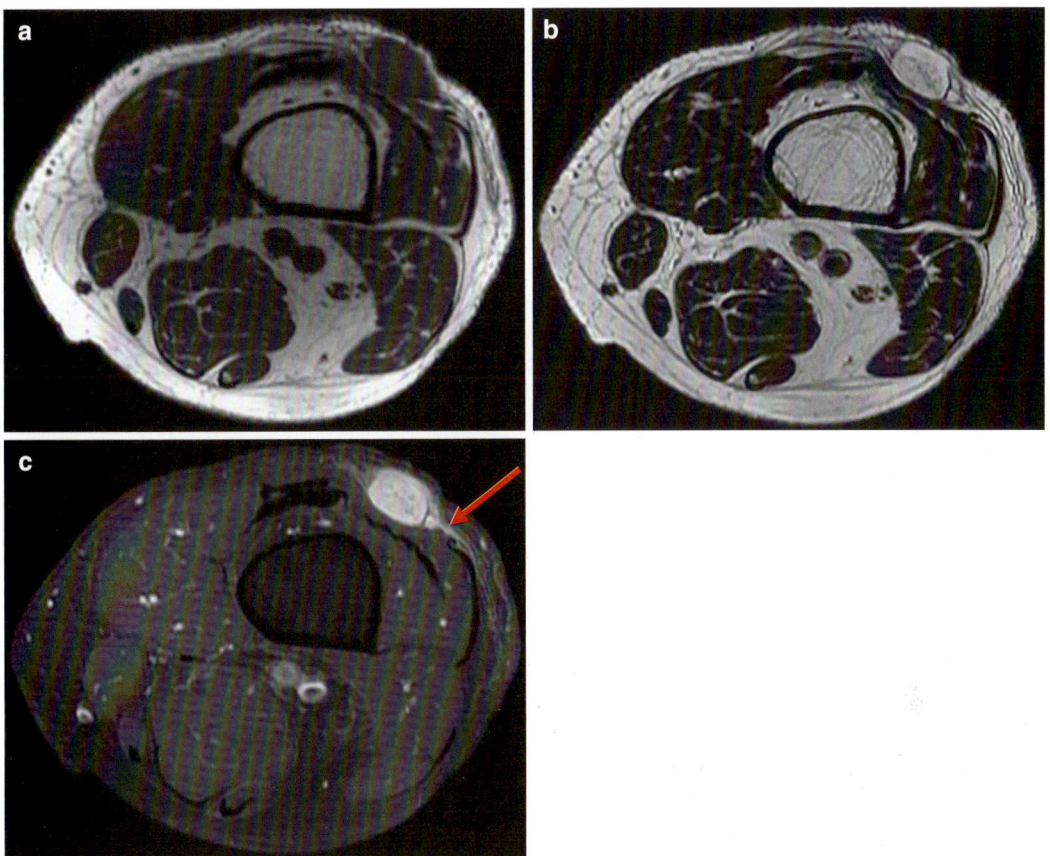

图5.35　黏液纤维肉瘤（2）

横轴位T1WI（a）显示左大腿远段前方皮下肿块。横轴位T2WI（b）显示肿块呈高信号，内见少量低信号区。横轴位CE-T1WI-FS（c）显示肿块明显强化，并见肿瘤浸润延伸的尾征（箭头）。

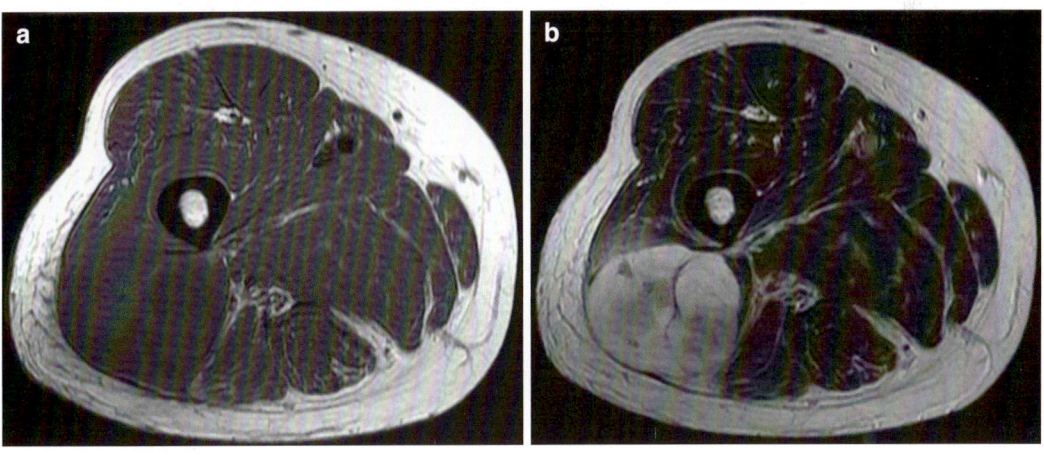

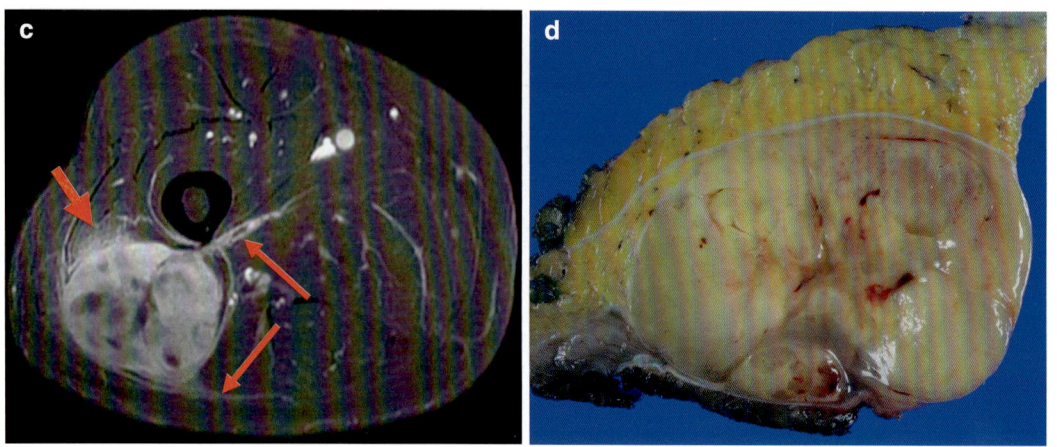

图5.36 黏液纤维肉瘤（3）

横轴位T1WI（a）显示右大腿外侧肌肉间的肿块，呈等–稍低信号。横轴位T2WI（b）显示肿块呈不均匀高信号。横轴位 CE–T1WI–FS（c）显示肿块呈不均匀强化。肿块边缘可见沿筋膜间延伸的尾征（箭头），邻近股外侧肌（粗箭头）模糊强化。大体标本（d）显示肿瘤主要为黏液样基质成分，伴有出血和坏死区。

5.20.17 低级别纤维黏液样肉瘤

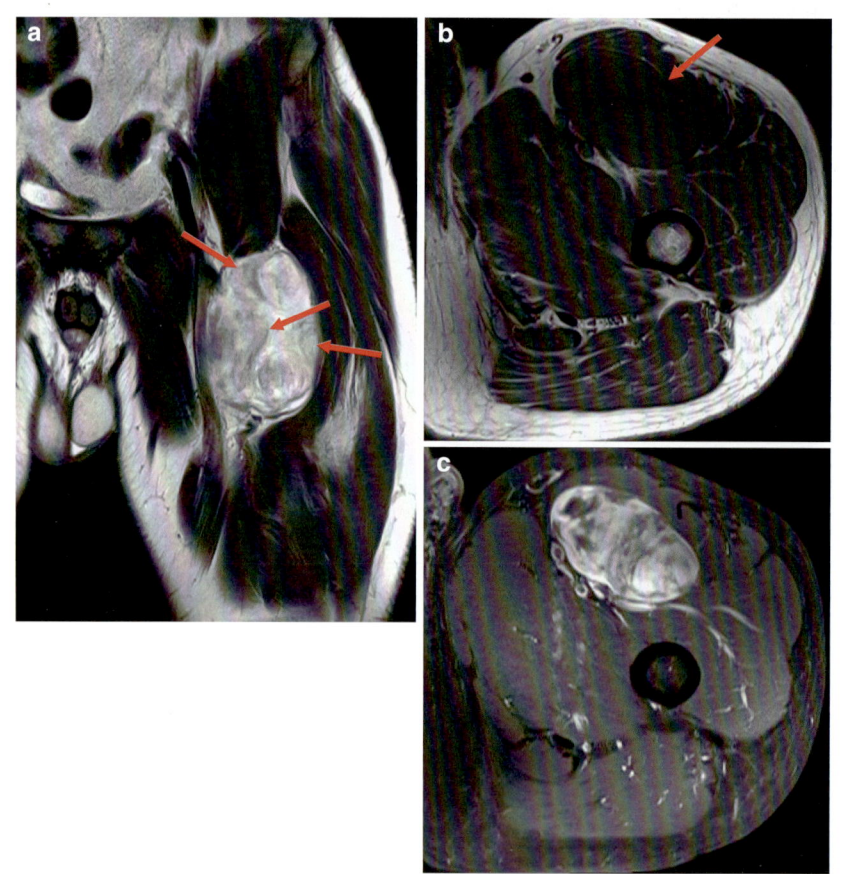

图5.37 低级别纤维黏液样肉瘤（1）

冠状位T2WI（a）显示左大腿近端肌肉间的肿块，内可见多发皱褶样改变形成的脑回样外观（箭头）。横轴位T1WI（b）显示肿块呈等信号（箭头）。横轴位CE–T1WI–FS（c）显示肿块不均匀强化，呈黏液样强化表现。

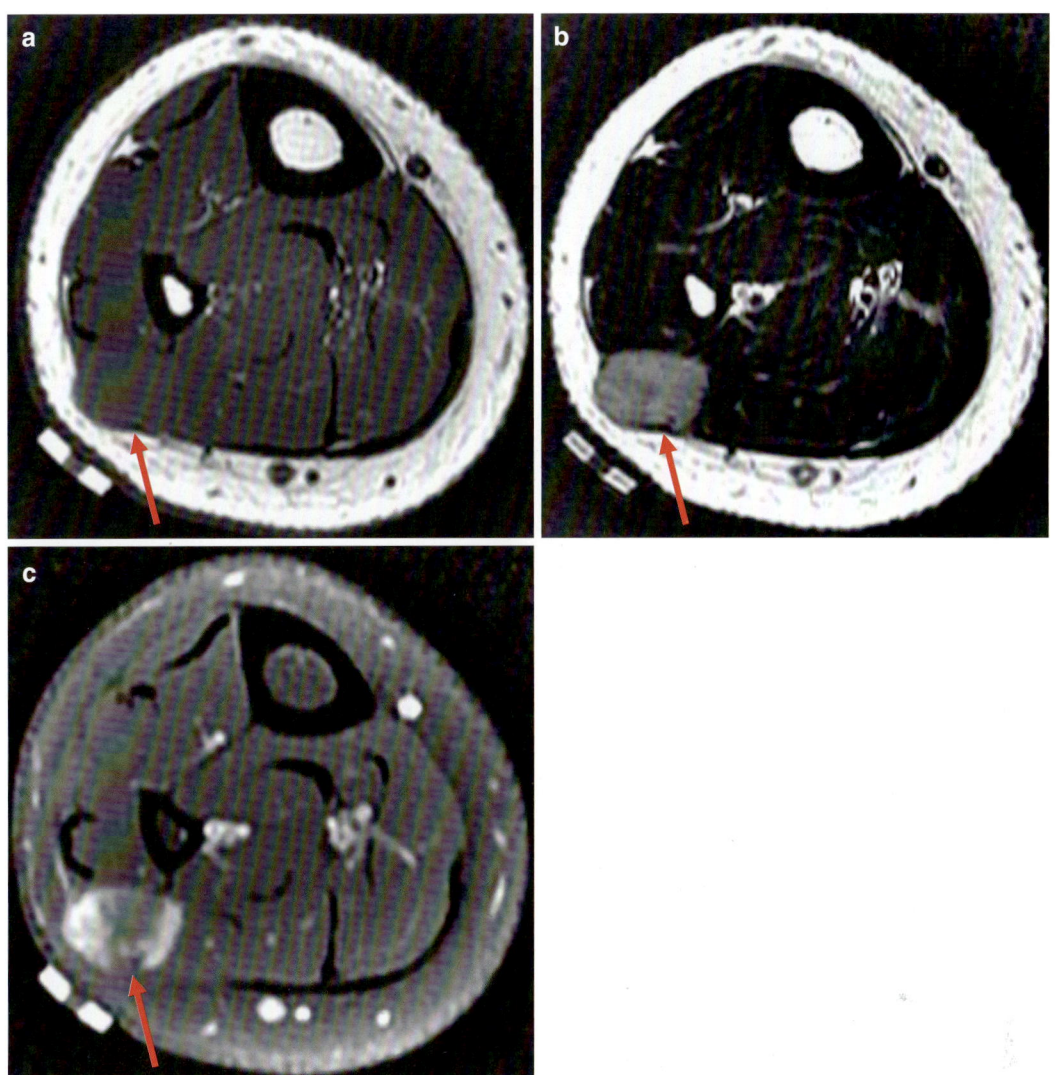

图5.38　低级别纤维黏液样肉瘤（2）

横轴位T1WI、T2WI和CE-T1WI-FS（a~c）显示右小腿后外侧筋膜下的肿块（箭头），累及深筋膜并延伸至皮下脂肪。

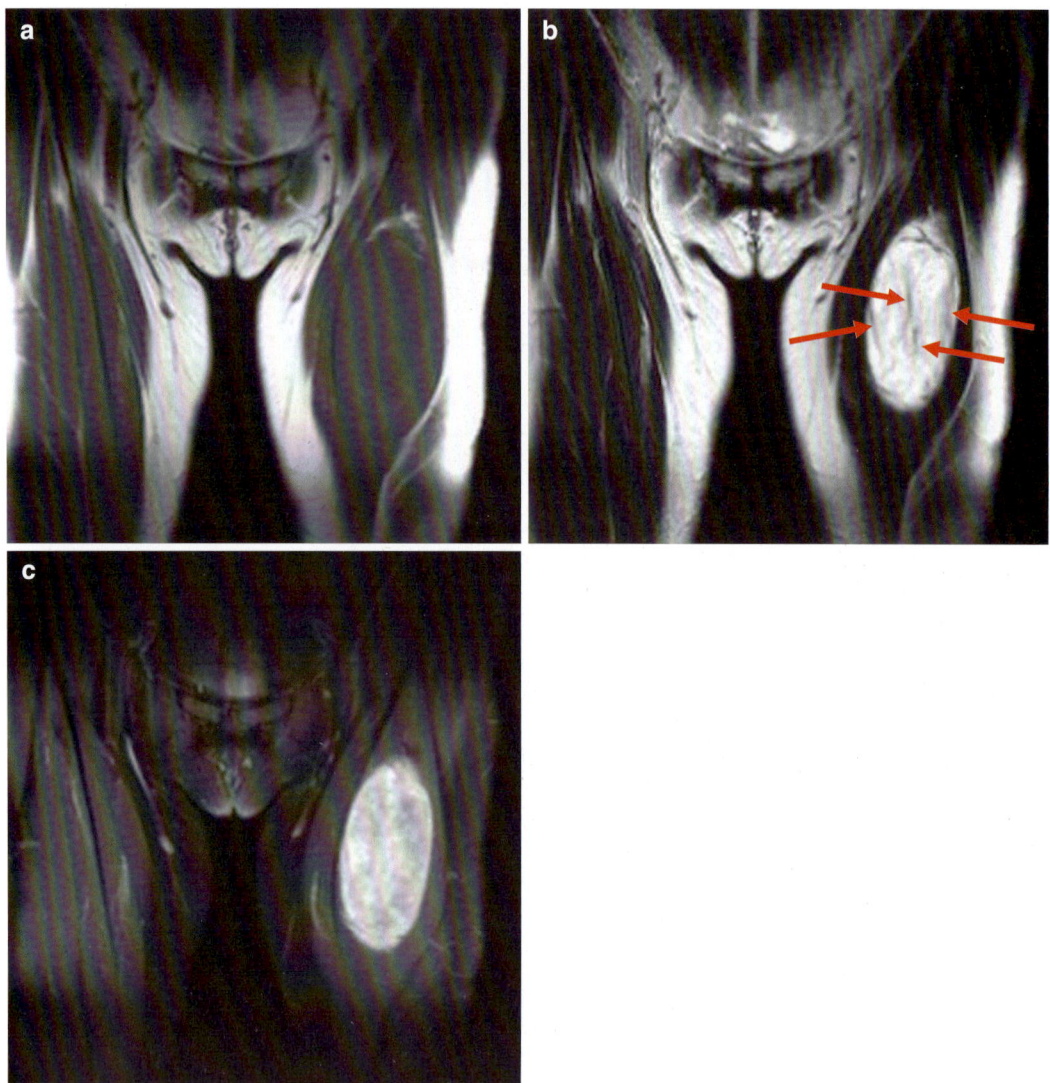

图5.39 低级别纤维黏液样肉瘤（3）

冠状位T1WI（a）显示左股直肌内的肿块。冠状位T2WI（b）显示肿块主要呈高信号的黏液样表现，内见多发条带状低信号区（箭头），对应于纤维组织成分。冠状位CE-T1WI-FS（c）显示黏液样肿瘤明显强化。

5.20.18　低级别肌成纤维细胞肉瘤

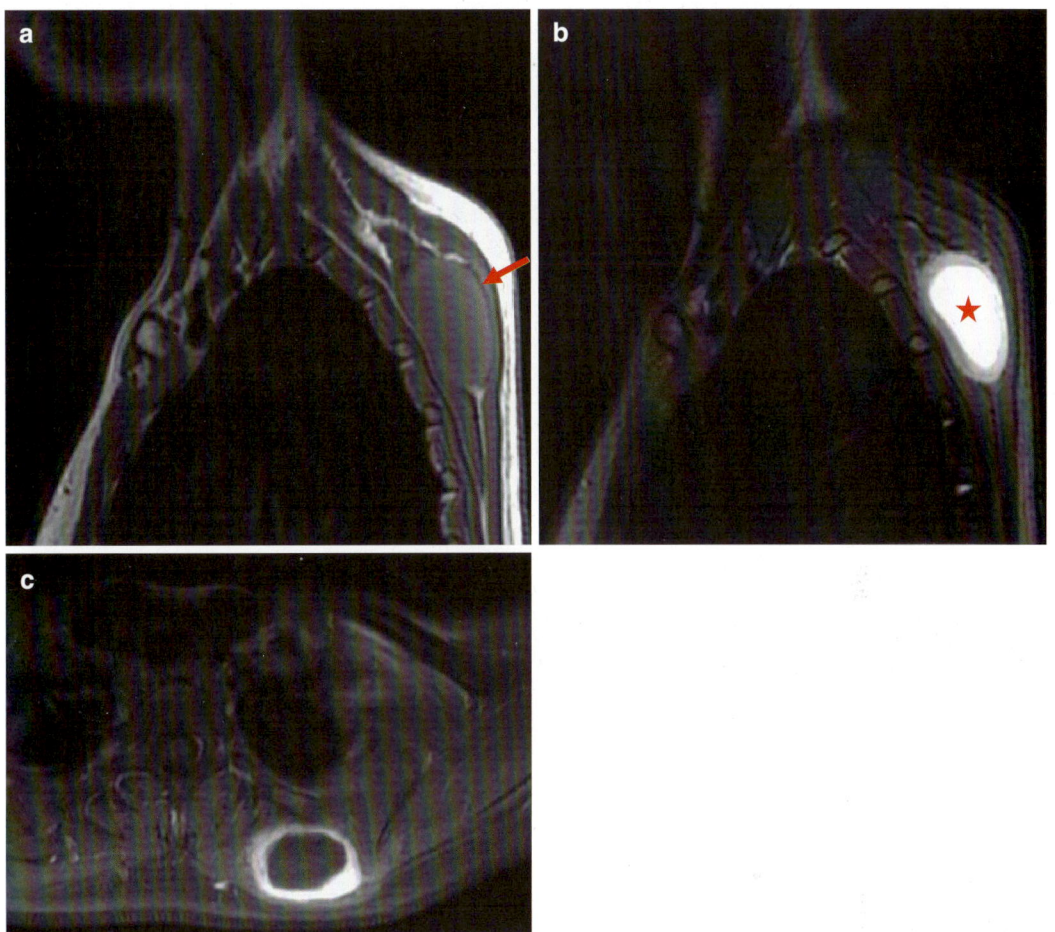

图5.40　低级别肌成纤维细胞肉瘤（1）

矢状位T1WI（a）显示大菱形肌和斜方肌之间的肿块（箭头）。矢状位T2WI-FS（b）显示肿块呈高信号，中心区呈较大的液性信号（星号）。横轴位CE-T1WI-FS（c）显示肿块边缘明显强化。

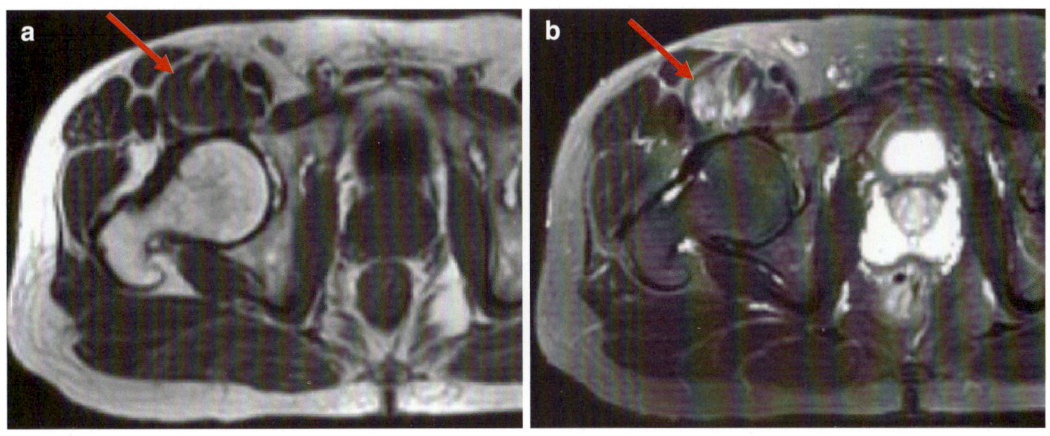

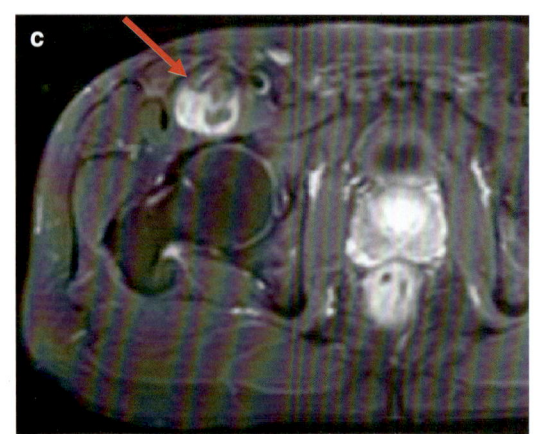

图5.41　低级别肌成纤维细胞肉瘤（2）

横轴位T1WI（a）显示右髂腰肌内的肿块（箭头），呈等信号。横轴位T2WI-FS（b）显示肿块呈不均匀高信号（箭头），内夹杂肌束。横轴位CE-T1WI-FS（c）显示肿块强化不均匀（箭头）。

5.20.19　硬化性上皮样纤维肉瘤

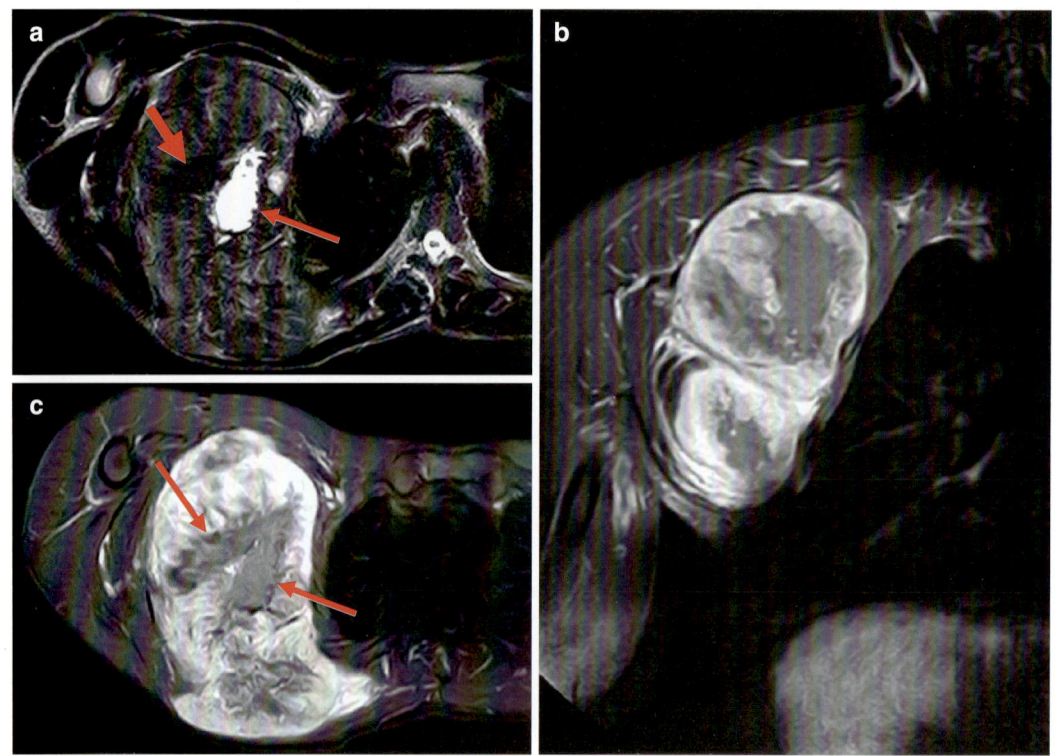

图5.42　硬化性上皮样纤维肉瘤

横轴位T2WI（a）显示腋窝区较大肿块，呈低信号，中央区见液性信号（箭头）和致密纤维组织形成的更低信号（粗箭头）。冠状位（b）和横轴位（c）CE-T1WI-FS显示肿块强化不均匀，中央区未见强化（箭头）。

❖ 参考文献

[1] WATSKY M A, WEBER K T, SUN Y, et al. New insights into the mechanism of fibroblast to myofibroblast transformation and associated pathologies [J]. Int Rev Cell Mol Biol, 2010, 282: 165-192.

[2] FLETCHER C D. The evolving classification of soft tissue tumours—an update based on the new 2013 WHO classification [J]. Histopathology, 2014, 64 (1): 2-11.

[3] JO V Y, FLETCHER C D. WHO classification of soft tissue tumours: an update based on the 2013 [J] Pathology, 2014, 46 (2): 95-104.

[4] KHUU A, YABLON C M, JACOBSON J A, et al. Nodular fasciitis: characteristic imaging features on sonography and magnetic resonance imaging [J]. J Ultrasound Med, 2014, 33 (4): 565-573.

[5] LUO Y, HU W, WU H, et al. F-fluorodeoxyglucose PET/CT features and correlations with histopathologic characteristics in sclerosing epithelioid fibrosarcoma [J]. Int J Clin Exp Pathol, 2014, 7 (10): 7278-7285.

[6] CHUNG E B, ENZINGER F M. Proliferative fasciitis [J]. Cancer, 1975, 36 (4): 1450-1458.

[7] SARTESCHI M, CIATTI S, SABO C, et al. Proliferative myositis: rare pseudotumorous lesion [J]. J Ultrasound Med, 1997, 16 (11): 771-773.

[8] YIGIT H, TURGUT A T, KOSAR P, et al. Proliferative myositis presenting with a checkerboard-like pattern on CT [J]. Diagn Interv Radiol, 2009, 15 (2): 139-142.

[9] WALCZAK B E, JOHNSON C N, HOWE B M. Myositis ossificans [J]. J Am Acad Orthop Surg, 2015, 23 (10): 612-622.

[10] MAVROGENIS A F, SOUCACOS P N, PAPAGELOPOULOS P J. Heterotopic ossification revisited [J]. Orthopedics, 2011, 34 (3): 177.

[11] KRANSDORF M J, MEIS J M, JELINEK J S. Myositis ossificans: MR appearance with radiologic-pathologic correlation [J]. AJR Am J Roentgenol, 1991, 157 (6): 1243-1248.

[12] KUDO S. Elastofibroma dorsi: CT and MR imaging findings [J]. Semin Musculoskelet Radiol, 2001, 5 (2): 103-105.

[13] OZPOLAT B, YAZKAN R, YILMAZER D, et al. Elastofibroma dorsi: report of a case with diagnostic features [J]. J Ultrasound Med, 2008, 27 (2): 287-291.

[14] CHANG W C, HUANG G S, LEE H S, et al. Fibrous hamartoma of infancy at the wrist [J]. Pediatr Int, 2010, 52 (2): 317-318.

[15] STENSBY J D, CONCES M R, NACEY N C. Benign fibrous hamartoma of infancy: a case of MR imaging paralleling histologic findings [J]. Skelet Radiol, 2014, 43 (11): 1639-1643.

[16] SKELTON E, HOWLETT D. Fibromatosis colli: the sternocleidomastoid pseudotumour of infancy [J]. J Paediatr Child Health, 2014, 50 (10): 833-835.

[17] ABLIN D S, JAIN K, HOWELL L, et al. Ultrasound and MR imaging of fibromatosis colli (sternomastoid tumor of infancy) [J]. Pediatr Radiol, 1998, 28 (4): 230-233.

[18] PULITZER D R, MARTIN P C, REED R J. Fibroma of tendon sheath. A clinicopathologic study of 32 cases [J]. Am J Surg Pathol, 1989, 13 (6): 472-479.

［19］AL-QATTAN M M. Fibroma of tendon sheath of the hand：a series of 20 patients with 23 tumours［J］. J Hand Surg Eur, 2014, 39（3）：300-305.

［20］FOX M G, KRANSDORF M J, BANCROFT L W, et al. MR imaging of fibroma of the tendon sheath［J］. AJR Am J Roentgenol, 2003, 180（5）：1449-1453.

［21］FUKUNAGA M, USHIGOME S. Collagenous fibroma（desmoplastic fibroblastoma）：a distinctive fibroblastic soft tissue tumor［J］. Adv Anat Pathol, 1999, 6（5）：275-280.

［22］SHUTO R, KIYOSUE H, HORI Y, et al. CT and MR imaging of desmoplastic fibroblastoma［J］. Eur Radiol, 2002, 12（10）：2474-2476.

［23］MURPHEY M D, RUBLE C M, TYSZKO S M, et al. From the archives of the AFIP：musculoskeletal fibromatoses：radiologic-pathologic correlation［J］. Radiographics, 2009, 29（7）：2143-2173.

［24］KWAK H S, LEE S Y, KIM J R, et al. MR imaging of calcifying aponeurotic fibroma of the thigh［J］. Pediatr Radiol, 2004, 34（5）：438-440.

［25］LEE J C, THOMAS J M, PHILLIPS S, et al. Aggressive fibromatosis：MRI features with pathologic correlation［J］. AJR Am J Roentgenol, 2006, 186（1）：247-254.

［26］ROBBIN M R, MURPHEY M D, TEMPLE H T, et al. Imaging of musculoskeletal fibromatosis［J］. Radiographics, 2001, 21（3）：585-600.

［27］FLETCHER C D M, BRIDGE J A, HOGENDOORN P, et al. WHO classification of tumours of soft tissue and bone［M］. 4th ed. Lyon：IARC Pess, 2013.

［28］BRASCHI-AMIRFARZAN M, KERALIYA A R, KRAJEWSKI K M, et al. Role of imaging in management of desmoid-type fibromatosis：a primer for radiologists［J］. Radiographics, 2016, 36（3）：767-782.

［29］KUZEL P, MAHMOOD M N, METELITSA A I, et al. A clinicopathologic review of a case series of dermatofibrosarcoma protuberans with fibrosarcomatous differentiation［J］. J Cutan Med Surg, 2015, 19（1）：28-34.

［30］TORREGGIANI W C, AL-ISMAIL K, MUNK P L, et al. Dermatofibrosarcoma protuberans：MR imaging features［J］. AJR Am J Roentgenol, 2002, 178（4）：989-993.

［31］SERRA-GUILLEN C, SANMARTIN O, LLOMBART B, et al. Correlation between preoperative magnetic resonance imaging and surgical margins with modified Mohs for dermatofibrosarcoma protuberans［J］. Dermatol Surg, 2011, 37（11）：1638-1645.

［32］GENGLER C, GUILLOU L. Solitary fibrous tumour and haemangiopericytoma：evolution of a concept［J］. Histopathology, 2006, 48（1）：63-74.

［33］MUSYOKI F N, NAHAL A, POWELL T I. Solitary fibrous tumor：an update on the spectrum of extrapleural manifestations［J］. Skelet Radiol, 2012, 41（1）：5-13.

［34］GARCIA-BENNETT J, OLIVE C S, RIVAS A, et al. Soft tissue solitary fibrous tumor. Imaging findings in a series of nine cases［J］. Skelet Radiol, 2012, 41（11）：1427-1433.

［35］QIU X, MONTGOMERY E, SUN B. Inflammatory myofibroblastic tumor and low-grade myofibroblastic sarcoma：a comparative study of clinicopathologic features and further observations on the immunohistochemical profile of myofibroblasts［J］. Hum Pathol, 2008, 39（6）：846-856.

［36］TAN H, WANG B, XIAO H, et al. Radiologic and clinicopathologic findings of inflammatory myofibroblastic tumor［J］. J Comput Assist Tomogr, 2016.

［37］SARGAR K M，SHEYBANI E F，SHENOY A，et al. Pediatric fibroblastic and myofibroblastic tumors：a pictorial review［J］. Radiographics，2016，36（4）：1195-1214.

［38］KAYA M，WADA T，NAGOYA S，et al. MRI and histological evaluation of the infiltrative growth pattern of myxofibrosarcoma［J］. Skelet Radiol，2008，37（12）：1085-1090.

［39］LEFKOWITZ R A，LANDA J，HWANG S，et al. Myxofibrosarcoma：prevalence and diagnostic value of the "tail sign" on magnetic resonance imaging［J］. Skelet Radiol，2013，42（6）：809-818.

［40］YOO H J，HONG S H，KANG Y，et al. MR imaging of myxofibrosarcoma and undifferentiated sarcoma with emphasis on tail sign：diagnostic and prognostic value［J］. Eur Radiol，2014，24（8）：1749-1757.

［41］SARGAR K，KAO S C，SPUNT S L，et al. MRI and CT of low-grade fibromyxoid sarcoma in children：a report from children's oncology group study ARST0332［J］. AJR Am J Roentgenol，2015，205（2）：414-420.

［42］HWANG S，KELLIHER E，HAMEED M. Imaging features of low-grade fibromyxoid sarcoma（Evans tumor）［J］. Skelet Radiol，2012，41（10）：1263-1272.

［43］SAN MIGUEL P，FERNANDEZ G，ORTIZ-REY J A，et al. Low-grade myofibroblastic sarcoma of the distal phalanx［J］. J Hand Surg Am，2004，29（6）：1160-1163.

［44］YOON N，KWON J W，SEO S W，et al. Sclerosing epithelioid fibrosarcoma：cytogenetic analysis of FUS rearrangement［J］. Pathol Int，2012，62（1）：65-68.

［45］CHRISTENSEN D R，RAMSAMOOJ R，GILBERT T J. Sclerosing epithelioid fibrosarcoma：short T2 on MR imaging［J］. Skelet Radiol，1997，26（10）：619-621.

（张皓钦　高振华 译）

第6章 ⊘

所谓的纤维组织细胞性肿瘤

随着电子显微镜、免疫组化和细胞遗传学的研究进展，大多数最初被认为各种类型的纤维组织细胞肿瘤实际上并不是起源于组织细胞，而是一组不同的肿瘤群，仅仅只是在组织学上类似于纤维组织细胞瘤。在2013年修订的WHO软组织肉瘤分类中，将"恶性纤维组织细胞瘤"的疾病名称从"所谓的纤维组织细胞性肿瘤"类别中移除。所谓的纤维组织细胞性肿瘤包含以下4种肿瘤：腱鞘滑膜巨细胞瘤、深部良性纤维组织细胞瘤、丛状纤维组织细胞瘤和软组织巨细胞瘤。

6.1　腱鞘滑膜巨细胞瘤

腱鞘滑膜巨细胞瘤（TSGCT）是起源于关节滑膜、滑囊或腱鞘并向滑膜细胞分化的一系列肿瘤[1]，根据其发病部位分为关节内型或关节外型，根据其生长方式分为局限型或弥漫型。局限型腱鞘滑膜巨细胞瘤也称为腱鞘巨细胞瘤或结节性腱鞘滑膜炎，属于良性肿瘤，由滑膜样单核细胞构成，伴有数量不等的多核破骨细胞、泡沫组织细胞（伴有胆固醇裂隙的黄色瘤细胞）、噬铁细胞（含铁血黄素沉积）和炎性细胞。弥漫型腱鞘滑膜巨细胞瘤也被称为弥漫型巨细胞瘤、色素沉着绒毛结节性滑膜炎或色素沉着绒毛结节性腱鞘滑膜炎，属于局部侵袭性肿瘤，但组织学表现与局限型TSGCT相似[2]。

局限型TSGCT是TSGCT最常见的类型，好发于30～50岁，女性多见，男女比例约1∶2。局限型TSGCT主要发生于手部，是仅次于腱鞘囊肿的第二常见的手部良性肿瘤。弥漫型TSGCT好发于年轻患者（年龄＜40岁），发生于大关节，主要累及膝关节，其次是髋关节、踝关节、肘关节和肩关节。局限型TSGCT在临床上常表现为生长缓慢的、无痛性实性包块。弥漫型TSGCT在临床上出现疼痛、压痛、肿胀或活动受限[2-3]。

腱鞘滑膜巨细胞瘤的影像学表现因肿瘤的类型和大小不同而异。在X线片上，局限型关节外TSGCT表现为软组织肿块，偶有伴有邻近骨质的受压侵蚀。弥漫型关节内TSGCT通常表现为关节积液、软组织肿胀但无钙化或骨化、邻近骨质侵蚀、关节间隙和骨量未见异常[4]。在超声上，局限型TSGCT表现为边界清楚的、实性的、均匀或非均匀的低回声肿块，位于肌腱或关节附近，彩色或能量多普勒超声可显示肿瘤内部血流[5]。MRI是诊断TSGCT的最佳成像方法。TSGCT通常在T1WI上呈低-等信号，T2WI上因所含铁血黄素的顺磁性作用而呈现特征性的低信号灶，在梯度回波序列图像上因含铁血黄素的顺磁效应（晕染效应）使极低信号区被放大。局限型TSGCT中含铁血黄素的含量对MRI表现的影响有所不同，含铁血黄素沉积不多时，在T2WI上呈高信号。大多数肿瘤增强扫描后不同程度的弥漫性强化[4, 6]。弥漫型关节内TSGCT的其他MRI表现包括滑膜弥漫性斑块状或结节状增厚、邻近骨质侵蚀或软骨下囊肿、邻近骨髓或软组织水肿以及关节软骨缺损[7]。

局限型TSGCT的复发率一般低于弥漫型TSGCT，局限型TSGCT手术切除后的复发率为0~44%，术后复发通常是非破坏性的，可行手术再次切除，引起肿瘤术后复发率高的因素包括病变位置、既往手术史和手术切缘阳性[4, 8-9]。弥漫型TSGCT虽然不发生转移，但具有局部侵袭性，因而需要选择肿瘤的广泛切除[2]。

6.2　深部良性纤维性组织细胞瘤

良性纤维组织细胞瘤（BFH）是最常见的皮肤肿瘤之一，主要由温和的成纤维细胞按席纹状排列而成，伴有数量不等的巨细胞和泡沫状组织细胞[10-11]。BFH分为皮肤型BFH和深部型BFH。深部BFH非常罕见，占所有BFH发病率的5%以下，最常见于下肢，其次是头部和颈部，可见于任何年龄阶段，男性发病稍多[11]。

深部BFH的影像学表现并无特异性。据文献报道，深部BFH在超声表现为边界清晰的高回声软组织肿块，偶有富血供；在CT和MRI上表现为皮下或深部软组织内边界清晰的肿块，增强扫描其强化程度取决于瘤内血管的数量、出血和坏死程度[12-15]。当肿瘤较大或出现坏死时，深部BFH需要与浅表软组织肉瘤相鉴别，包括未分化多形性肉瘤、皮肤平滑肌肉瘤、隆突性皮肤纤维肉瘤[12]。

深部BFH可术后局部复发或转移，其临床最佳治疗方案包括肿瘤广泛性切除和术后追踪随访[10]。

6.3　软组织巨细胞瘤

软组织巨细胞瘤（GCT-ST）是一种罕见的原发性软组织肿瘤，其临床和形态学上与骨巨细胞瘤相似。GCT-ST呈多结节结构，结节由分布于富血管基质中的圆形或椭圆形单核细胞和破骨样巨细胞组成[16]。肿瘤内其他组织学表现包括动脉瘤样骨囊肿相似的血腔、病变周围的化生骨、基质出血、明显纤维化和泡沫状巨噬细胞团[16-17]。约12%的GCT-ST术后局部复发，但罕见转移或死亡。根据2013年WHO软组织肿瘤分类，GCT-ST被认为是一种中间型肿瘤（偶有转移）。因此，临床推荐肿瘤需完全切除，手术切缘为阴性。

GCT-ST通常表现为边界清楚、生长缓慢的包块。尽管各年龄段均可发病，但常发生于中老年人，发病率无性别差异。肿瘤最常见于下肢，其次为躯干和上肢，通常位于浅表软组织，但也可发生于深部软组织[17-18]。

GCT-ST很少见，关于其影像学表现的报道甚少。彩色多普勒超声显示该肿瘤为边界清楚的不均匀低回声的实性肿块，内见血流。在MRI上相对于肌肉信号而言。肿瘤在T2WI上呈高信号，T1WI呈中等-低信号，增强扫描较明显强化。偶有文献报道，肿瘤内可出血囊变伴液-液平面，类似于动脉瘤样骨囊肿的表现[19-20]。

6.4 示例：所谓的纤维组织细胞性肿瘤

6.4.1 局限型腱鞘滑膜巨细胞瘤

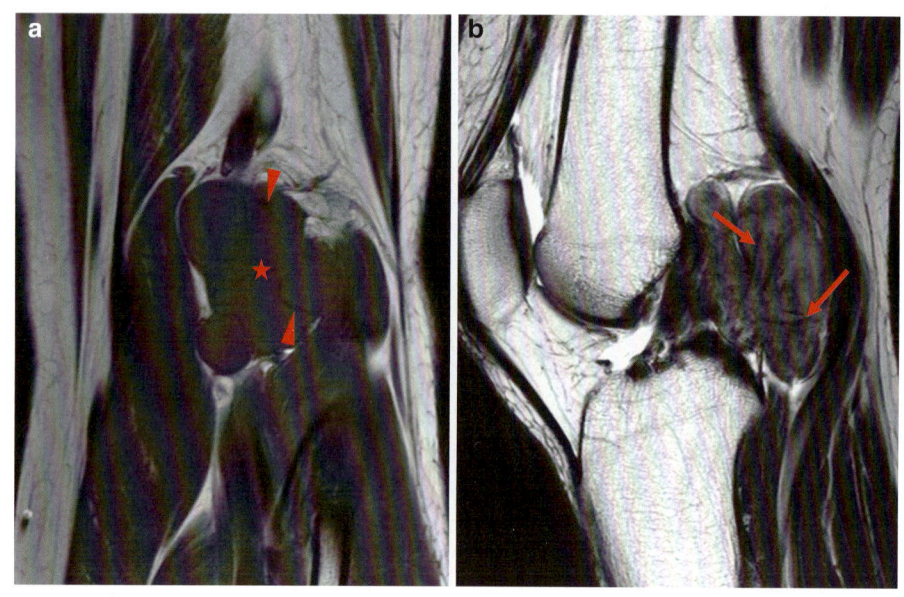

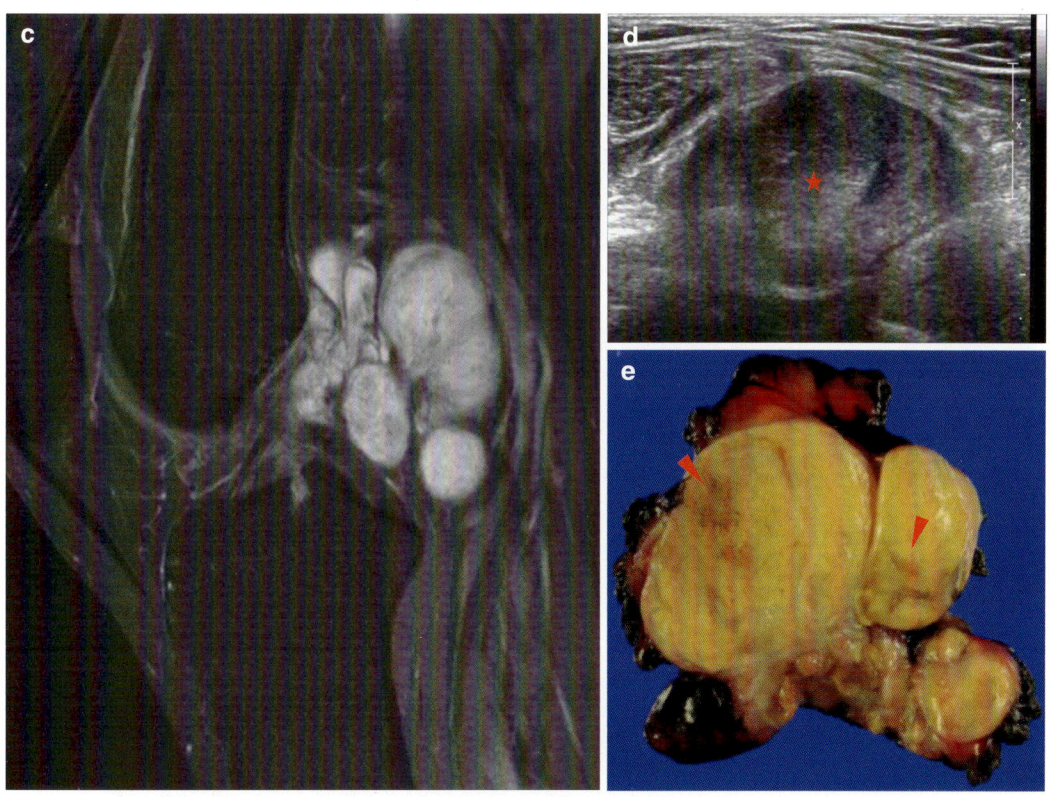

图6.1　局限型腱鞘滑膜巨细胞瘤（1）

冠状位T1WI（a）显示腘窝肌间隙内的多分叶状肿块（星号）。相对骨骼肌信号，肿块呈稍高信号。肿块内多发的小结节或曲线状低信号区（三角形）代表含铁血黄素沉积。矢状位T2WI（b）显示肿块呈低至中等信号，与膝前交叉韧带和关节囊后缘分界不清。肿块内可见低信号小灶（含铁血黄素沉积）。此外可见少量较粗的低信号线（箭头），代表含铁血黄素沉积的纤维分隔。矢状位CE-T1WI-FS（c）显示肿块呈不均匀强化。膝关节无滑膜增厚或异常强化。超声（d）显示腘窝深部边缘清晰的实性肿块（星号），呈不均匀回声，相对于皮下脂肪回声而言呈低高混杂回声。大体标本（e）显示边界清楚的多分叶状的黄色肿块，内见多发褐色灶（三角形）。

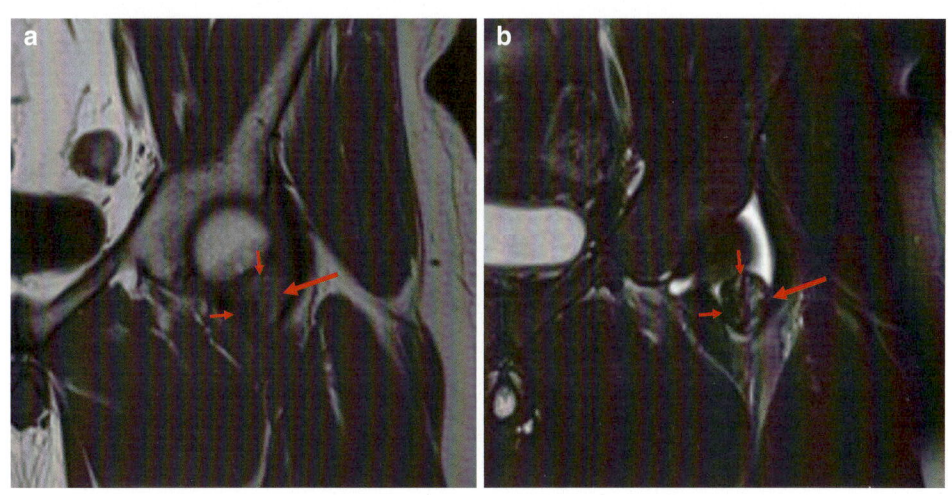

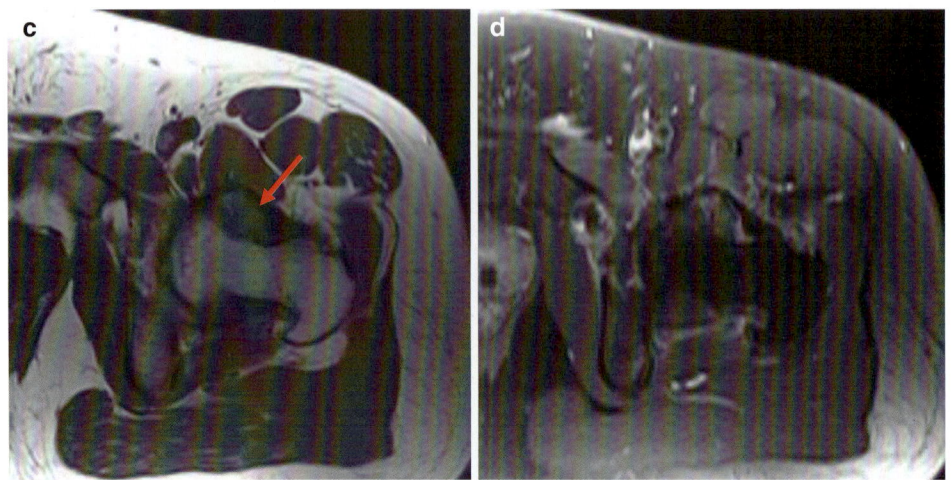

图6.2 局限型腱鞘滑膜巨细胞瘤（2）

冠状位T1WI（a）显示左髋关节内的软组织肿块（箭头），呈高信号（相对于肌肉信号）。冠状位T2WI-FS（b）显示病变呈高低混杂信号。横轴位T1WI（c）上呈高信号，CE-T1WI-FS（d）上呈不均匀强化。所有序列MRI上的低信号灶（细箭头）均对应为含铁血黄素沉积。左髋关节腔中度积液，前下隐窝周围软组织水肿并有强化。

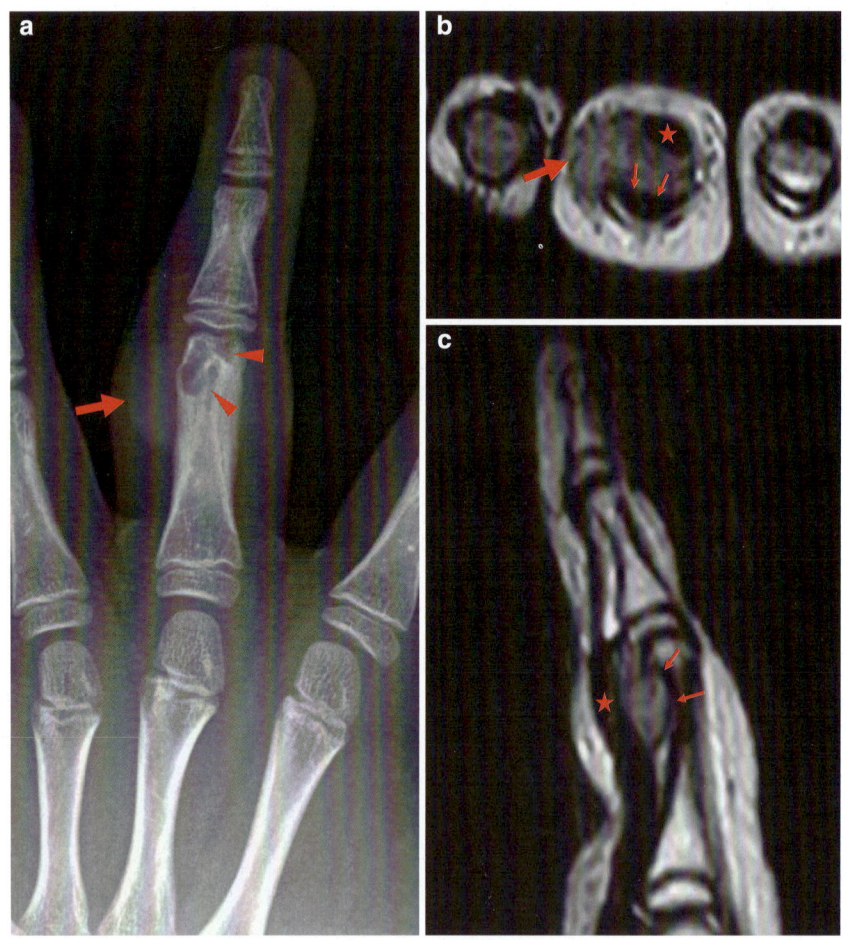

图6.3 局限型腱鞘滑膜巨细胞瘤（3）

X线片（a）显示中指近节指骨尺侧的软组织肿块（箭头），伴有邻近指骨头轻度膨胀性溶骨性改变（三角形）。横轴位（b）和矢状位（c）T2WI显示肿块呈分叶状（箭头），呈不均匀的中至高信号，内见典型低信号的含铁血黄素沉积灶。肿块位于屈肌腱（星号）和中指近节指骨之间，伴有邻近骨侵蚀（细箭头）。

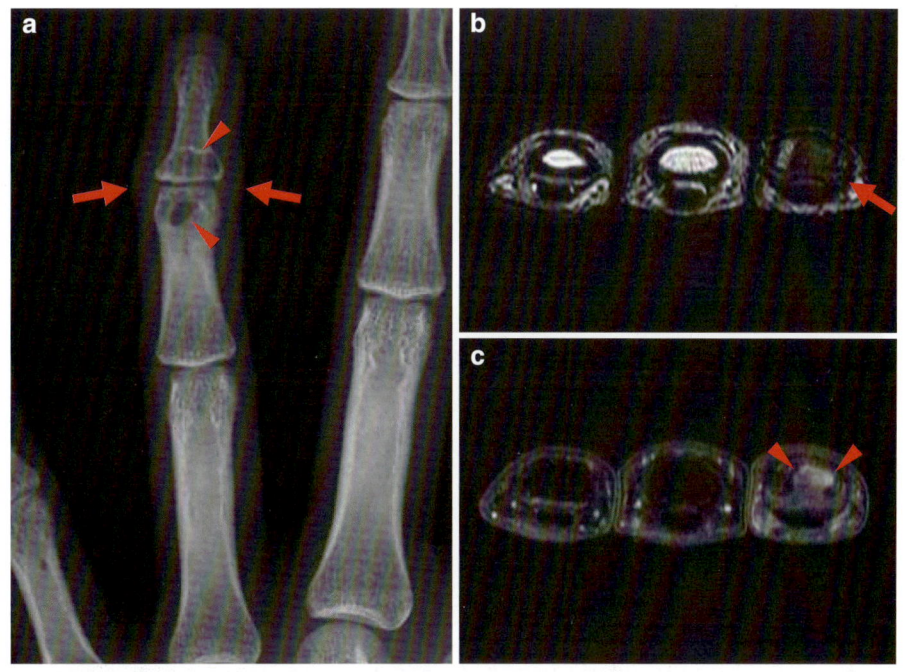

图6.4 局限型腱鞘滑膜巨细胞瘤（4）

X线片（a）显示远侧指间关节周围非特异性的软组织肿胀（箭头），伴有邻近骨边界清楚的多灶性溶骨病变（三角形）。肿块在横轴位T2WI（b）上呈明显低信号，在CE-T1WI-FS上呈不均匀强化（c）。病变位于指骨与屈肌腱之间，邻近骨侵蚀较大（三角形）。

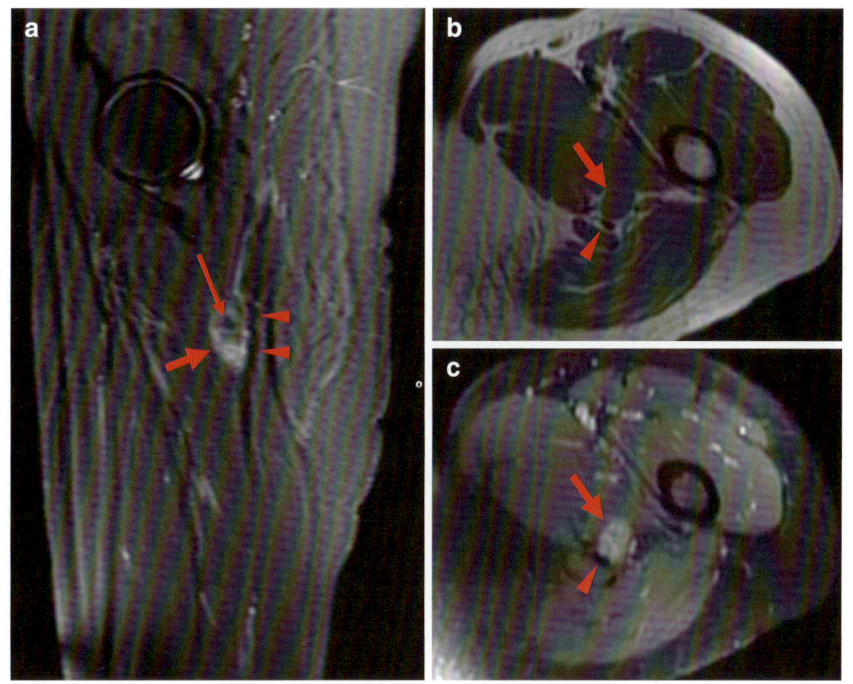

图6.5 局限型腱鞘滑膜巨细胞瘤（5）

矢状位T2WI-FS（a）显示髋关节外的卵圆形软组织肿块（箭头），位于半膜肌肌腱（三角形）的腹侧面。相对于骨骼肌信号，肿块呈高信号，内见少许低信号含铁血黄素沉积区（细箭头）。横轴位T1WI（b）显示肿块呈等信号，CE-T1WI-FS（c）显示肿块不均匀强化。

6.4.2 弥漫型腱鞘滑膜巨细胞瘤

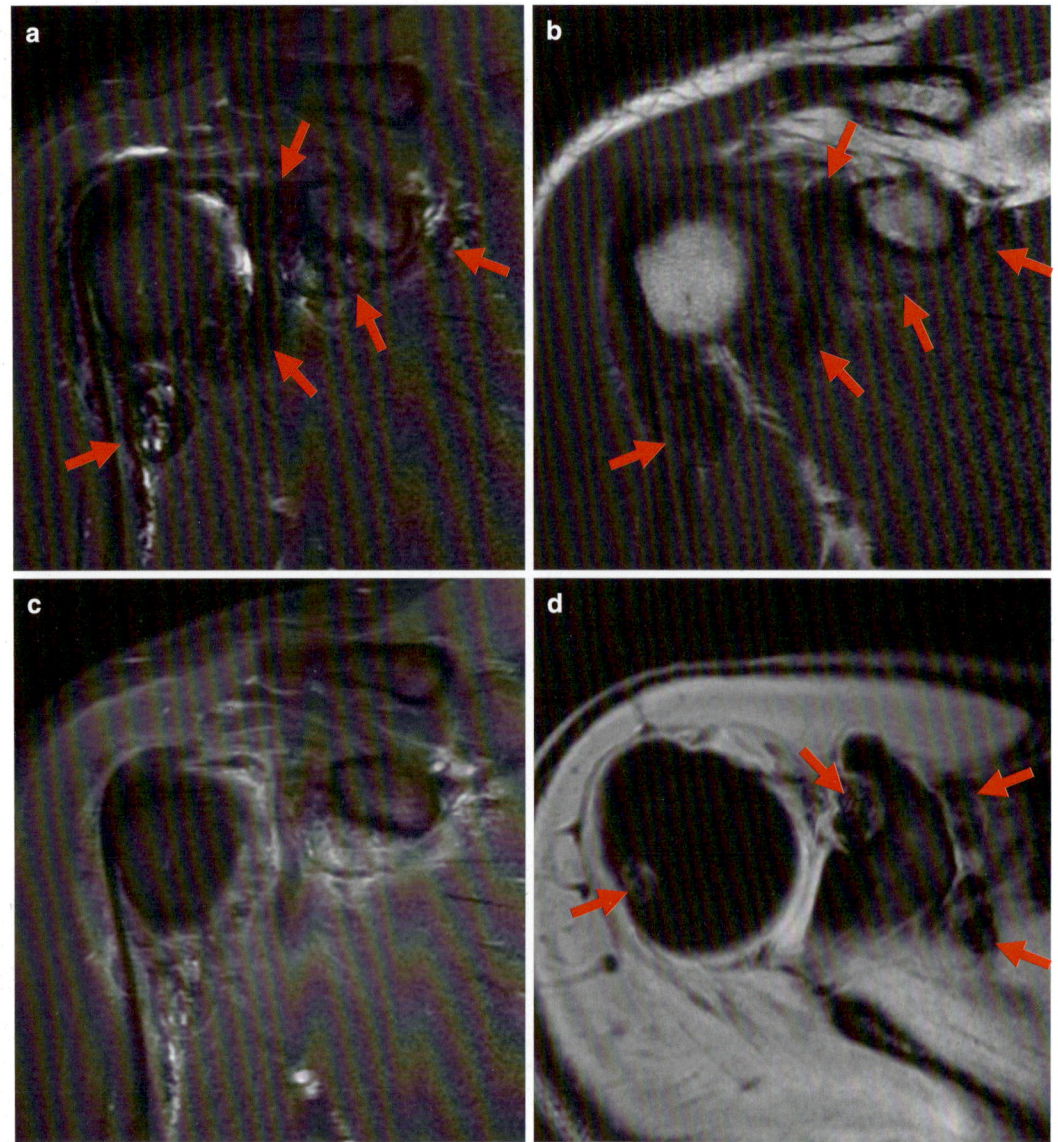

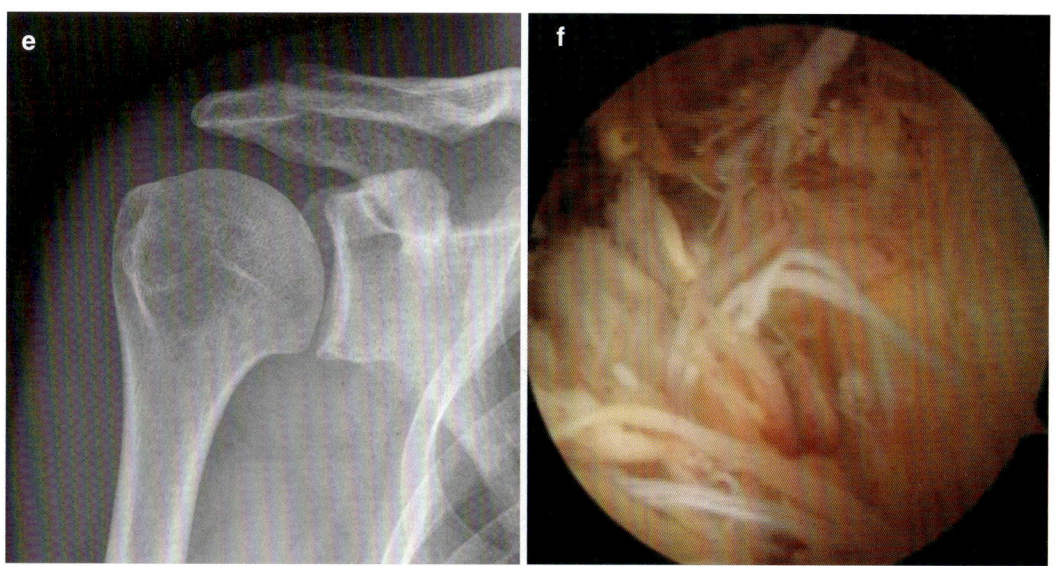

图6.6 弥漫型腱鞘滑膜巨细胞瘤（1）

冠状位T2WI-FS（a）显示盂肱关节滑膜增厚，关节腔内弥漫性大小不一的低信号结节（箭头）。冠状位T1WI（b）显示病变信号不均，呈低信号或稍高信号。CE-T1WI-FS（c）显示病变不均匀强化。横轴位梯度回波序列MRI（d）显示低信号结节的"晕染效应"（箭头），比在T2WI上显示的范围更大且信号更低。X线片（e）显示关节边缘骨质密度稍增高。关节镜（f）显示明显的黄红色滑膜增生呈绒毛状和叶状。

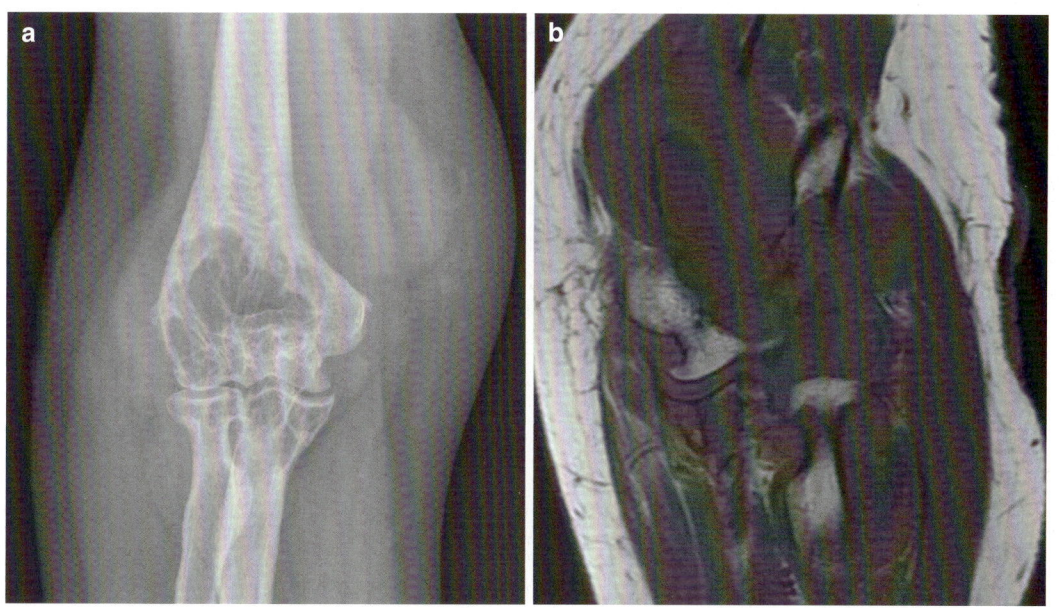

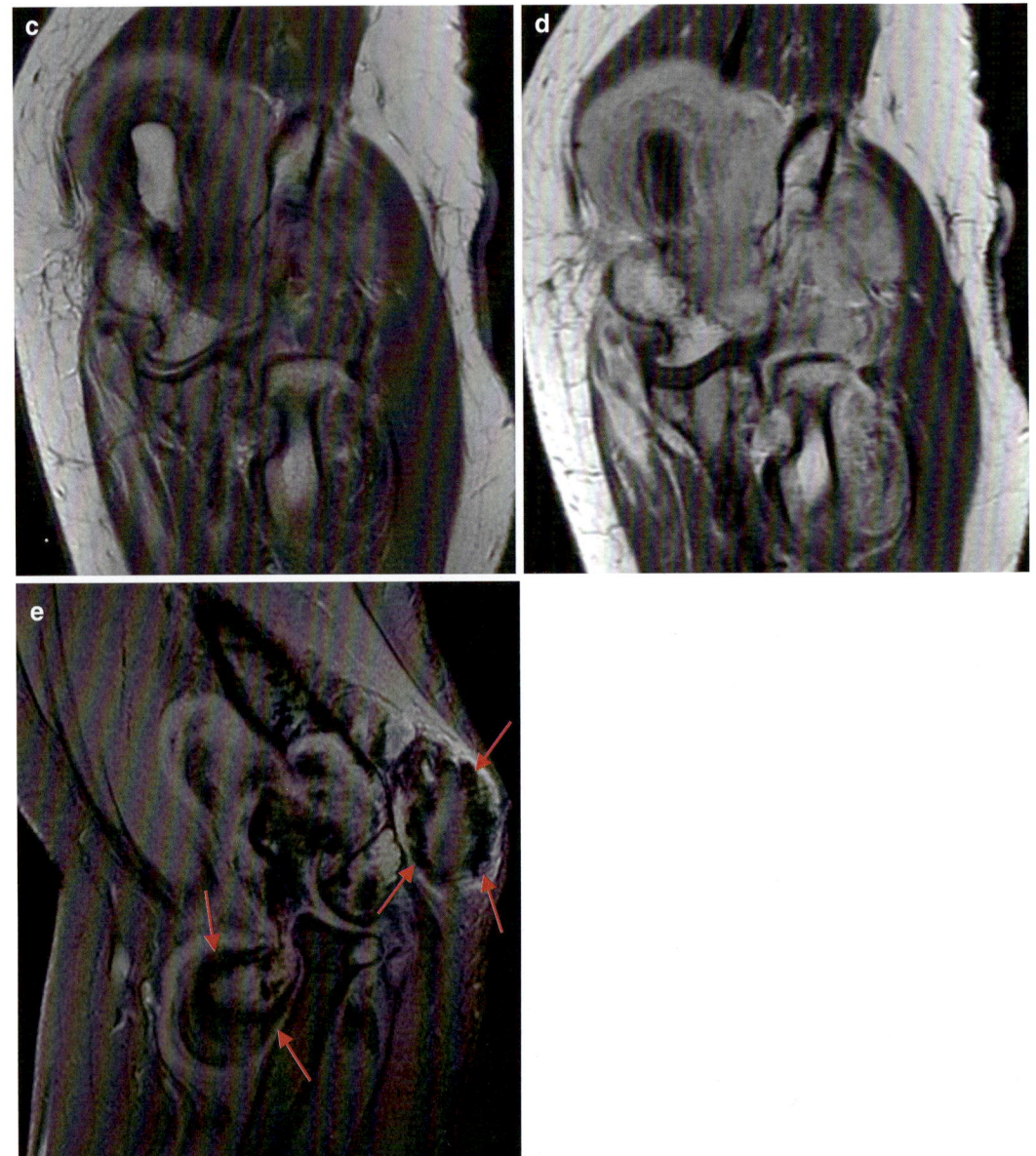

图6.7 弥漫型腱鞘滑膜巨细胞瘤（2）

X线片（a）显示肘部周围多分叶状的软组织肿块，邻近骨质广泛性侵蚀破坏，肘关节间隙未见变窄，周围骨质密度正常。冠状位T1W（b）显示肿块呈等信号，内见小灶状低信号区。T2WI（c）显示肿块信号不均匀，呈低至高信号。增强T1WI（d）肿块呈不均匀明显强化。矢状位梯度回波序列MRI（e）显示低信号病灶的"晕染效应"（细箭头）。

6.4.3　软组织巨细胞瘤

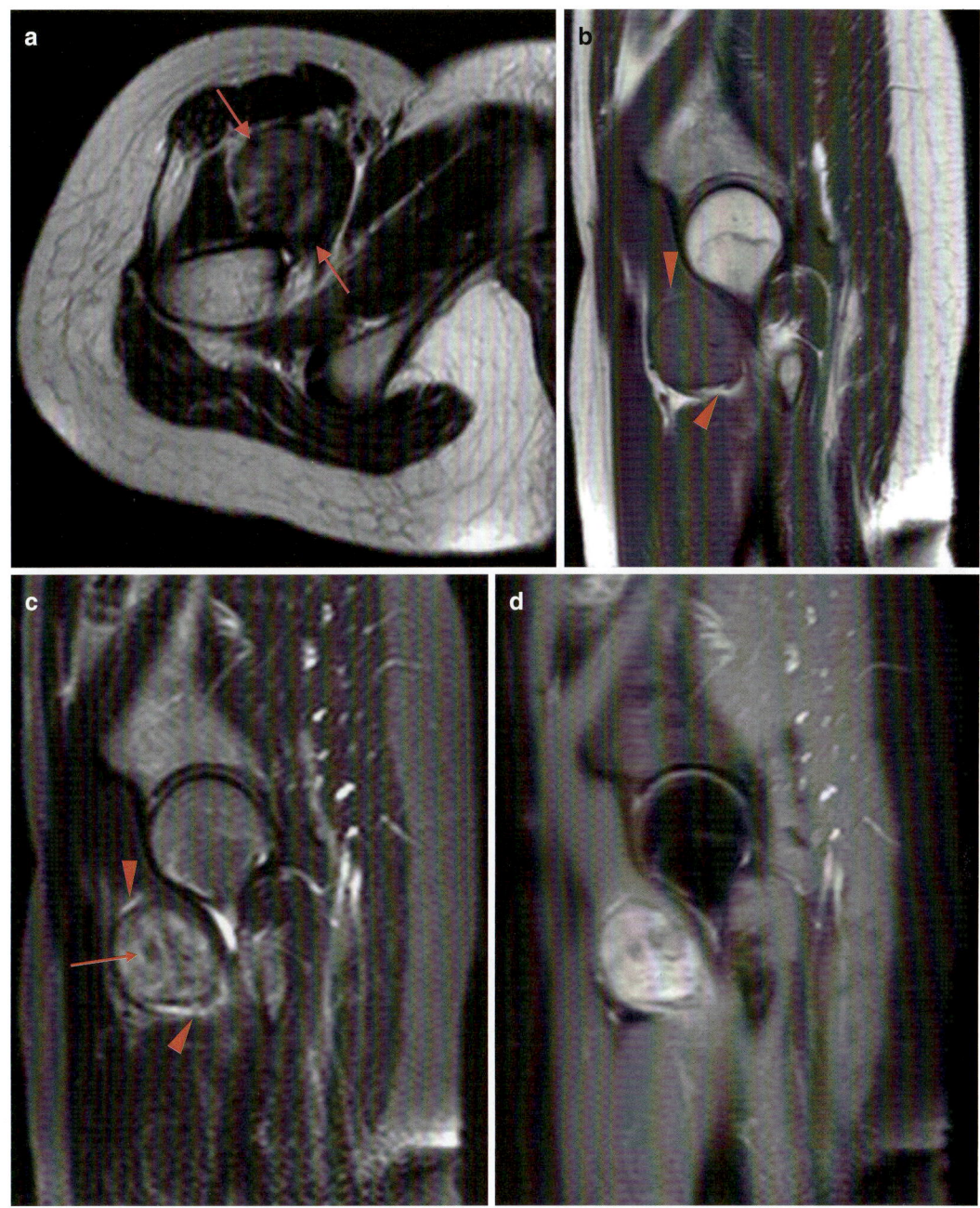

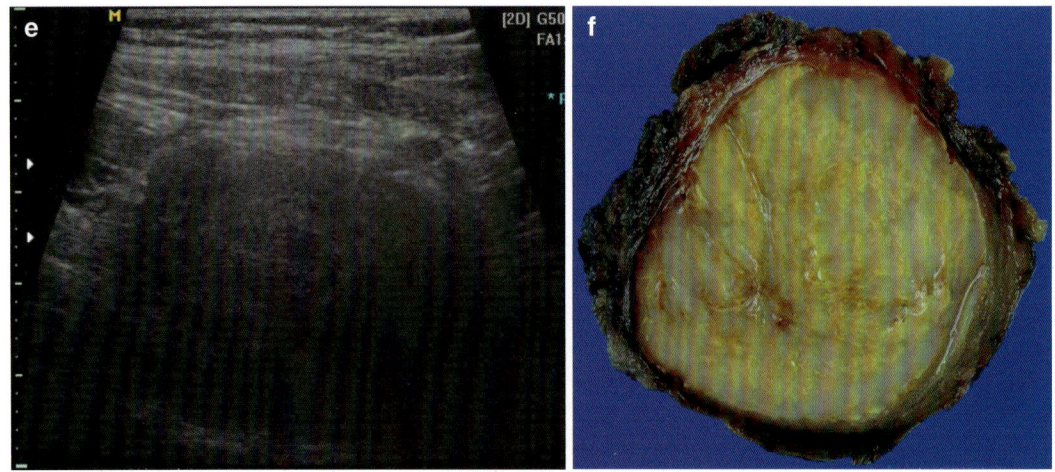

图6.8 软组织巨细胞瘤

横轴位T2WI（a）显示右髂腰肌内筋膜下边界清楚的椭圆形软组织肿块。矢状位T1WI（b）显示肿块信号稍高于肌肉信号；在T2WI上呈不均匀高信号，肿块内可见含铁血黄素沉积所致的低信号区（细箭头），肿块周围可见脂肪环绕（三角形）（a，c）；在CE-T1WI-FS（d）上肿块不均匀强化。超声（e）显示肿块呈轻度不均匀低回声。大体标本（f）显示肿瘤为淡黄色肿块，伴有多发不规则金黄色区和出血灶。

6.4.4 深部良性纤维组织细胞瘤

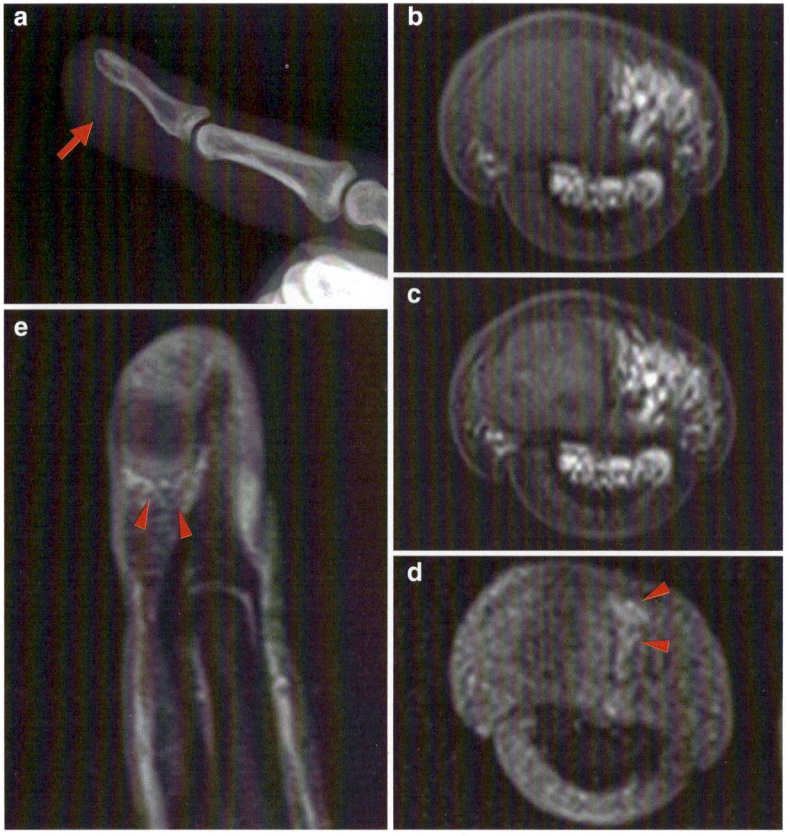

图6.9 深部良性纤维组织细胞瘤

侧位X线片（a）显示远节指骨掌侧非特异性的软组织肿块（箭头），邻近骨质未见受累。肿块在T1WI（b）上呈等-稍高信号，边界清晰；在T2WI（c）上呈高信号。横轴位（d）和矢状位（e）CE-T1WI-FS显示肿块外周轻度强化，中心大片状不强化区，周围软组织水肿且强化（三角形）。

❖ 参考文献

［1］BOLAND J M，FOLPE A L，HORNICK J L，et al. Clusterin is expressed in normal synoviocytes and in tenosynovial giant cell tumors of localized and diffuse types：diagnostic and histogenetic implications［J］. Am J Surg Pathol，2009，33（8）：1225-1229.

［2］DE SAINT AUBAIN SOMERHAUSEN N，VAN DE RIJN M. Tenosynovial giant cell tumour［J］//FLETCHER C D M，BRIDGE JA，HOGENDOORN P C W，MERTENS F. WHO classiciation of tumours of soft tissue and bone. 4th ed. Lyon：International Agency for Research on Cancer，2013：100-103.

［3］USHIJIMA M，HASHIMOTO H，TSUNEYOSHI M，et al. Giant cell tumor of the tendon sheath（nodular tenosynovitis）. A study of 207 cases to compare the large joint group with the common digit group［J］. Cancer，1986，57（4）：875-884.

［4］MURPHEY M D，RHEE J H，LEWIS R B，et al. Pigmented villonodular synovitis：radiologic-pathologic correlation［J］. Radiographics，2008，28（5）：1493-1518.

［5］MIDDLETON W D，PATEL V，TEEFEY S A，et al. Giant cell tumors of the tendon sheath：analysis of sonographic findings［J］. AJR Am J Roentgenol，2004，183（2）：337-379.

［6］AL-NAKSHABANDI N A，RYAN A G，CHOUDUR H，et al. Pigmented villonodular synovitis［J］. Clin Radiol，2004，59（5）：414-420.

［7］HUGHES T H，SARTORIS D J，SCHWEITZER M E，et al. Pigmented villonodular synovitis：MRI characteristics［J］. Skelet Radiol，1995，24（1）：7-12.

［8］SCHWARTZ H S，UNNI K K，PRITCHARD D J. Pigmented villonodular synovitis. A retrospective review of affected large joints［J］. Clin Orthop Relat Res，1989，247：243-255.

［9］FLANDRY F，HUGHSTON J C. Pigmented villonodular synovitis［J］. J Bone Joint Surg Am，1987，69（6）：942-949.

［10］GLEASON B C，FLETCHER C D. Deep "benign" fibrous histiocytoma：clinicopathologic analysis of 69 cases of a rare tumor indicating occasional metastatic potential［J］. Am J Surg Pathol，2008，32（3）：354-362.

［11］FLETCHER C D. Benign fibrous histiocytoma of subcutaneous and deep soft tissue：a clinicopathologic analysis of 21 cases［J］. Am J Surg Pathol，1990，14（9）：801-809.

［12］THOMAS K L，HENDERSON-JACKSON E，CARACCIOLO J T. Test yourself：answer-deep benign fibrous histiocytoma［J］. Skelet Radiol，2015，44（8）：1151-1152.

［13］JO E，CHO E S，KIM H S，NAM W. Deep benign fibrous histiocytoma in the oral cavity：a case report［J］. J Korean Assoc Oral Maxillofac Surg，2015，41（5）：270-272.

［14］CHUNG J，NAMKOONG S，SIM J H，et al. Deep penetrating benign fibrous histiocytoma of the foot associated with throbbing pain［J］. Ann Dermatol，2011，23（Suppl 2）：S239-242.

［15］MACHIELS F，DE MAESENEER M，CHASKIS C，et al. Deep benign fibrous histiocytoma of the knee：CT and MR features with pathologic correlation［J］. Eur Radiol，1998，8（6）：989-991.

［16］OLIVEIRA A M. Giant cell tumours of soft tissue［J］//FLETCHER C D M，BRIDGE JA，HOGENDOORN P C W，MERTENS F. WHO classiciation of tumours of soft tissue and bone. 4th ed. Lyon：International Agency for Research on Cancer，2013：100-103.

［17］O'CONNELL J X，WEHRLI B M，NIELSEN G P，et al．Giant cell tumors of soft tissue：a clinicopathologic study of 18 benign and malignant tumors［J］．Am J Surg Pathol．2000；24（3）：386-395．

［18］OLIVEIRA A M，DEI TOS A P，FLETCHER C D，et al．Primary giant cell tumor of soft tissues：a study of 22 cases［J］．Am J Surg Pathol，2000，24（2）：248-256．

［19］MEANA MORIS A R，GARCIA GONZALEZ P，FUENTE MARTIN E，et al．Primary giant cell tumor of soft tissue：fluid-fluid levels at MRI［J］．Eur Radiol，2010，20（6）：1539-1543．

［20］AN S B，CHOI J A，CHUNG J H，et al．Giant cell tumor of soft tissue：a case with atypical US and MRI findings［J］．Korean J Radiol，2008，9（5）：462-465．

（张皓钦　高振华 译）

第7章 ⊙
平滑肌肿瘤

7.1 深部软组织平滑肌瘤

深部软组织平滑肌瘤是一种罕见的良性肿瘤，发生于腹膜后或腹腔深部软组织，由交织束状排列的平滑肌样细胞组成，肿瘤细胞类似于正常的平滑肌细胞。多数肿瘤为少细胞性病变，较大的肿瘤内可见多种变性或退行性变，包括纤维化、钙化、玻璃样变和黏液样变。目前已知，钙化、玻璃样变和黏液样变在平滑肌瘤中比较常见[1]。

深部软组织平滑肌瘤临床表现为较大包块，可伴或不伴有疼痛。腹膜后或腹腔的深部软组织平滑肌瘤几乎只发生于女性，主要发生在青年人或中年人。仅有极少数平滑肌瘤发生于外周深部软组织，任何年龄均可发病且无性别倾向。平滑肌瘤很少发生于四肢，下肢发病较上肢多见[2]。肿瘤的治疗采取肿瘤连同周围的肌肉组织一并完整切除。肿瘤的复发率极低，也很少恶变[1]。

深部软组织平滑肌瘤的影像学表现不具有诊断特异性。X线片可显示软组织肿胀伴散在钙化。彩色或能量多普勒超声显示为不均匀低回声的实性肿块，边界清楚，伴或不伴有瘤内血流[3]。在MRI上，肿瘤在T1WI上呈等或稍高信号，T2WI呈高信号或稍低信号，增强扫描后明显强化[4-7]。

7.2 平滑肌肉瘤

平滑肌肉瘤是一种罕见的恶性间叶性肿瘤，具有平滑肌分化特征，约占所有软组织肉瘤的10%，是第二或第三常见的软组织肉瘤[8-9]。具有核异型性和核分裂活性的软组织平滑肌肿瘤通常被诊断为平滑肌肉瘤，并有转移的倾向[10]。平滑肌肉瘤被分为以下3种亚型：子宫平滑肌肉瘤、软组织平滑肌肉瘤和骨平滑肌肉瘤。其中软组织平滑肌肉瘤中的软组织包括皮肤、大血管和深部软组织[11]。

软组织平滑肌肉瘤在临床上表现为包块，多见于40～60岁[9, 12-13]。子宫和腹膜后平滑肌肉瘤以女性多见，其他部位发病无性别倾向。平滑肌肉瘤最常见于子宫和腹膜后，较少见于内脏、骨骼、软组织和皮肤[11]。根据Scandinavian肉瘤研究小组最近的研究报道显示[12]，非内脏的平滑肌肉瘤最常见于四肢，其次是躯干和头/颈部。在肿瘤发病位置的深度方面，以皮下受累（45%）最为常见，其次是深部软组织（39%）和皮肤（16%）受累。浅表平滑肌肉瘤患者存活时间较长，这可能与肿瘤体积小且早期被发现有关[12, 14]。四肢深部软组织平滑肌肉瘤与其他部位的平滑肌肉瘤相比，局部复发的可能性更大，复发率约为27%[15]。皮下软组织肉瘤的转移率约为20%，而深部肌肉内平滑肌肉瘤的转移率约为60%[12]。

平滑肌肉瘤的影像学表现通常不具有诊断特异性。X线片显示软组织肿块，瘤内矿化并不常见。肿瘤内矿化是由非肿瘤性成分的骨化或营养不良性钙化所致[16]。超声、CT和MRI均显示边界清晰的软组织肿块，伴有不同程度的坏死、囊变、出血和血供[14, 17-18]。深部软组织平滑肌肉瘤一般比浅表平滑肌肉瘤体积大，增强扫描后因瘤内出血和坏死而呈不均匀强化。浅表（即皮下）平滑肌肉瘤由于体积较小，其增强扫描后强化较均匀[14]。

7.3 示例：平滑肌肿瘤

7.3.1 深部软组织平滑肌瘤

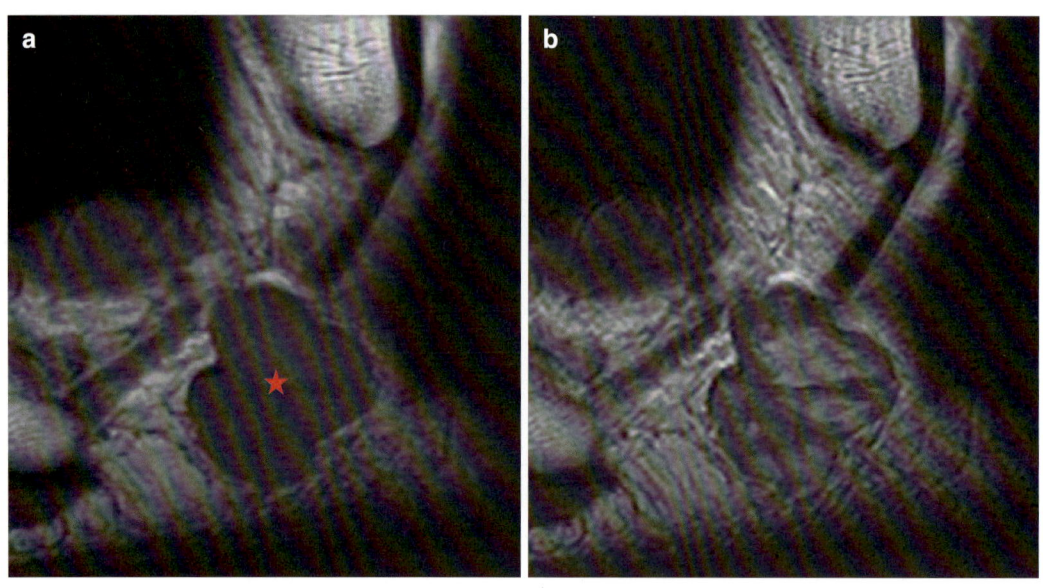

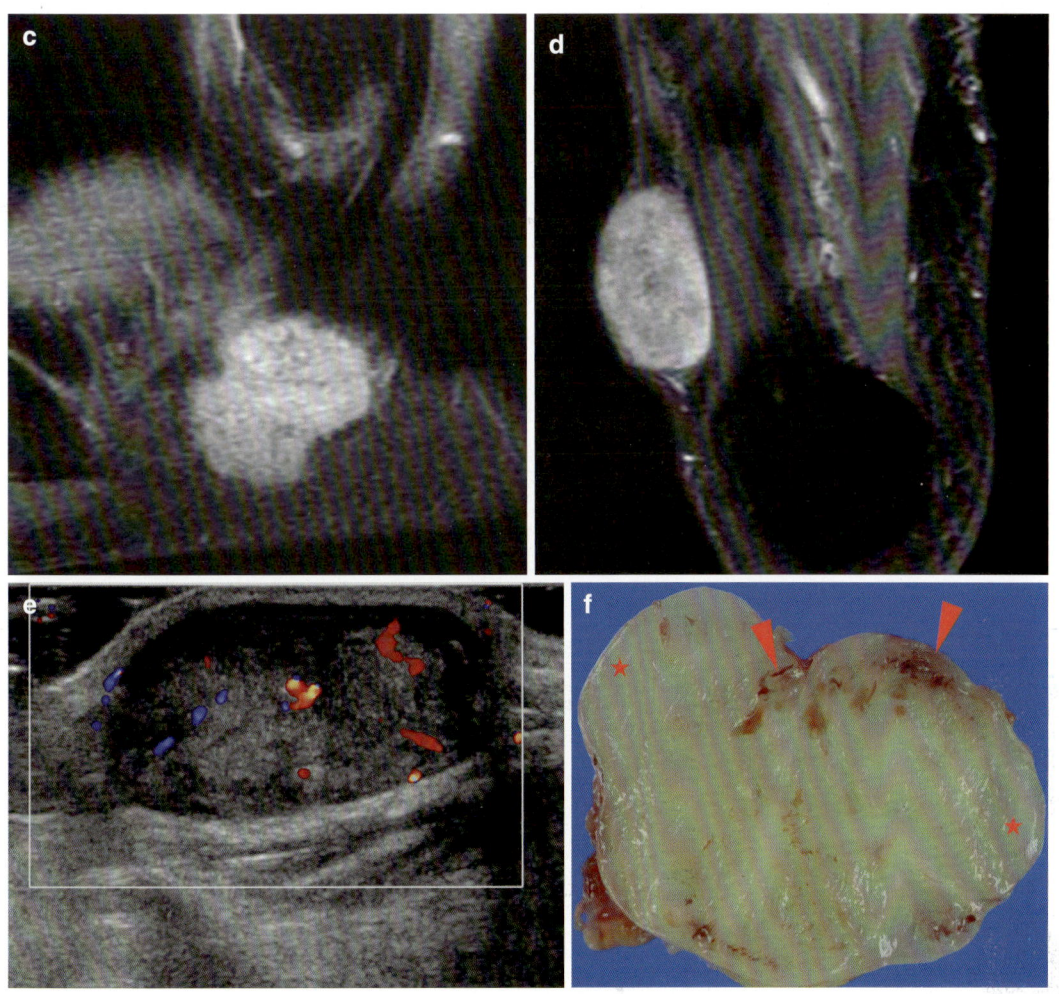

图7.1　深部软组织平滑肌瘤（1）

矢状位T1WI（a）显示右中足外侧皮下的边界清楚的软组织肿块（星号）。相对于骨骼肌信号，肿块在T1WI（a）上呈稍低–等信号，T2WI（b）上呈不均匀等–高信号，CE–T1WI–FS（c，d）上呈不均匀明显强化。超声（e）显示肿块边缘光滑，内见高低混杂回声，在彩色多普勒血流图像上肿块内可见明显血流。大体标本（f）显示边界清楚的分叶状黄色肿块，外周见多灶性黏液变（星号）和褐色区（三角形）。

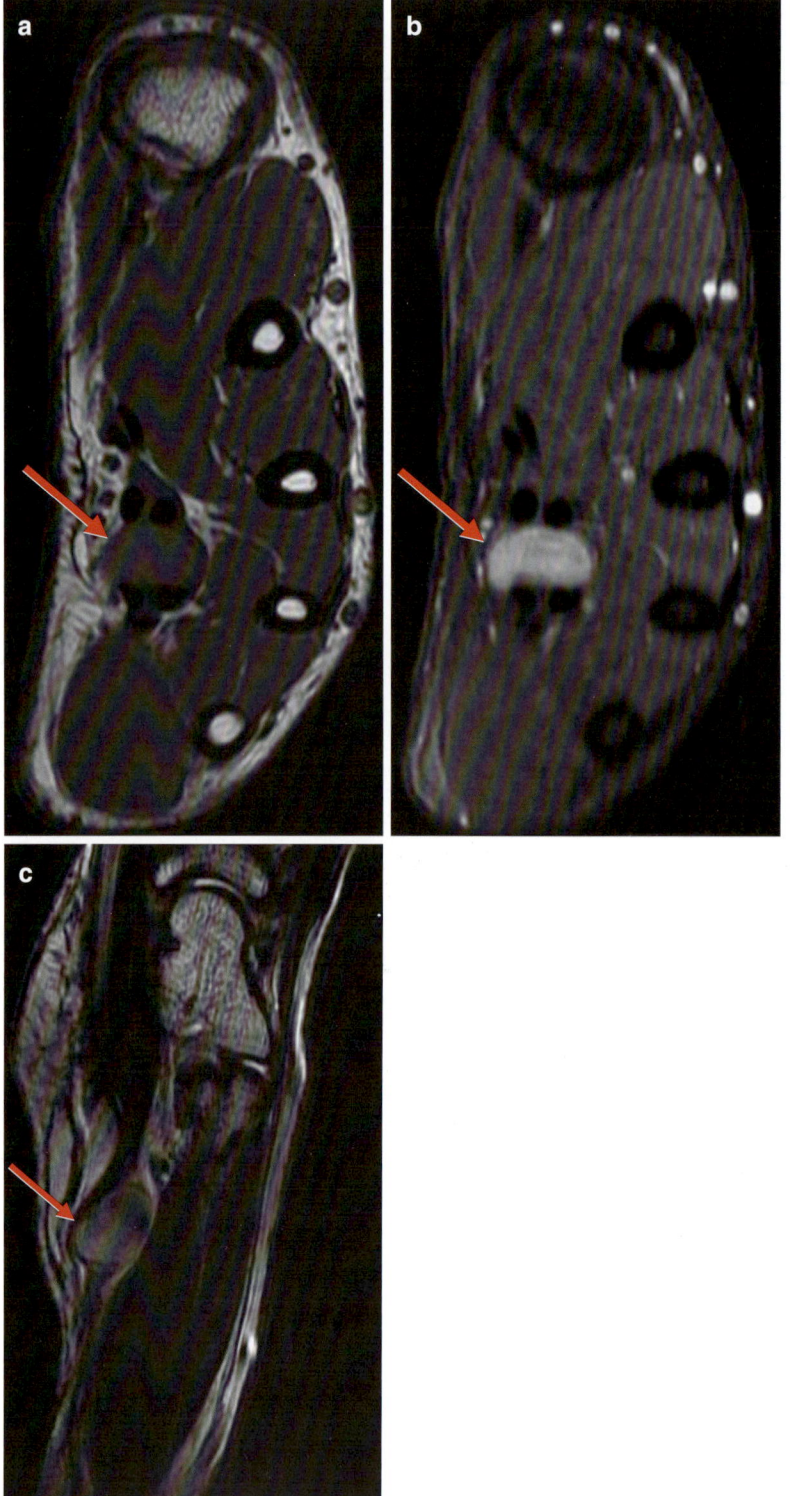

图7.2 深部软组织平滑肌瘤（2）

横轴位T1WI（a）显示来源于手部蚓状肌的边界清晰的软组织肿块（箭头），其信号高于骨骼肌信号，CE-T1WI-FS（b）上呈不均匀明显强化。矢状位T2WI（c）显示边界清楚的类圆形肿块，呈不均匀稍高信号，内见小的低信号区。

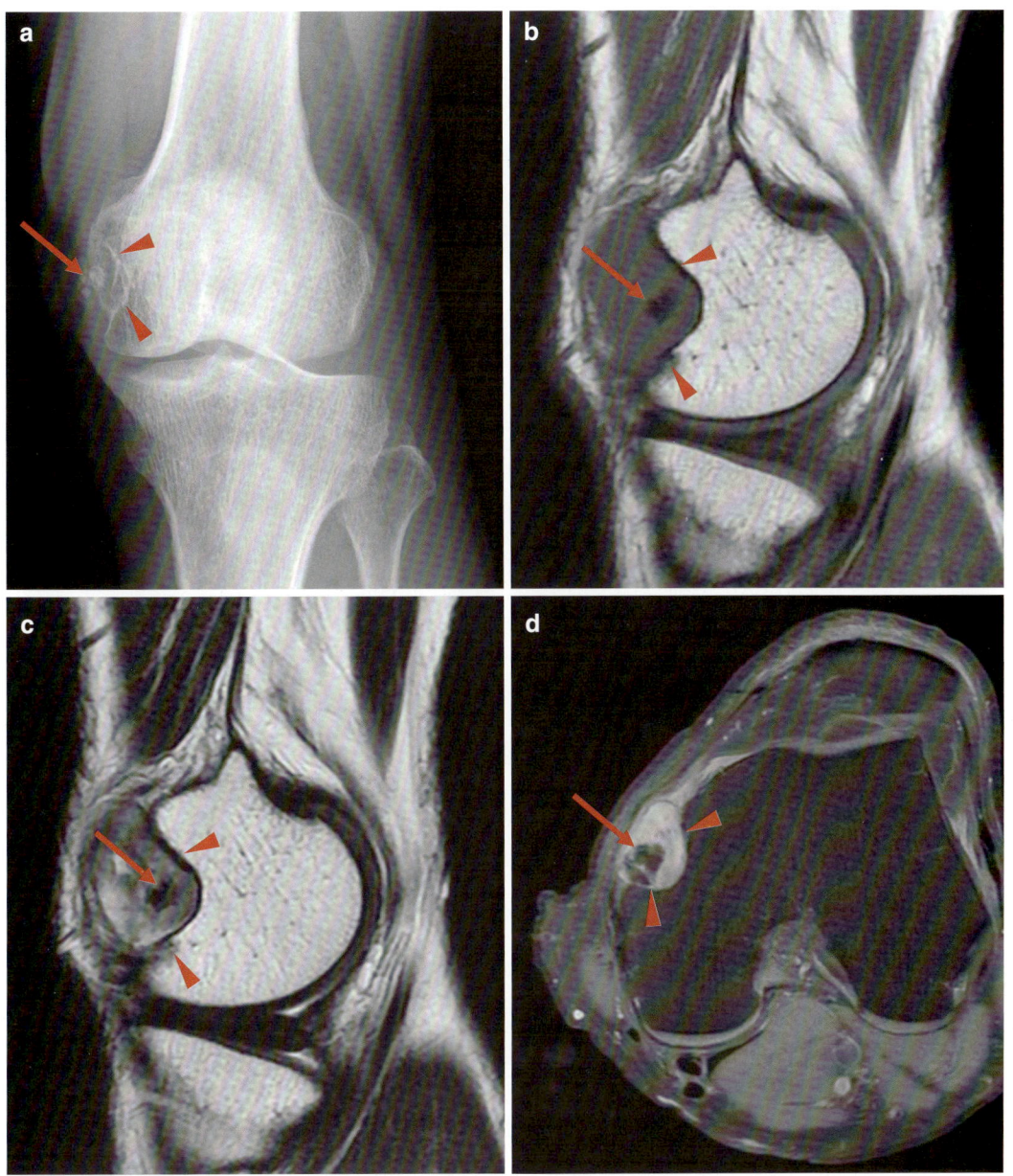

图7.3 深部软组织平滑肌瘤（3）

X线片（a）显示股骨内侧髁旁的关节内软组织肿块。矢状位T1WI（b）显示肿块呈肌肉样等信号。T2WI（c）上呈混杂信号，从低信号到高信号。横轴位CE-T1WI-FS（d）显示肿瘤明显强化。另外，肿块内可见多发结节状低信号钙化（箭头）、邻近骨侵蚀伴较薄的硬化边（三角形）。

7.3.2　平滑肌肉瘤

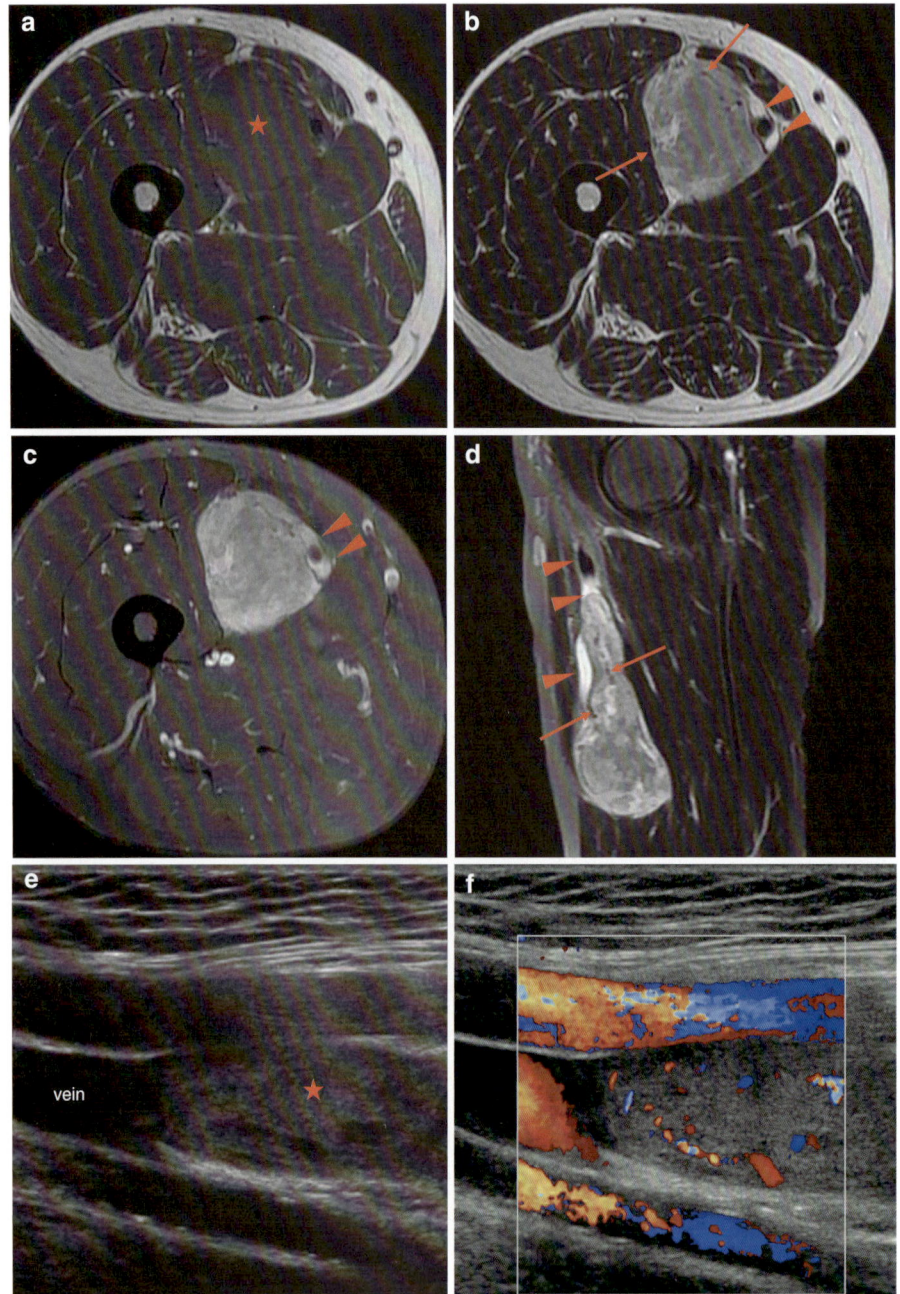

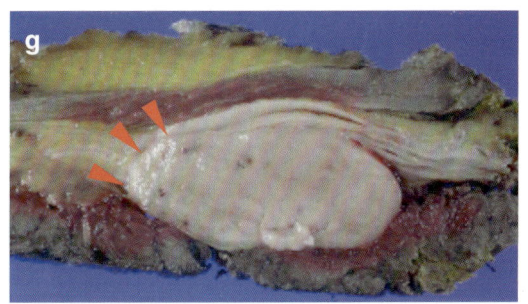

图7.4 平滑肌肉瘤（1）

横轴位T1WI（a）显示大腿肌间隙内边界清楚的软组织肿块（星号），与股浅血管（三角形）分界不清，在横轴位（b）和矢状位（d）T2WI上显示肿块沿股浅血管向头尾方向延伸。相对于骨骼肌信号，肿块在T1WI（a）上呈等-稍高信号，T2WI（b，d）上呈低-高不均匀信号。肿瘤的中央和周围区均可见血管流空信号（细箭头）。横轴位CE-T1WI-FS（c）显示肿块呈不均匀明显强化。超声（e）显示病变呈边界清楚的高回声肿块（星号），瘤内无回声管状结构在彩色多普勒图像上为瘤内血管（f）。另外，肿瘤已侵及邻近的股浅静脉。大体标本（g）显示边界清楚的白色肿块，内见多发小血管，肿瘤直接侵及邻近静脉（箭头）。

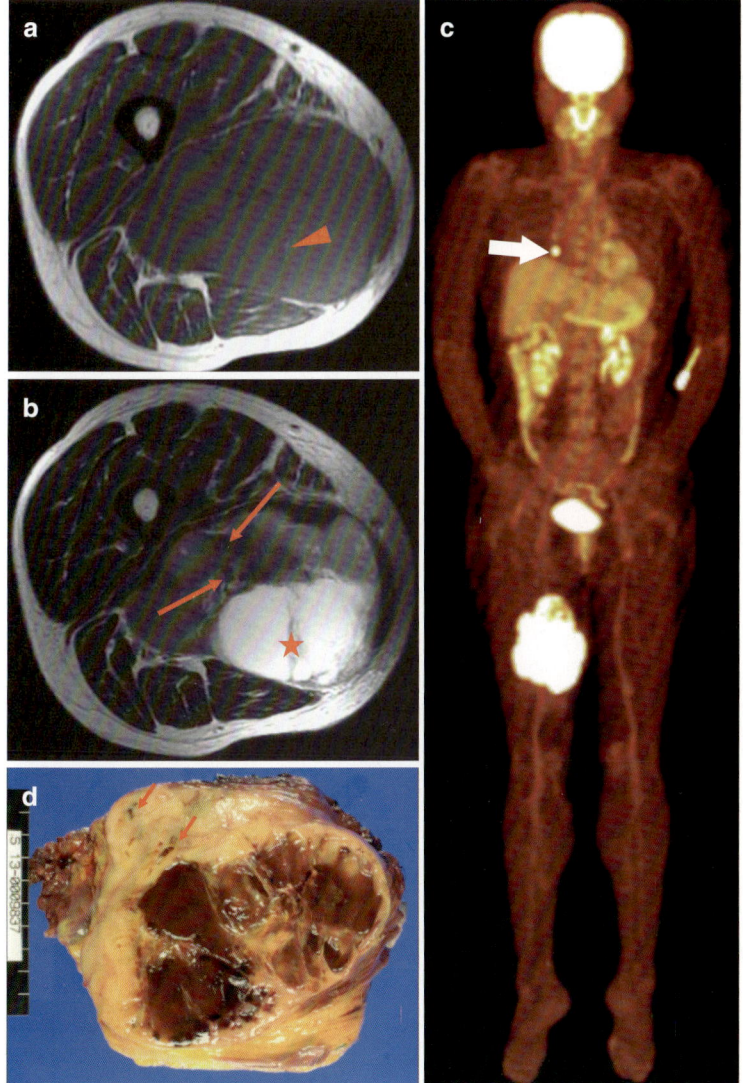

图7.5 平滑肌肉瘤（2）

横轴位T1WI（a）显示大腿大收肌内边界清楚的软组织肿块，呈稍高信号（相对于骨骼肌信号），内见局灶性出血性高信号（三角形）。横轴位T2WI（b）显示肿块呈低-高混杂信号。小的低信号灶（细箭头）提示为瘤内血管，较大的液性信号区则提示为瘤内囊变或坏死（星号）。PET（c）显示右大腿高代谢原发肿瘤外，还显示高代谢肺转移灶（白箭头）。大体标本（d）显示肉黄色肿块，边界清楚，内见大量出血、坏死或囊变，并见瘤内血管（细箭头）。

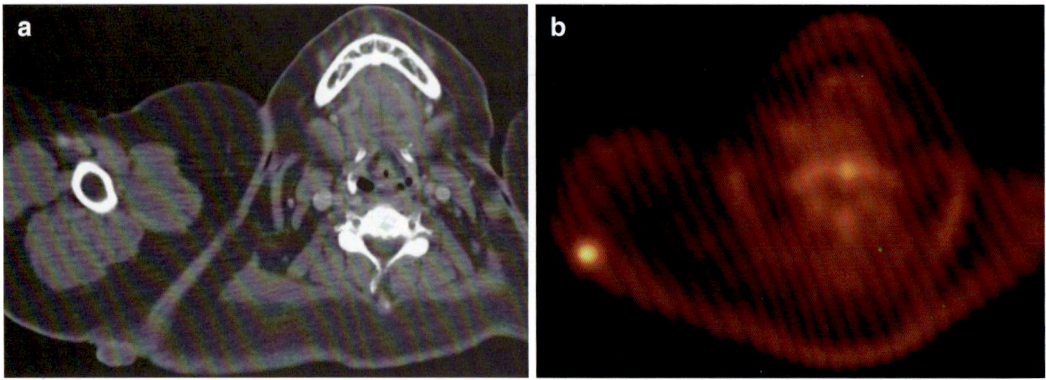

图7.6 皮肤平滑肌肉瘤

增强CT（a）显示肩部后方皮肤外生性小结节，增强扫描呈环形强化。PET（b）显示病变呈高代谢。

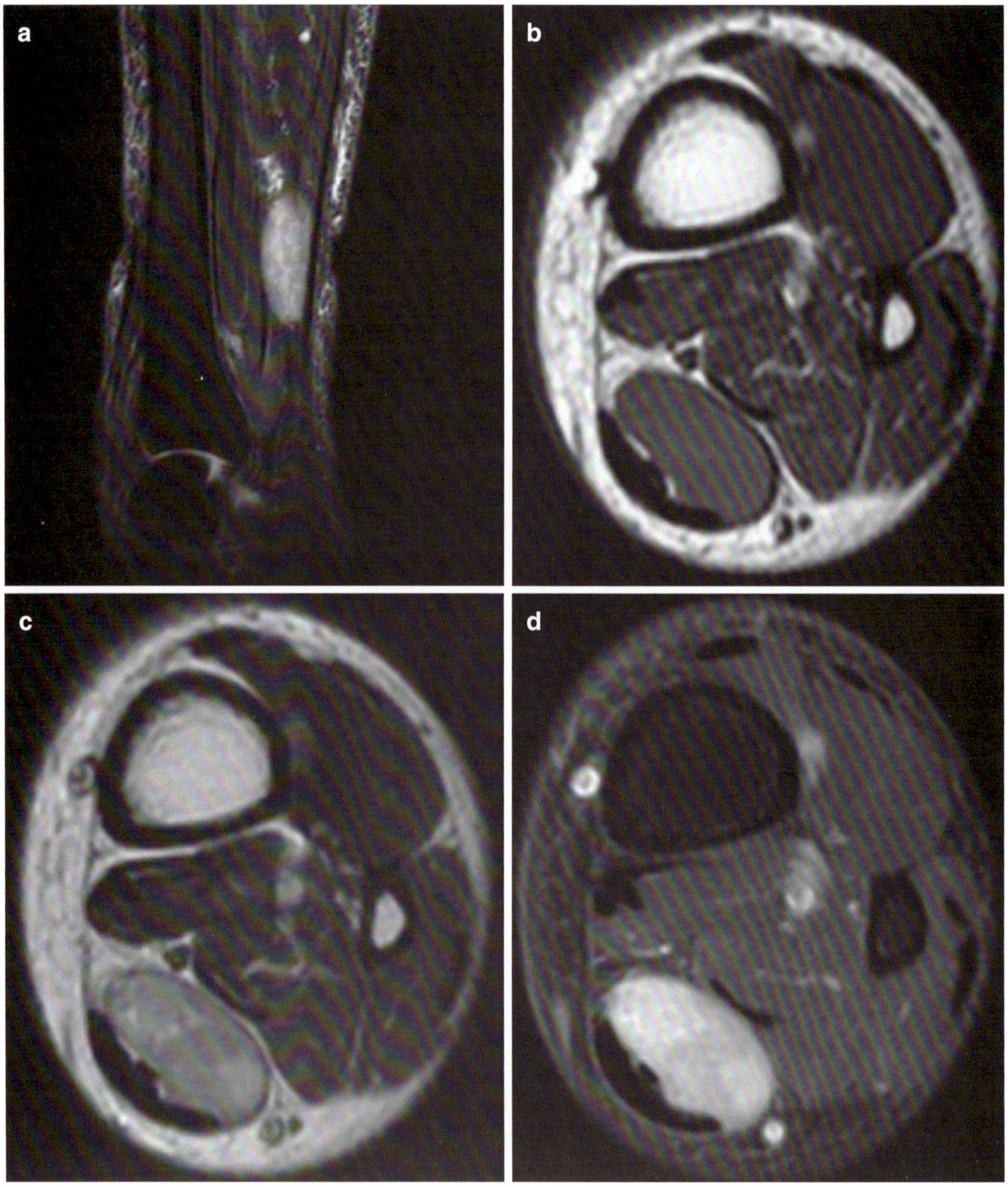

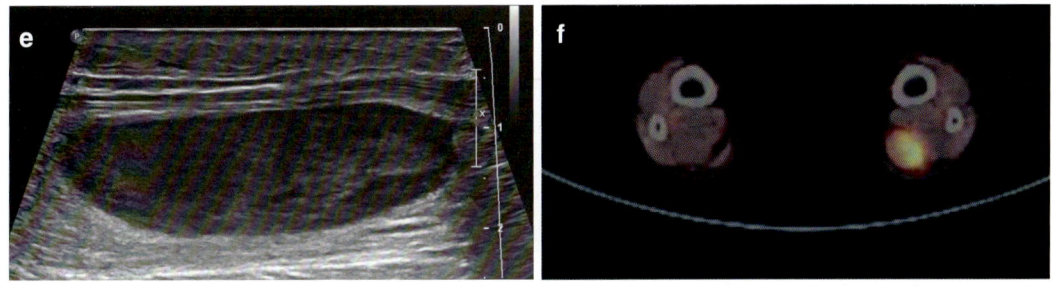

图7.7 平滑肌肉瘤（3）

矢状位T2WI-FS（a）显示毗邻近侧跟腱的软组织肿块，边界清楚，呈不均匀高信号（与骨骼肌信号相比）。在横轴位T1WI（b）上呈稍高信号，横轴位T2WI（c）上呈不均匀等-高混杂信号，CE-T1WI-FS（d）上呈不均匀强化。超声（e）显示肿块呈不均匀低回声，后方回声增强。肿瘤的影像学表现无特异性，PET显示肿块呈高代谢（SUV值8.0）。

❖ 参考文献

［1］MIETTINEN M M，QUADE B．Leiomyoma of deep soft tissue［J］//FLETCHER C D M，BRIDGE J A，HOGENDOORN P C W，MERTENS F．WHO classification of tumours of soft tissue and bone．4th ed．Lyon：International Agency for Research on Cancer，2013：100-103.

［2］ROBINSON S C，KALISH R J．Leiomyoma in the hand．A case report［J］．Clin Orthop Relat Res，1990，255：121-123.

［3］PALUCK M，HAGER N，GELLHORN A C．Sonographic evaluation of trigger finger at the wrist and carpal tunnel syndrome resulting from a deep soft tissue leiomyoma［J］．J Ultrasound Med，2015，34（3）：545-547.

［4］BOMMIREDDY B，GURRAM V．Deep soft tissue leiomyoma of forearm：a case report and review of literature［J］．J Clin Diagn Res，2016，10（6）：RD03-05.

［5］CHALIDIS B E，DIMITRIOU C G．Carpal tunnel syndrome due to an atypical deep soft tissue leiomyoma：the risk of misdiagnosis and mismanagement［J］．World J Surg Oncol，2007，5：92.

［6］JALGAONKAR A，MOHAN A，DAWSON-BOWLING S，et al．Deep soft tissue leiomyoma mimicking fibromatosis in a 5-year-old male［J］．J Foot Ankle Surg，2012，51（1）：110-113.

［7］RAMACHANDRAN R，RANGASWAMI R，RAJA D K，et al．Deep soft-tissue leiomyoma of the forearm mimicking a primary bone tumor of the ulna［J］．Radiol Case Rep，2014，9（3）：960.

［8］SALAS S，STOECKLE E，COLLIN F，et al．Superficial soft tissue sarcomas（S-STS）：a study of 367 patients from the French Sarcoma Group（FSG）database［J］．Eur J Cancer，2009，45（12）：2091-2102

［9］KRANSDORF M J．Malignant soft-tissue tumors in a large referral population：distribution of diagnoses by age，sex，and location［J］．AJR Am J Roentgenol，1995，164（1）：129-134.

［10］MIETTINEN M．Smooth muscle tumors of soft tissue and non-uterine viscera：biology and prognosis［J］．Mod Pathol，2014，27（Suppl 1）：S17-29.

［11］WEISS S W．Smooth muscle tumors of soft tissue［J］．Adv Anat Pathol，2002，9（6）：351-359.

［12］SVARVAR C，BOHLING T，BERLIN O，et al．Clinical course of nonvisceral soft tissue leiomyosarcoma in 225 patients from the Scandinavian Sarcoma Group [J]. Cancer，2007，109（2）：282-291.

[13] MASSI D，BELTRAMI G，MELA M M，et al. Prognostic factors in soft tissue leiomyosarcoma of the extremities：a retrospective analysis of 42 cases [J]. Eur J Surg Oncol，2004，30（5）：565-572.

[14] GORDON R W，TIRUMANI S H，KURRA V，et al. MRI，MDCT features，and clinical outcome of extremity leiomyosarcomas：experience in 47 patients [J]. Skelet Radiol，2014，43（5）：615-622.

[15] LAMYMAN M J，GIELE H P，CRITCHLEY P，et al. Local recurrence and assessment of sentinel lymph node biopsy in deep soft tissue leiomyosarcoma of the extremities [J]. Clin Sarcoma Res，2011，1（1）：7.

[16] BUSH C H，REITH J D，SPANIER S S. Mineralization in musculoskeletal leiomyosarcoma：radiologic-pathologic correlation [J]. AJR Am J Roentgenol，2003，180（1）：109-113.

[17] BEAMAN F D，KRANSDORF M J，ANDREWS T R，et al. Superficial soft-tissue masses：analysis，diagnosis，and differential considerations [J]. Radiographics，200，27（2）：509-523.

[18] KRANSDORF M J. Muscle tumors [M] //KRANSDORF M J. Imaging of soft tissue tumors，vol. 2nd. Philadelphia：Lippincott Williams & Wilkins，2006：306-312.

（张皓钦　高振华 译）

第8章 ⊙

周细胞（血管周细胞）肿瘤

周细胞是一种收缩细胞，包裹在全身毛细血管内皮细胞和小静脉周围。这些支持性血管周围细胞对血管生成、组织稳态、血管通透性和血压控制至关重要[1]。血管周细胞瘤通常由修饰的血管平滑肌细胞组成，并倾向于在血管周围呈环状生长[1-2]。

8.1 血管球瘤

血管球瘤是由收缩性神经动脉球体形成的良性肿瘤，是一种与体温调节有关的特殊动静脉吻合，约占软组织肿瘤的2%，大多数患者年龄在30～50岁，男女发病率无差异，但甲下血管球瘤在女性多见。血管球瘤常发生于四肢远端，尤其是甲下、手腕和足，但也有其他部位罕见的报道。在临床上，血管球瘤较小（<1cm），甲下红蓝色结节与典型的临床疼痛三联征，即固定点压痛、触诊钝痛和疼痛的冷敏感性[2]。治疗血管球瘤的最佳方法是肿瘤完全切除，临床效果良好。

X线片显示手指背面较小的软组织结节，无论是偏内侧还是偏外侧，都与指甲床有关，偶尔伴有外压性骨质侵蚀。超声常见的表现为指甲板下实性的低回声或等回声结节，彩色或能量多普勒显像显示血流丰富，偶尔伴有邻近骨质侵蚀。MRI显示较小的软组织结节，在T1WI上呈中或低信号，T2WI上呈明显高信号，增强扫描后明显强化[3]。

实体性血管球瘤约占所有球瘤的75%，由环绕毛细血管的血管球细胞巢组成。其中一种变异型称为球血管瘤或球形细胞静脉畸形，由典型的血管球细胞组成，但其结构与海绵状血管瘤相似。另一种变异型为血管球肌瘤，内有部分或局灶性平滑肌分化。血管球瘤病（弥漫性血管球瘤）是一种非常罕见的疾病，其定义为：（1）弥漫性生长类似于血管瘤病，血管壁内具有明显的血管球成分；（2）缺乏恶性血管球瘤或恶性潜能不确定的血管球瘤的诊断标准。血管球瘤转化为恶性的报道非常罕见，不足1%。恶性血管球瘤的诊断标准如下：（1）肿瘤位置较深；（2）肿瘤大小>2cm；（3）有不典型的有丝分裂相或明显的核异型性；（4）更多的有丝分裂相/50高倍镜视野[1-2, 4]。

8.2　肌周细胞瘤（包括肌纤维瘤）

肌周细胞瘤是以血管外皮细胞瘤样血管结构为特征的肿瘤，具有血管周肌样（肌外皮）分化的表现，并与肌纤维瘤生长方式有重叠。这些肿瘤在组织病理学上依据主要的生长方式不同而分为肌周细胞瘤和肌纤维瘤。肌周细胞瘤由胖梭形细胞向心性地围绕血管排列，而肌纤维瘤呈带状/双相表现[5]。

肌周细胞瘤在临床上表现为缓慢生长的无痛的浅表性结节，通常是皮肤或皮下孤立性出现，常见于下肢，男性多见[1]。肌纤维瘤在临床上表现为紫色或粉红色的孤立的或多中心的无痛性病变（小儿肌纤维瘤病）。小儿肌纤维瘤病最常见于2岁以下的婴幼儿，主要出现于皮肤和皮下，以四肢、头颈部和躯干好发。浅表的肌周细胞瘤或肌纤维瘤属于良性病程，在手术完全切除后很少复发；而位置较深的肿瘤、儿童多结节状的肿瘤和多发内脏受累时，则具有较强的侵袭性[6]。

肌周细胞瘤、肌纤维瘤/肌纤维瘤病的影像学表现缺乏特异性。超声显示为皮肤或皮下边界清晰的低回声或不均匀回声肿块，多普勒超声显示血流丰富。在MRI上，肿瘤信号不均匀，在T2WI上主要呈高信号，T1WI上呈等信号，增强扫描后明显强化[7-9]。肿瘤因内含有丰富的血管而会出现瘤内出血[8]。

8.3　血管平滑肌瘤

血管平滑肌瘤也称为血管肌瘤，是一种起源于动脉平滑肌细胞或静脉中膜细胞的良性平滑肌肿瘤，由高分化的平滑肌细胞和穿插其中的血管组成[10]。

血管平滑肌瘤是一种较常见的肿瘤，约占良性软组织肿瘤的4%～5%，可发生于身体任何部位，但常见于四肢，尤其是小腿，其次是头部和颈部。下肢血管平滑肌瘤在女性中的发病率是男性的2倍，而在上肢或头部血管平滑肌瘤则在男性更常见。血管平滑肌瘤可发生于真皮、皮下脂肪或四肢浅筋膜，可见于任何年龄阶段但常见于30～60岁。临床表现为生长缓慢、质硬、可活动的小结节。约60%患者有疼痛和（或）压痛[10]。疼痛症状被认为是由平滑肌的主动收缩，引起局部缺血所致。临床治疗通常采取单纯手术切除。

血管平滑肌瘤的超声表现为边界清晰的皮下或浅表肿块，与皮肤平行，呈均匀低回声，瘤内可见线状血管，无钙化[11-12]。血管平滑肌瘤在MRI上表现为边界清楚的皮下肿块，在T1WI上呈等信号，T2WI上呈不均匀高信号，增强扫描呈均匀明显强化并可见弯曲血管[13]。

8.4　示例：周细胞（血管周细胞）肿瘤

8.4.1　血管球瘤

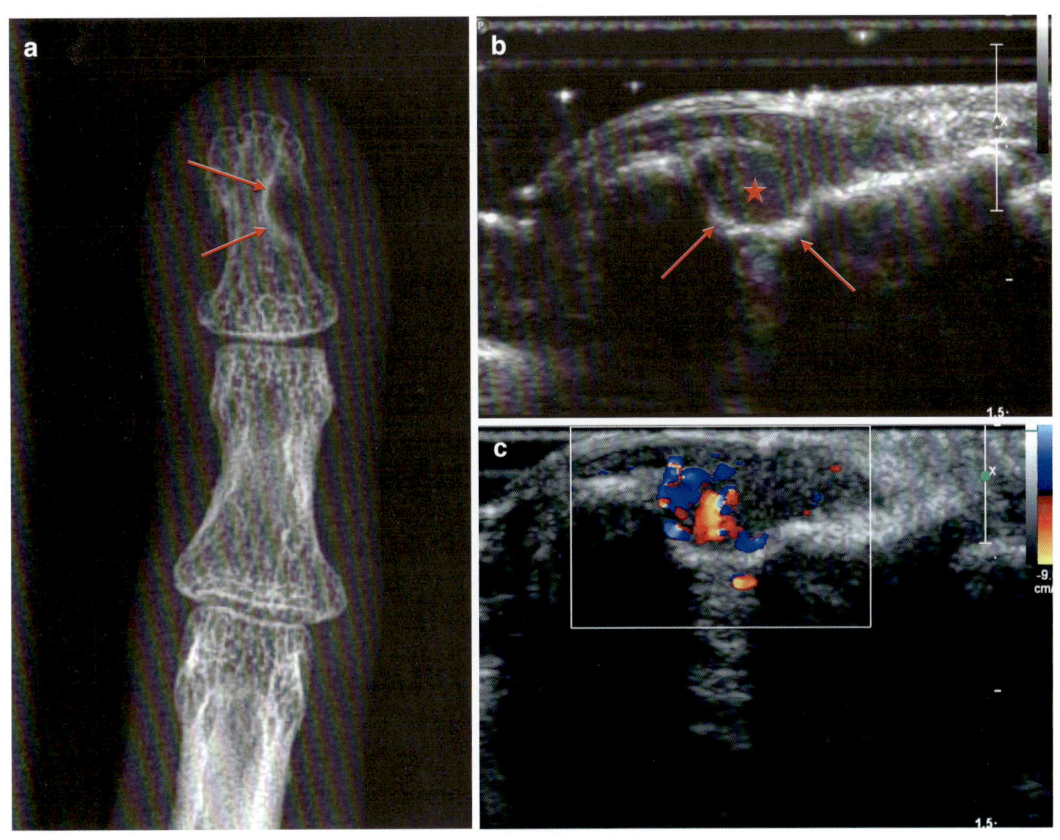

图8.1　血管球瘤（1）

X线片（a）显示指骨远端扇贝样骨质外压性侵蚀，伴有硬化边（细箭头）。纵切面超声（b）显示指甲下均匀的低回声结节（星号），指骨远端背侧骨皮质局灶性骨侵蚀（细箭头）。彩色多普勒超声（c）显示肿瘤内明显的血流。

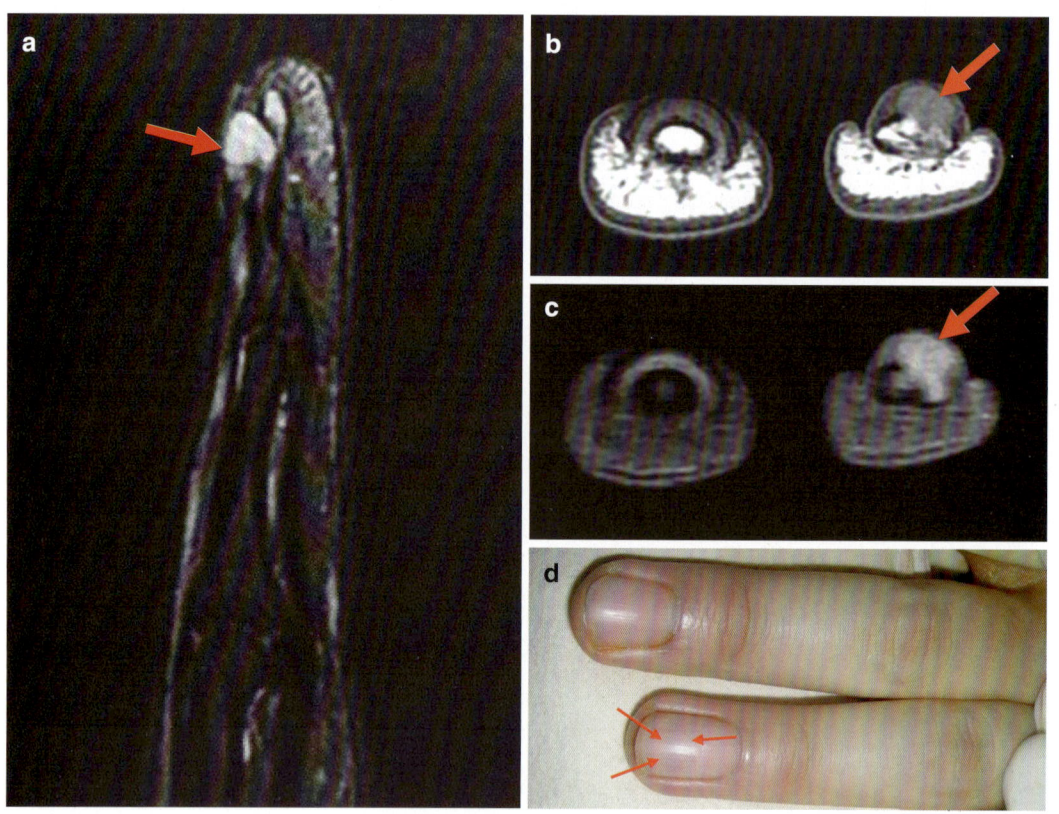

图8.2　血管球瘤（2）

矢状位T2WI-FS（a）显示甲下区分叶状高信号结节（箭头），邻近指骨远端明显骨质侵蚀。病变在横轴位T1WI（b）上呈高信号，CE-T1WI-FS（c）上呈均匀明显强化。术中照片（d）显示指甲下方淡蓝色的斑点（细箭头）。

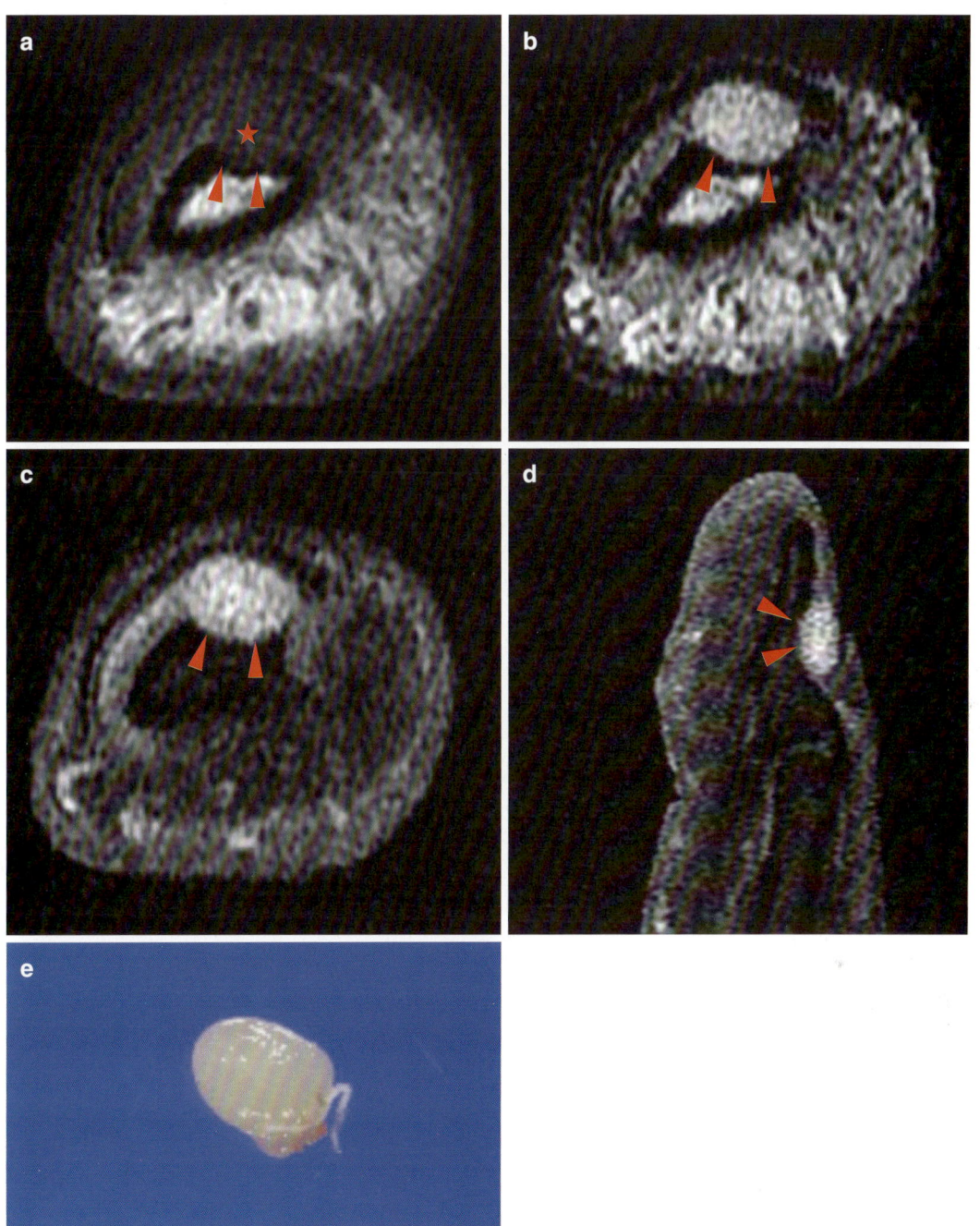

图8.3 血管球瘤（3）

横轴位T1WI（a）显示甲下区小的等信号软组织结节（星号），T2WI（b）呈高信号，横轴位（c）和矢状位（d）CE-T1WI-FS呈均匀明显强化。邻近的指骨远端背侧骨侵蚀（三角形）。标本照片（e）显示椭圆形灰白色结节，切面光滑亮泽。

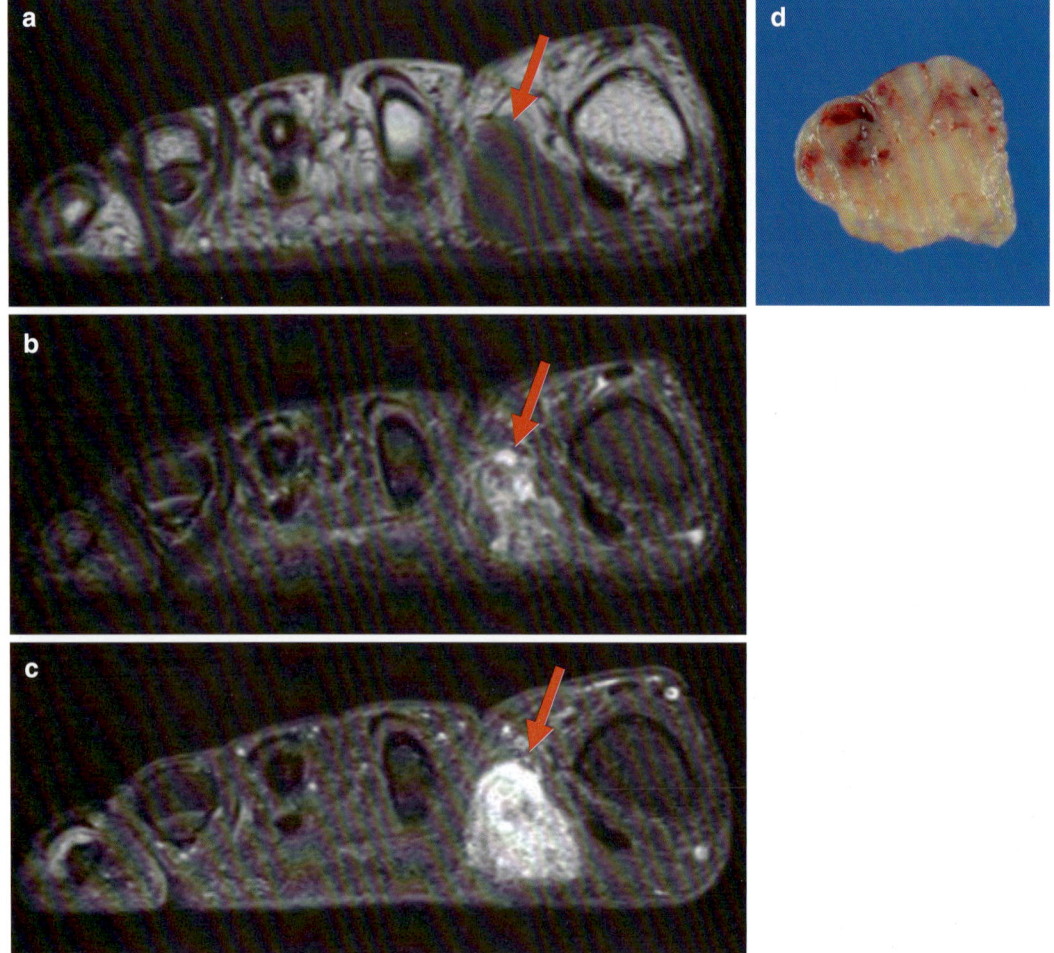

图8.4 血管球瘤（4）

横轴位T1WI（a）显示第1/2趾之间的足底皮下小的软组织肿块（箭头），与邻近的趾骨分界清晰，相对于肌肉呈等信号。T2WI-FS（b）呈不均匀低高混杂信号。CE-T1WI-FS（c）呈不均匀的明显强化。大体标本（d）显示分叶状肿瘤剖面呈淡黄色，瘤内多处出血灶。

8.4.2 球血管瘤

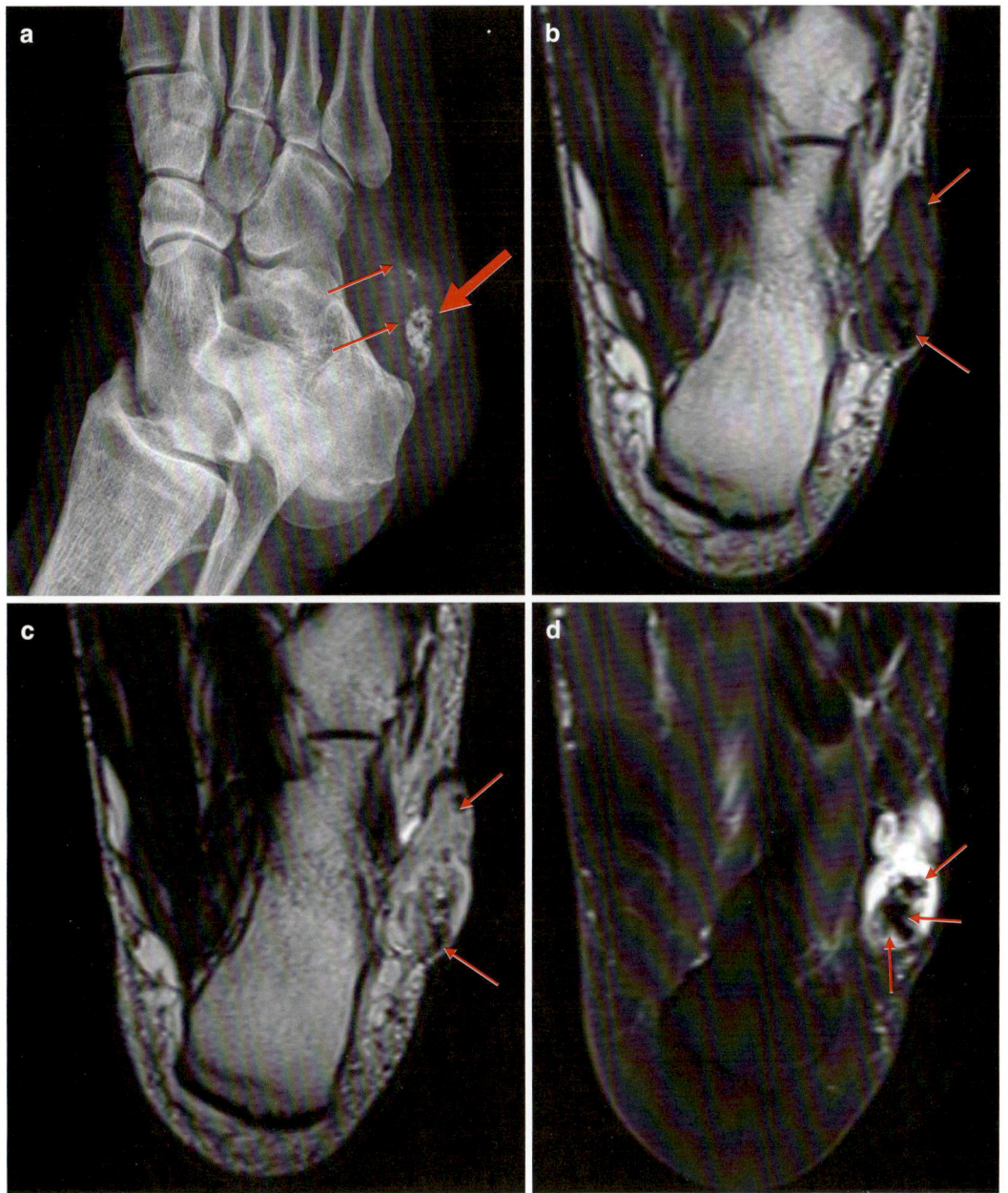

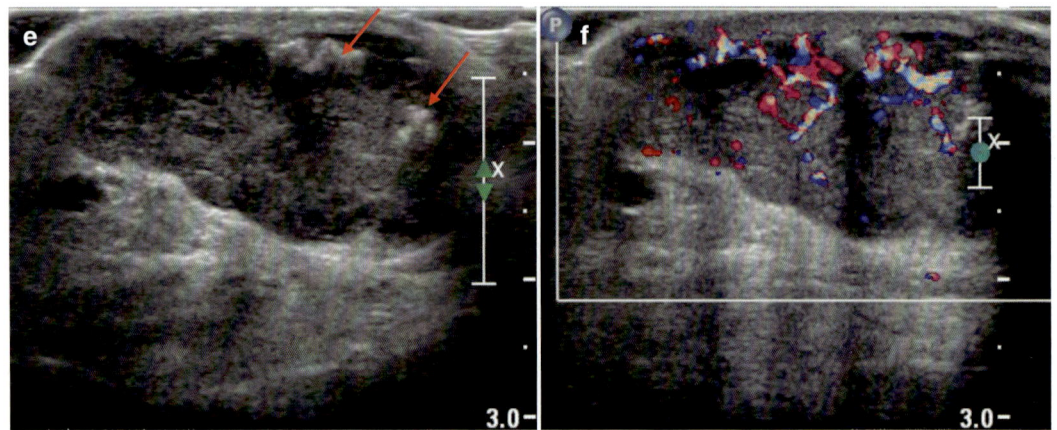

图8.5 球血管瘤（5）

斜位X线片（a）显示足跟部的非特异性软组织肿块（箭头），内见不规则的致密矿化（细箭头）。此边界清楚的皮下肿块在T1WI（b）上呈稍高信号，T2WI（c）上呈不均匀高信号，CE-T1WI-FS（d）呈不均匀明显强化。肿块内多个低信号不强化区（细箭头）与矿化灶相对应。彩色多普勒超声（e）显示实性不均匀低回声肿块，血流丰富。多个强回声灶（细箭头）伴后方声影，提示为矿化灶。

8.4.3 血管球瘤病

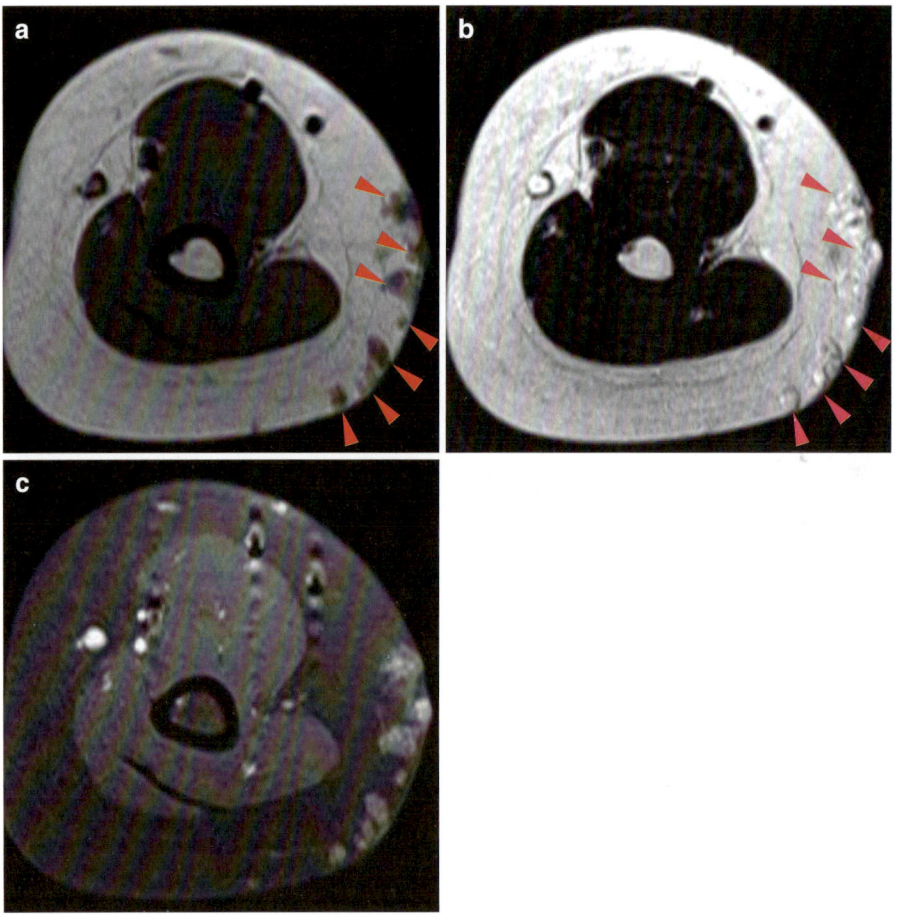

图8.6 血管球瘤（6）

横轴位T1WI（a）显示上臂背外侧的皮肤和皮下脂肪浅层内大小不一的多发结节（三角形），在T1WI（a）上呈不均匀稍高信号，T2WI（b）上呈不均匀高信号，CE-T1WI-FS（c）上呈不均匀明显强化。

8.4.4 肌纤维瘤

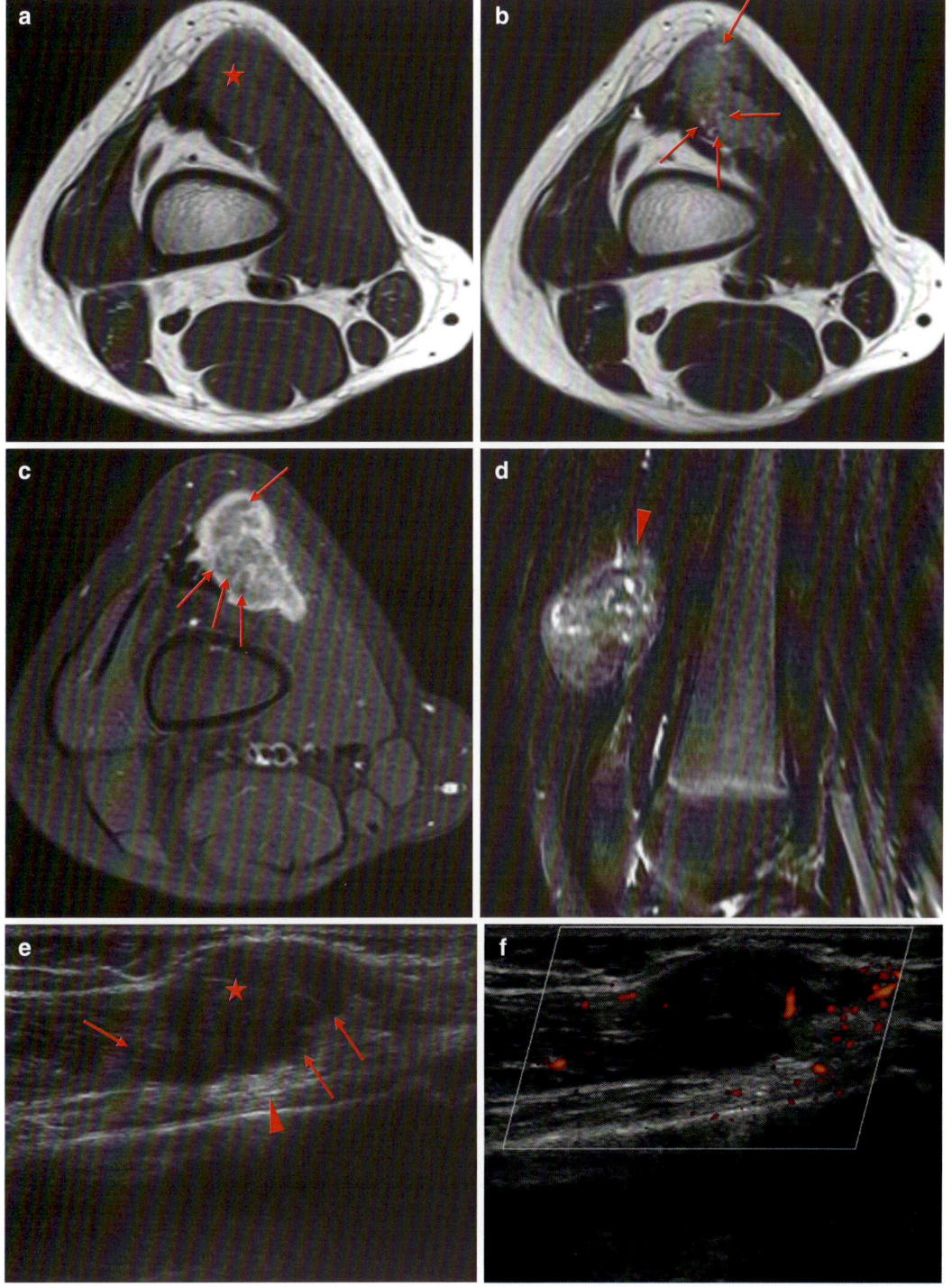

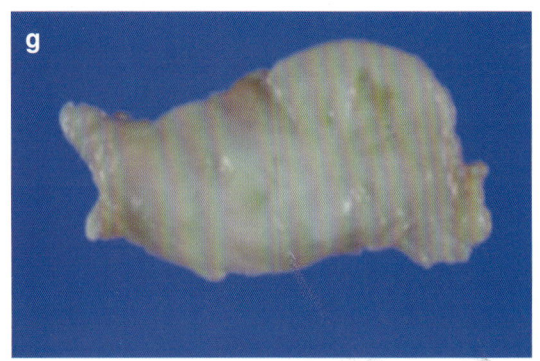

图8.7　肌纤维瘤（1）

横轴位T1WI（a）显示股内侧肌内的分叶状软组织肿块（星号），呈不均匀稍高信号。T2WI（b）显示肿块呈不均匀高信号，内见多发小灶状液体样高信号（细箭头）。CE-T1WI-FS（c）显示肿块不均匀强化，外周强化较明显。多发无强化小灶（细箭头）对应于T2WI上的液样高信号灶，提示为囊变。矢状位T2WI-FS（d）呈高低混杂信号，从低信号到液样高信号，瘤周轻度软组织水肿呈高信号（三角形）。纵切面超声（e）显示不均匀的低回声肿块（星号），边缘不清（细箭头）和后方回声增强（三角形）。多普勒超声（f）显示肿块边缘少量血流。大体标本（g）显示边缘分叶状肿瘤，剖面呈黄白色，可见小囊腔。

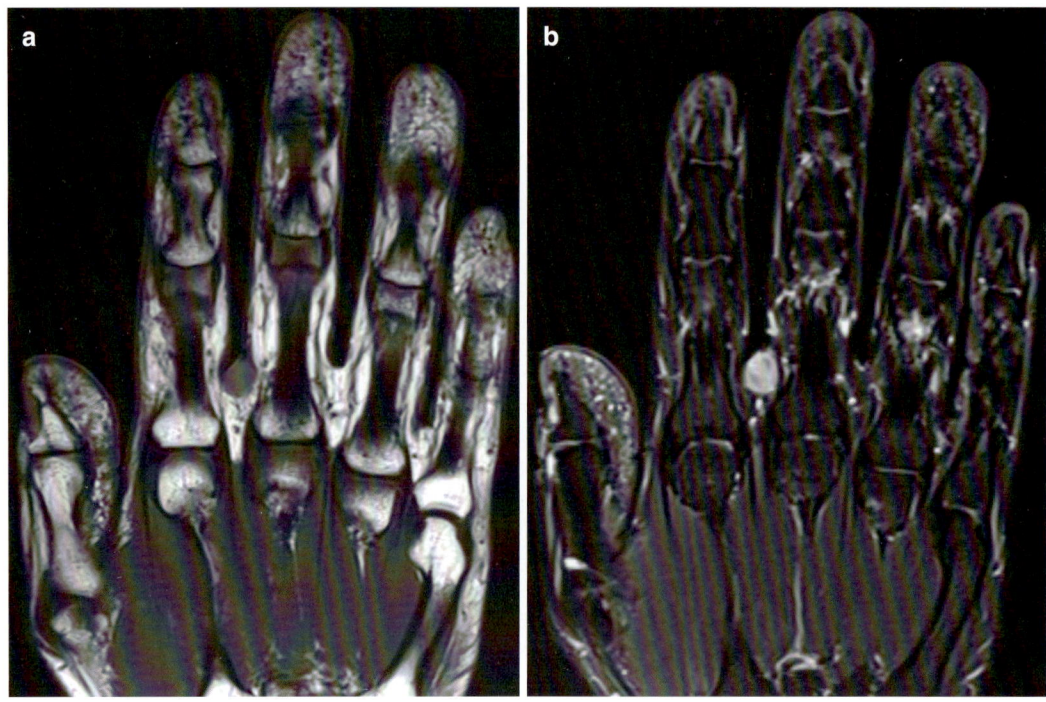

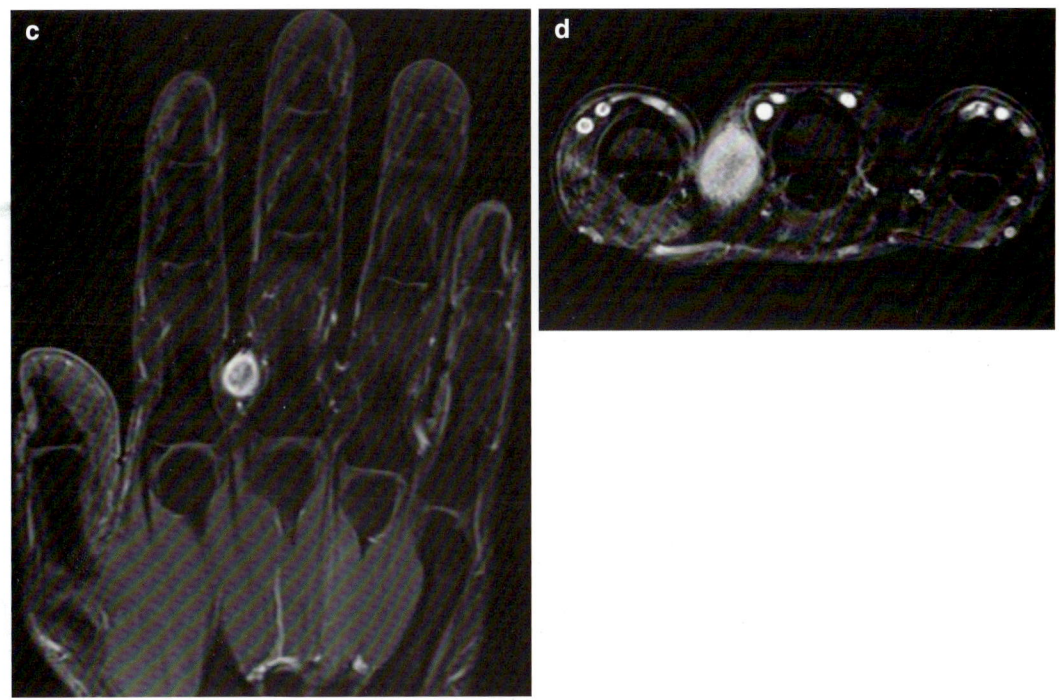

图8.8 肌纤维瘤（2）

冠状位T1WI（a）显示第2/3指间皮肤−皮下边界清晰的小结节，呈稍高信号（相对于肌肉信号）；T2WI−FS（b）上呈不均匀高信号。冠状位（c）和横轴位（d）CE−T1WI−FS显示肿瘤早期环形厚壁强化，延迟增强中央区逐渐强化。

8.4.5 肌周细胞瘤

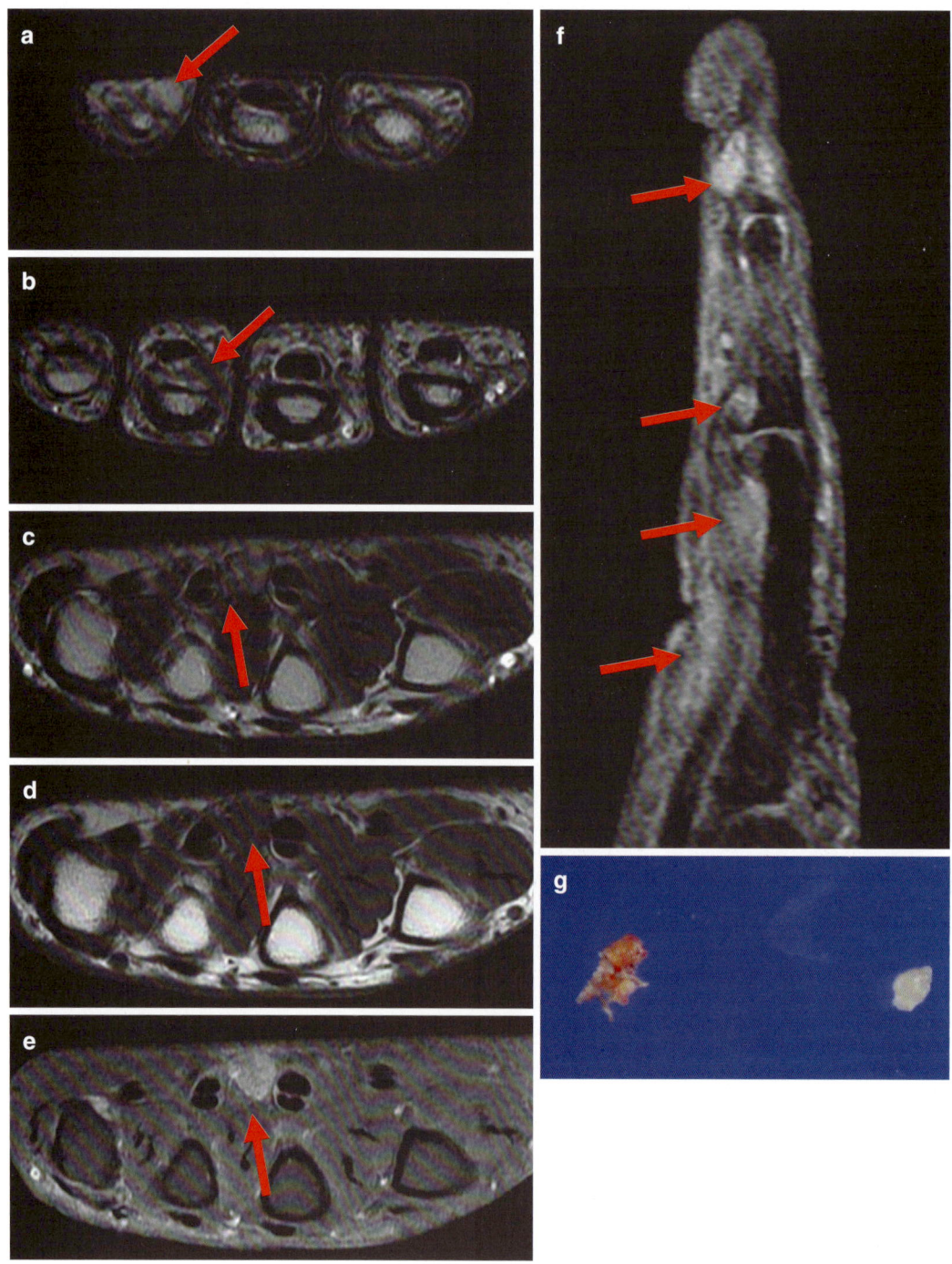

图8.9 肌周细胞瘤

横轴位T2WI（a，b，c）显示第4指掌侧皮下多个软组织病变（箭头），呈不均匀等信号至高信号（与肌肉信号相比），T1WI（d）上呈等信号。横轴位（e）和矢状位（f）CE-T1WI-FS显示多发病变不均匀强化，沿受累手指的长轴分布。大体标本（g）显示白色或红白色肿瘤，剖面有光泽。

8.4.6 血管平滑肌瘤

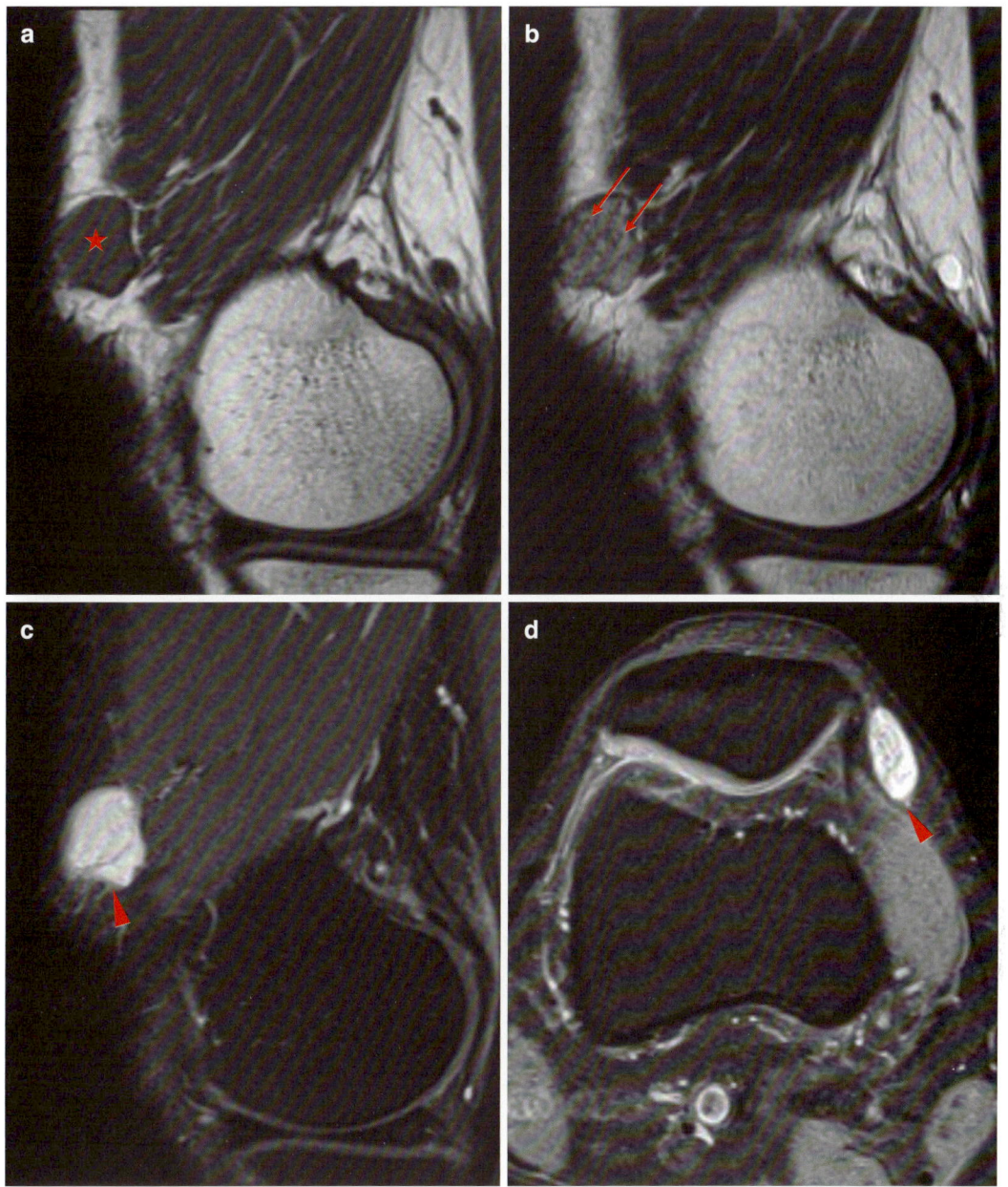

图8.10 血管平滑肌瘤（1）

矢状位T1WI（a）显示膝前内侧皮下的分叶状肿块（星号），T2WI（b）呈不均匀高信号，内见管状的流空信号（细箭头）。CE-T1WI-FS（c，d）显示肿块明显强化，并紧贴周围皮下血管（三角形）。

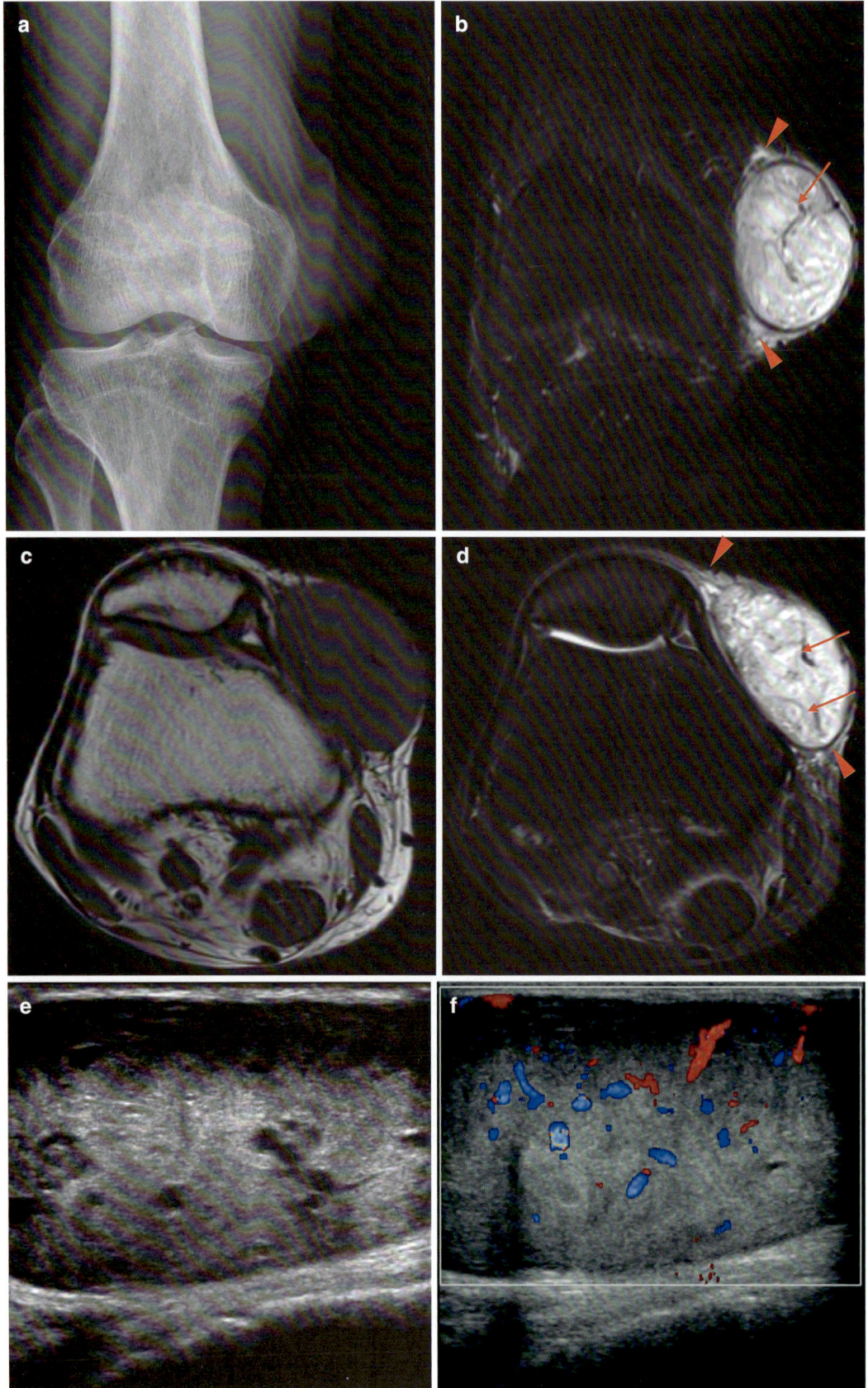

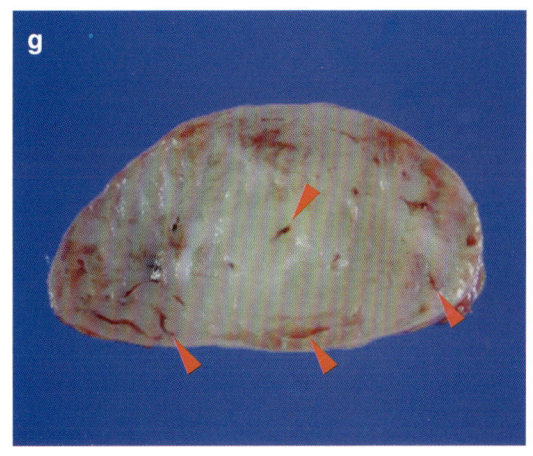

图8.11 血管平滑肌瘤（2）

前后位 X线片（a）显示膝内侧突出于轮廓的软组织肿块，内无钙化。与骨骼肌信号相比，T2WI-FS（b，d）上呈不均匀高信号，T1WI（c）上呈稍高信号。在肿块内可见管状流空信号（细箭头），肿块周围皮下组织信号异常（三角形）。超声（e）和彩色多普勒超声（f）显示明显不均匀高回声，内见多个低回声管状结构。大体标本（g）显示边缘清楚的黄白色肿瘤，内有多发血管腔（三角形）和出血。

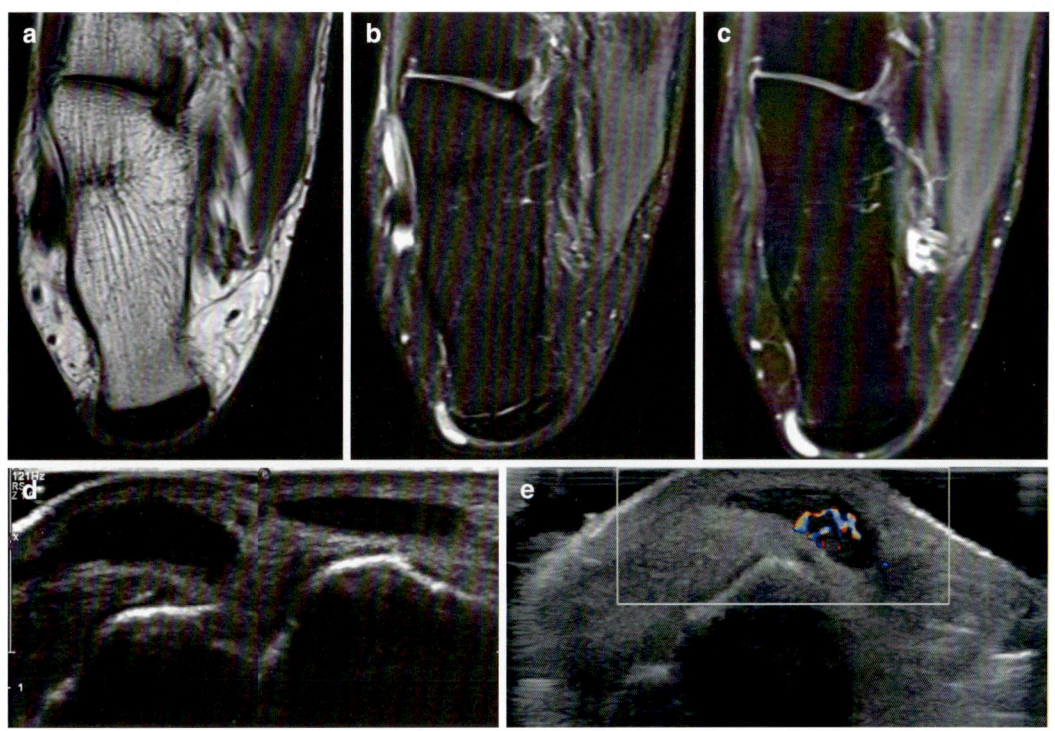

图8.12 血管平滑肌瘤（3）

横轴位T1WI（a）显示跟腱附近皮下病变呈等信号，T2WI-FS（b）上呈高信号，CE-T1WI-FS（c）上明显强化。超声（d）显示病变呈均匀的低回声，探头轻度压迫病变形态有所改变。彩色多普勒超声（e）显示瘤内血流丰富。

❖ 参考文献

［1］SCOTT M A，SHEN J，LAM K，et al. Review of pericytes in tumor biology［J］. International Journal of Orthopaedics，2015，2（3）：300–306.

［2］FLOPE A L，BREMS H，LEGIUS E. Glomus tumours［J］//FLETCHER C D M，BRIDGE JA，HOGENDOORN P C W，MERTENS F. WHO classification of tumours of soft tissue and bone. 4th ed. Lyon：International Agency for Research on Cancer，2013：116–117.

［3］BAEK H J，LEE S J，CHO K H，et al. Subungual tumors：clinicopathologic correlation with US and MR imaging findings［J］. Radiographics，2010，30（6）：1621–1636.

［4］FOLPE A L，FANBURG–SMITH J C，MIETTINEN M，et al. Atypical and malignant glomus tumors：analysis of 52 cases，with a proposal for the reclassification of glomus tumors［J］. Am J Surg Pathol，2001，25（1）：1–12.

［5］DRAY M S，MCCARTHY S W，PALMER A A，et al. Myopericytoma：a unifying term for a spectrum of tumours that show overlapping features with myofibroma. A review of 14 cases［J］. J Clin Pathol，2006，59（1）：67–73.

［6］WEISS S W，GOLDBLUM J R. Myofibroma and myofibromatosis［J］//MOLNAR，PETER P. Enzinger and Weiss's soft tissue tumors. St Louis，MO：Mosby - Year Book，2001：357–363.

［7］CHOI G W，YANG J H，SEO H S，et al. Myopericytoma around the knee：mimicking a neurogenic tumour［J］. Knee Surg Sports Traumatol Arthrosc，2016，24（9）：2748–2751.

［8］HARISH S，O'DONNELL P，BRIGGS T W，et al. Myopericytoma in Kager's fat pad［J］. Skelet Radiol，2007；36（2）：165–169. doi：10. 1007/s00256- 006-0108-2.

［9］KAYES A V，BANCROFT L W，TENNYSON G S，et al. Myofibroma of the upper arm in a 52–year–old woman［J］. Skelet Radiol，2002，31（4）：240–245.

［10］HACHISUGA T，HASHIMOTO H，ENJOJI M. Angioleiomyoma［J］：A clinicopathologic reappraisal of 562 cases. Cancer，1984，54（1）：126–130.

［11］PARK H J，KIM S S，LEE S Y，et al. Sonographic appearances of soft tissue angioleiomyomas：differences from other circumscribed soft tissue hypervascular tumors［J］. J Ultrasound Med，2012，31（10）：1589–1595.

［12］ZHANG J Z，ZHOU J，ZHANG Z C. Subcutaneous angioleiomyoma：clinical and sonographic features with histopathologic correlation［J］. J Ultrasound Med，2016，35（8）：1669–1673.

［13］YOO H J，CHOI J A，CHUNG J H，et al. Angioleiomyoma in soft tissue of extremities：MRI findings［J］. AJR Am J Roentgenol，2009，192（6）：291–294.

（陈晓枫　高振华 译）

第9章 ⟩
骨骼肌肿瘤

9.1 横纹肌肉瘤

横纹肌肉瘤是一种恶性软组织肿瘤，具有骨骼肌或横纹肌成纤维细胞分化倾向的特征。WOH将横纹肌肉瘤分为4种类型：胚胎性、腺泡状、多形性和梭形细胞/硬化性横纹肌肉瘤。

胚胎性横纹肌肉瘤具有胚胎骨骼肌细胞的表型和生物学特征，由圆形或短梭形细胞组成，常伴有松散的黏液基质，含有数量不等的嗜酸性横纹肌成纤维细胞。胚胎性横纹肌肉瘤是一种最常见的横纹肌肉瘤类型，好发于10岁以下，男性多见，男女比例为1.4∶1，最常见于头颈部，其次是泌尿生殖道。一般来说，胚胎性横纹肌肉瘤的预后最好，而且发生于儿童的预后比成人好[1-3]。

腺泡状横纹肌肉瘤由形态一致的原始小圆形细胞群按腺泡样或层状排列而成，伴有假菊形的多核巨细胞[1, 4-5]。此类型横纹肌肉瘤为高级别肉瘤，早期即可出现区域性转移和远处转移。腺泡状横纹肌肉瘤是第二常见的横纹肌肉瘤类型，主要是发生于青少年和青少年的四肢[6]。

多形性横纹肌肉瘤是一种高级别肉瘤，由较大的不典型的奇异形的多核嗜酸细胞或未分化的圆形至梭形细胞组成，有骨骼肌的分化特征但无胚胎性或腺泡状肿瘤成分[7]。此类型横纹肌肉瘤通常发生于成人，多见于50～70岁，好发于下肢深部软组织[4-5]。

梭形细胞/硬化性横纹肌肉瘤是一种少见的类型，主要由梭形肿瘤细胞束状或席纹状排列组成，边缘呈浸润性生长。偶尔，此类型横纹肌肉瘤可出现局部、大部或全部基质的玻璃样变性，肿瘤细胞呈巢状、微泡状或小梁状排列，呈假血管样外观[8]。肿瘤可见于儿童或成人，男性好发。儿童患者最常见于睾丸旁，而成人患者最常累及头颈部。儿童患者的预后较好，而成人患者因肿瘤较高的复发率和转移率而预后不佳。

横纹肌肉瘤的影像学表现无特异性，CT和MRI表现为非特异性的软组织肿块，偶见瘤内坏死，增强扫描后呈不均匀强化。T1WI上的高信号区常提示出血、蛋白或玻璃样变的胶原基质[3, 9]。

9.2 示例：骨骼肌肿瘤

9.2.1 胚胎性横纹肌肉瘤

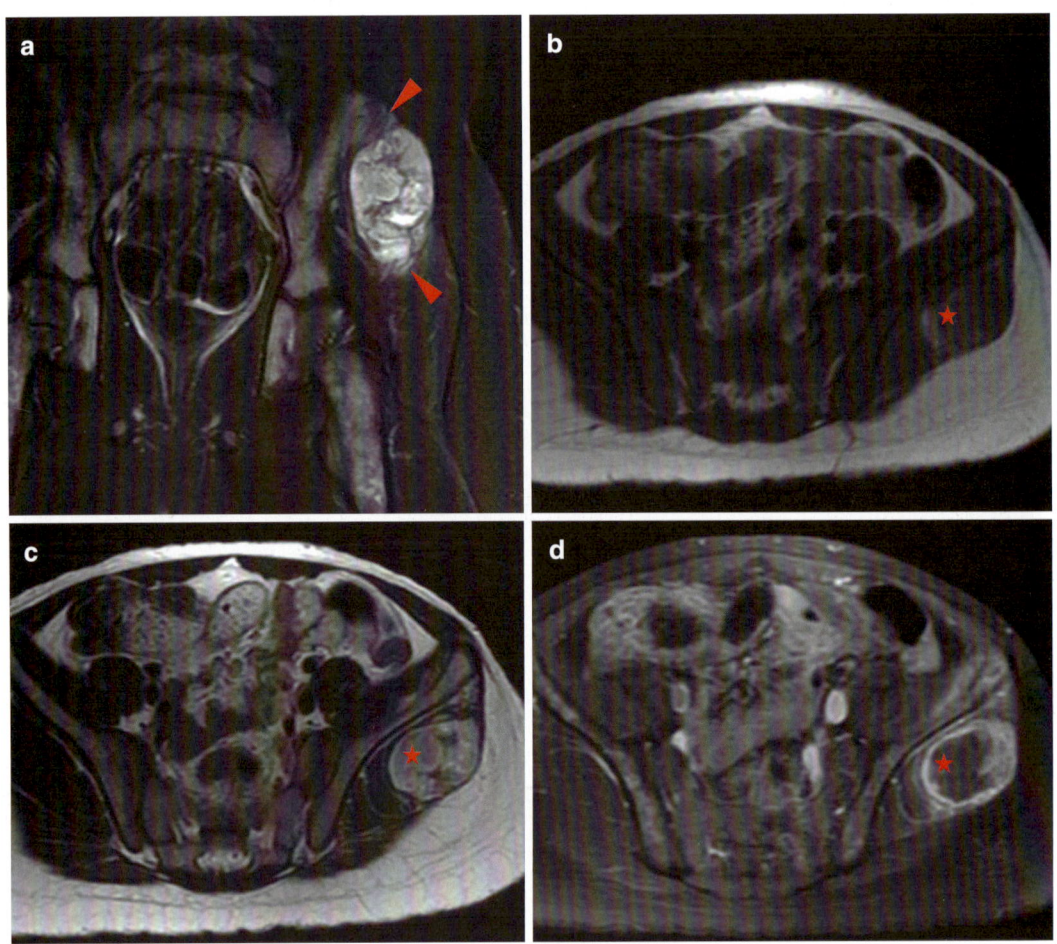

图9.1 胚胎性横纹肌肉瘤

冠状位T2WI-FS（a）显示左臀大肌内的局限性肿块，边界清楚，在T1WI（b）上呈等高混杂信号，T2WI（c）上呈不均匀高信号，CE-T1WI-FS（d）上呈周围强化和囊壁实性成分的强化。在T2WI-FS上瘤周高信号为软组织水肿（三角形）。在T1WI稍高信号而在T2WI呈中等信号，而且增强扫描后无强化区（星号）代表出血灶。

9.2.2 腺泡状横纹肌肉瘤

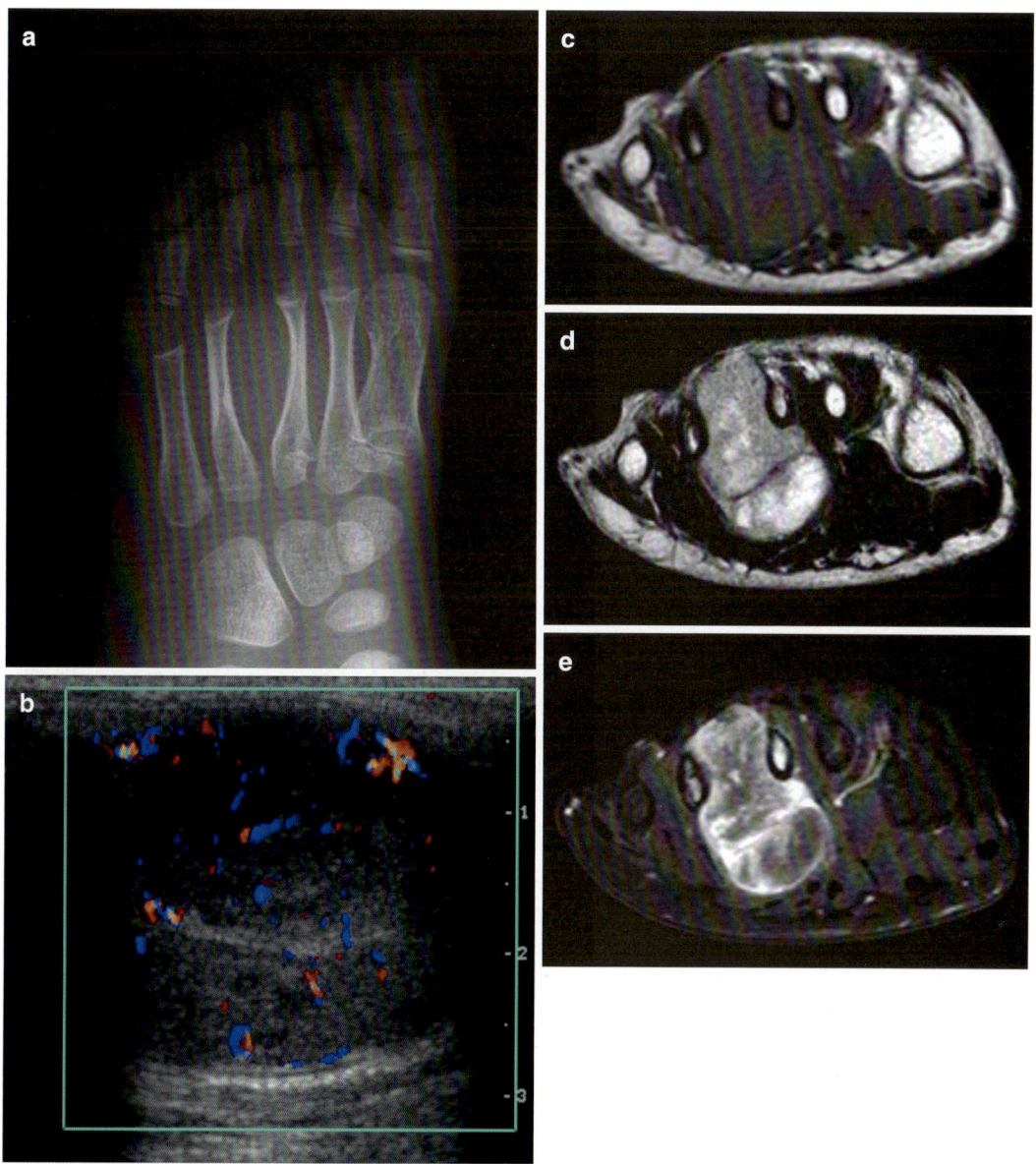

图9.2 腺泡状横纹肌肉瘤

X线片（a）显示足部软组织肿块，推压邻近第3、第4跖骨产生扇贝样骨质压迹。彩色多普勒超声（b）显示不均匀的低回声肿块，内部血流丰富，后方回声增强。跖骨间肿块在T1WI（c）上信号稍高于肌肉，T2WI（d）上呈中等–高信号，CE–T1WI–FS（e）上呈不均匀强化。邻近第3、第4跖骨的骨髓信号异常，但无骨皮质破坏。

9.2.3 多形性横纹肌肉瘤

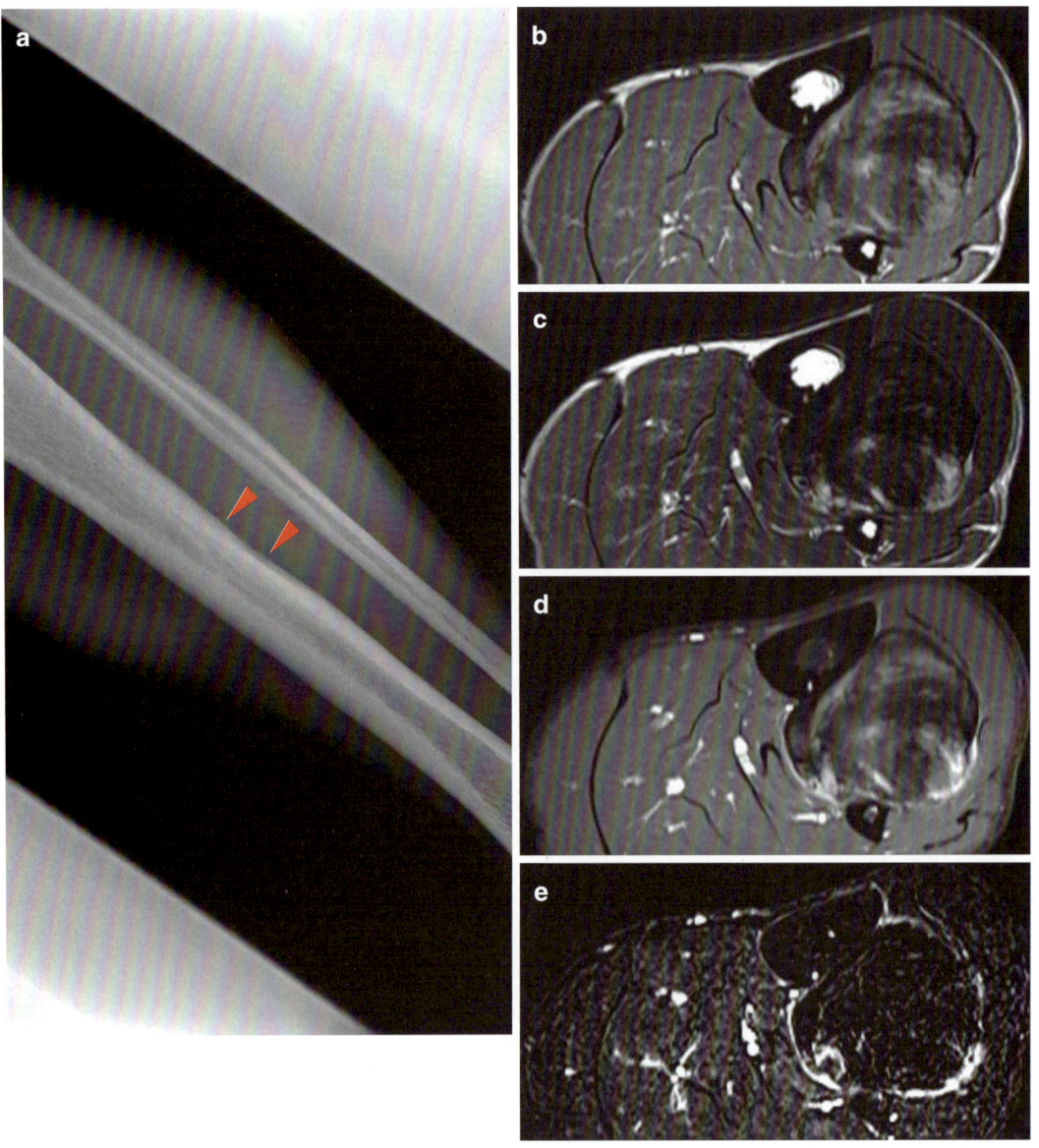

图9.3 多形性横纹肌肉瘤（1）

X线片（a）显示胫骨干骨皮质的扇贝样骨质压迹（三角形）。横轴位T1WI（b）显示胫骨和腓骨之间的肿块，边界清晰，呈低-高混杂信号；在T2WI（c）上呈以低信号为主，内见高信号灶。CE-T1WI-FS（d）显示肿块不均匀强化，而增强前后减影MRI（e）显示肿块外周边缘强化。大体标本切面显示肿块内较大的出血坏死区（＞50%）（图片未提供）。

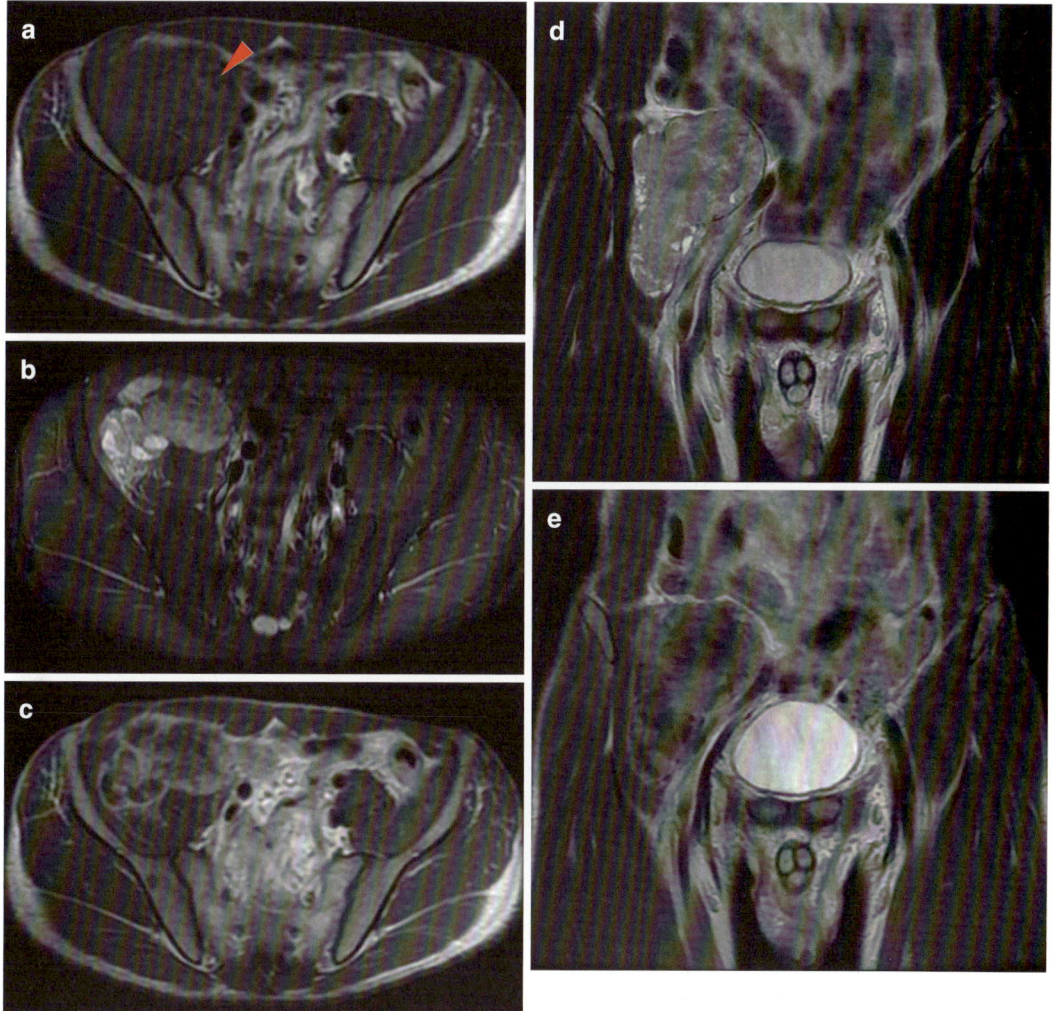

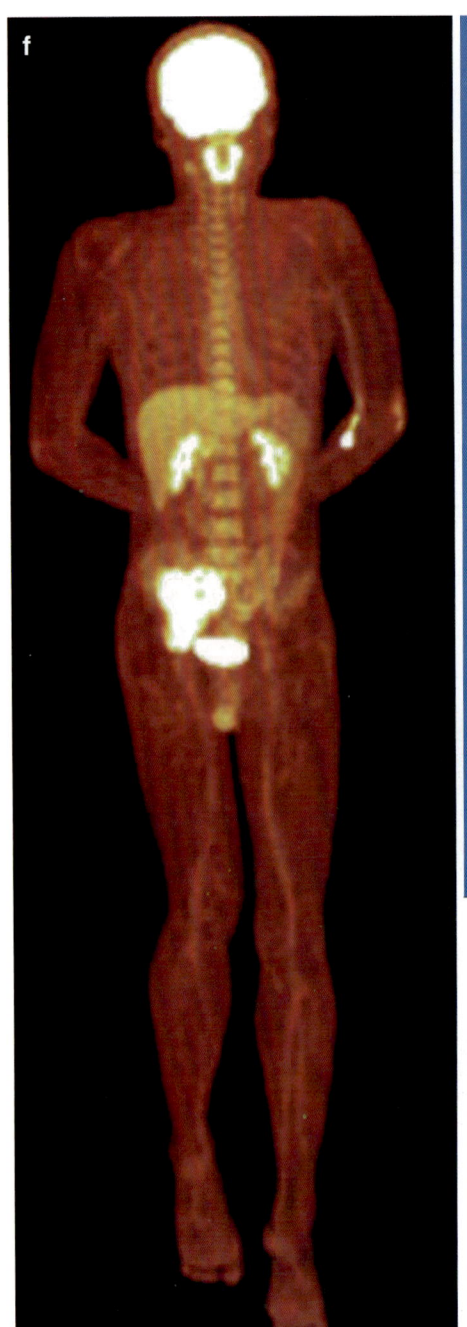
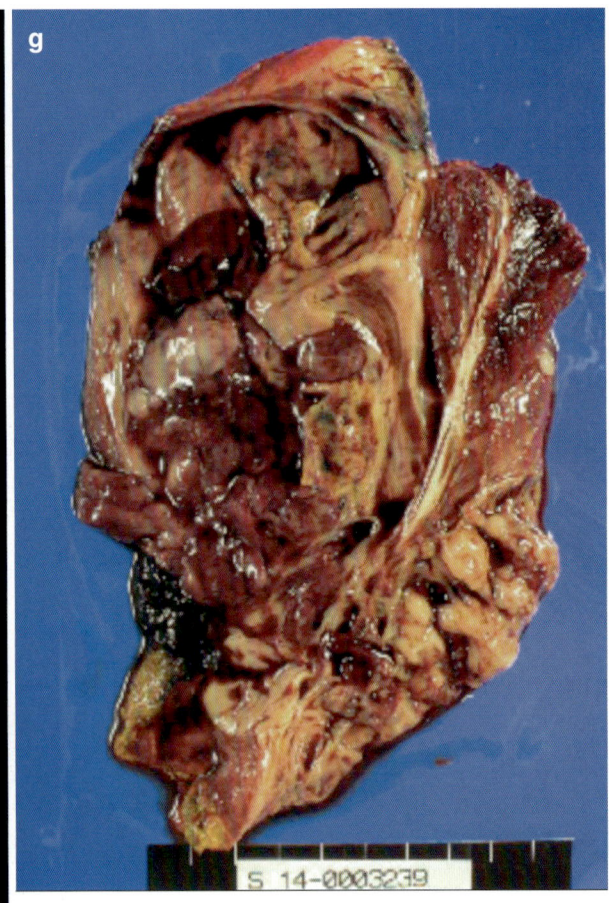

图9.4 多形性横纹肌肉瘤（2）

横轴位T1WI（a）显示右髂窝软组织肿块，呈不均匀等信号，内见稍高信号灶（三角形）。横轴位（b）和冠状位（d）T2WI-FS显示肿块呈不均匀高信号，累及邻近髂肌和腰大肌。横轴位（c）和冠状位（e）CE-T1WI显示肿瘤不均匀强化，呈外周和间隔不规则的强化。PET（f）显示明显的高代谢（SUV值 10.7）。大体标本（g）显示肿瘤剖面呈深褐色、红色和黄色相间的五彩色，瘤内大量出血。

9.2.4　梭形细胞横纹肌肉瘤

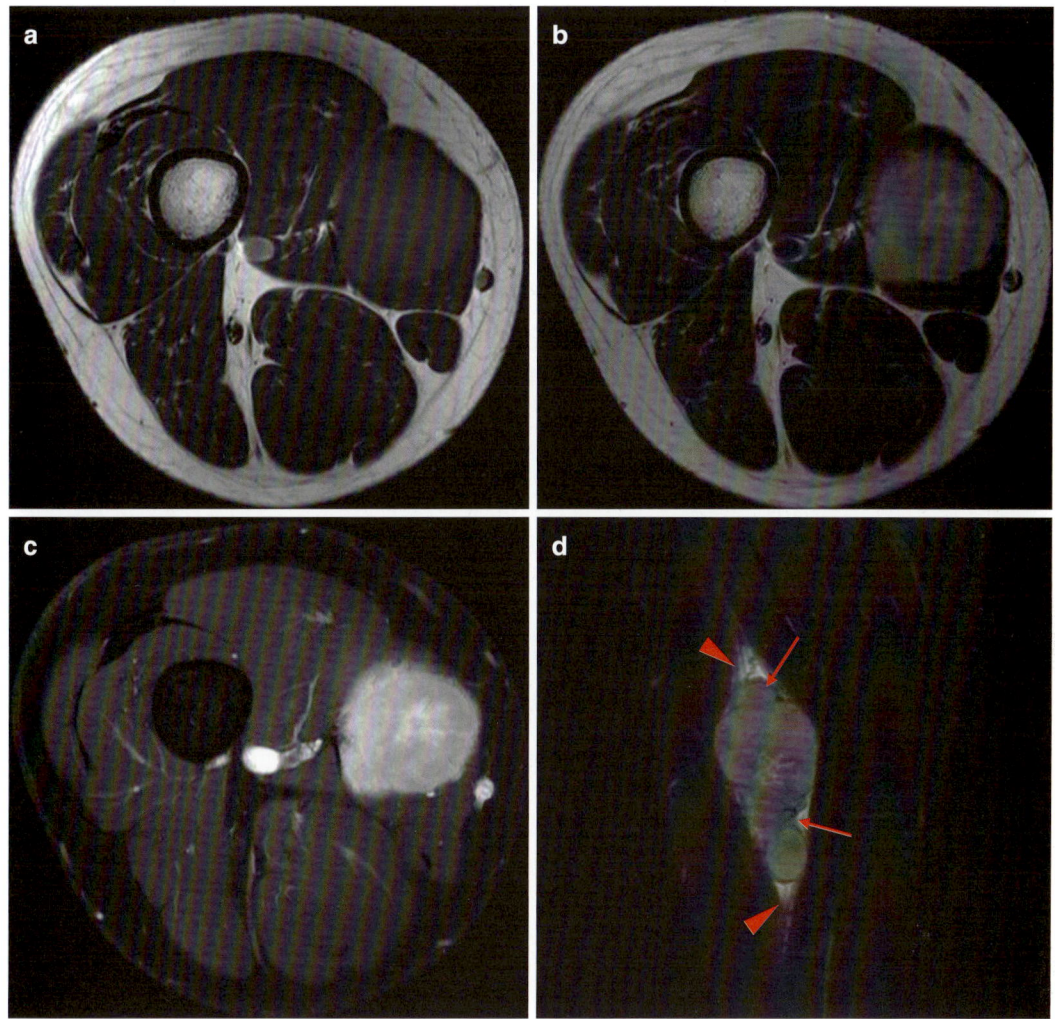

图9.5　梭形细胞横纹肌肉瘤

横轴位T1WI（a）显示缝匠肌内的肿块，呈稍高信号（相对于骨骼肌信号）；T2WI（b）上呈不均匀高信号，CE-T1WI-FS（c）上呈明显强化，部分边界不清。矢状位T2WI-FS（d）显示肿块呈多分叶状，周围见明显的流空信号（细箭头）以及头尾侧的瘤周水肿（三角形）。

❖ 参考文献

［1］PARHAM D M，BARR F G．Alveolar rhabdomyosarcoma［M］// FLETCHER C D M，BRIDGE JA，HOGENDOORN P C W，MERTENS F．WHO classification of tumours of soft tissue and bone［M］．4th ed．Lyon：International Agency for Research on Cancer，2013：100–103．

［2］OGNJANOVIC S，LINABERY A M，CHARBONNEAU B，et al．Trends in childhood rhabdomyosarcoma incidence and survival in the United States，1975–2005［J］．Cancer，2009，115（18）：4218–4426．

［3］VAN RIJN R R，WILDE J C，BRAS J，et al．Imaging findings in noncraniofacial childhood rhabdomyosarcoma［J］．Pediatr Radiol，2008，38（6）：617–634．

[4] ALLEN S D, MOSKOVIC E C, FISHER C, et al. Adult rhabdomyosarcoma: cross-sectional imaging findings including histopathologic correlation [J]. AJR Am J Roentgenol, 2007, 189（2）: 371-377.

[5] HAWKINS W G, HOOS A, ANTONESCU C R, et al. Clinicopathologic analysis of patients with adult rhabdomyosarcoma [J]. Cancer. 2001, 91（4）: 794-803.

[6] HARMS D. Alveolar rhabdomyosarcoma: a prognostically unfavorable rhabdomyosarcoma type and its necessary distinction from embryonal rhabdomyosarcoma [J]. Curr Top Pathol, 1995, 89: 273-296.

[7] MONTGOMERY E A, BARR F G. Pleomorphic rhabdomyosarcoma. In: Fletcher CDM, Bridge JA, Hogendoorn PCW, Mertens F, editors. WHO classification of tumours of soft tissue and bone [M]. 4th ed. Lyon: International Agency for Research on Cancer, 2013: 100-103.

[8] NASCIMENTO A F, BARR F G. Spindle cell/sclerosing rhabdomyosarcoma. In: Fletcher CDM, Bridge JA, Hogendoorn PCW, Mertens F, editors. WHO classification of tumours of soft tissue and bone [M]. 4th ed. Lyon: International Agency for Research on Cancer, 2013: 100-103.

[9] SABOO S S, KRAJEWSKI K M, ZUKOTYNSKI K, et al. Imaging features of primary and secondary adult rhabdomyosarcoma [J]. AJR Am J Roentgenol, 2012, 199（6）: W694-703.

（陈晓枫　高振华　译）

第10章 ❯
脉管肿瘤

病理医生、临床医生和放射科医生在以往传统认识上混淆了血管异常的诊断。国际血管异常研究学会（ISSVA）提倡将血管异常分为以下两大类：血管肿瘤和血管畸形。这一分类系统现已被广泛接受并用于血管异常的临床诊治[1-2]。根据这一分类体系，血管肿瘤（先天性血管瘤除外）是内皮细胞增殖形成的内皮性肿瘤，出生时不存在，生长迅速，可自发性消退（不包括未消退的先天性血管瘤）。血管畸形由毛细血管、静脉、淋巴管和（或）动脉组成，内皮细胞正常，出生时就存在，并随儿童生长而增大。根据2013年WHO对软组织肿瘤的分类，本章将重点介绍血管性肿瘤。

10.1　血管瘤

根据2013年WHO软组织肿瘤的分类，血管瘤分为以下4类：滑膜血管瘤、肌内血管瘤、静脉性血管瘤和动静脉畸形/血管瘤（AVM/H）。滑膜血管瘤是一种发生于滑膜的良性血管增生，最常见于膝关节。肌内血管瘤被称为肌肉内血管瘤或肌内浸润性血管脂肪瘤，是发生于骨骼肌内的良性血管增生，通常伴有数量不等的成熟脂肪组织，是最常见的深部软组织肿瘤之一，最常见于下肢。静脉性血管瘤较为罕见，是由大小不等的厚肌壁静脉组成，可出现于皮下或深部软组织，在肢体中比较常见。动静脉畸形/血管瘤是以动静脉分流为特征的良性血管病变，主要发生于头部和颈部，其次是四肢。所有类型的血管瘤主要累及儿童和年轻人，大多数血管瘤生长缓慢。滑膜血管瘤常伴有局部肿胀和关节积液/关节积血。肌内血管瘤运动后偶尔会引起疼痛。动静脉畸形/血管瘤的临床症状与动静脉分流程度有关，可导致肢体肥大、静脉曲张、皮温升高、心力衰竭甚至消耗性凝血病（Kasabach-Merritt综合征）。在组织病理学上，血管瘤主要由各种大小不一的血管组成，包括毛细血管（小血管）、海绵状血管（大血管）和大小混合血管[3-4]。

在X线片上，血管瘤偶尔表现正常或表现为非特异性的软组织肿块，内可见钙化（如：静脉石）、化生性骨化或局部骨皮质/骨膜增厚。骨化性血管瘤内多发环形和弧形骨化构成粗大骨小梁外观，呈"瑞士奶酪征"。在CT上，血管瘤表现为软组织肿块，增强扫描偶尔可见明显强化的迂曲血管、脂肪过度增生和静脉石。超声表现为边界清晰的软组织肿块，具有不同的回声，相对于周围组织可呈低回声或高回声，回声均匀或不均匀。静脉石的超声表现为具有后方回声增强的高回声。彩色多普勒超声显示血管瘤有不同表现的血流信号。血流缓慢的血管瘤只显示稀疏的单相（静脉）血流或无血流信号，但通过反复加压减压操作可协助观察内部血流，即在探头加压时无血流信号而逐渐解压后可见血流信号。高血流量的血管瘤在彩色多普勒超声上表现为高血流信号，频谱多普勒超声显示为高收缩的动脉血流，此外也常见邻近引流静脉的扩张。在MRI上，血管瘤在T1WI上呈低-中等信号，有时内可见高信号区，提示为缓慢血流、出血或血栓形成。在T2WI上呈均匀或不均匀的中等-极高信号。在血管瘤的内部和周围常见脂肪沉积。血管瘤内的血管腔表现为圆形/椭圆形、线形或蛇形的高信号或低信号。出血区在T1WI和T2WI上均呈高信号，并可伴有液-液平面。静脉石表现为环状低信号结节。肿瘤内血栓偶尔可见，在T1WI上呈稍高信号，T2WI上呈低信号。血管瘤在增强扫描后呈不同程度的弥漫性强化，从明显强化到逐渐向心性强化。滑膜血管瘤以发生于关节内为特征，可累及关节旁，常伴出血性滑膜炎，表现为关节积液、关节积血和关节滑膜增厚，偶尔在MRI上显示滑膜内沉积的含铁血黄素。血管瘤位于肌肉内时，诊断为肌内血管瘤。静脉性血管瘤表现为缓慢流动的迂曲血管，倾向于沿四肢长轴和神经血管束方向走行，也可多灶性受累且以肌肉萎缩和皮下脂肪增多为特征。在MRI上，动静脉畸形/血管瘤表现为簇状分布的迂曲流空血管，因其缺乏强化的软组织实性成分而有别于其他富血管的软组织肉瘤[2, 5]。

10.2　血管瘤病

当动静脉畸形/血管瘤以连续蔓延方式累及身体较大范围：通过纵向延伸累及多个不同的组织平面或通过横跨过筋膜间室而累及相似的组织，此时被称为"血管瘤病"，好发于20岁以内的下肢。临床表现为受累部位的弥漫性、持续性肿胀，也会变大或变小，并受剧烈活动的影响。若动静脉分流明显时，可有皮温升高、震颤、搏动或受累部位的肥大。血管瘤病的影像学表现与前面所述的血管瘤相似，但血管瘤病呈浸润性生长，累及多个组织平面，并伴有大量脂肪组织增生[6-7]。

10.3　淋巴管瘤

淋巴管瘤由扩张的淋巴管组成，有两种存在形式：微囊（毛细淋巴管，<2mm）和大囊（海绵状，大的囊肿），临床上通常称为囊性水瘤和淋巴管畸形，发生于2岁以下，常见于头颈部或腋部，表现为扪及波动感的软性包块[4]。

X线表现为非特异性的软组织肿块，罕见钙化。超声表现为单房或多房的无回声或低回声肿块，内有不同厚度的分隔。此外，若淋巴管瘤内含血液、乳糜液或合并感染，在超声上则表现为相应的不同回声[9]。CT表现为单房或多房的水样密度的肿块，增强扫描后呈周围/间隔的强化。MRI表现为分叶状的肿块，内有分隔，与骨骼肌信号相比，在T1WI呈等-低信号，T2WI呈极高信号，增强扫描后呈周围/间隔的强化。淋巴管瘤合并出血或炎症/感染，在MRI上表现为液-液平面或其他异常信号影[10]。

10.4 卡波西样血管内皮瘤

卡波西样血管内皮瘤（KHE）是一种局部侵袭性血管肿瘤，常与Kasabach-Merritt综合征（严重血小板减少）相关，好发于10岁以下，男性多见，最常见于四肢。临床上表现为表浅的蓝红色肿块，或位于深部软组织，无自发消退的倾向。在组织学上，肿瘤由不规则的血管小叶组成，浸润性生长并引起基质明显的玻璃样变性反应。手术切除是最有效的治疗方法，死亡率约为10%，主要死因是局部范围广或血小板减少[11]。

在MRI上，卡波西样血管内皮瘤的表现与血管瘤相似，但其边缘不清，无脂肪沉积，常见明显的血管流空信号[12]。

10.5 网状血管内皮瘤

网状血管内皮瘤（RH）是一种局部侵袭性生长但极少转移的血管肿瘤，由树枝状血管交织成网状结构组成，其内皮细胞呈特征性的鞋钉样。临床较少见，主要见于青年人和中年人，无性别倾向，好发于四肢远端，尤其是下肢，表现为皮肤和皮下的红/蓝色斑块或结节，生长缓慢。50%以上的患者会局部复发，其原因在于肿瘤的浸润性生长，远处转移非常罕见。临床采取广泛性手术切除肿瘤和术后密切随访监测局部复发[13-14]。网状血管内皮瘤的影像学征象报道不多，在超声、CT或MRI上表现为皮肤和皮下的软组织肿块，伴有皮肤结节状皮肤增厚。

10.6 Kaposi肉瘤

Kaposi肉瘤（KS）是一种局部侵袭性的内皮细胞肿瘤或肿瘤样病变，可分为以下4种不同类型：（1）经典惰性型Kaposi肉瘤，主要发生于地中海地区、东欧地区和德系犹太人的老年男性中；（2）非洲地方性Kaposi肉瘤，发生于赤道非洲未感染艾滋病毒的中年男性中；（3）医源性（器官移植相关性）Kaposi肉瘤，与药物引起的慢性免疫抑制有关；（4）艾滋病相关性Kaposi肉瘤，是侵袭性最强的一种类型，常见于同性恋男性艾滋病患者中[15]。Kaposi肉瘤常表现为四肢远端皮肤多发的紫红色、红蓝色或深褐色的丘疹、斑块或结节，也可累及黏膜、淋巴结和内脏器官，但累及肌肉骨骼较罕见且为皮肤病变的局部延伸所致。因此，软组织的Kaposi肉瘤几乎总是伴有明显的皮肤病变。据文献报道，慢性淋巴水肿会通过侧枝血管、淋巴管生成和免疫功能障碍来促进Kaposi肉瘤的发展[16]。

软组织的原发性Kaposi肉瘤的影像学表现文献报道甚少。超声表现为皮肤或皮下的不均质的实性血管性病变。根据我们的经验，Kaposi肉瘤在MRI上表现为皮肤和皮下孤立性或多发性的斑块或结节，在T1WI上呈等信号（与肌肉信号相比），在T2WI上呈高信号，增强扫描后呈实性明显强化，边缘呈毛刺状[17]。Kaposi肉瘤可伴有淋巴水肿，在MRI上表现为皮下组织内弥漫性蜂窝状或网状的改变。

10.7　上皮样血管内皮瘤

上皮样血管内皮瘤（EHE）是一种罕见的恶性血管肿瘤，由上皮样内皮细胞索及其黏液透明基质组成，起源于中等或大血管，通常发生于30～50年，女性稍多见，临床表现为四肢轻微疼痛的肿块，根治性手术切除是治疗的主要手段。大多数上皮样血管内皮瘤是惰性的，但20%～30%的肿瘤可发生转移[4]。

上皮样血管内皮瘤的影像学表现无特异性。在超声上表现为低回声或高回声的肿块，内见出血导致的囊性区。多普勒超声显示肿瘤内动静脉分流现象。在MRI上表现为血管丰富的肿块，常见血管流空信号，无脂肪沉积[18]。

10.8　软组织血管肉瘤

血管肉瘤是一种起源于血管内皮细胞的侵袭性很强的恶性血管肿瘤，肿瘤细胞增殖迅速且广泛浸润性增长，伴有不规则血腔形成。肿瘤可由放疗或慢性淋巴水肿所引起[1]。软组织血管肉瘤的发病高峰在60～70岁，男性多见；最常发生于皮肤，其次是软组织（如：下肢深部肌肉）。临床表现为生长迅速的疼痛性肿块，超过50%的患者在第一年内死亡，约20%的局部复发率，约50%的远处转移率，肿瘤常转移至肺，其次是淋巴结、软组织和骨[19]。

软组织血管肉瘤的影像学表现与其他富血供的软组织肉瘤的影像学表现存在重叠。MRI显示肿瘤的侵袭性特征，表现为皮肤、皮下组织或肌肉的受累、周围组织的浸润以及无脂肪沉积；增强扫描后肿瘤明显强化，并可见明显的迂曲流空血管。出血区在T1WI呈高信号或出现液-液平面。瘤内常见囊变和坏死[10]。软组织血管肉瘤常伴有淋巴水肿，在MRI上表现为皮下组织内弥漫性蜂窝状或网状的改变。

10.9 示例：脉管肿瘤

10.9.1 血管瘤

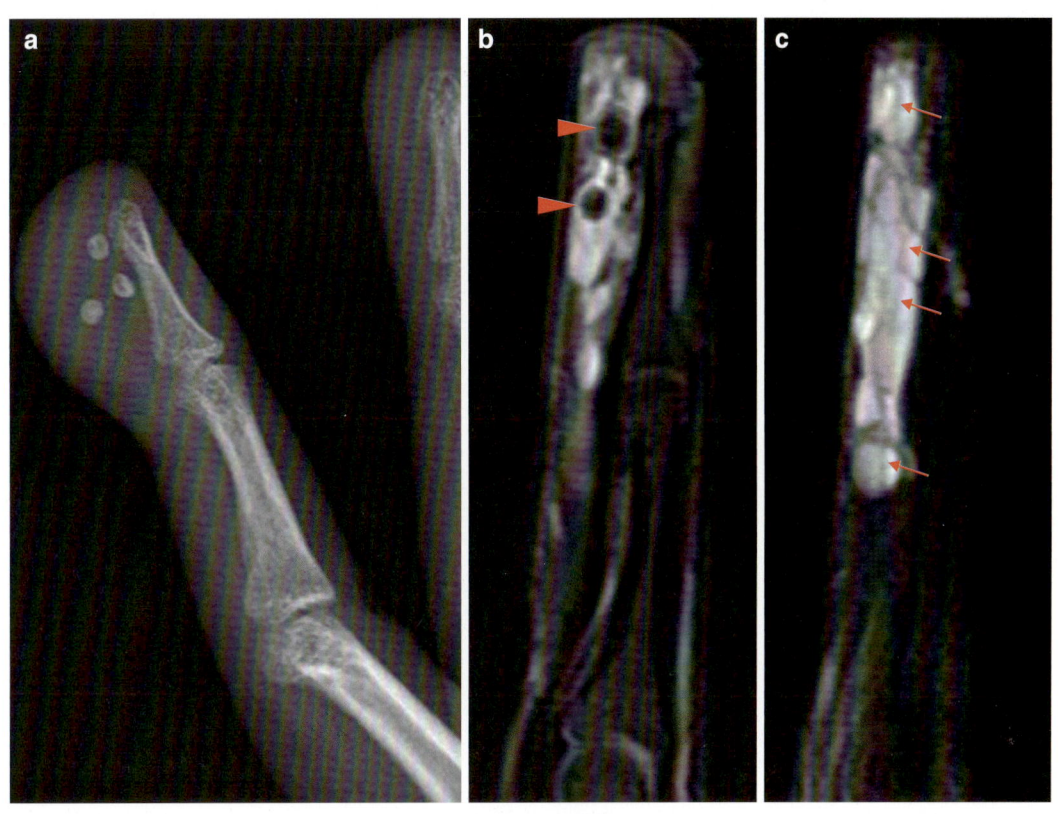

图10.1 血管瘤

X线片（a）显示手指软组织内多个钙化灶，包括静脉石和血栓机化后的营养不良性钙化。矢状位T2WI-FS（b，c）显示皮下分叶状肿块呈很高信号，内见圆形或椭圆形低信号（三角形），伴有液–液平面（细箭头）。

10.9.2 滑膜血管瘤

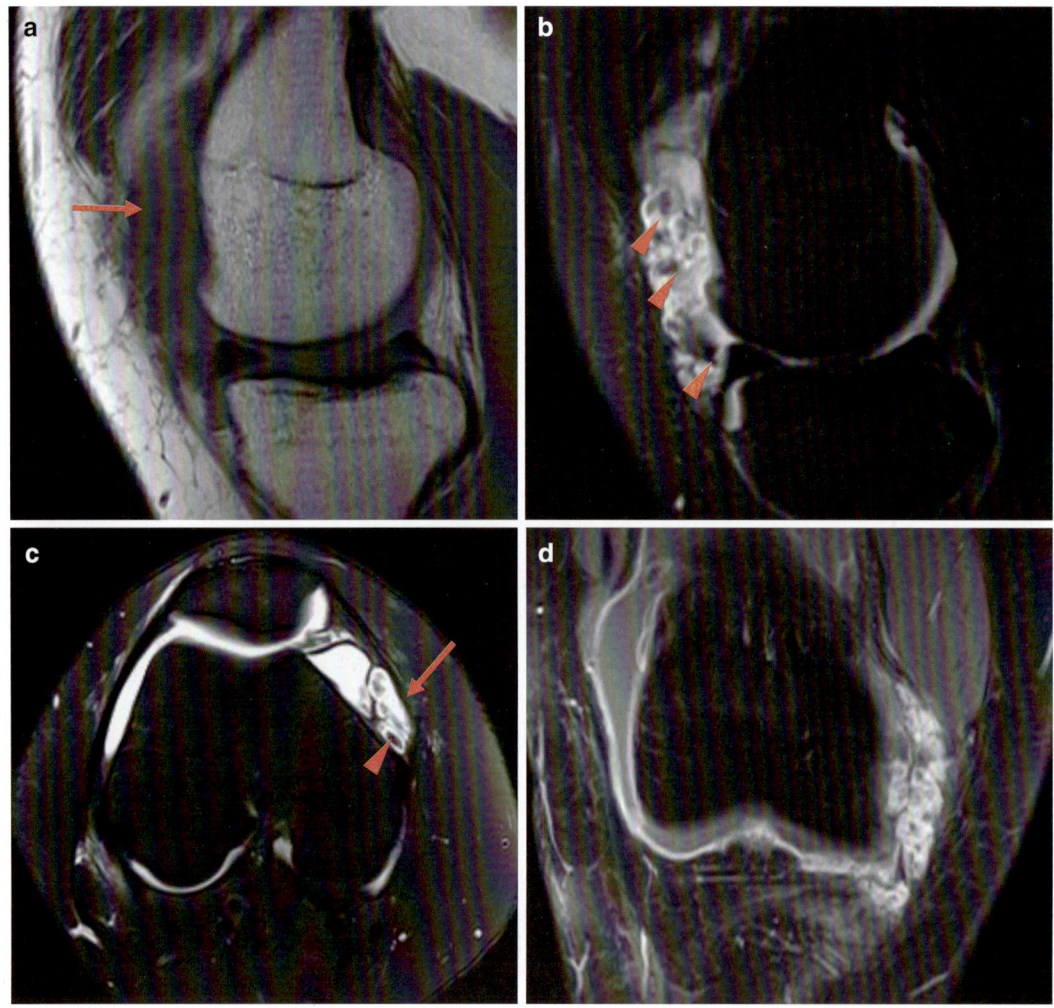

图10.2 滑膜血管瘤（1）

膝关节MRI表现为关节内分叶状软组织肿块（箭头），在T1WI（a）上呈不均匀高信号（与肌肉信号相比），T2WI-FS（b，c）上呈不均匀高信号。肿块沿髌上囊内侧滑膜面分布，内可见多发椭圆形的T1WI稍高信号和T2WI低信号影（三角形），提示为血栓，在X线片上未见静脉石（图片未提供）。冠状位CE-T1WI-FS（d）显示肿块不均匀强化。

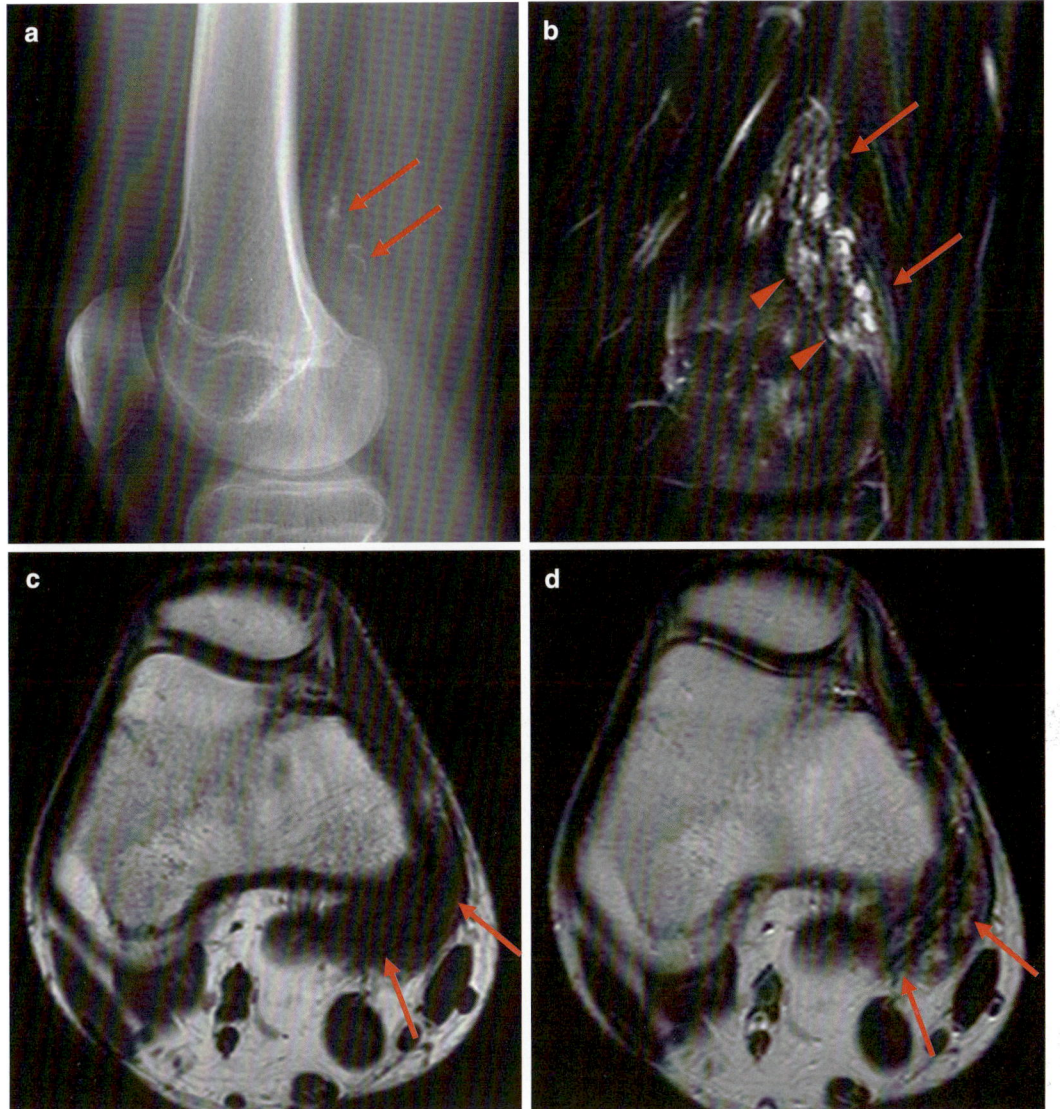

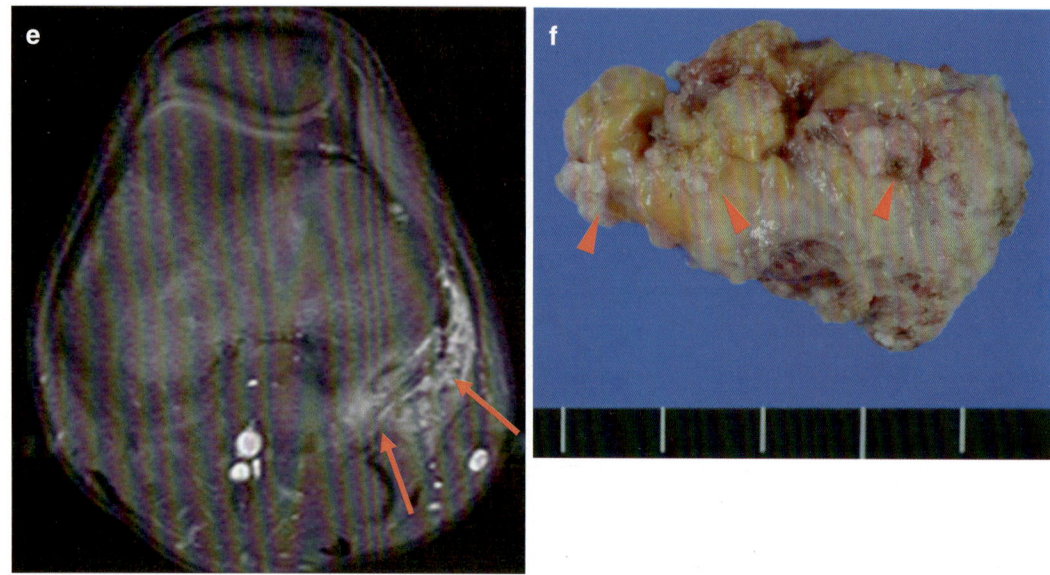

图10.3 滑膜血管瘤（2）

X线片（a）显示膝后上髁腓肠肌下隐窝附近不规则骨化（箭头）。矢状位T2WI-FS（b）显示边界不清的、多分叶状肿块（箭头），呈混杂信号，伴有轻微的骨质压迫侵蚀（三角形）。肿块在横轴位T1WI（c）上呈等信号（相对于肌肉信号），T2WI（d）上呈不均匀高信号，CE-T1WI-FS（e）上呈明显强化。肿瘤累及关节内和关节旁间隙。在所有序列MRI上的低信号线条影均对应为矿化。大体标本（f）显示边缘不规则的软组织肿块，内见多处矿化灶，包括钙化和骨化（三角形）。

10.9.3 肌内血管瘤

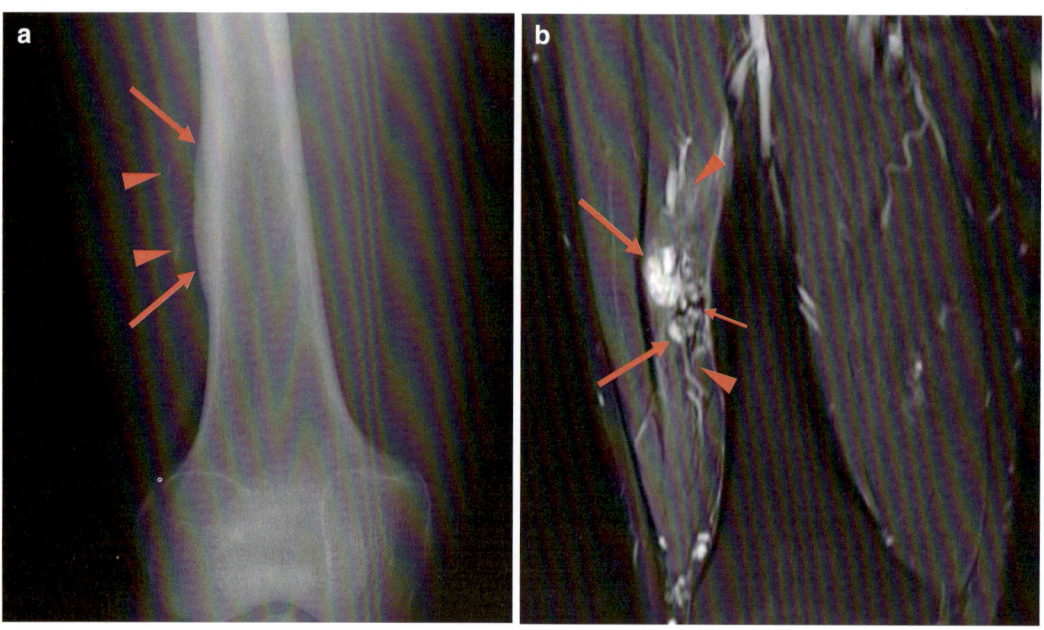

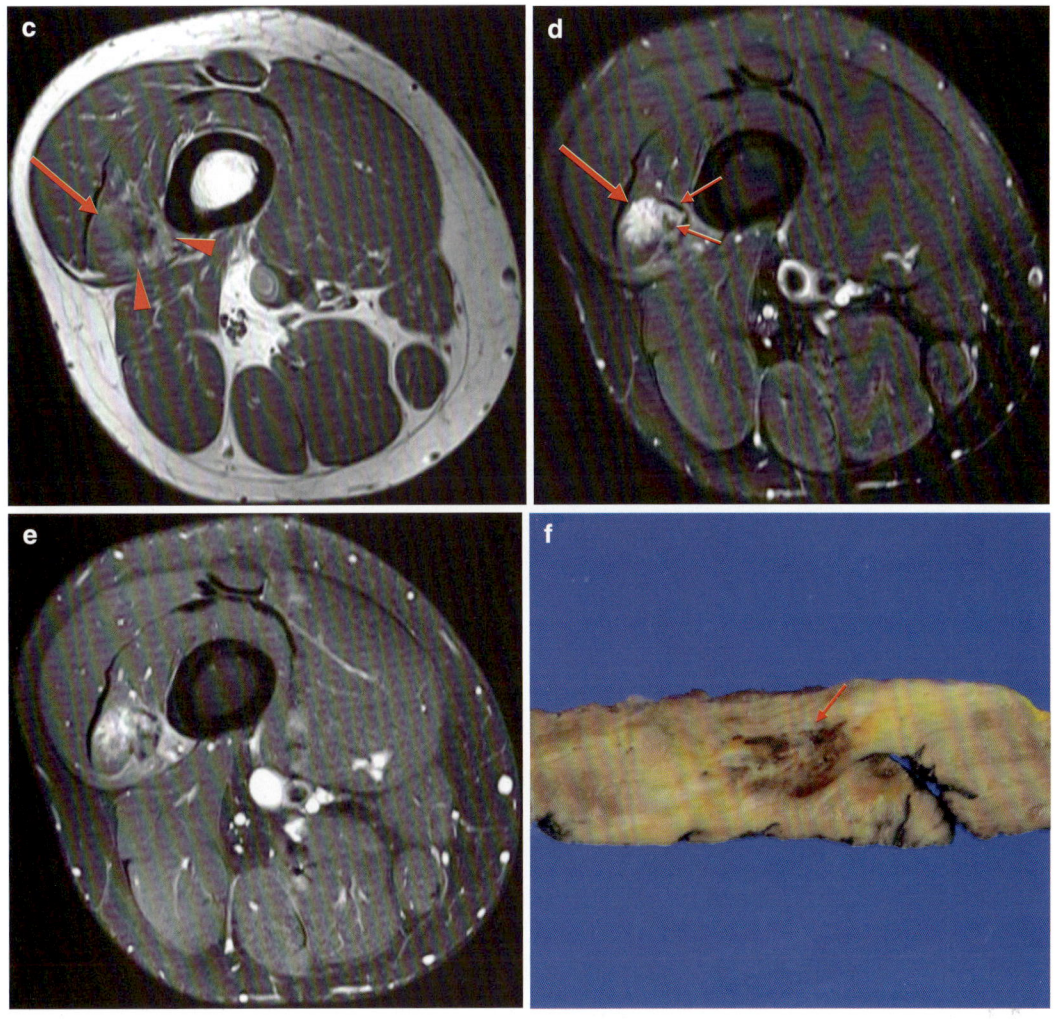

图10.4 肌内血管瘤（1）

X线片（a）显示右股骨远段局部骨皮质增厚（箭头），邻近软组织内见细小的矿化（三角形）。冠状位T2WI-FS（b）显示股外侧肌内边界不清的软组织肿块呈高信号（箭头）。肿块周围可见充血的静脉（三角形）和矿化形成的低信号灶（细箭头）。肿块在T1WI（c）上呈稍高信号，T2WI（d）上呈不均匀高信号，CE-T1WI-FS（e）上呈不均匀轻度强化。肿瘤周围伴有脂肪增生（三角形）。大体标本（f）显示肌肉内边缘不规则的肿块，可见出血和多处矿化灶，包括骨化（细箭头）。

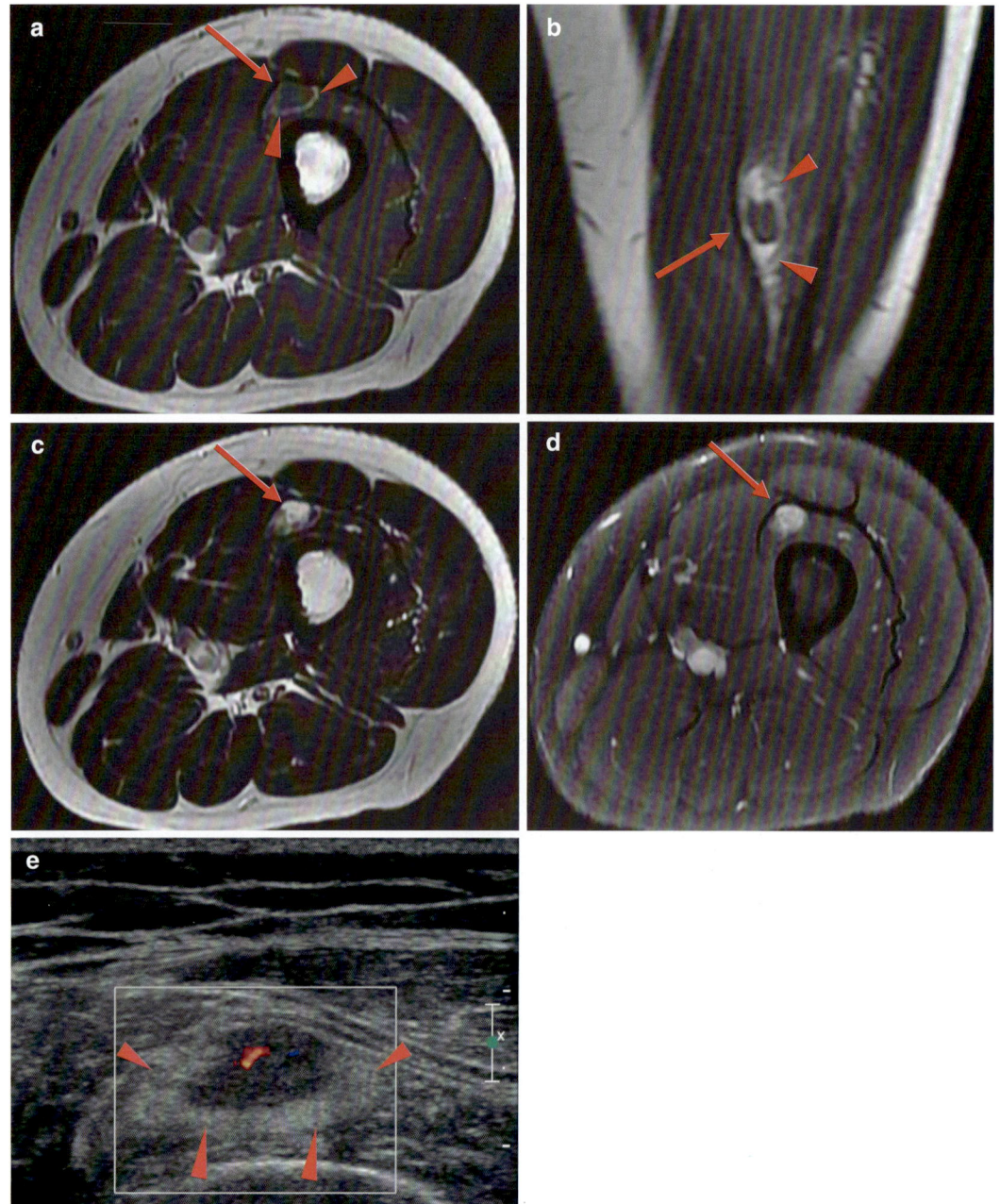

图10.5 肌内血管瘤（2）

横轴位（a）和冠状位（b）T1WI显示股中肌内的软组织肿块，呈等–稍高信号（箭头），肿块周围脂肪增生（三角形）。肿块在T2WI（c）上呈不均匀高信号，CE–T1WI–FS（d）上呈明显强化。超声（e）上肿块相对于肌肉呈等回声，边界不清，周围绕有高回声的脂肪组织（三角形）。彩色多普勒超声显示肿块内的局灶性血流。

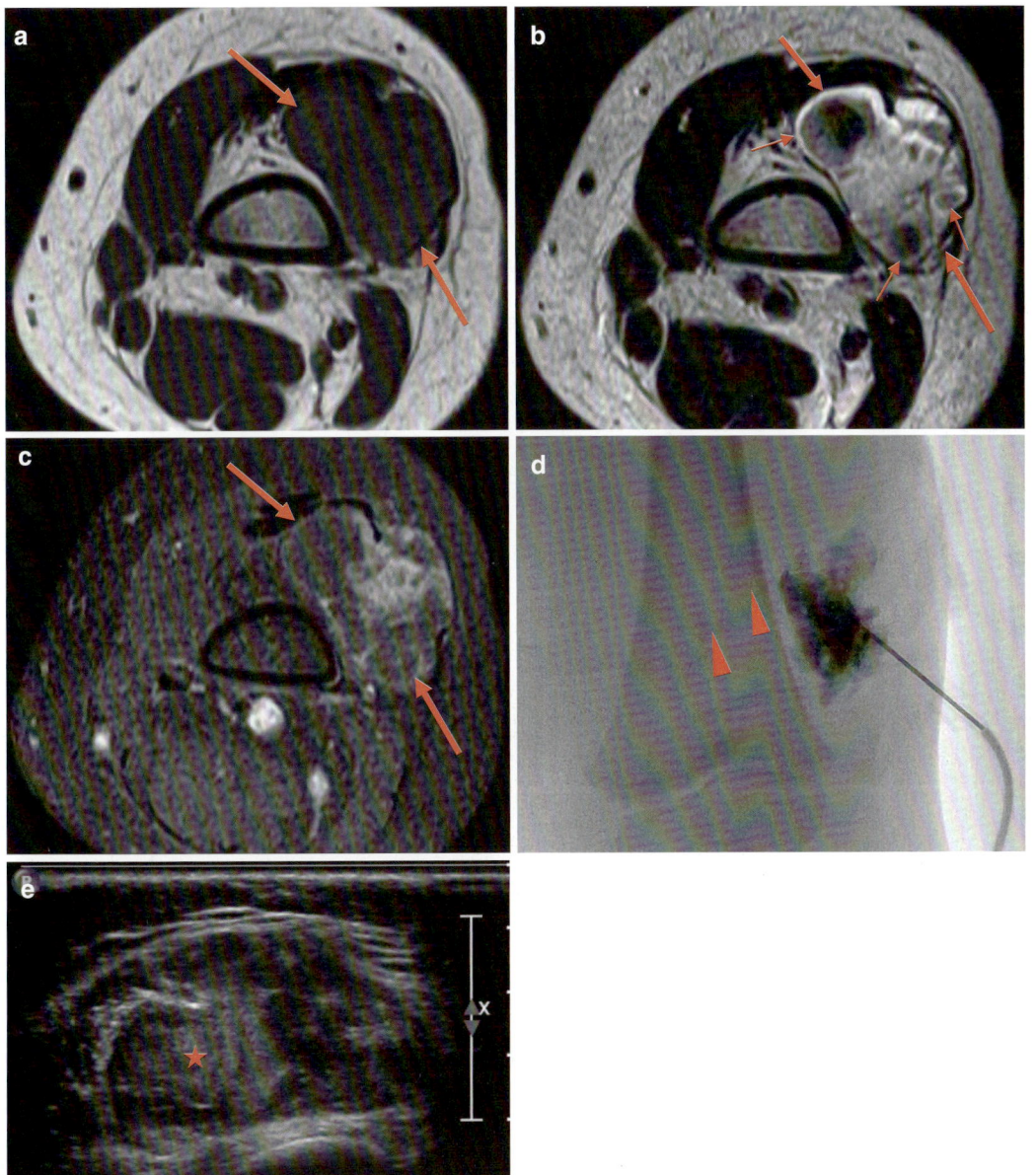

图10.6　肌内血管瘤（海绵状型）

MRI显示股外侧肌内多分叶状的软组织肿块（箭头），在T1WI（a）上呈不均匀等–稍高信号，T2WI（b）上呈不均匀高信号，CE–T1WI–FS（c）上呈不规则的边缘和实性成分强化。肿块内多发大小不等的T2WI低信号灶（细箭头）对应为血栓。直接穿刺血管造影（d）显示对比剂长时间滞留于大小不等的血腔内，并可见早显的引流静脉（三角形）。超声（e）显示分叶状肿块呈混杂回声表现，包括中央高回声的血栓或凝血块（星号）和无回声/低回声的液体。

10.9.4 骨化性肌内血管瘤

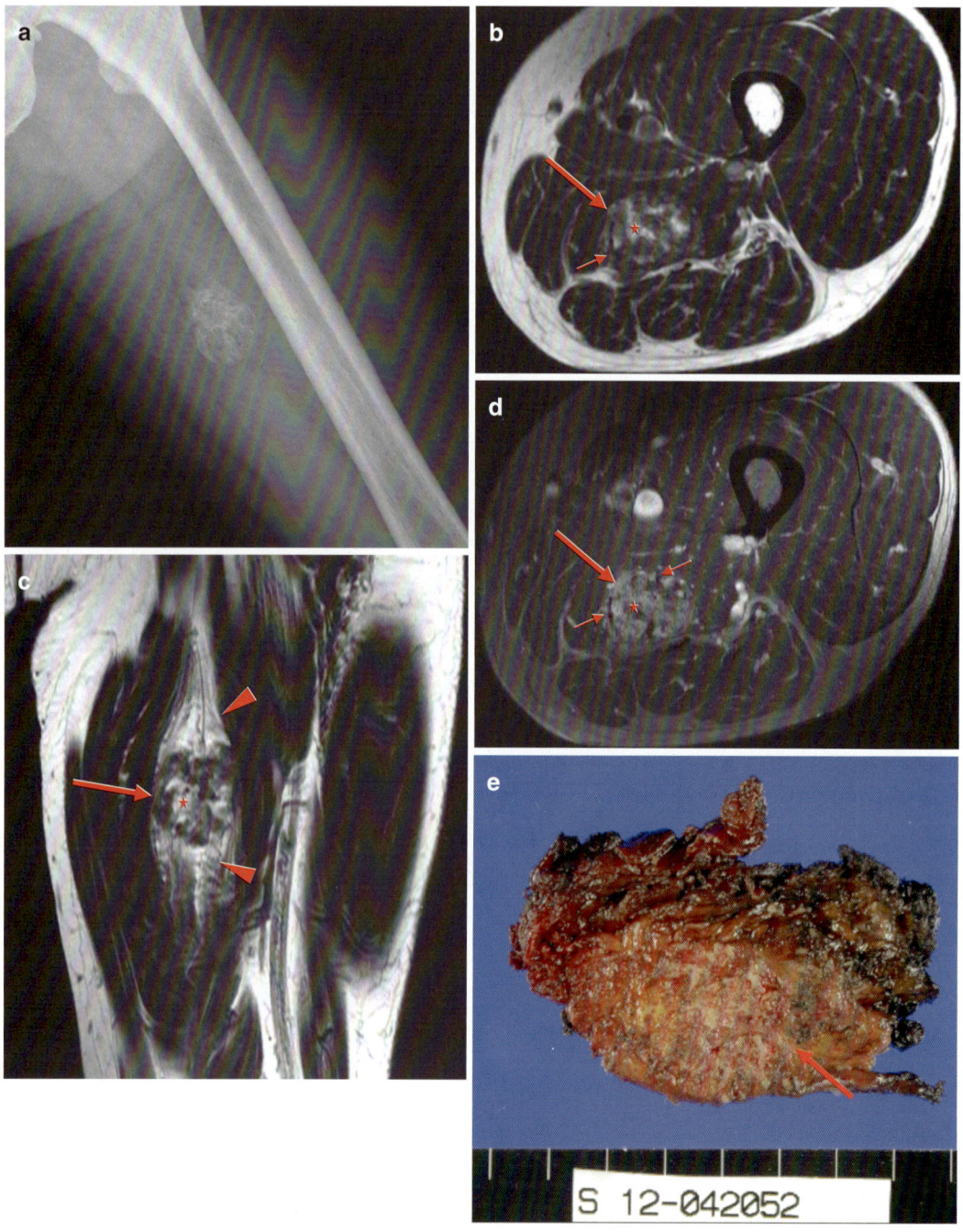

图10.7 骨化性肌内血管瘤

X线片（a）显示股骨远段旁的骨化性肿块，呈"瑞士奶酪征"外观。横轴位T1WI（b）显示大收肌内软组织肿块（箭头），相对于肌肉呈不均匀高信号。冠状位T2WI（c）显示肿块周围上下方明显的脂肪增生（三角形）。横轴位CE-T1WI-FS（d）显示肿块不均匀轻度强化。肿瘤内在T1WI和T2WI上的高信号灶（星号）脂肪抑制后呈低信号，提示为瘤内脂肪或脂肪骨髓（骨化）。在肿块中可见明显的管状流空信号（细箭头）。大体标本（e）显示红黄色肿块，内见大片骨化（箭头），夹杂出血和血管。

10.9.5 静脉性血管瘤

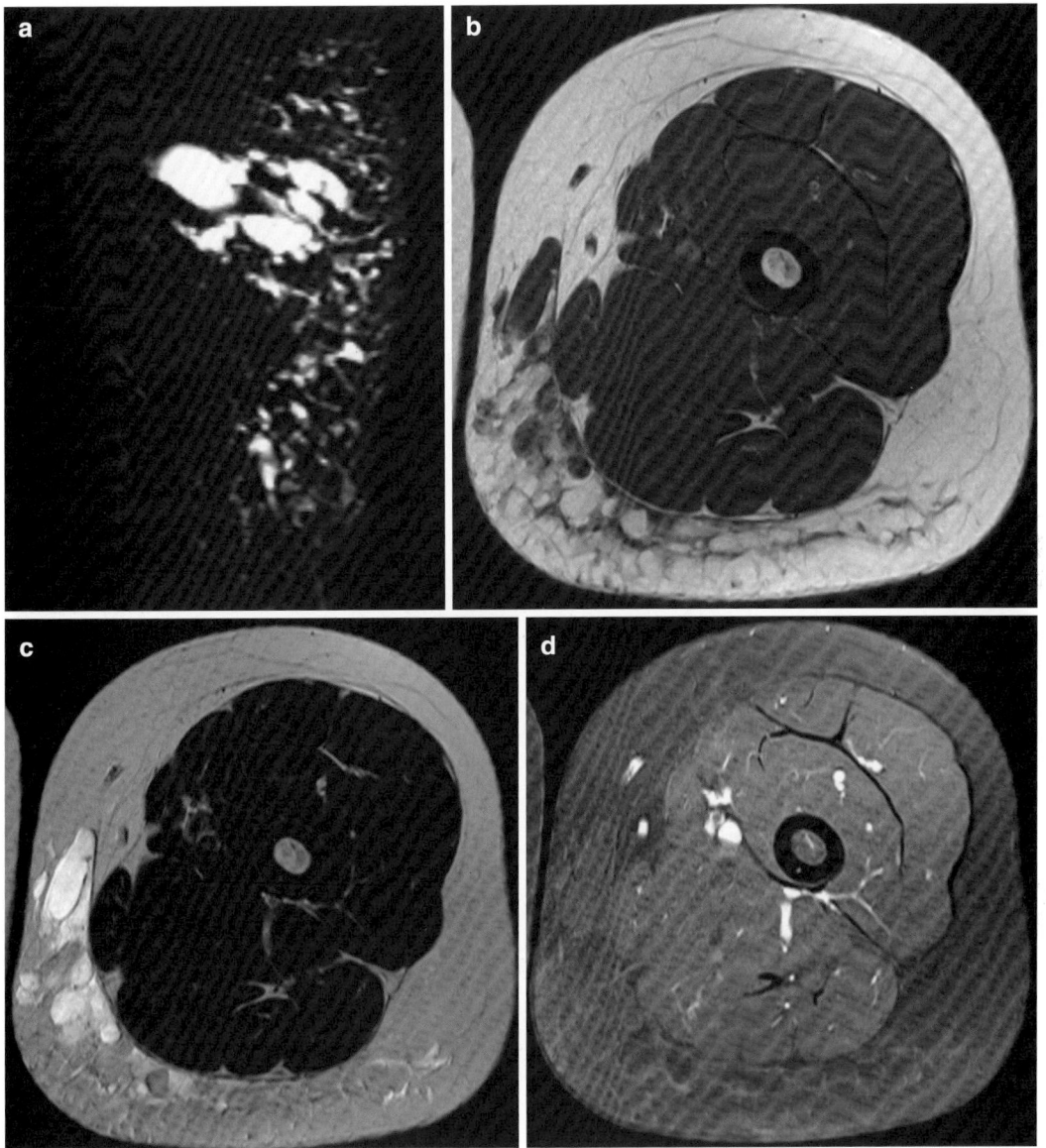

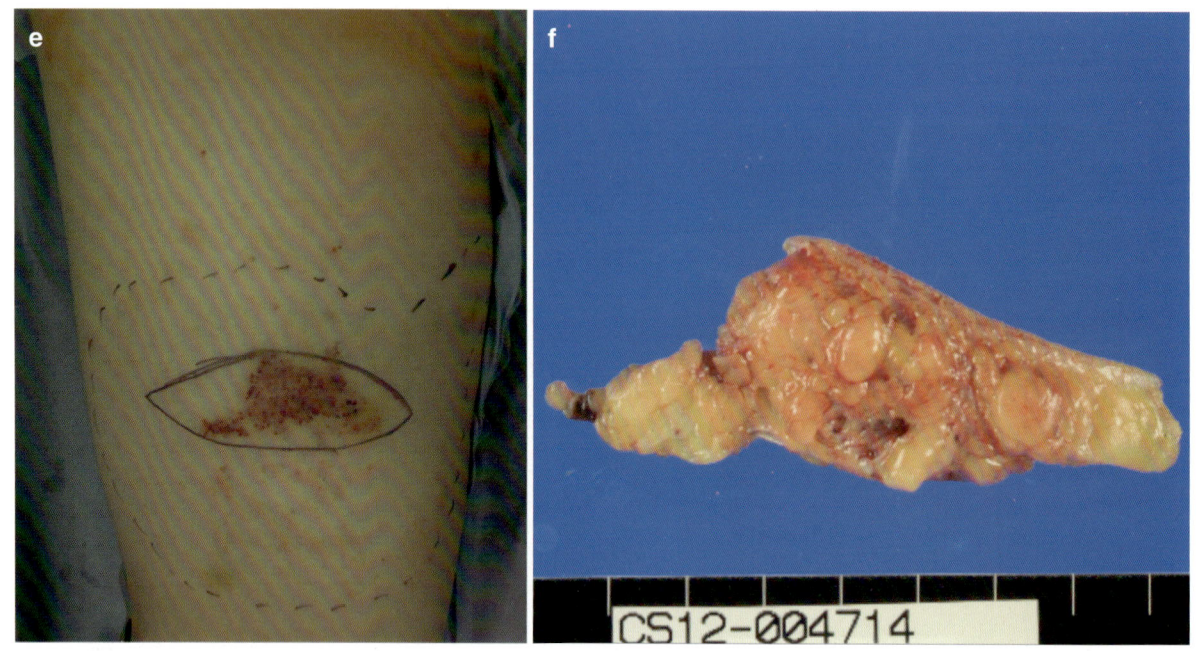

图10.8 静脉性血管瘤

矢状位T2WI-FS（a）显示大腿皮下组织内的大小不等的血管影，呈念珠状和网状。在T1WI（b）上与肌肉相比呈等信号，T2WI（c）上呈高信号，在CE-T1WI-FS（d）上呈轻微的边缘强化或网状强化。术中照片（e）显示肿块表面皮肤上的红紫色斑块。大体标本（f）显示扩张的充血血管与反应性脂肪增生。根据手术记录，在皮肤切开后立即有大量的血液涌出。

10.9.6 动静脉畸形/血管瘤

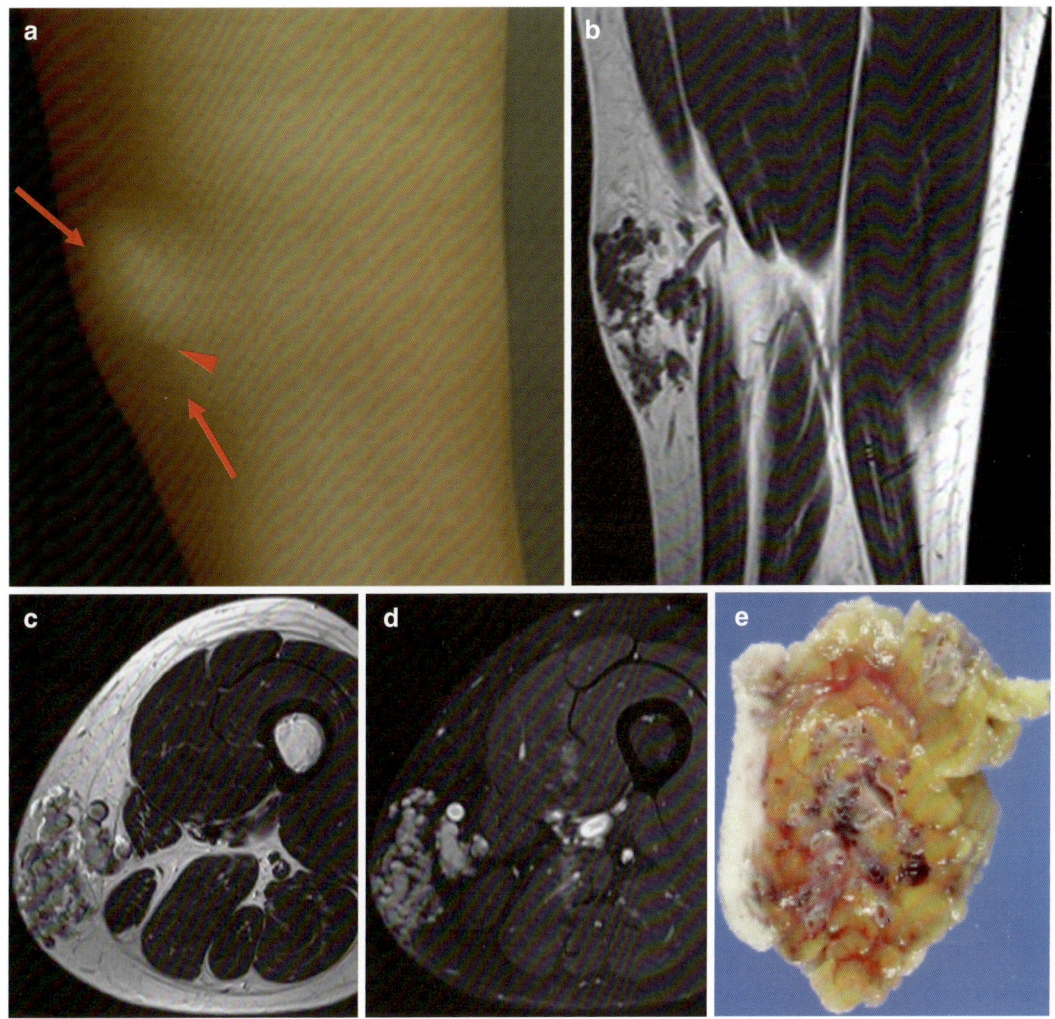

图10.9 动静脉畸形/血管瘤

临床照片（a）显示大腿内侧局部软组织肿胀隆起（箭头），蓝色血管显露（三角形）。冠状位T1WI（b）显示皮下迂曲扩张的血管，可见少量流空血管影和周围脂肪增生。T2WI（c）显示皮下病变由血管流空信号和很高信号混合而成。CE-T1WI-FS（d）显示明显强化。大体标本（e）显示数量不等的小血管和大血管，夹杂大量增生的脂肪组织。

10.9.7　血管瘤病

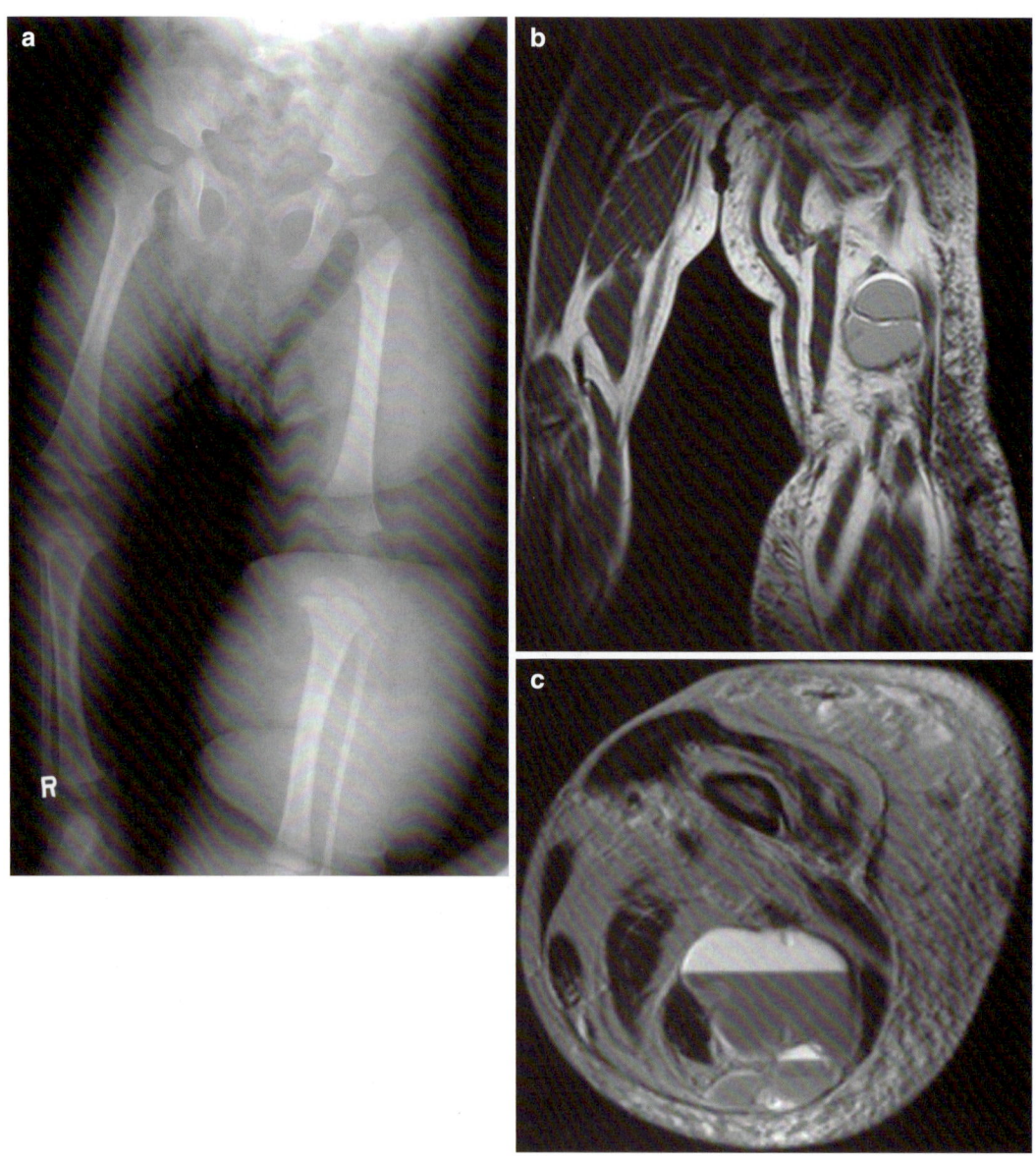

图10.10　血管瘤病

X线片（a）显示左下肢广泛的软组织肿大。冠状位T1WI（b）和横轴位T2WI（c）显示不同类型的血管瘤广泛累及多个组织平面。

10.9.8　淋巴管瘤

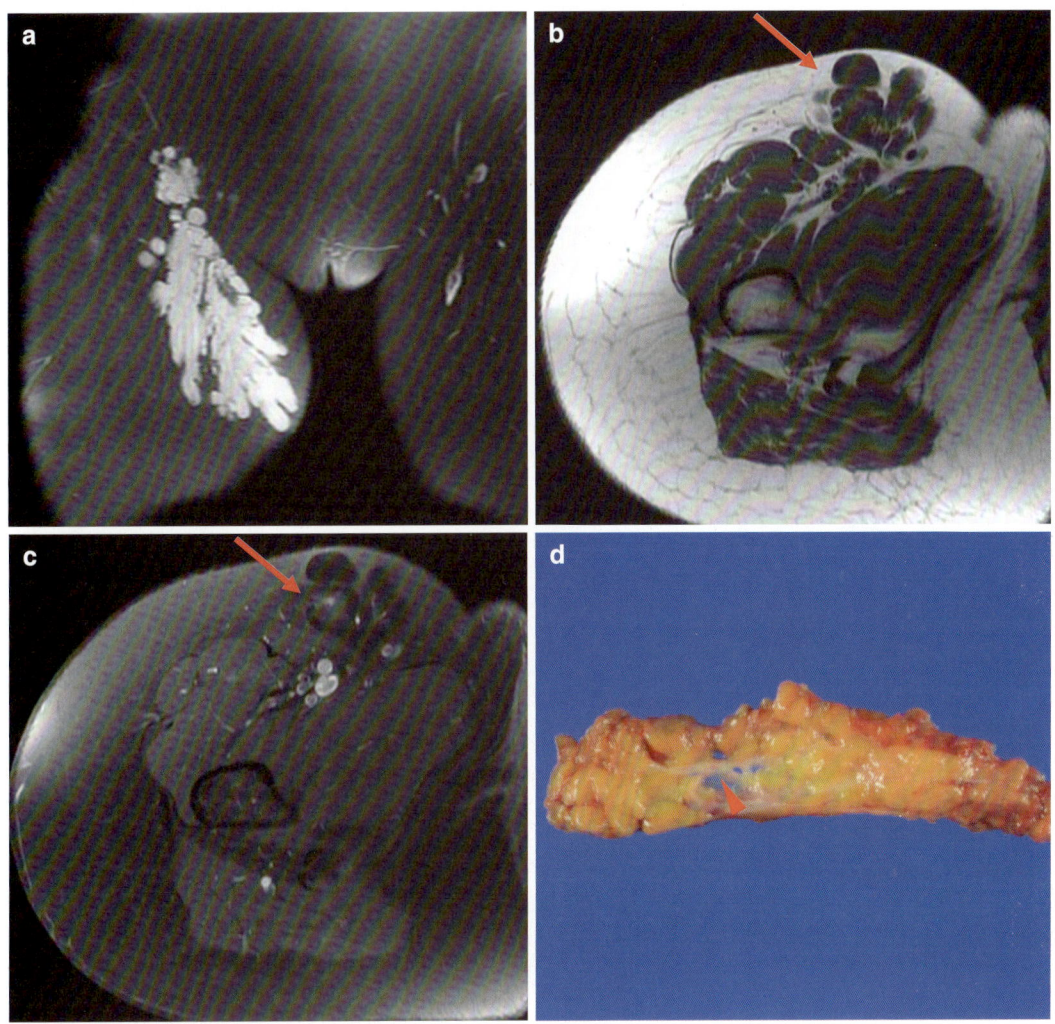

图10.11　淋巴管瘤

冠状位T2WI-FS（a）显示右腹股沟区皮下细长形分支状/多叶状软组织肿块，呈极高信号。相对于肌肉信号，肿块在T1WI（b）上呈等信号（箭头），CE-T1WI-FS（c）上呈边缘轻微强化，并见正常血管穿行。大体标本（d）显示肿块呈多囊海绵状或皂泡状的外观（三角形）。

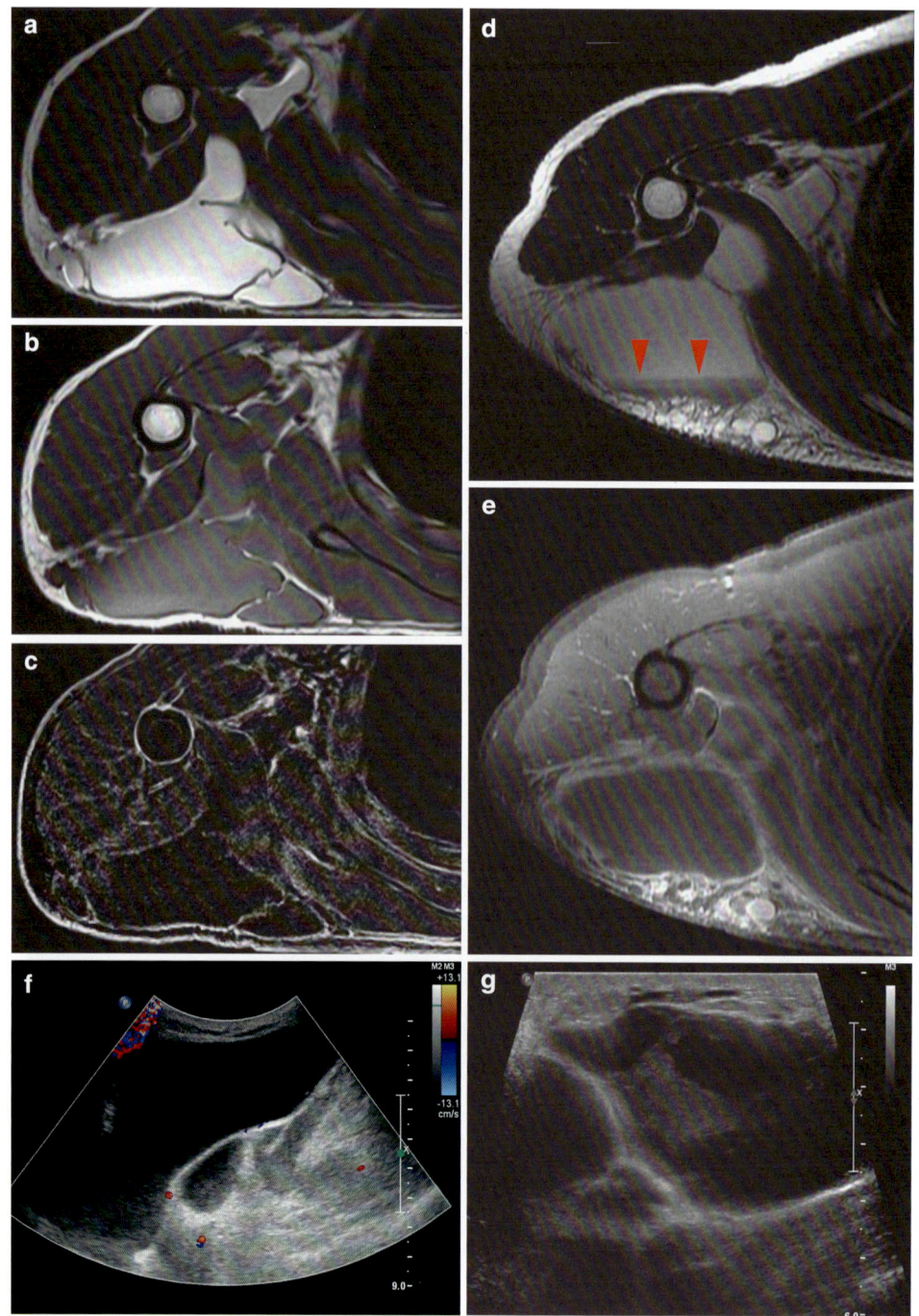

图10.12 淋巴管瘤（复杂型）

肩部MRI显示皮下和腋窝深部的巨大、分叶状、多分隔的囊性肿块，在T2WI（a）上呈高信号，T1WI（b）上相对于肌肉呈高信号，增强前后MRI减影图像（c）上呈薄层边缘强化和分隔强化。2年后患者主诉突然疼痛、发热和包块增大，随访T2WI（d）显示原囊性肿块增大，出现液-液平面（三角形）提示出血，周围皮下组织网状水肿改变，在CE-T1WI-FS（e）上显示肿块环形强化的壁较厚，周围皮下组织和周围筋膜炎性浸润并强化。超声（f）显示分叶状无回声多房囊性肿块，囊内间隔相对薄而少。然而，随访超声（g）显示多房囊性包块的囊壁增厚，囊内分隔增厚，囊腔内出现斑片状异常回声，周围皮下组织水肿改变。经超声引导抽吸证实为出血性脓液。

10.9.9 卡波西样血管内皮瘤

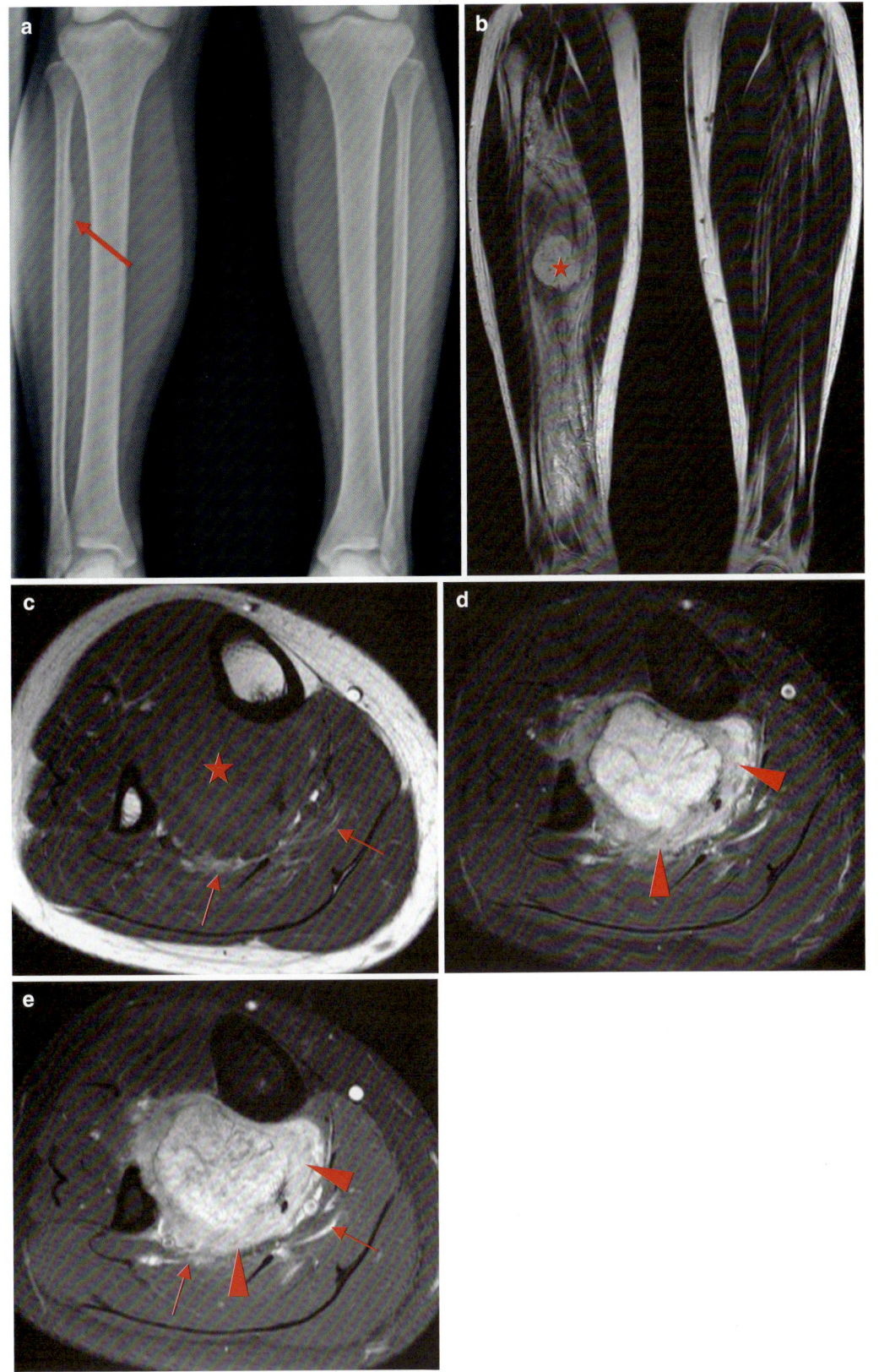

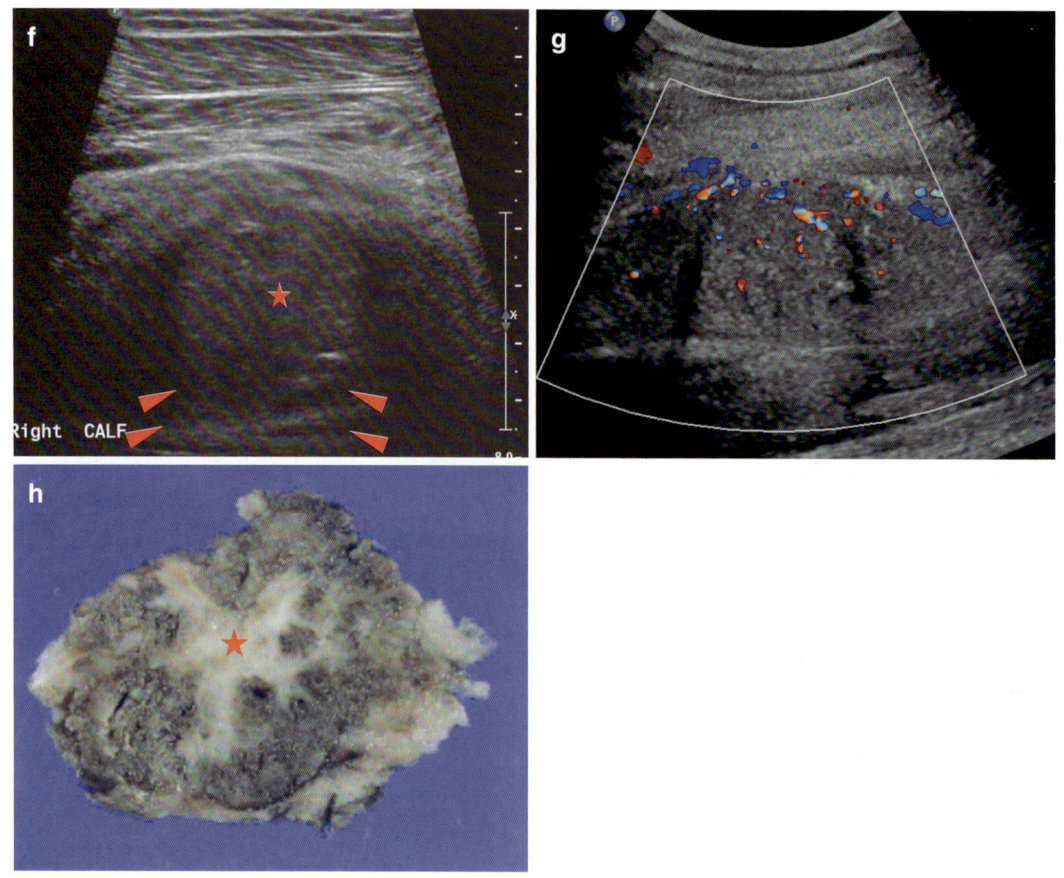

图10.13　卡波西样血管内皮瘤

X线片（a）显示右小腿软组织弥漫性肿胀，腓骨近段内侧骨皮质局限性增厚（箭头）。冠状位T2WI（b）显示胫骨后肌全长肿胀，中央为多分叶状高信号肿块（星号），肿块内及周围可见迂曲扩张的管状流空信号。肿块在T1WI（c）上信号类似于肌肉信号，T2WI（d）上呈极高信号，CE-T1WI-FS（e）上呈明显强化。受累肌肉（三角形）在T2WI上呈稍高信号，其强化程度不如肿瘤强化明显。肿块周围的肌肉间隙和比目鱼肌内的曲线状稍高信号（细箭头），在脂肪抑制序列不受抑制，提示为慢血流血管。与受累肌肉的低回声相比，超声（f）显示肿块呈不均匀高回声（星号），后方回声增强（三角形）。彩色多普勒超声（g）显示肿块内部和周围的明显血流。大体标本（h）显示中央区不规则的纤维化（星号），周围区见多发灰褐色出血灶。

译者注：图10.13d应为脂肪抑制T2WI，即T2WI-FS。

10.9.10 网状血管内皮瘤

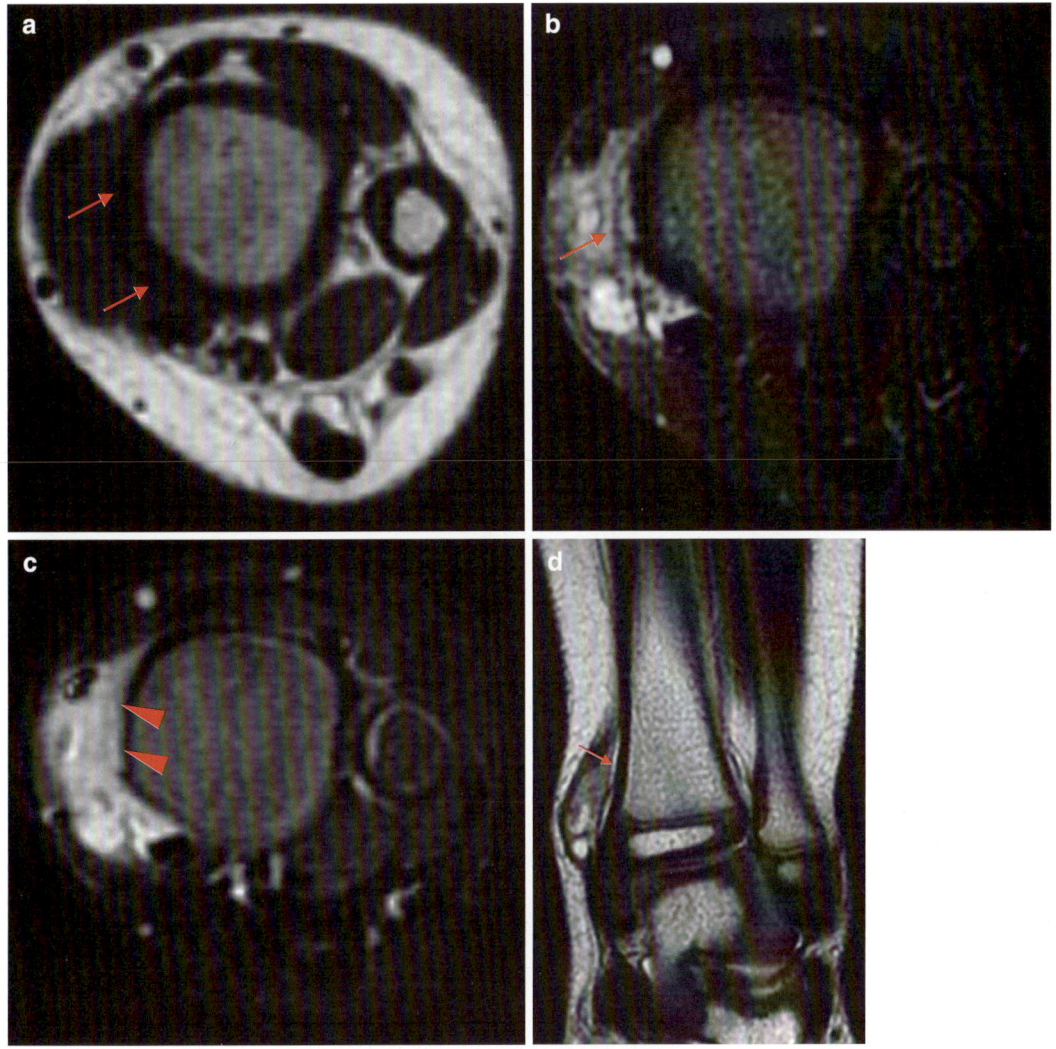

图10.14 网状血管内皮瘤

踝关节MRI显示紧邻胫骨远端的皮下软组织肿块，边缘不规则，在T1WI（a）上呈等信号，T2WI–FS（b）上呈不均匀高信号，CE–T1WI–FS（c）上呈明显强化。肿块直接延伸至邻近胫骨的骨膜下方（细箭头），局部骨皮质呈轻微的碟形压迹（三角形）。肿块包绕但并未破坏皮下浅层血管（a，c）。冠状位T2WI（d）显示肿块呈中等–极高信号。肿块内多发细小流空信号在所有序列MRI上均可被显示。

10.9.11 Kaposi肉瘤

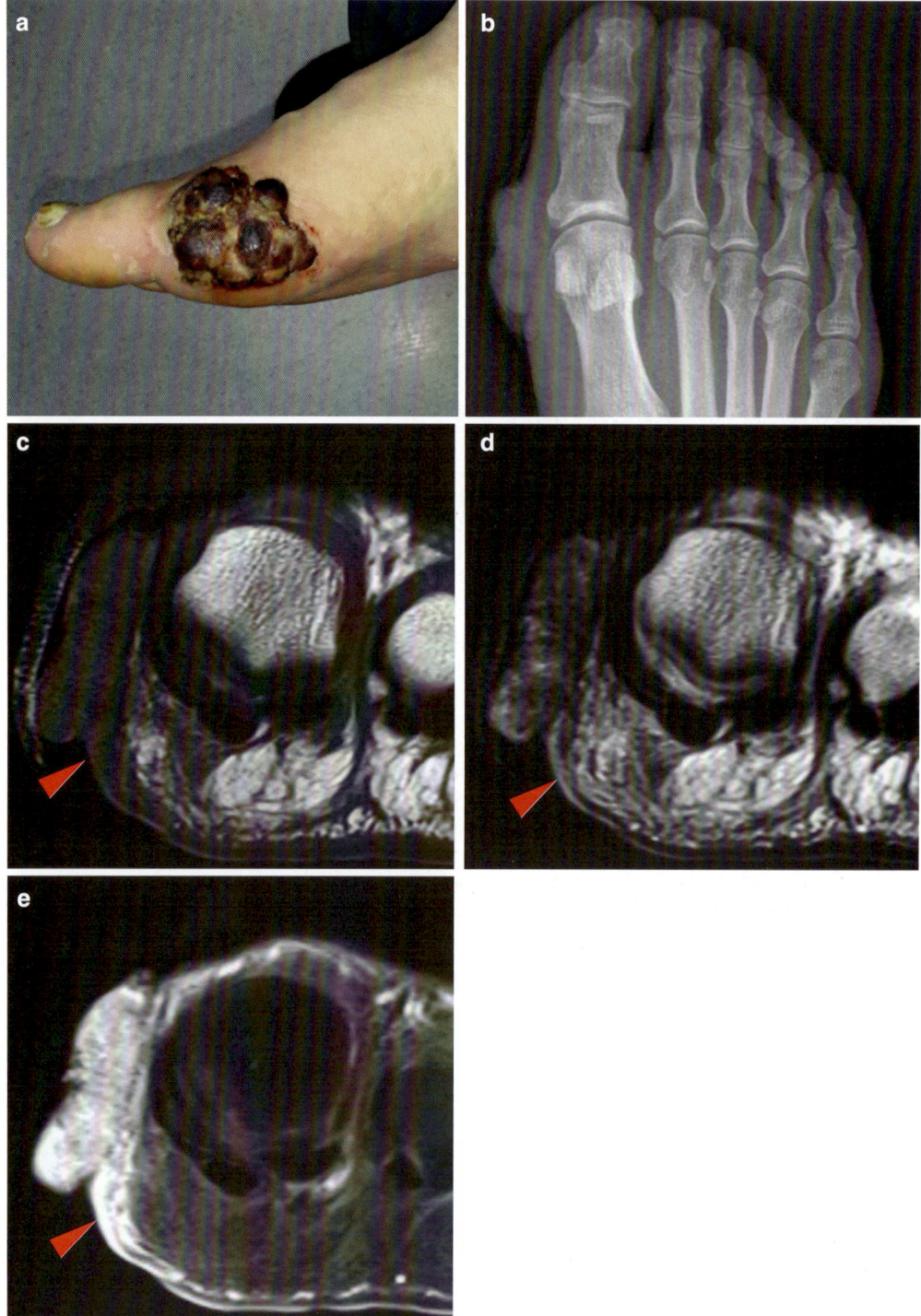

图10.15 Kaposi肉瘤

临床照片（a）显示足内侧深蓝紫色的多结节性肿块。X线片（b）显示足内侧外生性生长的多结节肿块，累及皮肤和皮下组织，未见邻近骨质侵蚀或瘤内钙化。肿块在T1WI（c）上与肌肉相比呈等信号，在T2WI（d）上中央呈不规则低信号而周围呈高信号，CE-T1WI-FS（e）上呈不均匀明显强化。肿块周围的皮肤增厚且信号异常（三角形）。

10.9.12　上皮样血管内皮瘤

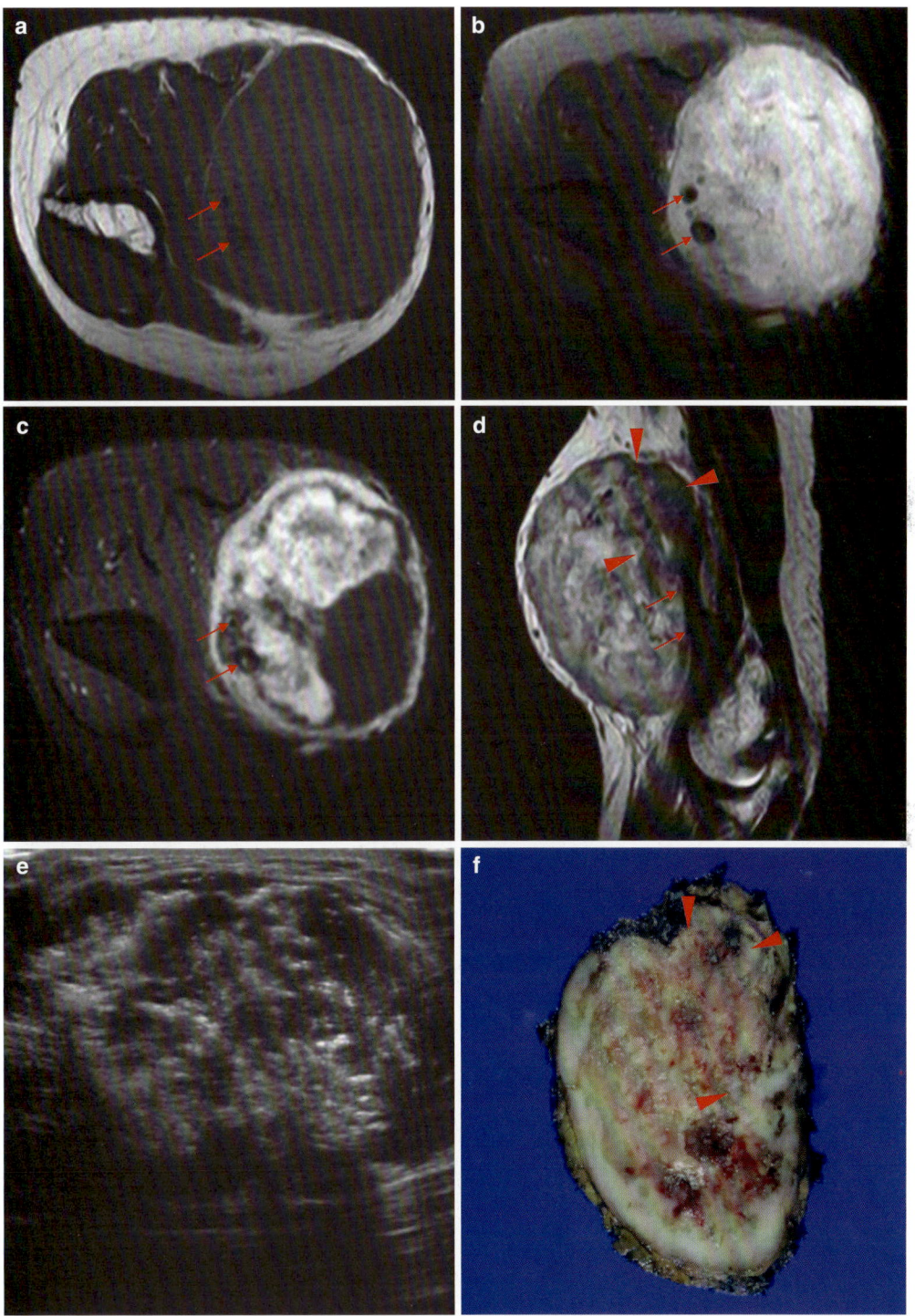

图10.16　上皮样血管内皮瘤（1）

肘部MRI显示上臂远端筋膜下肌肉间的软组织肿块。在T1WI（a）上呈稍高信号，T2WI-FS上呈高信号（b），CE-T1WI-FS（c）上呈不均匀强化，大片状不强化区提示为出血或坏死。肿块包绕但未破坏邻近的神经血管束（细箭头）。矢状位T2WI（d）显示神经血管束为管状低信号区。不规则形的低信号区（三角形）被组织学证实为骨化。超声（e）显示肿块边缘清晰，呈从低回声至高回声的混杂回声，呈现暴风雪样外观，伴有后方声影，提示为肿瘤内矿化。大体标本（f）显示为黄白色肿块，伴有较多骨化（三角形）和多灶性出血。

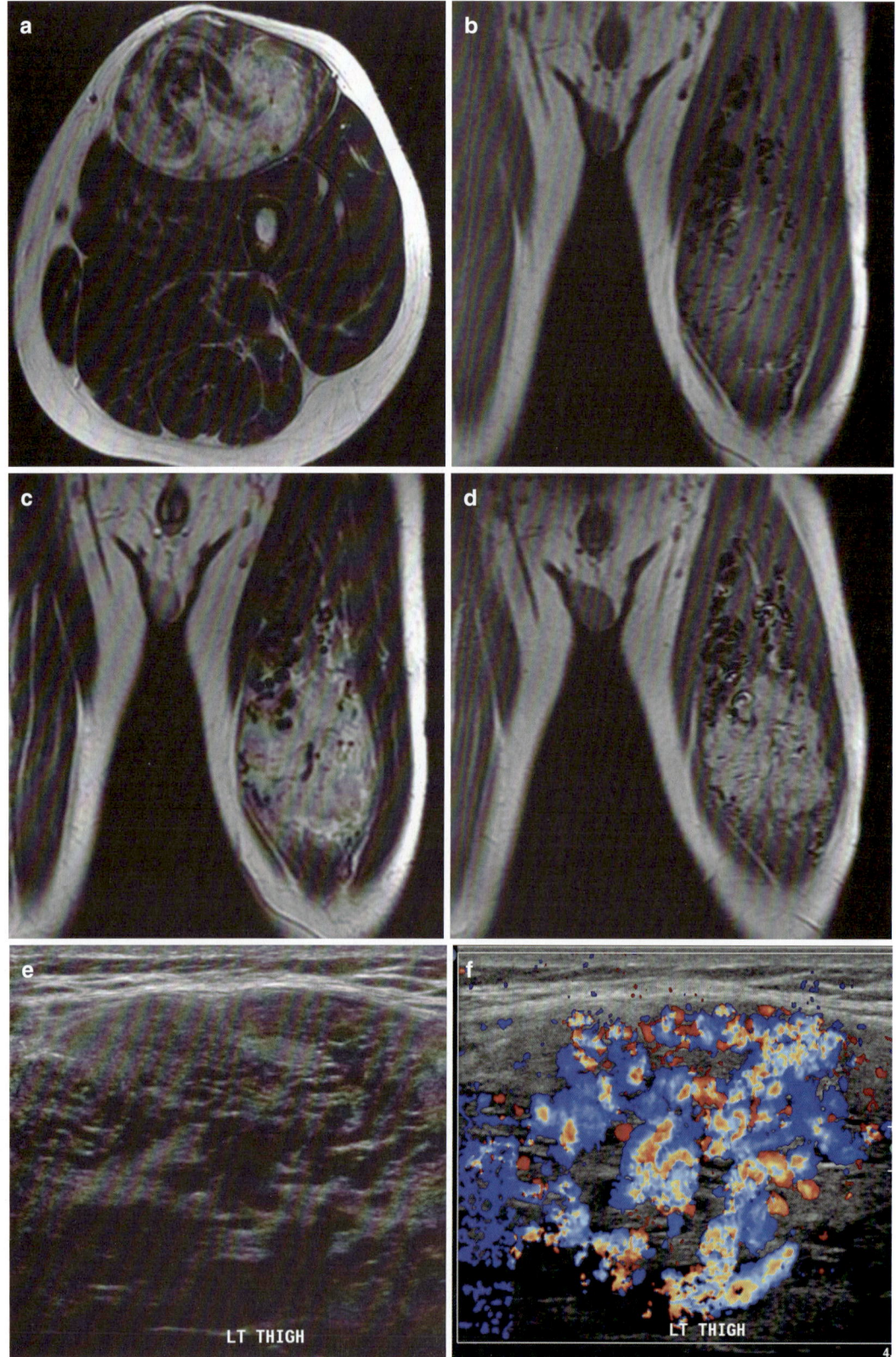

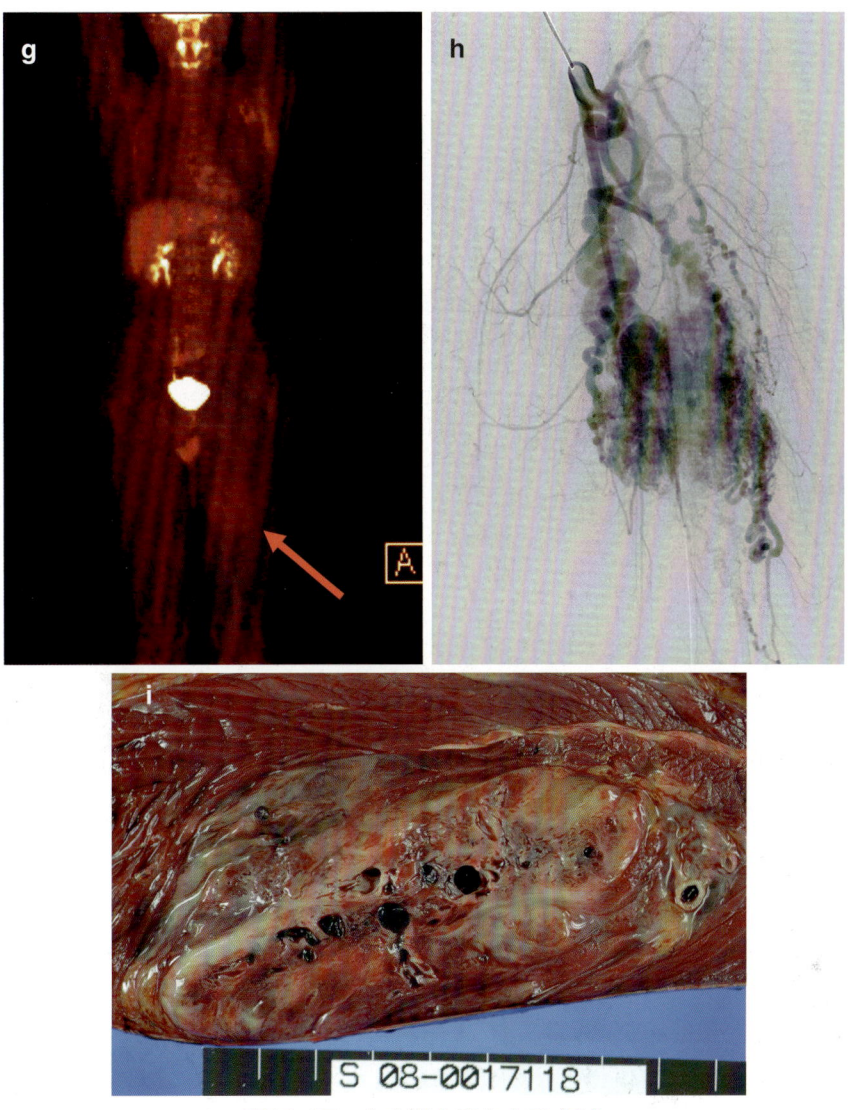

图10.17　上皮样血管内皮瘤（2）

横轴位T2WI（a）显示股直肌内的软组织肿块，边缘不规则，在T1WI（b）上呈稍高信号，T2WI（c）上呈高信号，CE-T1WI（d）上呈明显强化，可见明显的瘤内流空血管。肿瘤外迂曲扩张的血管流空信号，代表动静脉交通。超声（e）显示肿块呈不均匀低回声，内见很多大小不等的无回声液性区，在彩色多普勒超声（f）上充满血流信号，提示为血管结构。PET（g）显示肿块（箭头）轻微的高代谢（SUV值2.2）。动脉造影（h）显示明显扩张的供血动脉、染色和早显的引流静脉。大体标本（i）显示为红白色肿块，没有筋膜外的浸润，有大小不等的血管和少量黏液样改变。

10.9.13　软组织血管肉瘤

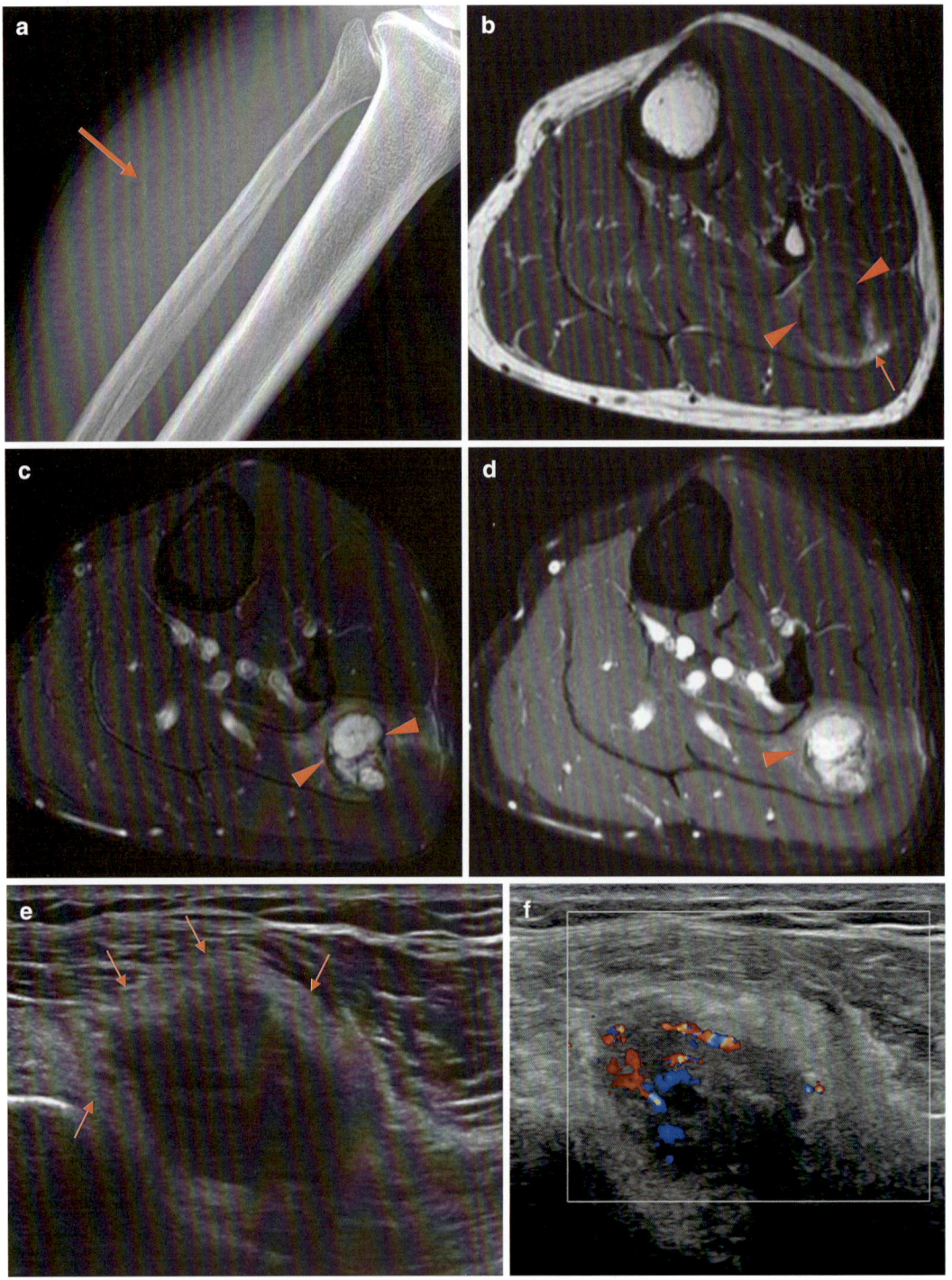

图10.18　软组织血管肉瘤（1）

X线片（a）显示小腿软组织内小曲线状矿化（箭头）。比目鱼肌内分叶状肿块，边缘不规则，在T1WI（b）上呈等–稍高信号（相对于肌肉信号），T2WI（c）上呈高信号，CE–T1WI–FS（d）上呈不均匀明显强化。另可见多发小管状流空信号。在所有序列MRI上沿着肿块边缘的曲线状低信号（三角形），提示为含铁血黄素环。此外，在肿块周围可见少量脂肪增生（b）（细箭头）。超声（e）显示肿块呈不均匀低回声，边缘不规则且有毛刺。肿块周围的脂肪增生呈高回声（细箭头）。彩色多普勒超声（f）显示肿瘤内血流丰富。

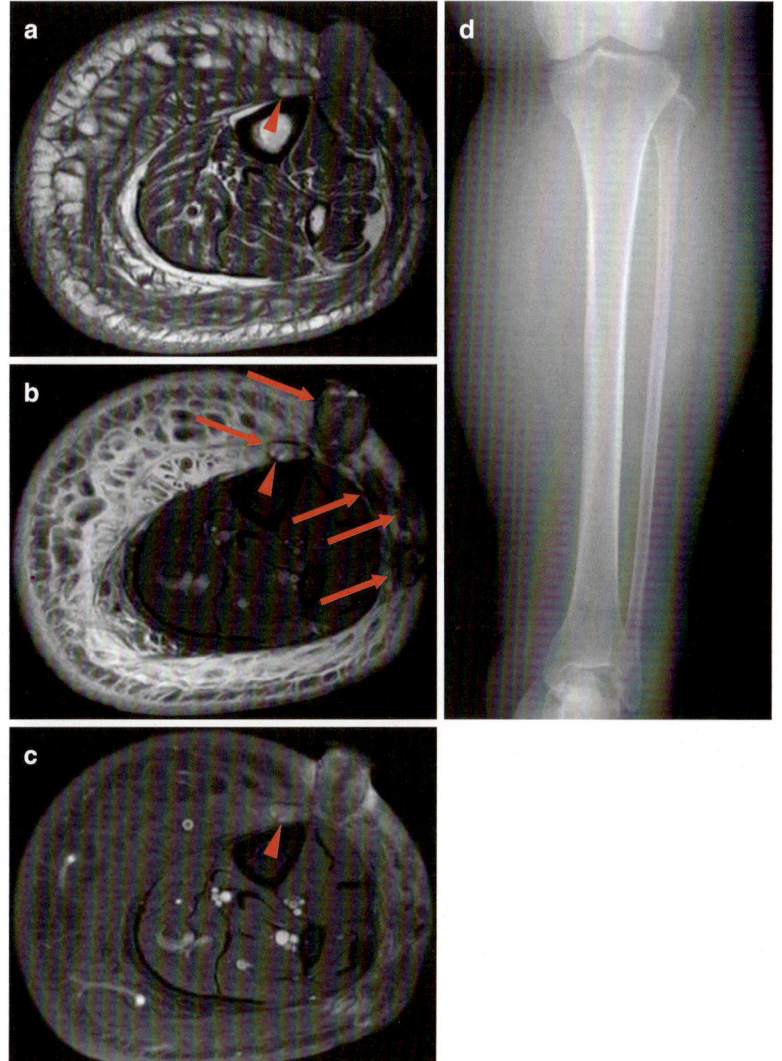

图10.19 软组织血管肉瘤（2）

MRI（a，b，c）和X线片（d）显示小腿弥漫性肿大。9年前患者接受宫颈癌手术和放疗，继而发生皮下慢性淋巴水肿。另见皮下多灶性肿块（箭头），其中最大的病灶呈外生性生长，在T1WI（a）上呈等–稍高信号，T2WI（b）上呈不均匀中–高信号，CE–T1WI–FS（c）上呈不均匀强化。病变周围薄的低信号边，提示为含铁血黄素沉积，在所有序列MRI上都可以被显示。病灶内T1WI和T2WI上的高信号区（三角形），且信号不被脂肪抑制技术所抑制，提示为出血。

❖ **参考文献**

[1] SEPULVEDA A，BUCHANAN E P. Vascular tumors [J]. Semin Plast Surg，2014，28（2）：49–57.

[2] LOWE L H，MARCHANT T C，RIVARD D C，et al. Vascular malformations：classification and terminology the radiologist needs to know [J]. Semin Roentgenol. 2012；47（2）：106–117.

[3] KRANSDORF M J，MURPHEY M D. Vascular and lymphatic tumors [J] //KRANSDORF M J. Imaging of soft tissue tumors. 3rd. Philadelphia：Lippincott Williams & Wilkins，2014：179–230.

[4] DEYRUP A T，TIGHIOUART M，MONTAG A G，et al. Epithelioid hemangioendothelioma of soft tissue：a proposal for risk stratification based on 49 cases [J]. Am J Surg Pathol，2008，32（6）：924–927.

［5］MURPHEY M D, FAIRBAIRN K J, PARMAN L M, et al. From the archives of the AFIP. Musculoskeletal angiomatous lesions: radiologic-pathologic correlation［J］. Radiographics, 1995, 15 (4): 893-917.

［6］AVIV R I, MCHUGH K, HUNT J. Angiomatosis of bone and soft tissue: a spectrum of disease from diffuse lymphangiomatosis to vanishing bone disease in young patients［J］. Clin Radiol, 2001, 56 (3): 184-190.

［7］RAO V K, WEISS S W. Angiomatosis of soft tissue. An analysis of the histologic features and clinical outcome in 51 cases［J］. Am J Surg Pathol, 1992, 16 (8): 764-771.

［8］DUBOIS J, GAREL L. Imaging and therapeutic approach of hemangiomas and vascular malformations in the pediatric age group［J］. Pediatr Radiol, 1999, 29 (12): 879-893.

［9］SHETH S, NUSSBAUM A R, HUTCHINS G M, et al. Cystic hygromas in children: sonographic-pathologic correlation［J］. Radiology, 1987, 162 (3): 821-824.

［10］MOUKADDAM H, POLLAK J, HAIMS A H. MRI characteristics and classification of peripheral vascular malformations and tumors［J］. Skelet Radiol, 2009, 38 (6): 535-547.

［11］LYONS L L, NORTH P E, MAC-MOUNE LAI F, et al. Kaposiform hemangioendothelioma: a study of 33 cases emphasizing its pathologic, immunophenotypic, and biologic uniqueness from juvenile hemangioma［J］. Am J Surg Pathol, 2004, 28 (5): 559-568.

［12］TAMAI N, HASHII Y, OSUGA K, et al. Kaposiform hemangioendothelioma arising in the deltoid muscle without the Kasabach-Merritt phenomenon［J］. Skelet Radiol, 2010, 39 (10): 1043-1046.

［13］ZHENG L Q, HAN X C, HUANG Y, et al. Cutaneous retiform hemangioendothelioma on the right foot with an unusual clinicopathological feature［J］. Am J Dermatopathol, 2014, 36 (9): 757-775

［14］CALONGE J E. Retiform haemangioendothelioma［J］//FLETCHER C D M, BRIDGE JA, HOGENDOORN P C W, MERTENS F. WHO classification of tumours of soft tissue and bone. 4th ed. Lyon: International Agency for Research on Cancer, 2013: 147-148.

［15］TAPPERO J W, CONANT M A, WOLFE S F, et al. Kaposi's sarcoma: Epidemiology, pathogenesis, histology, clinical spectrum, staging criteria and therapy［J］. J Am Acad Dermatol, 1993, 28 (3): 371-395.

［16］LEE R, SAARDI K M, SCHWARTZ R A. Lymphedema-related angiogenic tumors and other malignancies［J］. Clin Dermatol, 2014, 32 (5): 616-620.

［17］PANTANOWITZ L, MULLEN J, DEZUBE B J. Primary Kaposi sarcoma of the subcutaneous tissue［J］. World J Surg Oncol, 2008, 6: 94.

［18］NUTHAKKI S, FESSELL D, LAL N, et al. Epithelioid hemangioendothelioma mimicking a nerve sheath tumor clinically and on MR imaging［J］. Skelet Radiol, 2007, 36 (Suppl 1): S58-62.

［19］MEIS-KINDBLOM J M, KINDBLOM L G. Angiosarcoma of soft tissue: a study of 80 cases［J］. Am J Surg Pathol, 1998, 22 (6): 683-697.

（陈晓枫　高振华　译）

第11章 ⊙

软骨-骨肿瘤

软骨–骨肿瘤指的是含有骨或软骨基质的各种类型的软组织病变。对于包含骨或软骨的软组织肿瘤，影像学检查必不可少。首要的任务是，影像学检查证实病变来源于软组织。本章根据2013年WHO软组织肿瘤分类，重点讨论软骨–骨肿瘤。

11.1 软组织软骨瘤

软组织软骨瘤（STC）是一种由透明软骨基质和软骨细胞组成的良性肿瘤，起源于骨外和滑膜外组织，也被称为骨外软骨瘤。肿瘤通常见于中年人，男性稍多见，最常发生于手指和足趾，尤其是手指，其次是手和足。在临床上表现为生长缓慢的软组织包块，偶有疼痛或压痛。临床治疗采用手术切除，预后良好[1-2]。

X线表现为边界清楚的软组织病变，偶见邻近骨的侵蚀或骨膜反应，可见局灶性软骨样钙化，呈环状、斑点状或曲线状。MRI显示软组织肿块在T1WI上信号低或等于肌肉信号，在T2WI上呈高信号，反映黏液多糖成分或黏液变的高含水量[2-3]。T1WI和T2WI上低信号区对应为钙化灶。增强T1WI呈现不同的强化方式，可从无强化、边缘强化和间隔强化到均匀强化[3-7]。

11.2 骨外骨肉瘤

骨外骨肉瘤或软组织骨肉瘤是由能产生骨样基质或骨质的肿瘤细胞组成的恶性肿瘤，位于软组织内，不附着于骨或骨膜。与传统骨的骨肉瘤相比，骨外骨肉瘤发病年龄较大（中老年人），男性稍多见。下肢深部软组织最常受累，多见于大腿和臀部，表现为渐进增大的软组织包块。大多数病例为再发，4%～13%与先前的辐射暴露史有关[2, 8-9]。肿瘤局部复发和远处转移较为常见，通常发生在手术切除后的3年[8]。

X线表现为软组织肿块及其内数量不等的瘤内骨基质矿化，表现为边界不清的绒毛状、云絮状或无定形的致密影。MRI表现不具有诊断特异性。MRI表现为边界清晰的较大肿块（5～15cm），T1WI呈混杂低信号，T2WI呈高信号为主的混杂信号。偶尔在增强T1WI上可见强化的实性成分和不强化的囊变和出血并存[1-2,10]。MRI低信号且无强化的骨样组织成分通常位于肿块的中央，也可散在分布。相对于骨化性肌炎中骨样组织在病变周围沉积的"分区现象"[11]，骨外骨肉瘤中骨样组织在肿瘤中央沉积的现象被称为"反向分区现象"。

11.3 示例：软骨-骨肿瘤

11.3.1 软组织软骨瘤

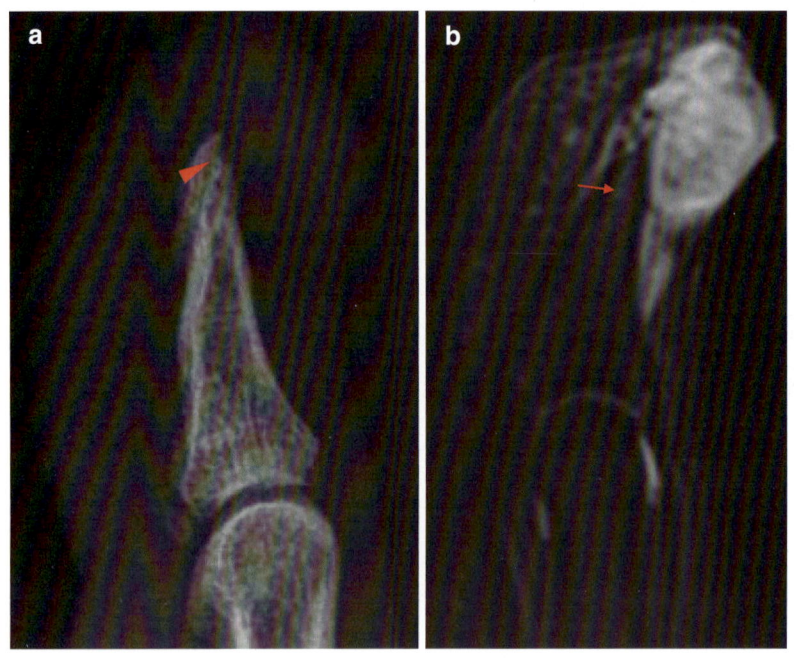

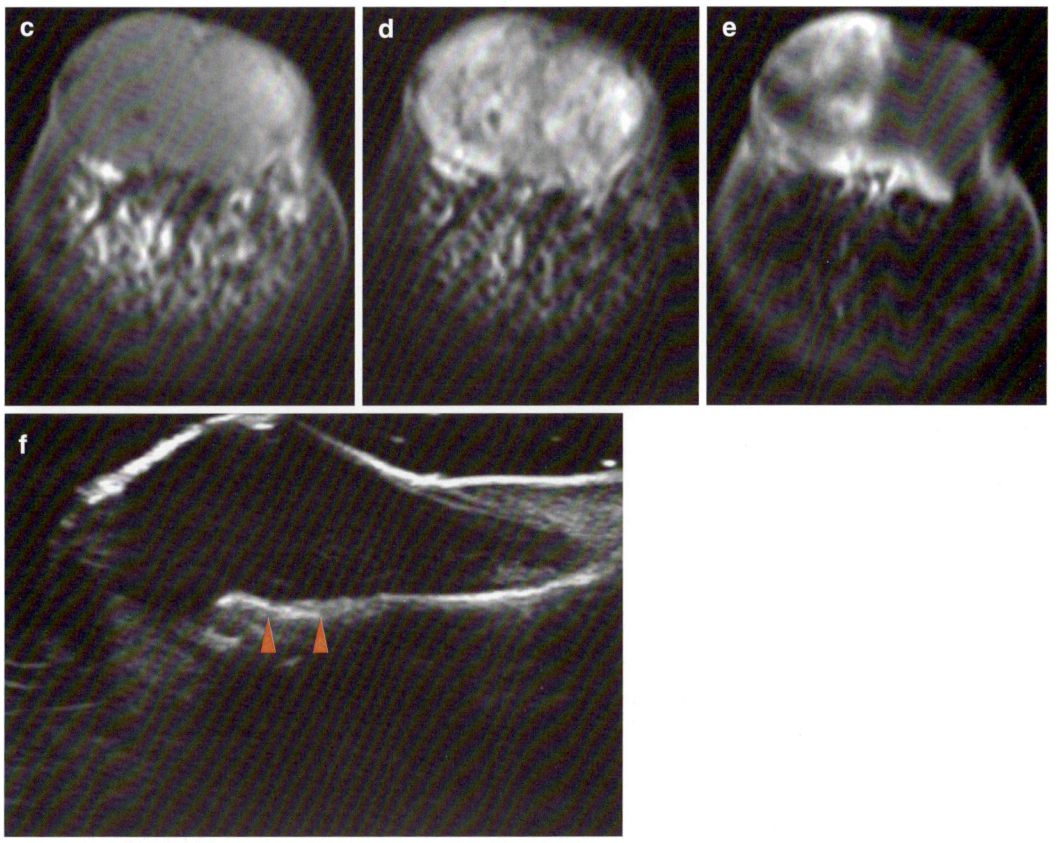

图11.1　软组织软骨瘤（1）

侧位X线片（a）显示拇指远端背部软组织病变，伴有轻微骨质侵蚀（三角形），无钙化。矢状位T2WI-FS（b）显示邻近指骨的软组织肿块呈高信号，伴有轻度的骨髓异常（细箭头）。T1WI（c）上肿瘤相对于肌肉呈稍高信号，T2WI（d）上呈不均匀高信号，CE-T1WI-FS（e）上呈不均匀强化。超声（f）显示低回声肿块和邻近轻微的骨质侵蚀（三角形）。彩色多普勒超声显示瘤内少许血流（图片未提供）。

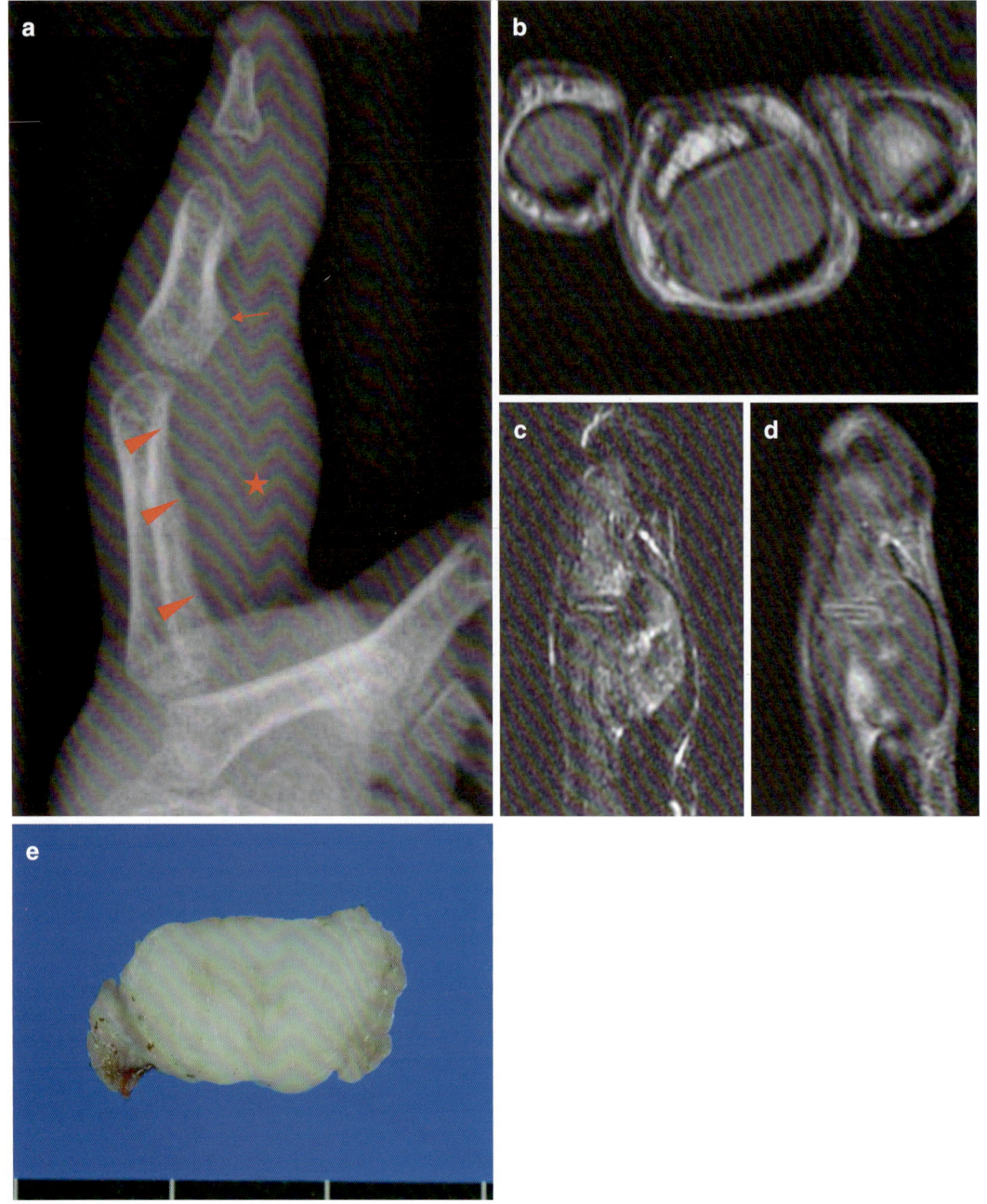

图11.2 软组织软骨瘤（2）

侧位X线片（a）显示中指近节指骨掌侧软组织病变（星号），邻近骨有扇贝样骨质凹陷（三角形）、骨膜反应和骨质重塑（细箭头），内无钙化。横轴位T1WI（b）显示骨和屈肌腱之间边界清晰的肿块，呈等信号，邻近骨出现扇贝样骨质凹陷和重塑。T2WI（c）显示肿瘤呈低至高的混杂信号，CE-T1WI-FS（d）显示肿瘤外周和中央区多个小结节强化。大体标本（e）显示为白色质硬的肿瘤。

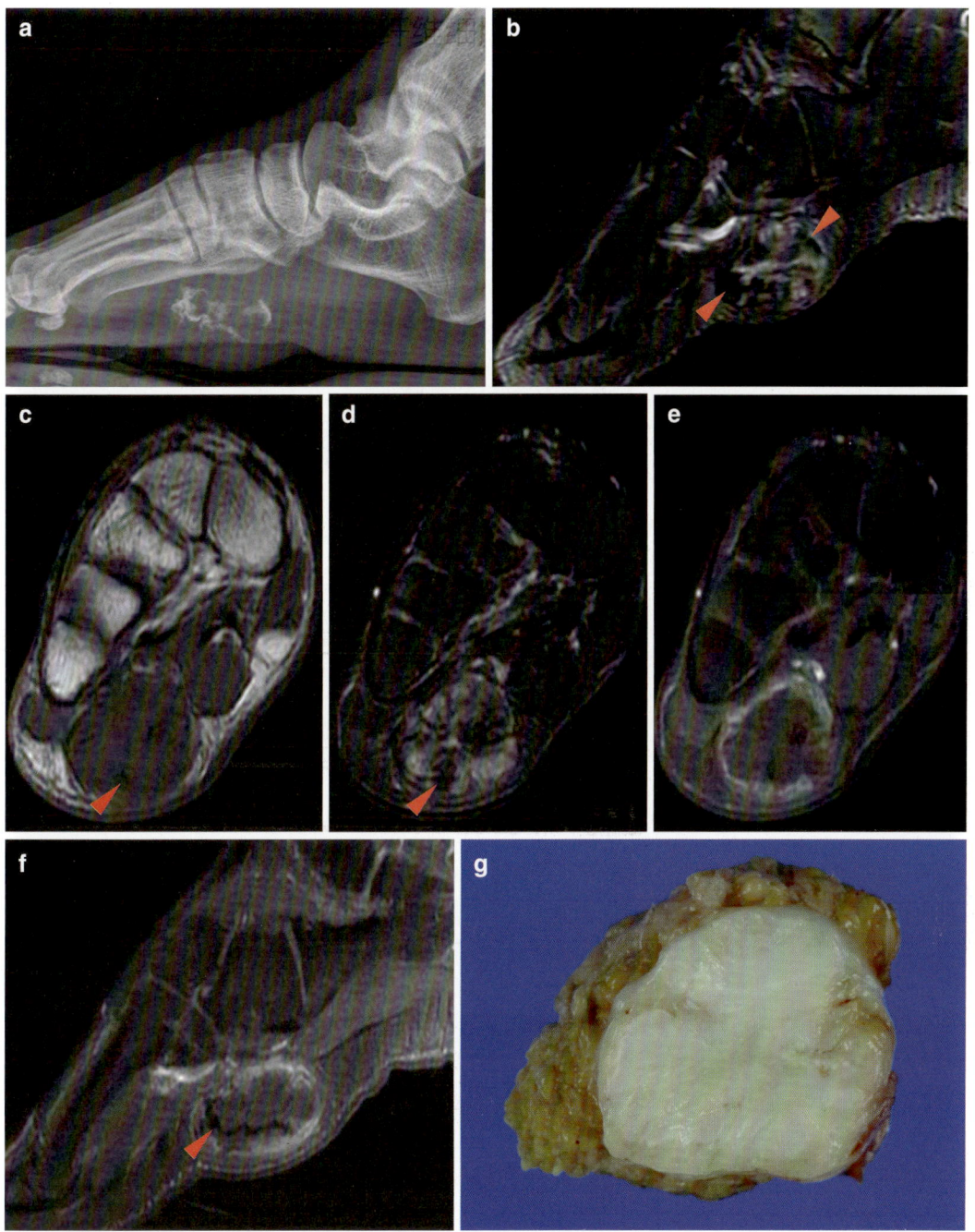

图11.3 软组织软骨瘤（3）

侧位X线片（a）显示足底中部软组织病变，软组织轮廓局部凸出，可见多个环形、弧形、曲线状和爆米花样钙化。矢状位（b）和横轴位（d）T2WI-FS显示皮下肿块信号混杂，从低信号到高信号。肿瘤在T1WI（c）上呈肌肉样等信号，CE-T1WI-FS（e，f）显示肿块呈边缘不规则的厚环强化。在所有序列MRI上的多个低信号影（三角形）对应为钙化灶。大体标本（g）显示多分叶状黄白色质硬肿块，内可见白色钙化灶。

11.3.2 骨外骨肉瘤

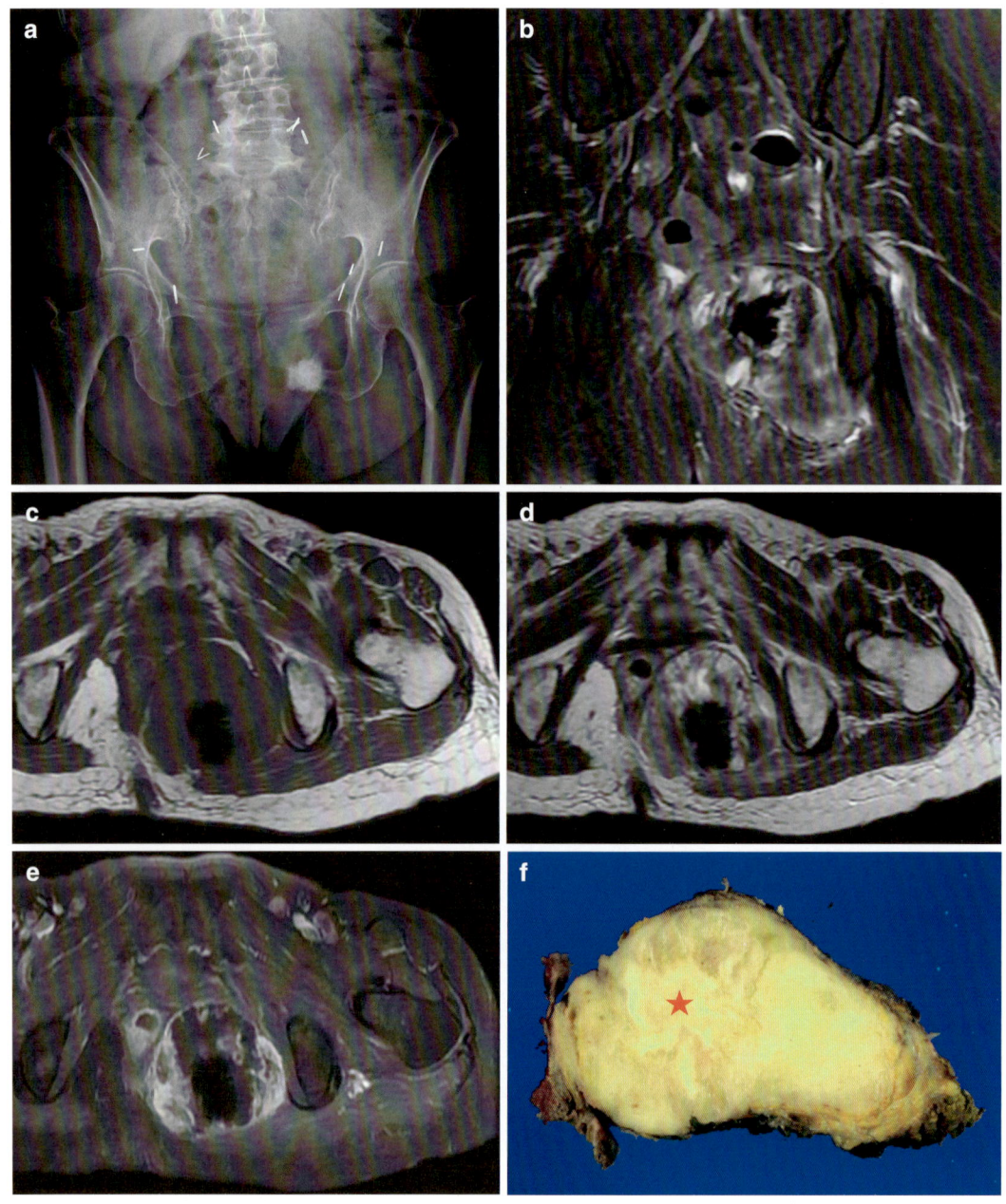

图11.4 骨外骨肉瘤（1）

27年前患者接受宫颈癌的腹式子宫全切除并行一个疗程的放疗。3周前出现盆腔左侧疼痛。前后位X线片（a）显示左坐骨附近分叶状结节样的致密矿化。冠状位T2WI-FS（b）显示左坐骨直肠窝内较大的软组织肿块，靠近左坐骨。肿块在T1WI（c）上呈等信号（与肌肉信号相比），T2WI（d）上呈不均匀高信号，CE-T1WI-FS（e）上呈不均匀强化，内见较大不强化区。在所有序列MRI上的不规则低信号区对应为骨样基质矿化。大体标本（f）显示黄色肿块，中央区可见较大的矿化灶（星号）和少量出血灶。

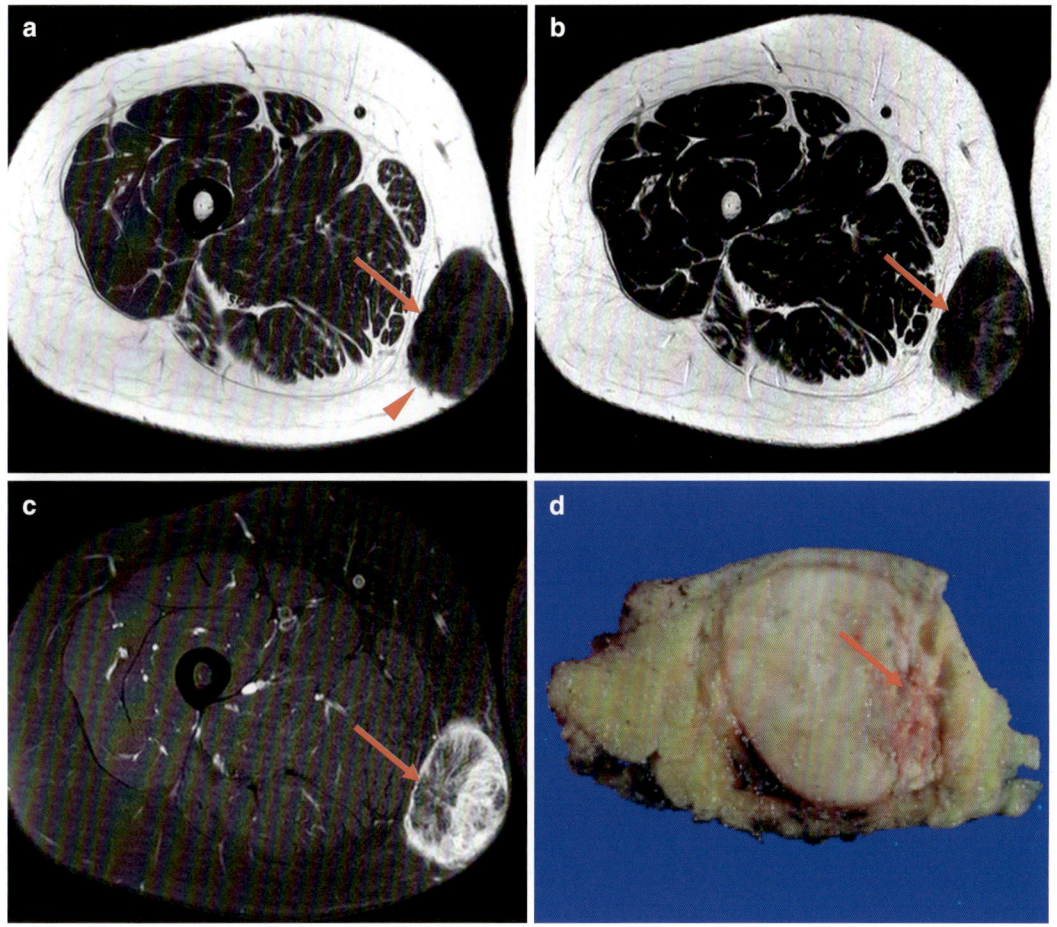

图11.5　骨外骨肉瘤（2）

MRI显示大腿皮下较大的软组织肿块，局部边缘呈浸润性改变（三角形）。肿瘤在T1WI（a）上呈不均匀的低-稍高信号，T2WI（b）上呈高低混杂信号，CE-T1WI-FS（c）上呈不均匀强化。不规则无强化的低信号区（箭头）对应为骨样基质矿化。大体标本（d）显示黄白色肿块，伴有偏心性矿化（箭头）和局灶性出血。

❖ 参考文献

[1] CHO S J, HORVAI A. Chondro-osseous lesions of soft tissue [J]. Surg Pathol Clin, 2015, 015（3）: 419-444.

[2] KRANSDORF M J, MEIS J M. From the archives of the AFIP. Extraskeletal osseous and cartilaginous tumors of the extremities [J]. Radiographics, 1993, 13（4）: 853-884.

[3] HONDAR WU H T, CHEN W, LEE O, et al. Imaging and pathological correlation of soft-tissue chondroma: a serial five-case study and literature review [J]. Clin Imaging, 2006, 30（1）: 32-36.

[4] VASEENON T, CHEEWAWATTANACHAI C, PATTAMAPASPONG N, et al. Extraskeletal chondroma on the sole of the foot [J]. Foot Ankle Spec, 2014, 7（3）: 232-236.

[5] SUGANUMA S, TADA K, TSUCHIYA H. Giant extraskeletal chondroma of the index finger: a case report [J]. J Plast Reconstr Aesthet Surg, 2011, 64（10）: 1377-1379.

[6] ADALETLI I, LAOR T, YIN H, et al. Extraskeletal chondroma: another diagnostic possibility for a soft tissue axillary mass in an adolescent [J]. Case Rep Orthop, 2011, 011: 309-328.

［7］LE CORROLLER T，BOUVIER-LABIT C，CHAMPSAUR P．Diffuse mineralization of forearm extraskeletal chondroma［J］．Joint Bone Spine，2008，75（4）：479-481．

［8］LEE J S，FETSCH J F，WASDHAL D A，et al．A review of 40 patients with extraskeletal osteosarcoma［J］．Cancer，1995，76（11）：2253-2259．

［9］CHUNG E B，ENZINGER F M．Extraskeletal osteosarcoma［J］．Cancer，1987，60（5）：1132-1142．

［10］VARMA D G，AYALA A G，GUO S Q，et al．MRI of extraskeletal osteosarcoma［J］．J Comput Assist Tomogr，1993，17（3）：414-417．

［11］LIDANG JENSEN M，SCHUMACHER B，MYHRE JENSEN O，et al．Extraskeletal osteosarcomas：a clinicopathologic study of 25 cases［J］．Am J Surg Pathol，1998，22（5）：588-594．

（陈晓枫　高振华 译）

第12章 ⊙

神经鞘膜肿瘤

神经源性肿瘤占所有良性软组织肿瘤的12%，占所有恶性软组织肿瘤的7%～8%。根据2013年WHO对软组织肿瘤的分类，本章讨论的肿瘤包括神经鞘瘤（包括不同亚型）、神经纤维瘤（包括不同亚型）、神经束膜瘤、颗粒细胞瘤、恶性周围神经鞘膜瘤和恶性颗粒细胞瘤。其他神经瘤，如创伤性神经瘤或Morton神经瘤，是反应性增生性病变，而不是真正的肿瘤，因此不在本章讨论。

12.1 施旺细胞瘤（包括不同亚型）

施旺细胞瘤又称神经鞘膜瘤或神经鞘瘤，是一种常见的多伴有包膜的良性周围神经鞘膜肿瘤（PNST），由分化良好的Schwann细胞组成，含Antoni A区和Antoni B区两种特征性的组织成分，每种成分的含量有所不同。Antoni A区是梭形细胞致密区，偶尔细胞排列呈栅栏状（Verocay小体）。Antoni B区为少细胞富含黏液的疏松区，伴有含脂的组织细胞和玻璃样变的厚壁血管。细胞性神经鞘瘤完全由Antoni A区组成。丛状神经鞘瘤是一种累及多个神经束或神经丛的神经鞘瘤，包膜菲薄，呈丛状或多结节状生长。较大的神经鞘瘤可伴有退行性改变，包括囊变、出血、钙化、玻璃样变和纤维化，常被称为"陈旧性"神经鞘瘤。陈旧性神经鞘瘤可见于任何年龄，发病高峰年龄30～60岁，发病率无性别差异，通常起源于头颈部皮肤或皮下的外周神经或沿四肢屈肌表面分布，临床表现为无症状的肿块或被影像学检查偶然发现。多发性神经鞘瘤与神经纤维瘤病2型（有双侧前庭神经瘤、脑膜瘤或胶质瘤）或神经鞘瘤病（无前庭神经瘤或脑膜瘤）有关。神经鞘瘤的治疗方法是手术切除，手术可将肿瘤与所在的神经分离，从而保护术后神经的功能。肿瘤若完全切除，则通常不复发。神经鞘瘤的恶变非常罕见[1]。

在X线片上，神经鞘瘤通常表现正常，偶尔显示为非特异性的软组织肿块，很少见邻近骨质侵蚀或钙化。在超声和MRI上，发生于深部粗大神经的神经鞘瘤偶尔会出现进出肿瘤的神经，出入神经与肿瘤构成"串征"。在浅表或小的神经鞘瘤中，难以显示串征。神经鞘瘤呈梭形，沿受累神经的长轴方向生长。随着肿瘤的增大而偏于受累神经的一侧。超声表现为边界清晰、均匀或不均匀的低回声肿块，伴有后方回声增强。神经鞘瘤可表现为"靶征"，即肿瘤外周区呈低回声而中心区呈高回声。在较大肿瘤中偶尔可见钙化、囊变或坏死。多普勒超声显示外周血流，偶尔从近端和远端进入肿块。在MRI上，神经鞘瘤在T2WI上特征性的表现是"靶征"，即肿瘤中央区呈低–等信号而外周区呈高信号，在组织学上相应表现为中央纤维胶原组织和周围黏液样基质。增强MRI显示肿瘤中央区明显强化而外周黏液区无强化，呈"反靶征"。"束状征"是神经鞘瘤另一个特征性的影像学表现，指的是在T2WI上高信号的外周带包绕中央多个小圆形的中等信号结构。"脂肪分离征"指肿瘤周围的脂肪边缘，尤其在T1WI上显示最清楚，代表肿瘤在神经血管束周围的肌肉间隙内。CT和MRI增强表现多样，从少许强化（乏血管黏液样成分为主时）到弥漫性渐进性强化。有时，肿瘤出现失神经支配的表现，包括条纹状的肌肉内脂肪增多或受累神经支配区的肌肉体积缩小。在较大的神经鞘瘤或陈旧性神经鞘瘤中，可在MRI上出现钙化、出血、退行性囊肿或坏死[2-4]。

12.2　神经纤维瘤（包括不同亚型）

神经纤维瘤是最常见的良性周围神经鞘膜肿瘤，由Schwann细胞、神经周样细胞、成纤维细胞、肥大细胞和细胞外基质中残留的有髓和无髓轴突组成，临床上包括以下5种表现：（1）皮肤的局部结节状或息肉样病变；（2）皮肤的弥漫斑块样病变，延伸至皮下组织，并伴有色素沉着；（3）累及较大神经，呈局限性、孤立性、节段性的梭形增粗；（4）累及一个神经丛或一条神经的多个神经束，呈丛状、块状肿块或蠕虫样生长；（5）弥漫性软组织肿块样改变，表现为软组织区域性的均匀肿大或悬垂状、袋状、披肩状的肿块，伴有广泛的皮肤色素沉着。大多数神经纤维瘤表现为散发的孤立性病变。多发的神经纤维瘤见于神经纤维瘤病（NF）1型患者，任何年龄都可发病，无性别差异。神经纤维瘤最常累及皮肤的小神经，其次为中等大小的深部神经、神经丛和大的神经干。临床治疗通常是手术切除。与神经鞘瘤不同的是，神经纤维瘤细胞广泛浸润受累的神经。因此，完整切除肿瘤需要切除受累的神经，从而引起神经的功能缺失。丛状神经纤维瘤和局限性神经纤维瘤是恶性周围神经鞘膜肿瘤的前驱病变，在神经纤维瘤1型患者中的肿瘤恶变率为2%～29%[2, 5]。

神经纤维瘤与神经鞘瘤的影像表现相似，在许多情况下无法区分。任何单一的影像学征象或影像学征象组合都不能用于鉴别神经纤维瘤和神经鞘瘤。当受累神经显示，肿块位于受累神经的中央且与神经分界不清时，则提示为神经纤维瘤。相反，如前所述偏心性生长的肿块提示神经鞘瘤[2, 6-7]。文献报道"靶征"在神经纤维瘤中的出现率高于神经鞘瘤，然而根据我们的经验，则是相反的情况。据报道，"束状征"在神经鞘瘤中更常见[8]。相对于神经纤维瘤，神经鞘瘤更常见囊变、坏死和钙化[2]。关于肿瘤增强扫描后的表现方面，不同的文献报道结果不一致甚或矛盾：大多数神经纤维瘤比神经鞘瘤的血供少[6]；神经纤维瘤常呈中央区强化而神经鞘瘤呈弥漫性强化[8]；神经纤维瘤和神经鞘瘤均血供丰富，无显著性差异[7]。弥漫性神经纤维瘤常表现为皮肤和皮下组织的斑块样或浸润性病变，通常血供丰富，并沿着结缔组织筋膜扩散，包绕而不破坏邻近的正常结构[9]。丛状神经纤维瘤的影像学征象较典型，表现为沿着一长段神经、神经丛及其分支分布的多个结节，这种生长方式导致了特征性的迂曲"虫袋"状外观。弥漫性神经纤维瘤因其沿着结缔组织筋膜在皮下扩散，导致其边界不清[10]。

12.3　神经束膜瘤

神经束膜瘤是一种罕见的良性周围神经鞘膜肿瘤，完全由神经束膜细胞构成，主要分为两种类型：（1）神经内的神经束膜瘤，临床罕见，亦称局限性肥大性神经病，肿瘤局限于周围神经轮廓内；（2）神经外的神经束膜瘤，临床较常见，多见于软组织和皮肤，与周围神经不相连。神经内的神经束膜瘤主要见于年轻人和儿童，伴有运动障碍和感觉丧失。神经外的神经束膜瘤通常出现于肢体和躯干的皮下组织，多见于中年人，通常表现为无痛性包块[11]。神经内的神经束膜瘤为静止或缓慢进展的病变，局限于起源部位，其发病率较低；一般无须手术切除[12]。对于神经外的神经束膜瘤，可选择手术切除。

神经内的神经束膜瘤的MRI表现具有诊断特征性，表现为受累的大神经长梭形增粗，在T1WI上呈低-等信号，T2WI上呈高信号，增强扫描后呈均匀明显强化。神经外的神经束膜瘤在MRI上表现为皮下或深部软组织的病变，在T1WI上呈低信号，T2WI上呈高信号，增强扫描后呈不均匀强化和渐进性强化。

12.4　颗粒细胞瘤

颗粒细胞瘤（GrCT）是一种罕见的具有神经外胚层分化特征的良性肿瘤，由胞质含丰富嗜酸性颗粒的较大的卵圆形/圆形细胞构成，好发于30～60岁，以男性多见；常发生于头部和颈部（包括舌），其次为胸壁、乳房、背部和四肢，通常累及皮肤/皮下组织、黏膜下层，很少累及深部软组织（如肌肉）。颗粒细胞瘤在临床上无症状或表现为无痛性包块[13-15]。

颗粒细胞瘤的X线表现为非特异性的软组织肿胀；超声表现为皮下或肌肉内边界清楚的、不规则的不均匀低回声肿块，伴有薄的模糊边缘，偶见后方回声增强和内部微小钙化，在彩色多普勒超声上可显示局部血流[3, 16-17]。在MRI上，颗粒细胞瘤表现为皮下或肌肉内边界清晰或不清晰的圆形或椭圆形软组织肿块，与肌肉信号相比，在T1WI上呈等信号或稍高信号，T2WI上外周呈高信号而中央呈低–等信号，增强扫描后呈多种强化表现。肿瘤内在T1WI和T2WI上低信号区可能是纤维胶原成分或带状/小梁状排列的肿瘤细胞成分[18]。颗粒细胞瘤在超声和MRI上可呈"条纹征"，即肿瘤内低信号线条与肿瘤头尾侧两端的肌纤维连续，提示邻近肌肉纤维的正常保留[16]。

12.5 恶性周围神经鞘膜瘤

恶性周围神经鞘膜瘤（MPNST）是一种罕见的高度侵袭性的肿瘤，起源于周围神经或先前存在的良性周围神经鞘膜瘤（通常为神经纤维瘤）或神经纤维瘤病1型（NF–1）[19]，占软组织肉瘤的3%～10%，最常见于20～50岁。与无合并神经纤维瘤病1型的恶性周围神经鞘膜瘤患者相比，合并有神经纤维瘤病1型的恶性周围神经鞘膜瘤患者的年龄要小10岁[20]。恶性周围神经鞘膜瘤可表现为神经纤维瘤病1型患者的肿瘤增大或出现新症状，也可表现为先前放疗相关的继发性肿瘤。放疗相关的肿瘤在照射后经历很长的潜伏期（10～20年）后发生[21]。肿瘤的临床治疗采取广泛性手术切除，但局部复发和远处转移较为常见[20]。

虽然没有任何一项影像学征象能明确鉴别恶性和良性的周围神经鞘膜瘤，但下列这些影像学表现有助于恶性周围神经鞘膜瘤的诊断：增强扫描后肿瘤内无囊变但呈周围强化或明显不均匀强化，肿瘤较大（＞5cm），边缘不清，脂肪侵犯，周围水肿，肿瘤呈分叶状，"靶征"缺失和骨破坏[2, 10, 22-23]。

12.6 示例：神经鞘膜肿瘤

12.6.1 施旺细胞瘤

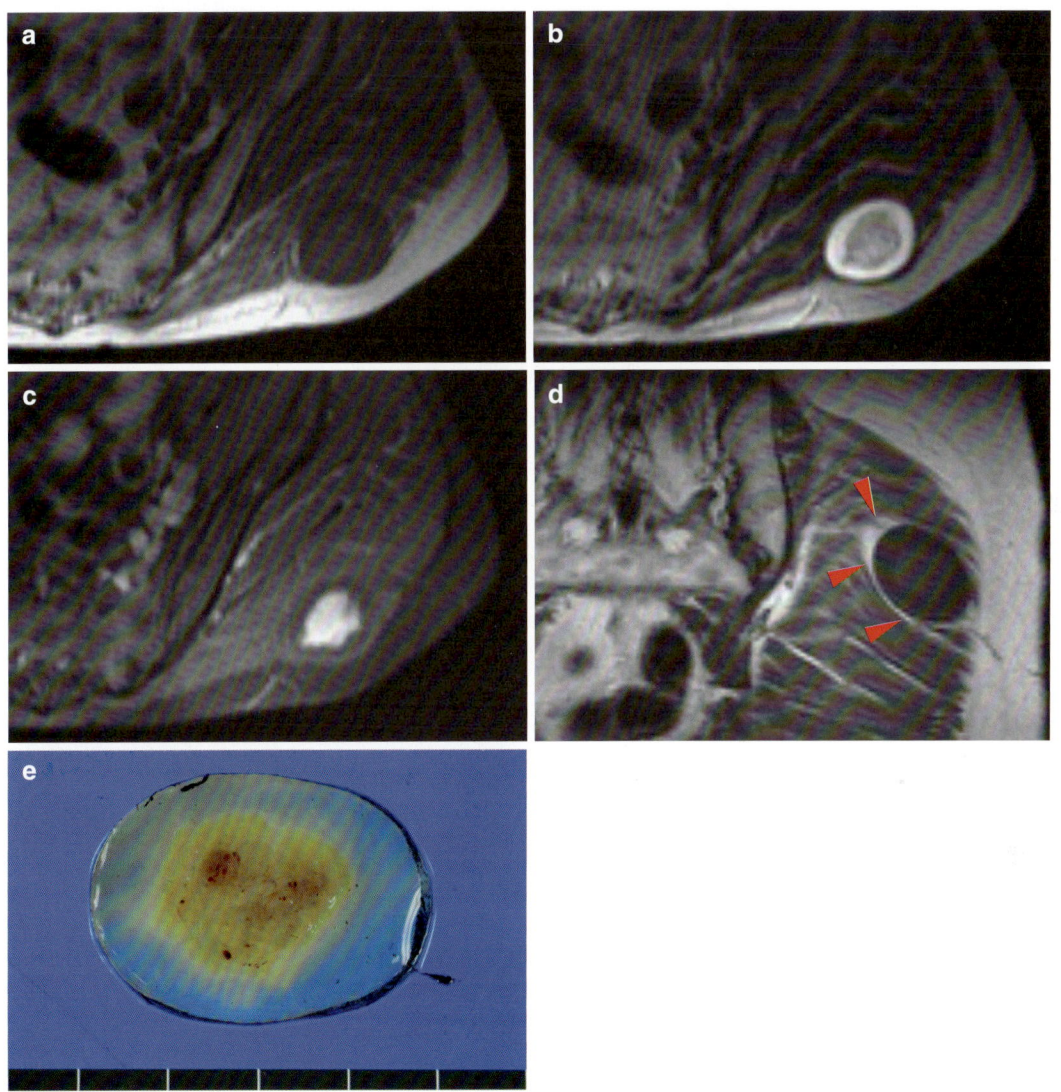

图12.1 施旺细胞瘤（1）

横轴位T1WI（a）显示臀大肌内的椭圆形软组织肿块，中央呈略高信号而周围呈低信号（相对于肌肉信号）。T2WI（b）显示肿块中央呈低/等信号而周围呈明显高信号的"靶征"，CE-T1WI-FS（c）显示肿块中央强化而周围黏液组织无强化，构成"反靶征"。冠状位T1WI（d）显示肿瘤周围的"脂肪分离征"（三角形）。大体标本（e）显示肿块中央为黄白色的细胞或纤维胶原区和斑片状出血灶，周围为半透明、有光泽的黏液组织。

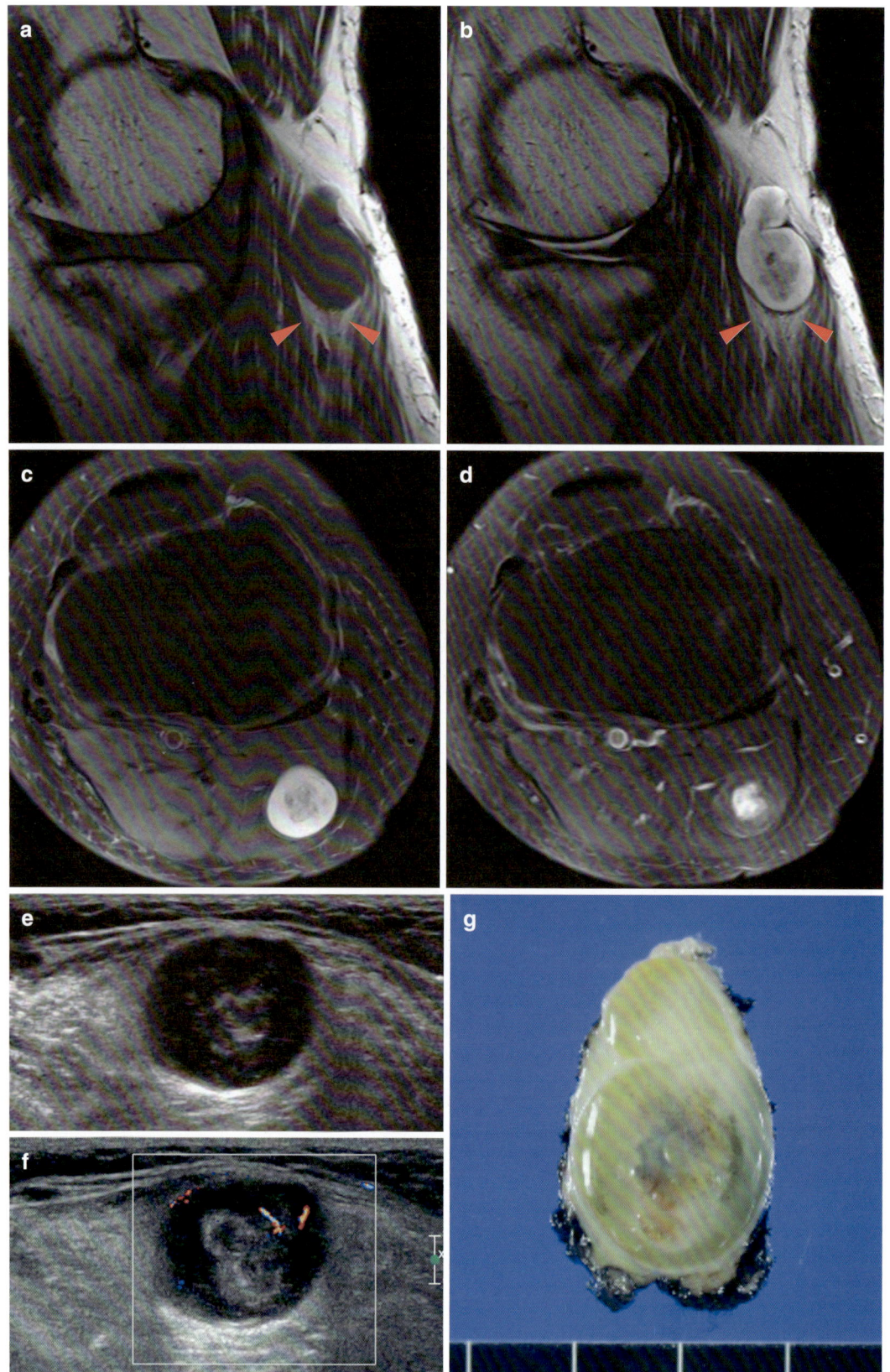

图12.2 施旺细胞瘤（2）

矢状位T1WI（a）和T2WI（b）显示腓肠肌外侧头内分叶状的梭形软组织肿块，在T1WI上呈等信号（相对于肌肉），T2WI（b，c）上中央区呈低信号而周围区呈液样高信号，构成"靶征"。肿瘤周围可见"脂肪分离征"（三角形）。横轴位CE-T1WI-FS（d）显示肿块中心明显强化和周边轻度强化，构成"反靶征"。超声（e）显示肌肉内肿块，边界清楚，中心区呈不均匀高回声而周围区呈均匀低回声构成"靶征"。彩色多普勒超声（f）显示肿块后方回声增强，周围少量血流。在超声上未见出入肿瘤的神经。大体标本（g）显示边界清晰的肿瘤，中央为黄白色的细胞或纤维胶原区和斑片状出血灶，周围为半透明、有光泽的黏液组织。

译者注：图12.2c应为脂肪抑制T2WI，即T2WI-FS。

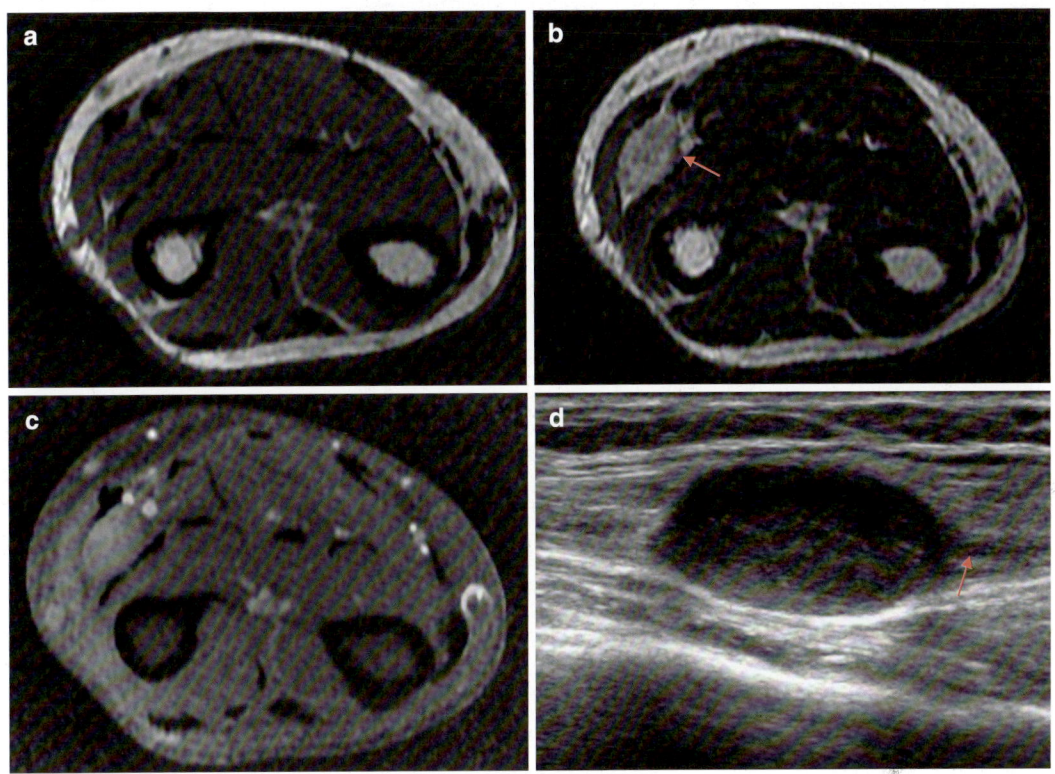

图12.3 施旺细胞瘤（3）

横轴位T1WI（a）和T2WI（b）显示前臂肌肉间沿尺神经分布的椭圆形软组织肿块，在T1WI上相对于肌肉呈等信号，T2WI上呈不均匀高信号，CE-T1WI-FS（c）上呈不均匀轻度强化。尺神经（细箭头）在肿块的偏侧。纵切面超声（d）显示边界清晰的梭形肿块，呈不均匀低回声，后方回声增强。尺神经（细箭头）在肿块的偏侧。彩色多普勒超声未见瘤内血流（图片未提供）。

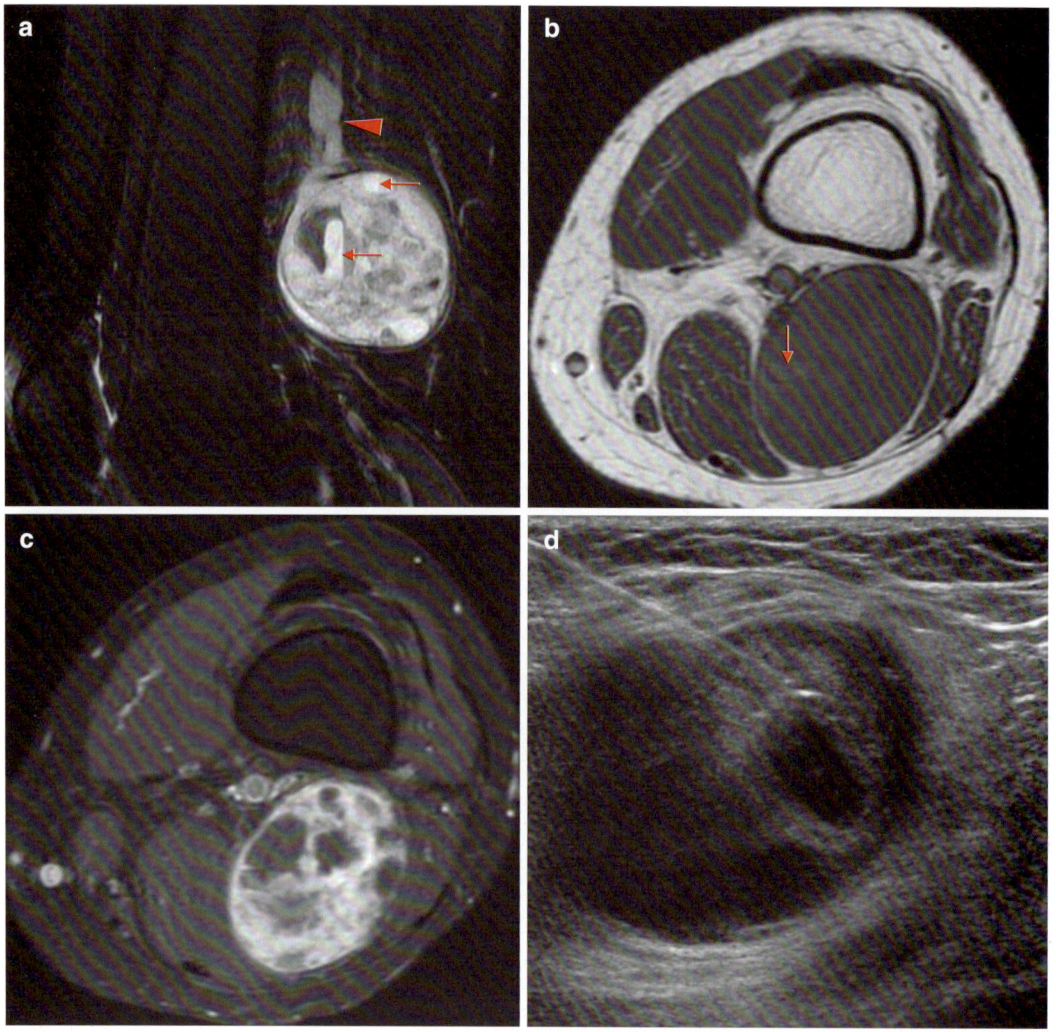

图12.4 神经鞘瘤伴囊变

矢状位T2WI-FS（a）显示大腿远侧起源于坐骨神经远段（三角形）的软组织肿块，边界清楚，呈不均匀高信号，可见液-液平面（提示出血，箭头）。横轴位T1WI（b）显示肿块呈不均匀等信号-稍高信号（相对于肌肉信号，箭头）。横轴位CE-T1WI-FS（c）显示肿块边缘和间隔强化，内见多发不强化的囊变、出血和坏死区。超声（d）显示肿块回声不均匀，从低回声到高回声，后方回声增强。超声引导下活检部位选择肿块的实性成分区。

12.6.2　细胞性神经鞘瘤

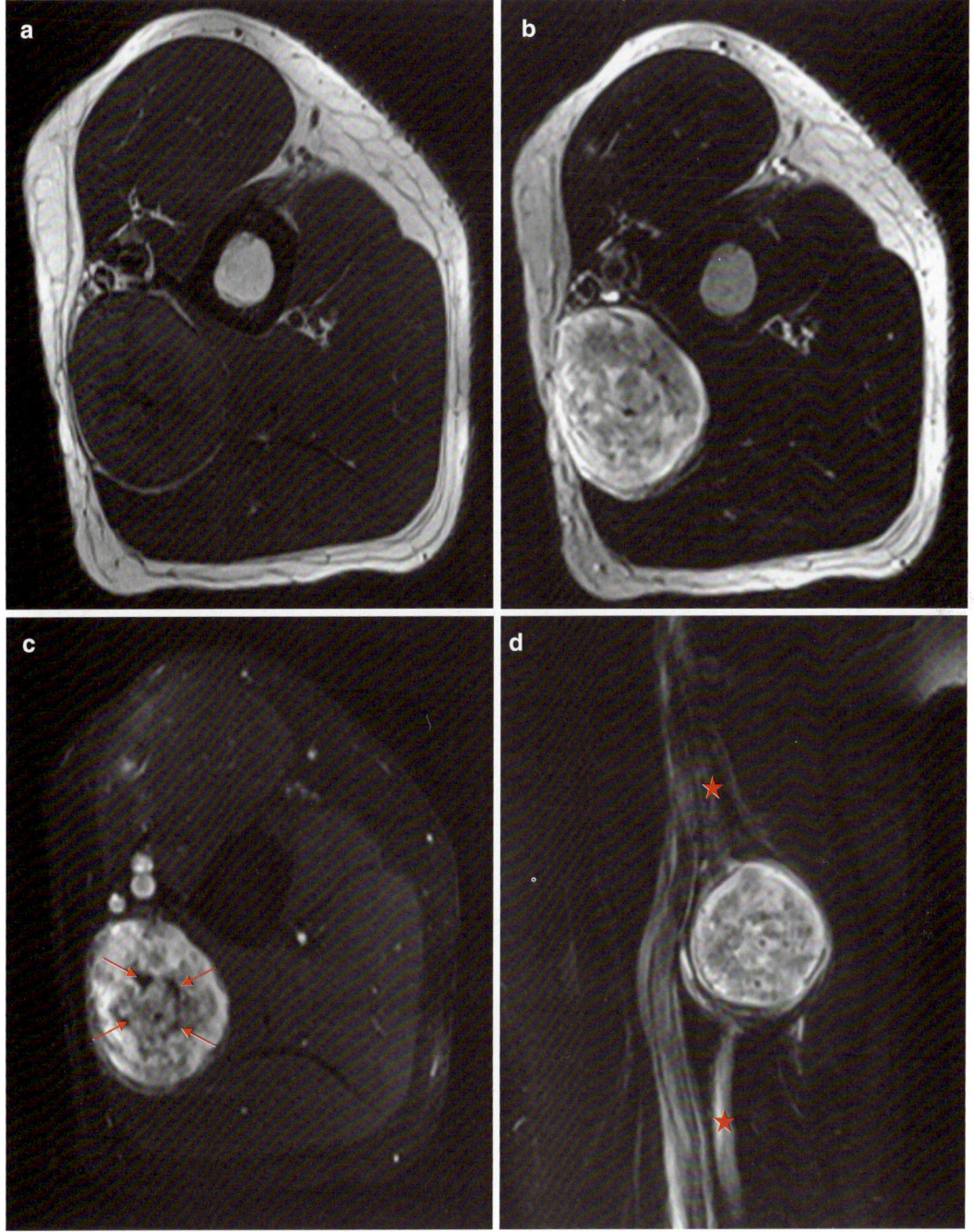

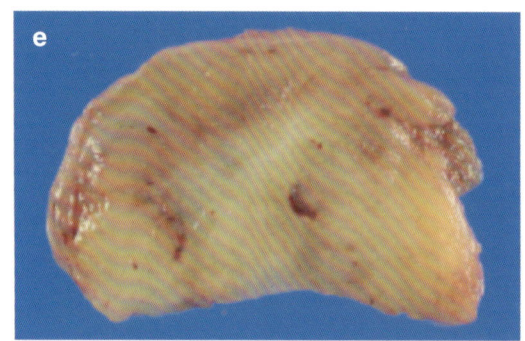

图12.5 细胞性神经鞘瘤

横轴位T1WI（a）显示上臂椭圆形肿块，位于尺神经走行区，相对于肌肉呈稍高信号。T2WI（b）上肿块呈"束状征"，表现为周围高信号包绕多个小圆形的中等信号灶。CE-T1WI-FS（c）上呈不均匀强化，内见多发的不强化灶（细箭头）。T1WI（a）上稍高信号区，代表出血灶。矢状位T2WI-FS（d）上可见"串征"，在肿块上下两端可见出入肿块的神经（星号）。大体标本（e）显示黄色的质硬肿块，内见斑点状出血灶。

12.6.3　丛状神经鞘瘤

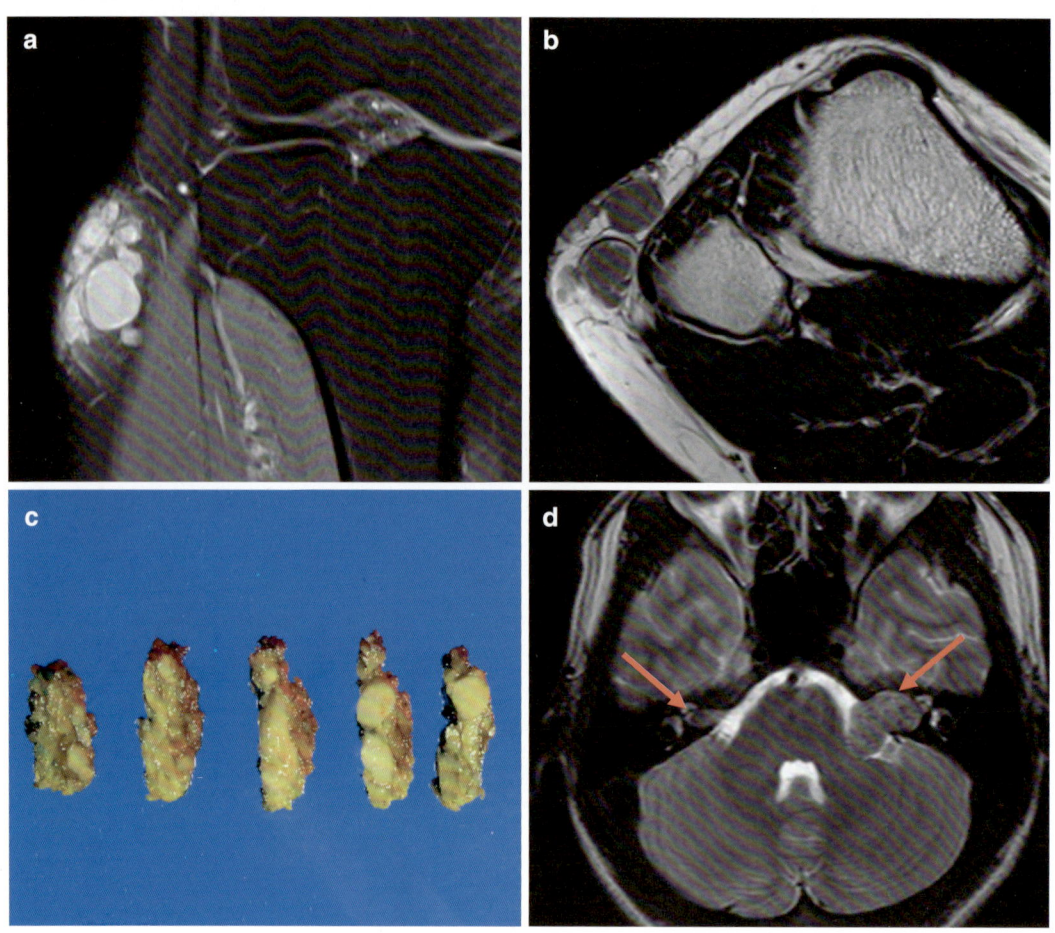

图12.6 丛状神经鞘瘤（1）

冠状位T2WI-FS（a）和横轴位T2WI（b）显示膝部皮肤和皮下的多个大小不等的结节，表现为中央呈中等信号区而周围呈薄层高信号。大体标本连续剖面（c）显示多个结节都包膜完整，质硬，切面呈黄色。同一患者的颅脑MRI（d）显示双侧前庭神经鞘瘤（箭头），提示为神经纤维瘤病2型。

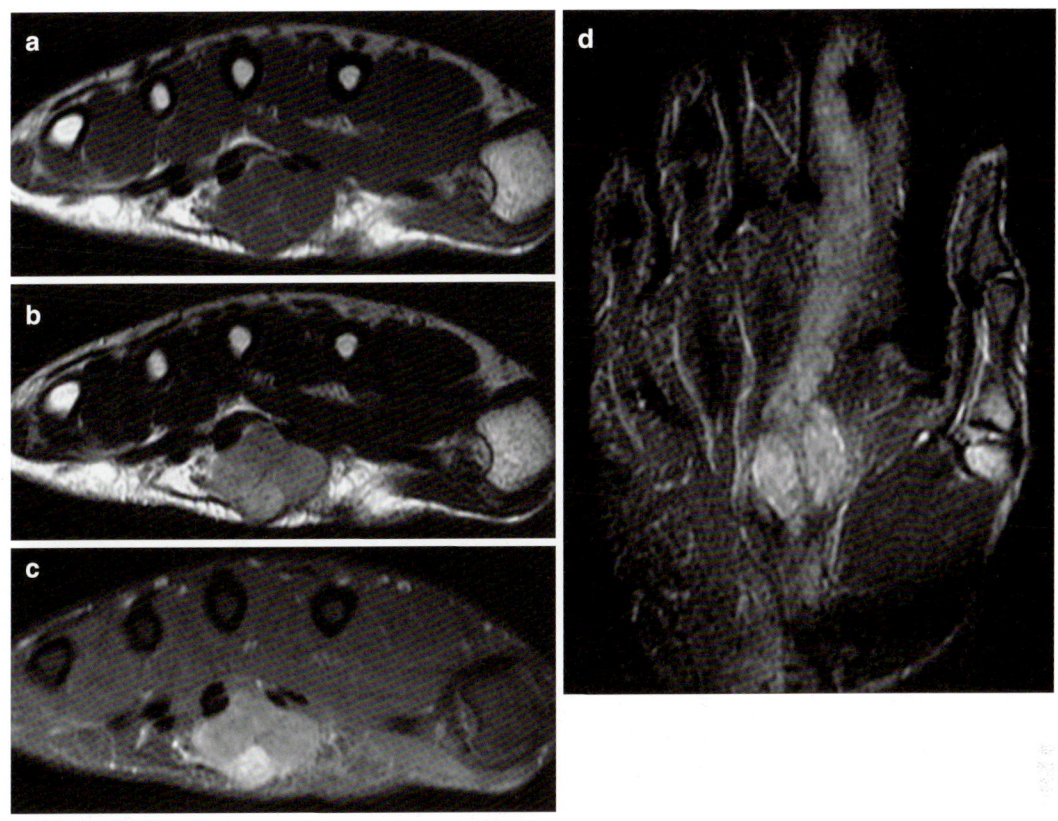

图12.7 丛状神经鞘瘤（2）

横轴位T1WI（a）显示手掌部皮下多结节状的肿块呈等–稍高信号，在T2WI（b）上呈高信号，FS–T1WI（c）上呈渐进性弥漫性强化。冠状位T2WI–FS（d）显示示指受累的掌指神经呈条索状弥漫性明显增粗。

12.6.4　陈旧性神经鞘瘤

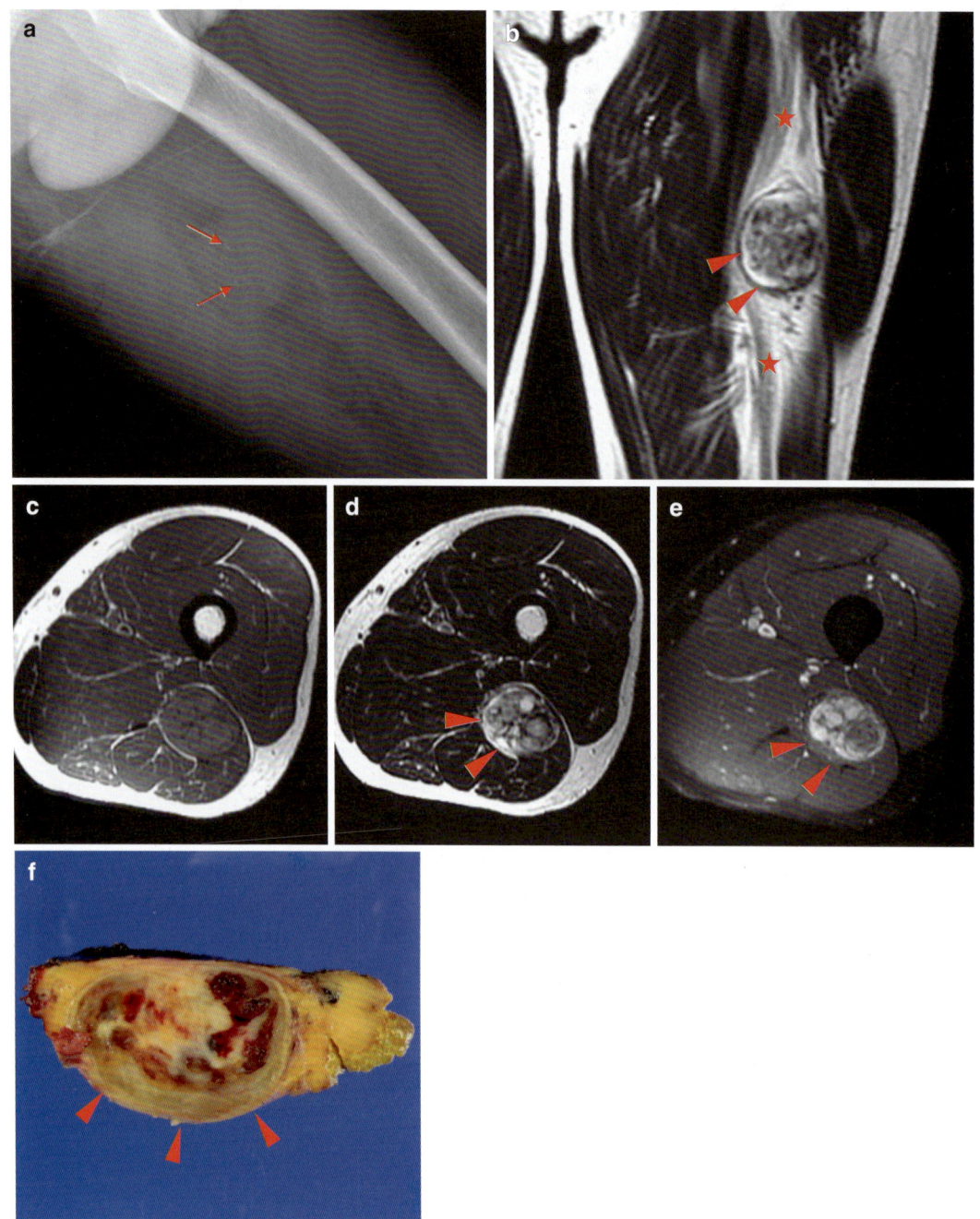

图12.8　陈旧性神经鞘瘤（1）

X线片（a）显示大腿软组织肿块，内见斑点状钙化（细箭头）。冠状位T2WI（b）显示肿瘤位于坐骨神经（星号）旁，瘤周脂肪明显增生。肿瘤在T1WI（c）上呈不均匀高信号，T2WI（d）上呈混杂信号，CE-T1WI-FS（e）上呈不均匀强化和少量无强化区。大体标本（f）显示肿块内许多出血区和透明区。T2WI（b，d）上无强化的外周高信号（三角形）对应为黏液样组织。

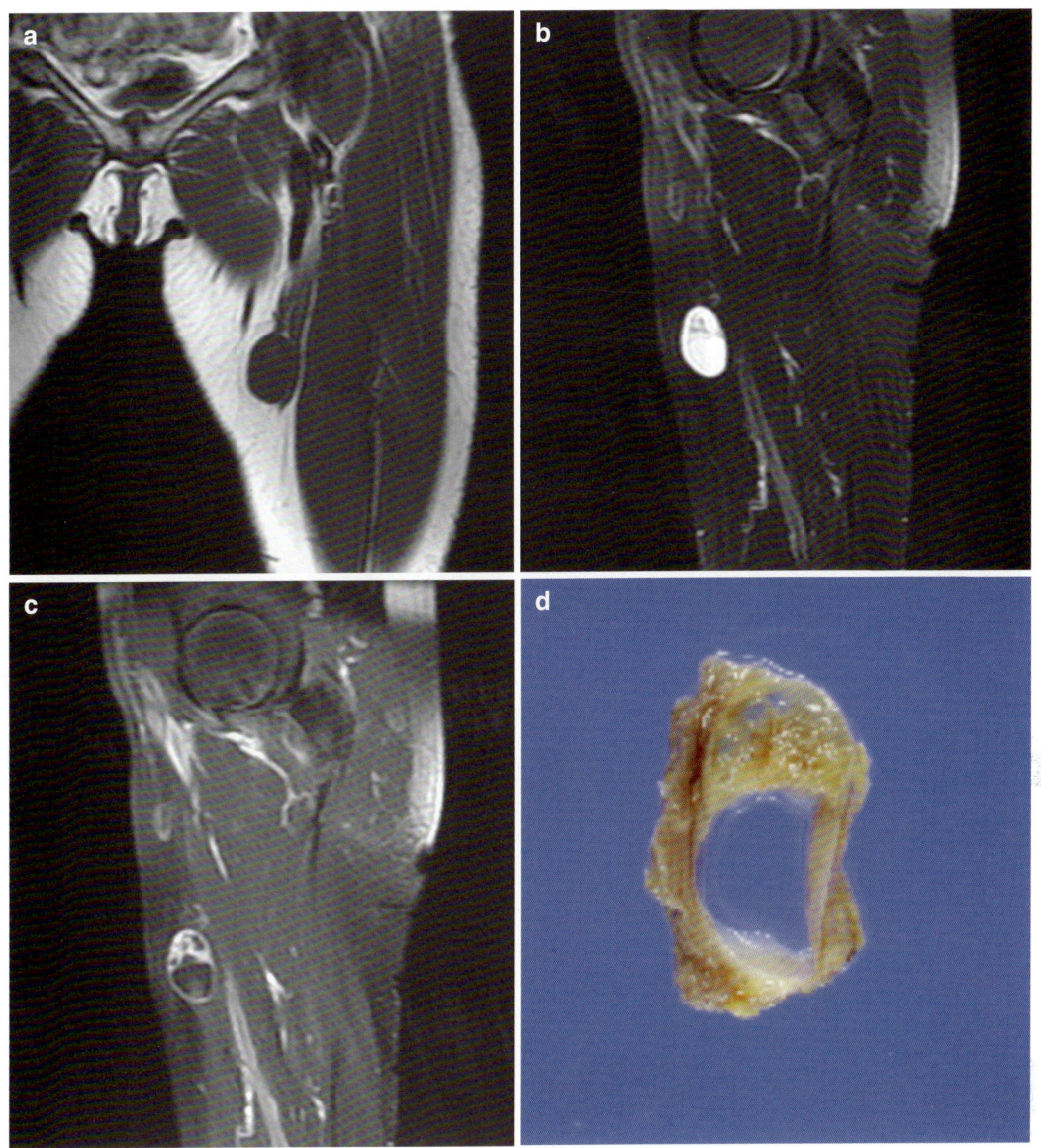

图12.9　陈旧性神经鞘瘤（2）

冠状位T1WI（a）显示大腿皮下边界清晰的椭圆形肿块，呈低信号；在矢状位T2WI（b）上呈液体样高信号，CE-T1WI-FS（c）上呈边缘强化和间隔/实性成分强化。大体标本（d）显示肿块内较大囊肿，上方可见较小的囊变和黏液样灶。

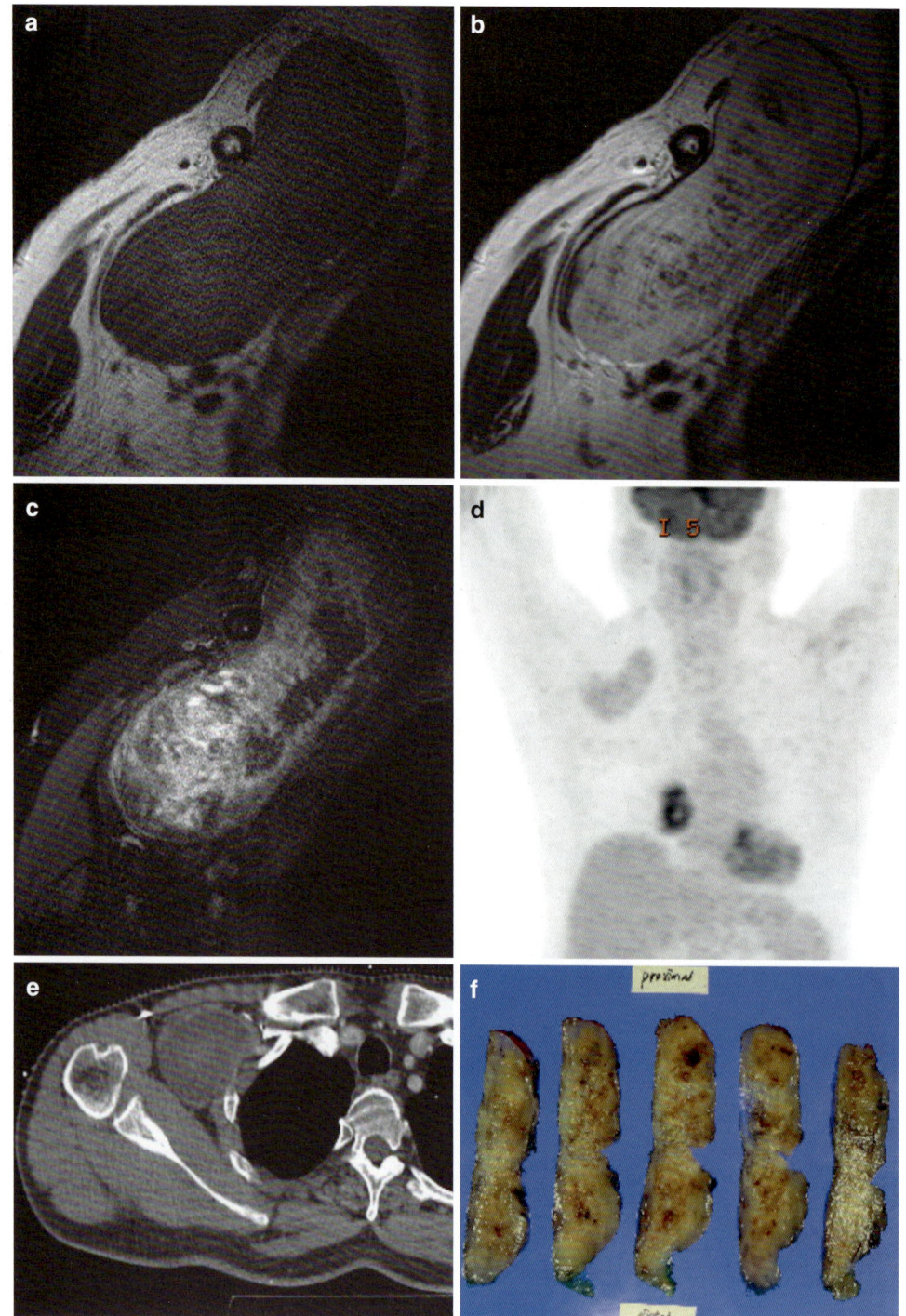

图12.10 陈旧性神经鞘瘤（3）

冠状位T1WI（a）显示邻近臂丛的巨大低信号肿块，在T2WI（b）上呈不均匀高信号伴多发低信号灶，CE-T1WI-FS（c）上呈不均匀强化伴中央大片无强化区。PET（d）显示肿块是轻度高代谢。增强CT（e）显示为边界清晰的肿块，呈不均匀低密度，内见絮状强化区和薄的边缘强化，未见钙化。大体标本连续剖面（f）显示为较大的黏液样肿块，内见出血区和钙化灶。

12.6.5 神经纤维瘤

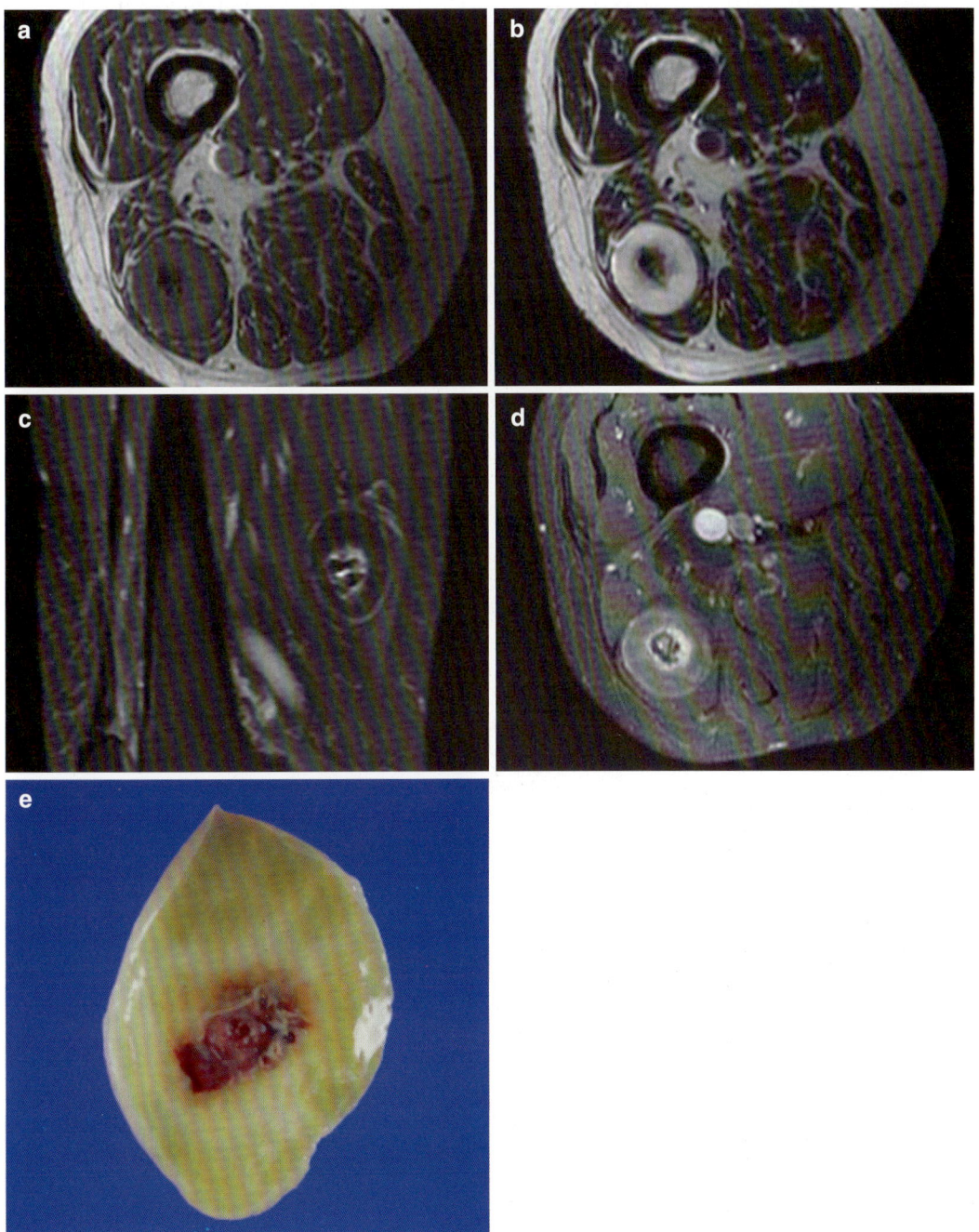

图12.11 神经纤维瘤（1）

横轴位T1WI（a）显示股二头肌内边界清晰的肿块，中央区呈低信号。T2WI（b）显示肿块中央呈低信号而周围呈高信号，即"靶征"。矢状位CE-T1WI-FS（c）显示肿块中央强化而周围无强化，横轴位CE-T1WI-FS（d）呈延迟渐进性轻度强化。在所有序列MRI上的中央低信号灶提示为含铁血黄素沉积。大体标本（e）显示肿块中央为黄白色实性区伴有较大出血灶，周围为半透明有光泽的黏液样组织。

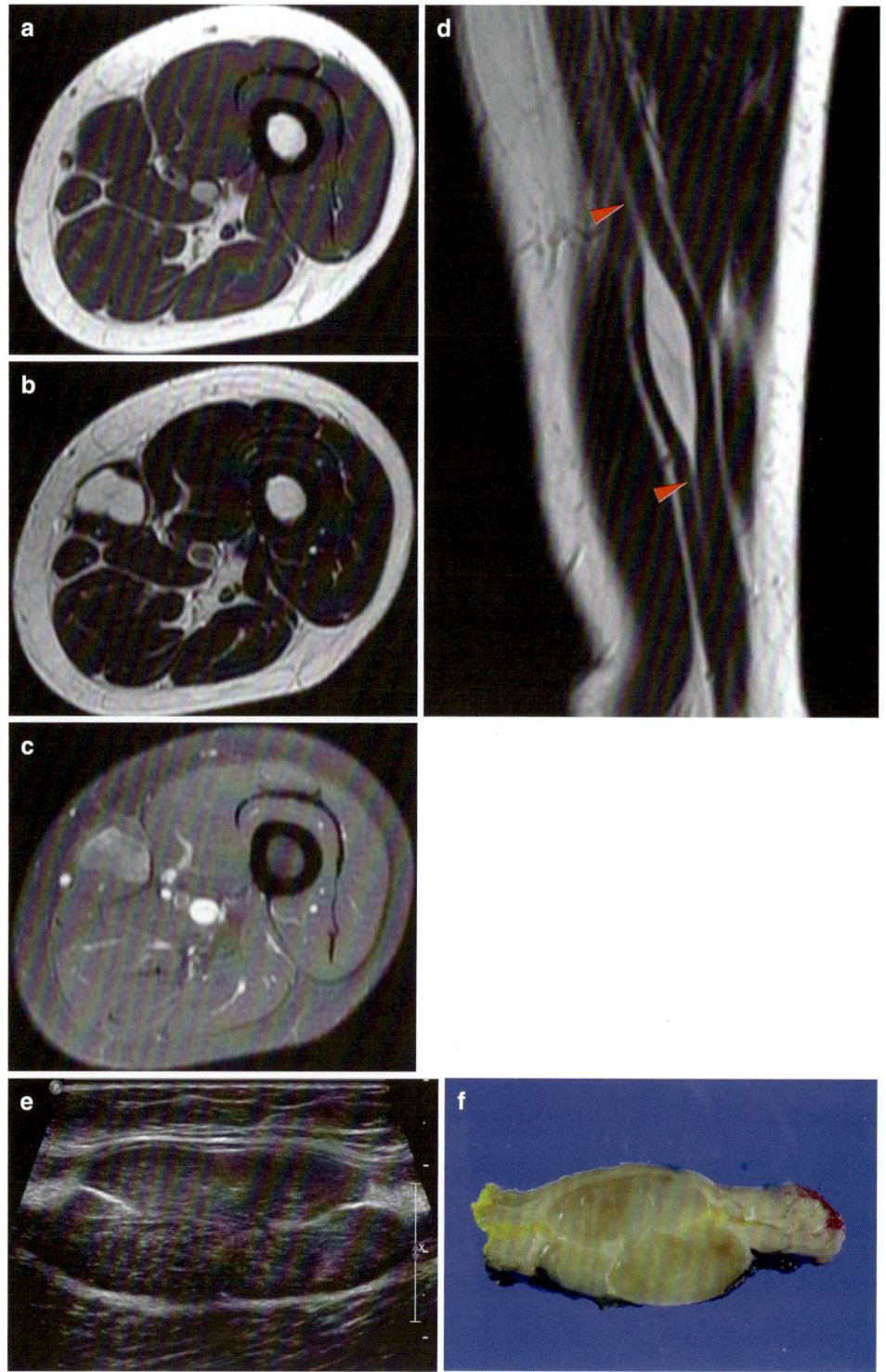

图12.12 神经纤维瘤（2）

大腿MRI显示缝匠肌内的梭形肿块。相对于肌肉信号，肿块在T1WI（a）上呈等信号，T2WI（b）上呈高信号，CE-T1WI-FS（c）上不均匀轻度强化。矢状位T2WI（d）显示肿块位于受累神经的中央，呈现"串征"（三角形）。超声（e）显示肿块边缘光滑，呈不均匀的等回声。大体标本（f）显示为光滑、有光泽的半透明质硬肿瘤。

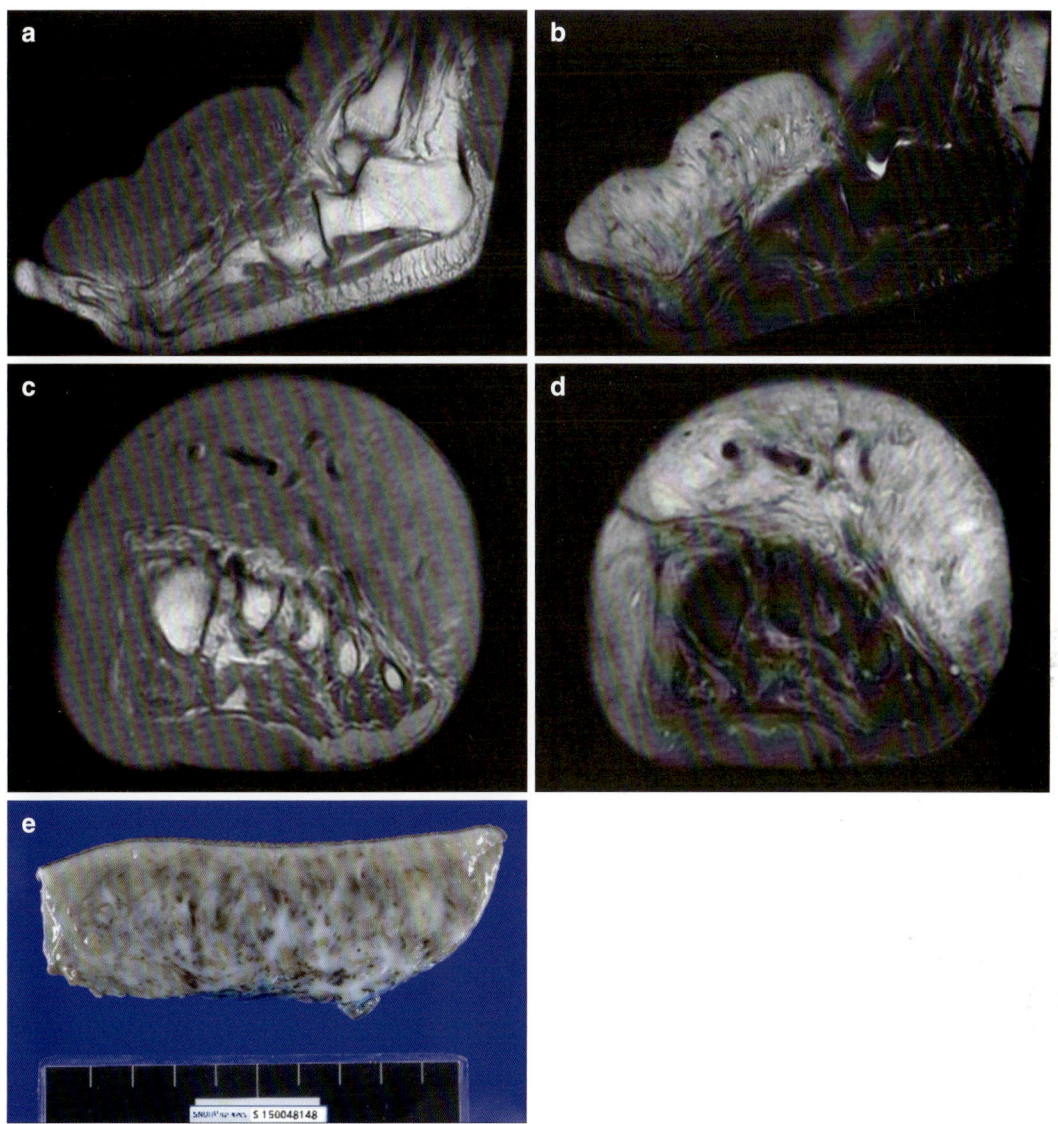

图12.13 神经纤维瘤（弥漫型）（1）

矢状位（a）和横轴位（c）T1WI显示足背皮下巨大的斑块样肿块，呈不均匀等信号，从皮肤延伸到筋膜。矢状位T2WI-FS（b）显示肿块主要呈高信号，内见迂曲流空血管影和多发的细线状低信号。横轴位CE-T1WI-FS（d）显示肿块呈不均匀强化。大体标本（e）剖面呈白色，内见散在的深褐色或褐色出血灶。

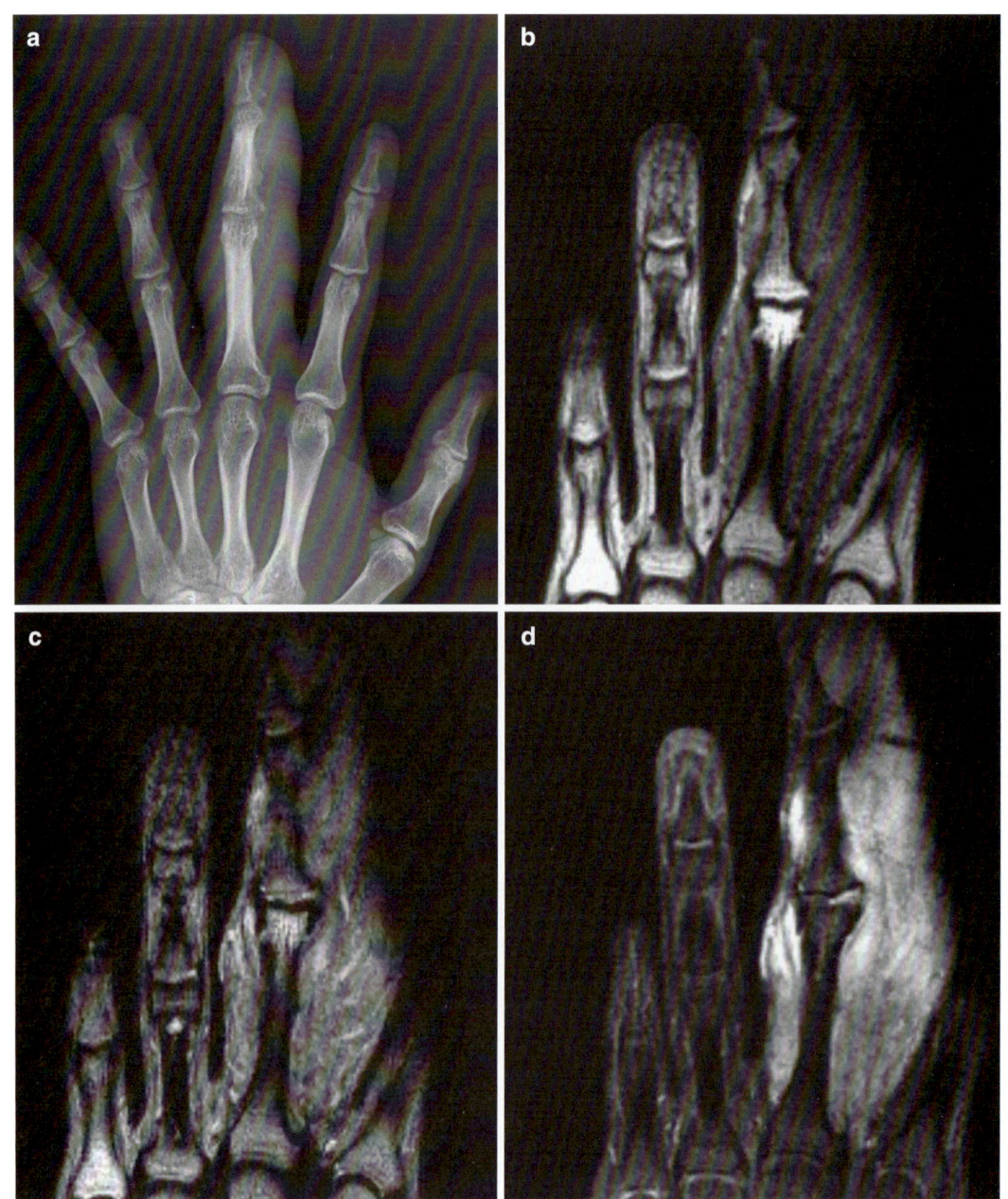

图12.14 神经纤维瘤（弥漫型）（2）

X线片（a）显示中指周围软组织肿胀，密度增高，伴有手指变长、邻近指骨压迫性吸收和骨质增生。受累的皮肤及皮下肿块在冠状位T1WI（b）上呈不均匀等信号，T2WI（c）上呈不均匀高信号，CE-T1WI-FS（D）上呈不均匀明显强化。

12.6.6 神经外的神经束膜瘤

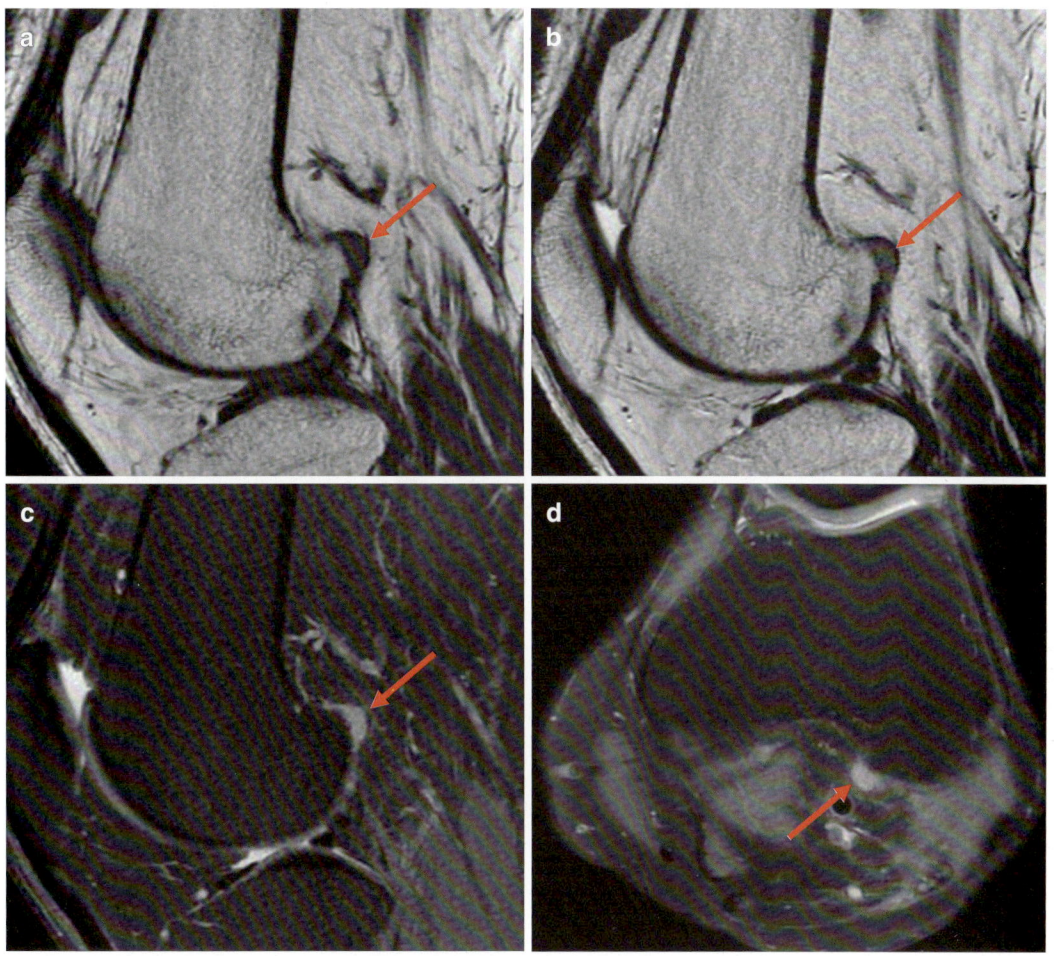

图12.15 神经外的神经束膜瘤

矢状位T1WI（a）显示膝关节周围的小结节（箭头），位于股骨后外侧髁的后方，与肌肉信号相比呈等信号。结节在T2WI（b）上呈中等信号，CE-T1WI-FS（c）上呈均匀强化。横轴位PDWI-FS（d）显示小结节在膝关节旁，呈高信号。

12.6.7 神经内的神经束膜瘤

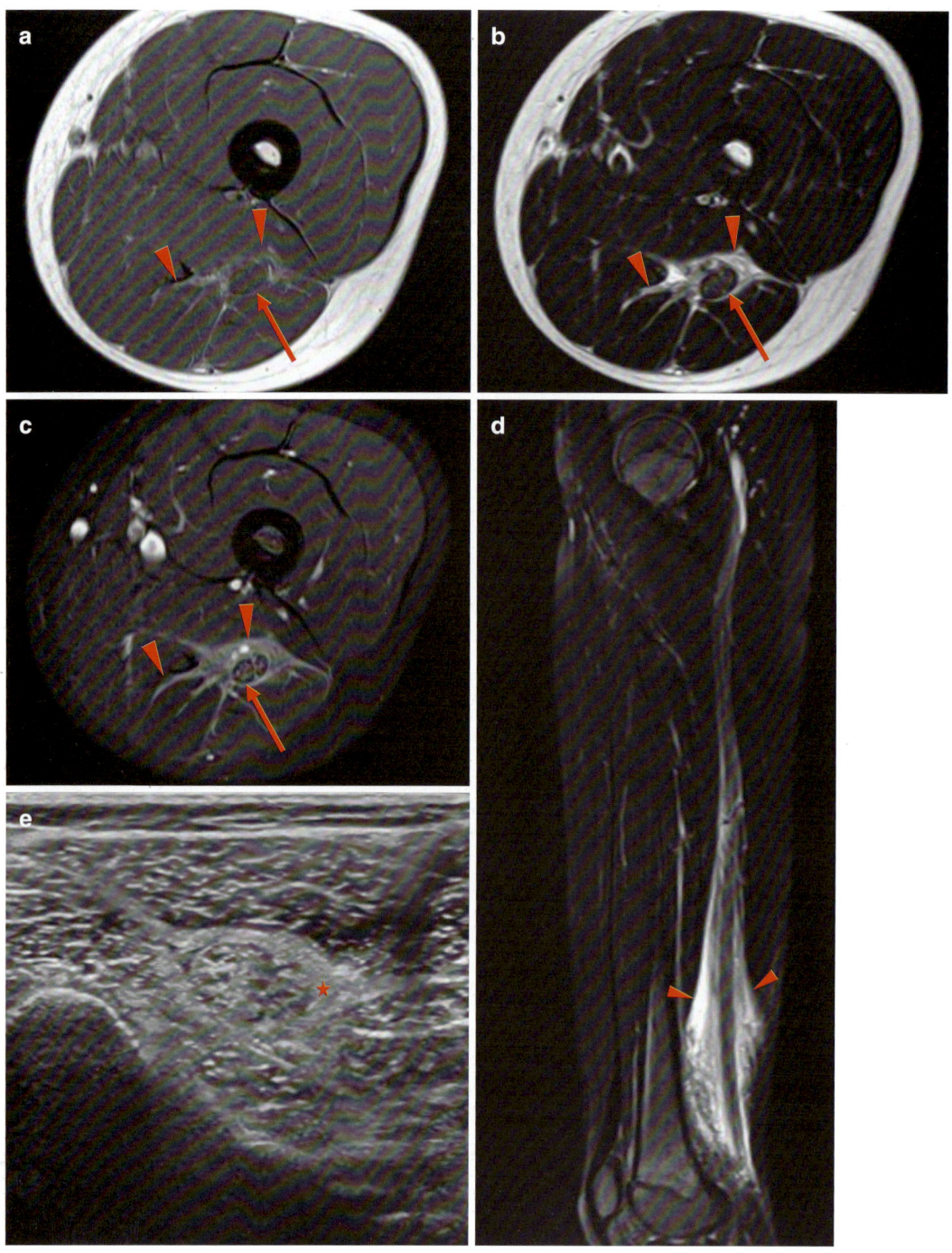

图12.16 神经内的神经束膜瘤

横轴位T1WI（a）显示大腿段的坐骨神经肿胀（箭头），呈等信号；在T2WI（b）上呈等信号，CE-T1WI-FS（c）呈不均匀强化，内见"束状征"。矢状位T2WI-FS（d）显示坐骨神经弥漫性受累，尤以远侧段受累严重。受累坐骨神经周围肌肉间脂肪间隙广泛浸润性改变（三角形）。超声（e）显示增粗的坐骨神经，内见保留的神经束，周围见高回声的软组织肥大（星号）。

12.6.8 颗粒细胞瘤

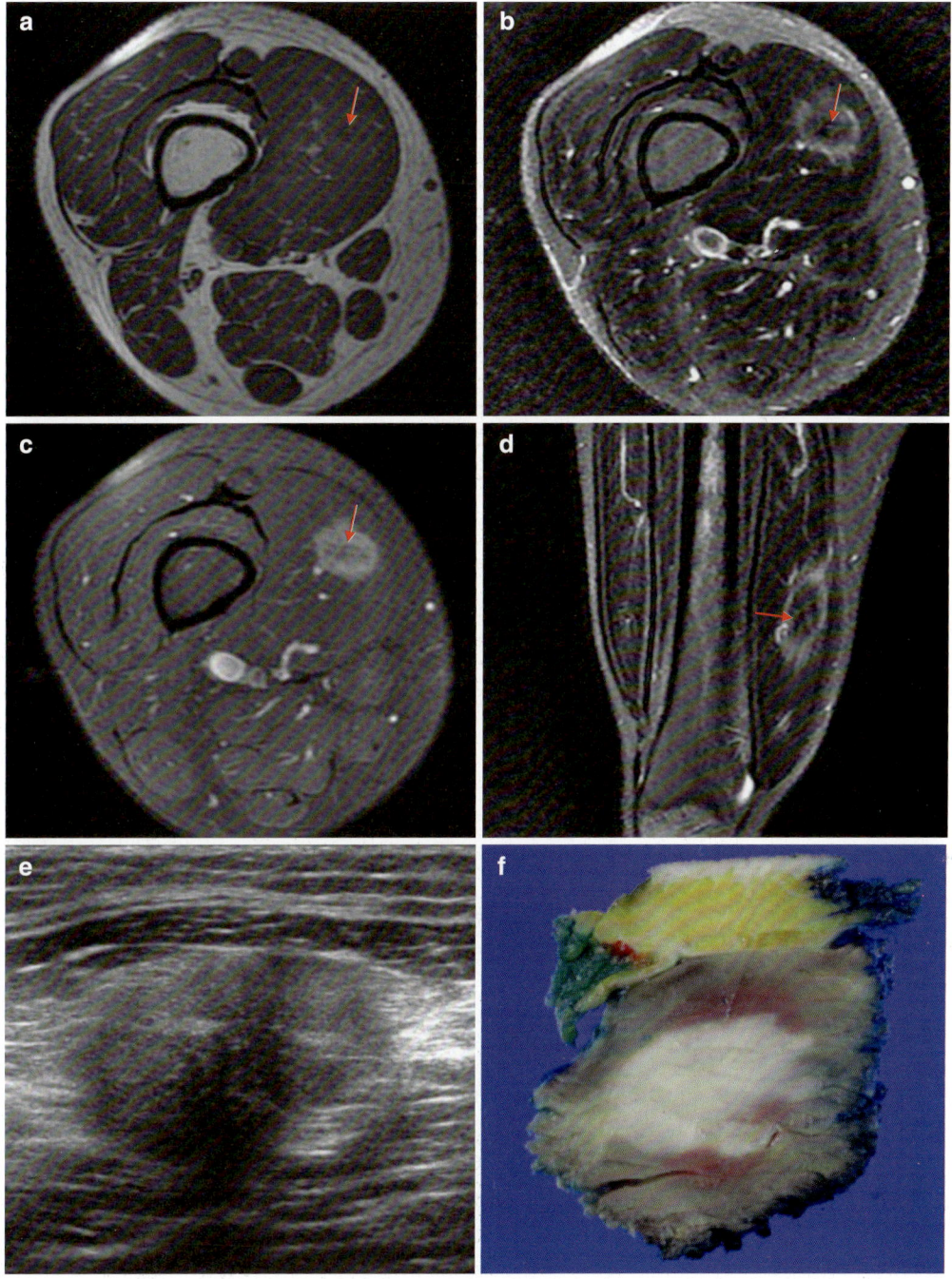

图12.17 颗粒细胞瘤（1）

大腿MRI显示股内侧肌内的不规则肿块，与肌肉信号相比，在T1WI（a）上呈等信号，T2WI（b）上呈中央不均匀低/等信号而外周高信号，CE-T1WI-FS（c）上呈不均匀强化。冠状位T2WI-FS（d）显示卵圆形肿块呈中等信号，边缘不规则，周围呈高信号。在所有序列MRI上的瘤内低信号灶（*细箭头*）提示为纤维胶原成分。横切面超声（e）显示边界不清的不均匀低回声肿块，周围绕以不规则的高回声边缘。大体标本（f）显示边缘不规则的白色质硬肿块，无出血或囊变/坏死。

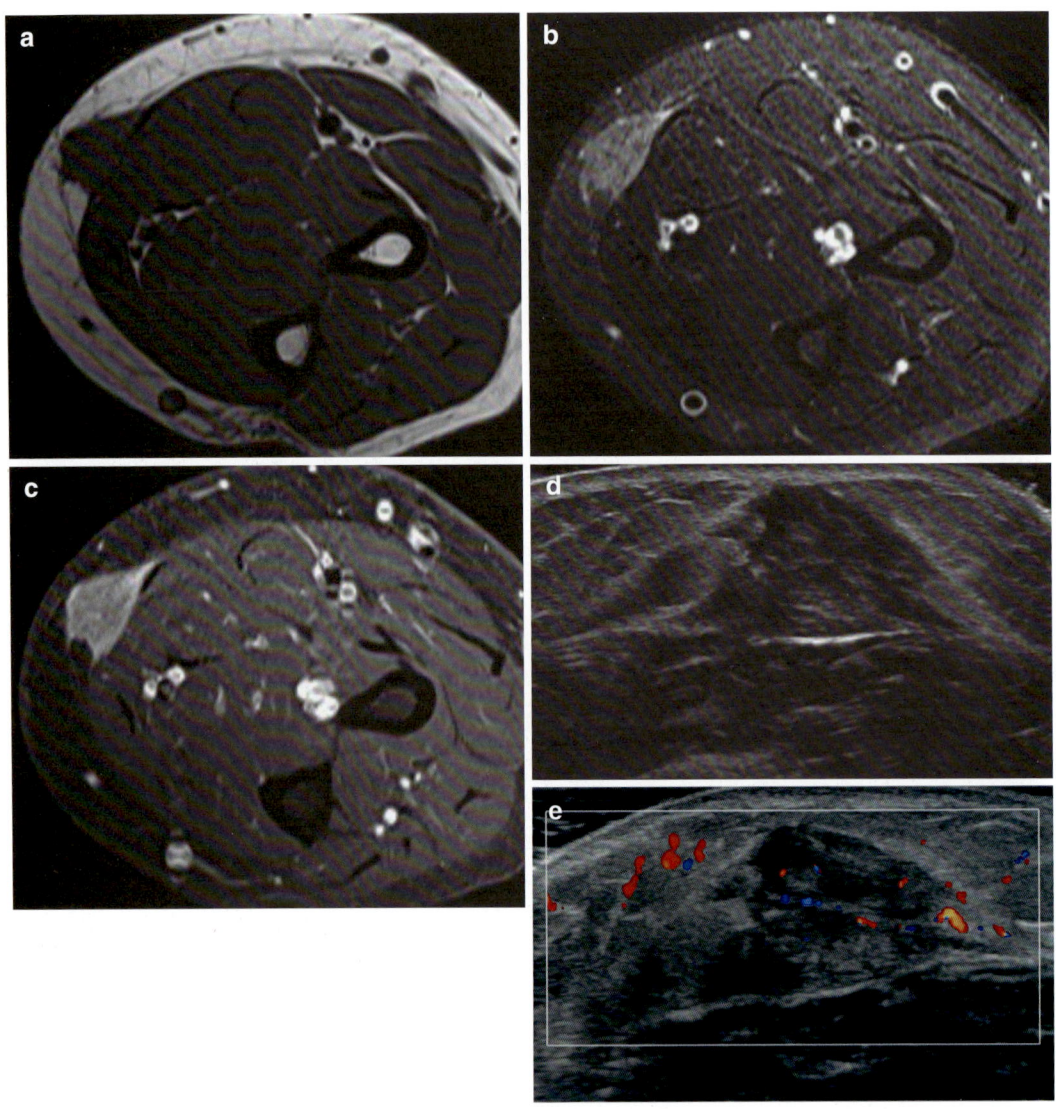

图12.18 颗粒细胞瘤（2）

横轴位T1WI（a）显示前臂皮下肿块，边缘不规则，以宽基底与深筋膜相贴，呈等-稍高信号（相对于肌肉信号）；在T2WI-FS（b）上呈不均匀高信号，CE-T1WI-FS（c）上呈明显强化。肿瘤对邻近肌肉轻微推压但无直接侵犯。超声（d）显示皮下肿块呈不均匀低回声，伴周围高回声薄层边缘；彩色多普勒超声（e）显示瘤内少量血流。

12.6.9　恶性颗粒细胞瘤

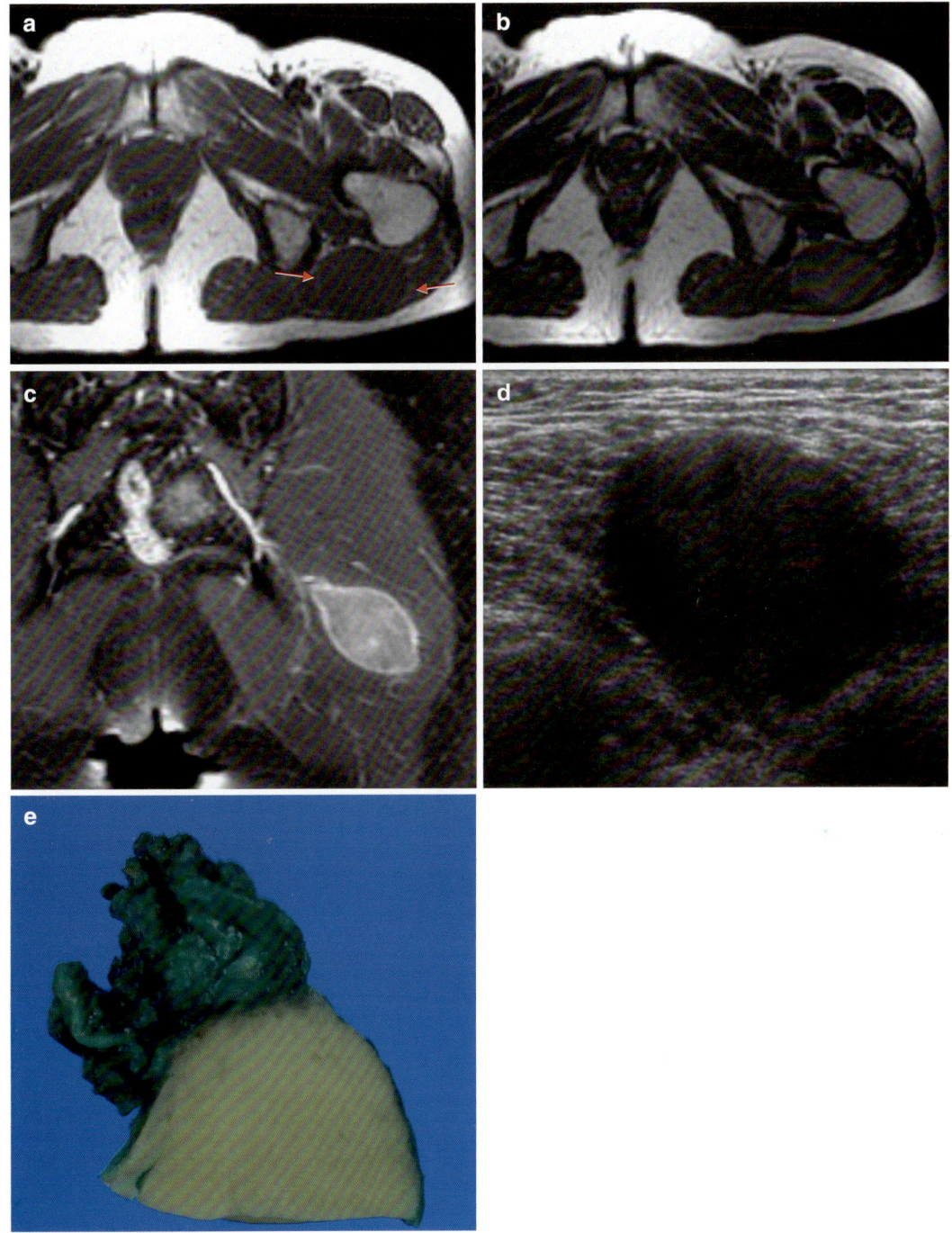

图12.19　恶性颗粒细胞瘤

横轴位T1WI（a）显示臀大肌内的卵圆形肿块，呈等信号（相对于肌肉信号），可见"脂肪分离征"（细箭头）。T2WI（b）上呈不均匀等信号，冠状位CE-T1WI-FS（c）上呈不均匀强化且边缘强化较明显。超声（d）显示肌肉内肿块呈均匀低回声。大体标本（e）显示为有薄层包膜的黄色肿块，内见少量黏液样改变，无出血或坏死。

12.6.10　恶性周围神经鞘膜瘤

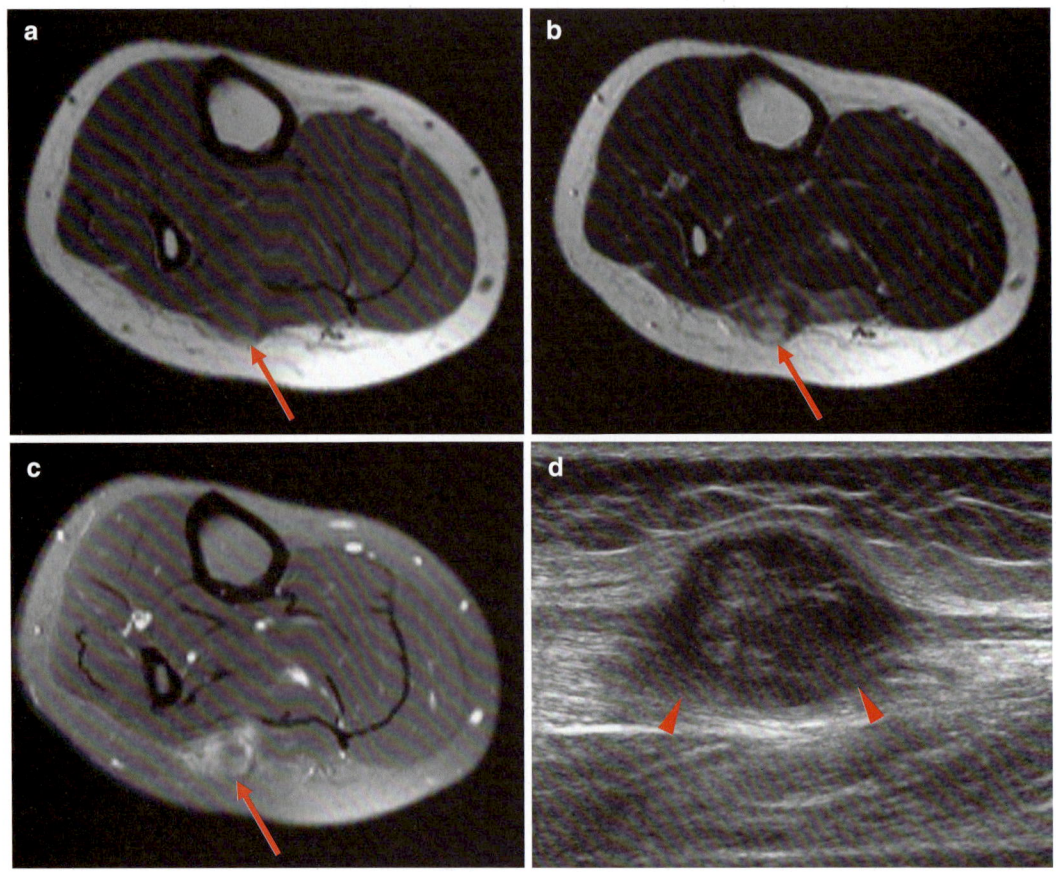

图12.20　恶性周围神经鞘膜瘤

横轴位T1WI（a）显示小腿筋膜下方边缘不清的软组织肿块（箭头），呈稍高信号；在T2WI（b）上呈不均匀高信号，CE-T1WI-FS（c）上呈不均匀强化，内见无强化灶，边界不清（箭头）。纵切面超声（d）显示不均匀低回声肿块，部分边界不清（三角形），后方回声轻度增强，可见出入肿块的神经。彩色多普勒超声显示肿块周围少量血流（图片未提供）。

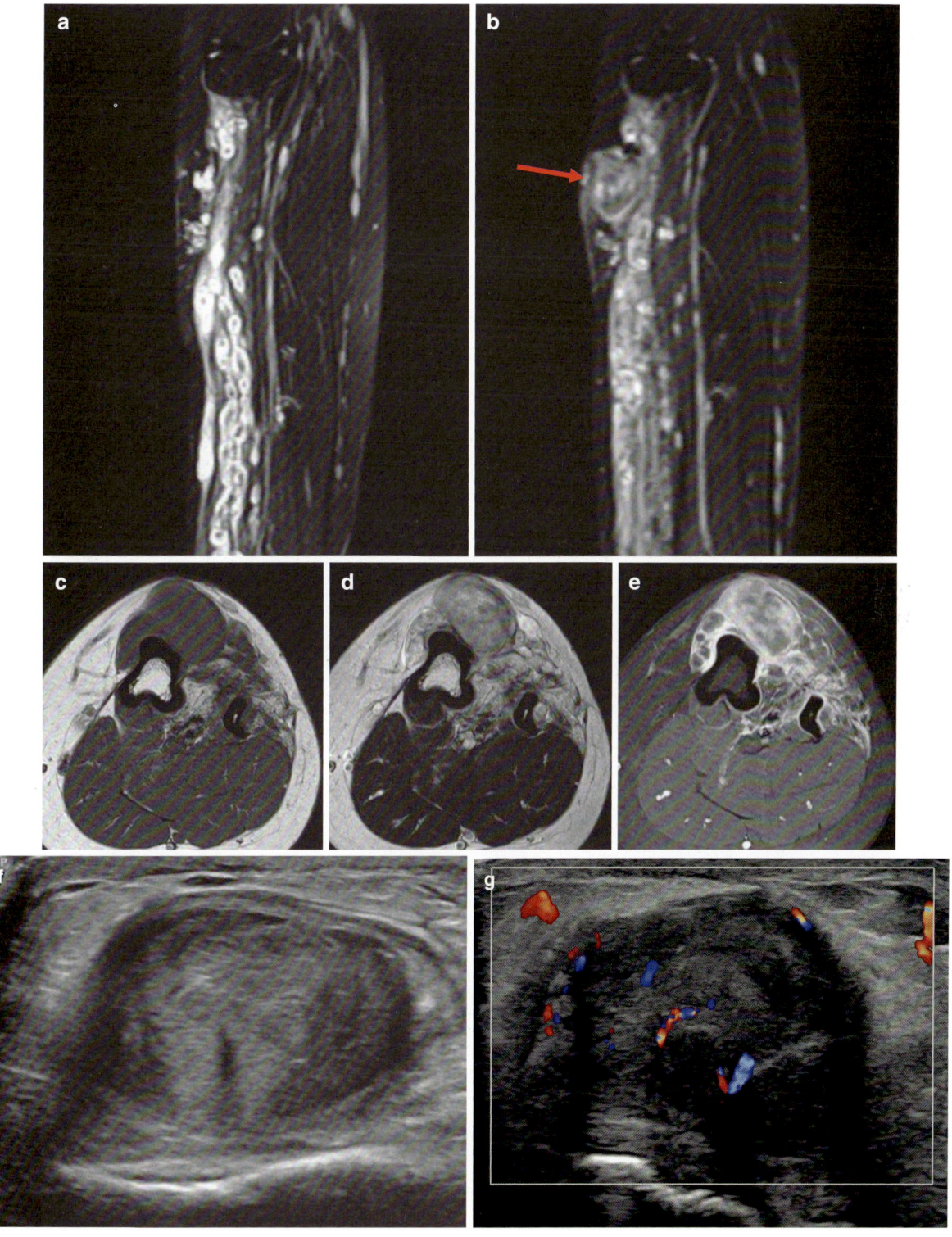

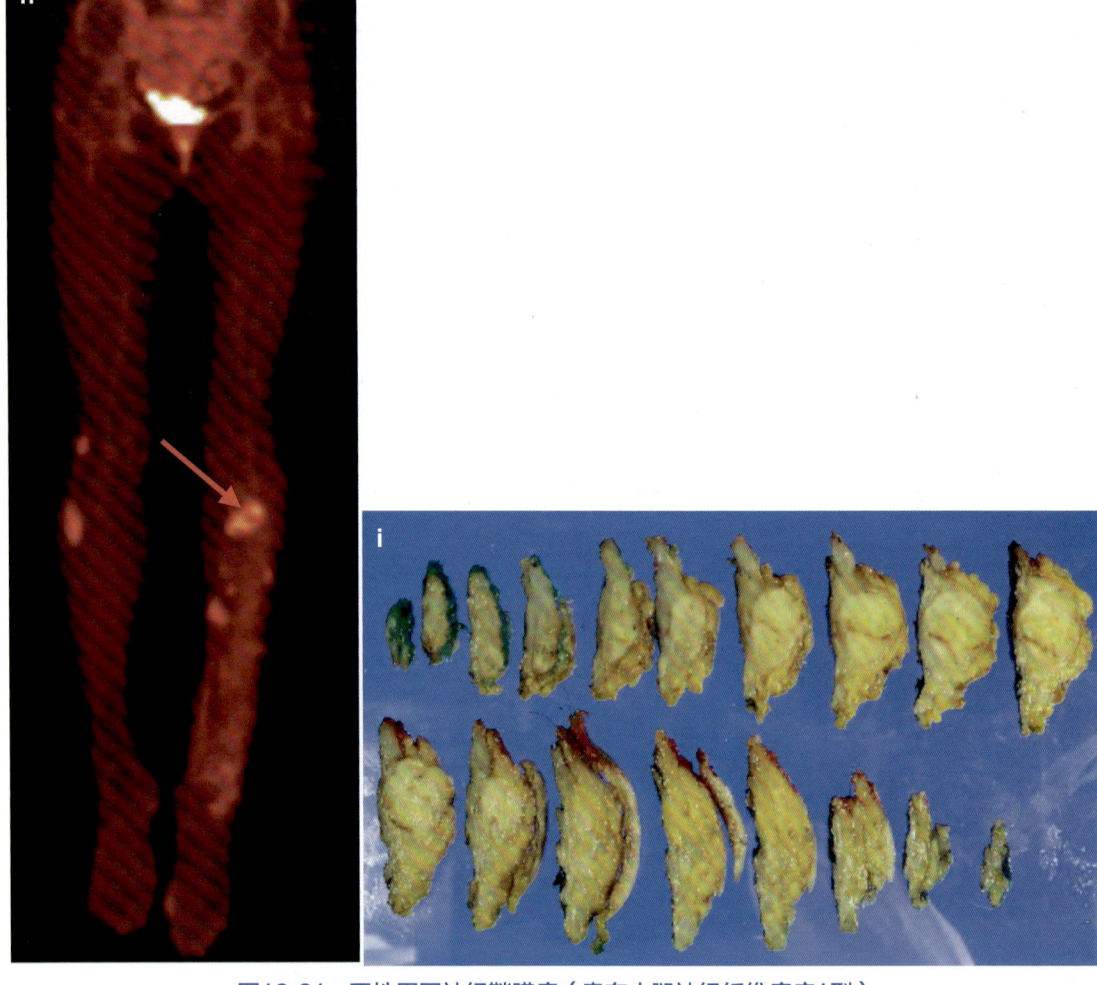

图12.21 恶性周围神经鞘膜瘤（患有小腿神经纤维瘤病1型）

矢状位T2WI-FS（a）显示典型的小腿神经纤维瘤病1型表现：弥漫性增粗的神经伴结节状、丛状神经纤维瘤，累及腓总神经及其分支，很多结节呈现"靶征"即中央区呈低信号而周围区呈高信号。2年后患者主诉胫骨近端局部疼痛和肿胀，随访矢状位T2WI（b）显示胫骨近端前方皮下较大的肿块（箭头），在T1WI（c）上呈等信号，T2WI（d）上呈不均匀高信号，CE-T1WI-FS（e）上呈不均匀强化，PET（h）显示肿块代谢程度（SUV值3.3）（箭头）高于其他神经纤维瘤，超声（f）呈不均匀低回声，彩色多普勒超声（g）显示肿块内部血流丰富。大体标本连续剖面（i）显示较大的黄色肿块，质硬，内见曲线状出血灶。

译者注：图12.21b应为脂肪抑制T2WI，即T2WI-FS。

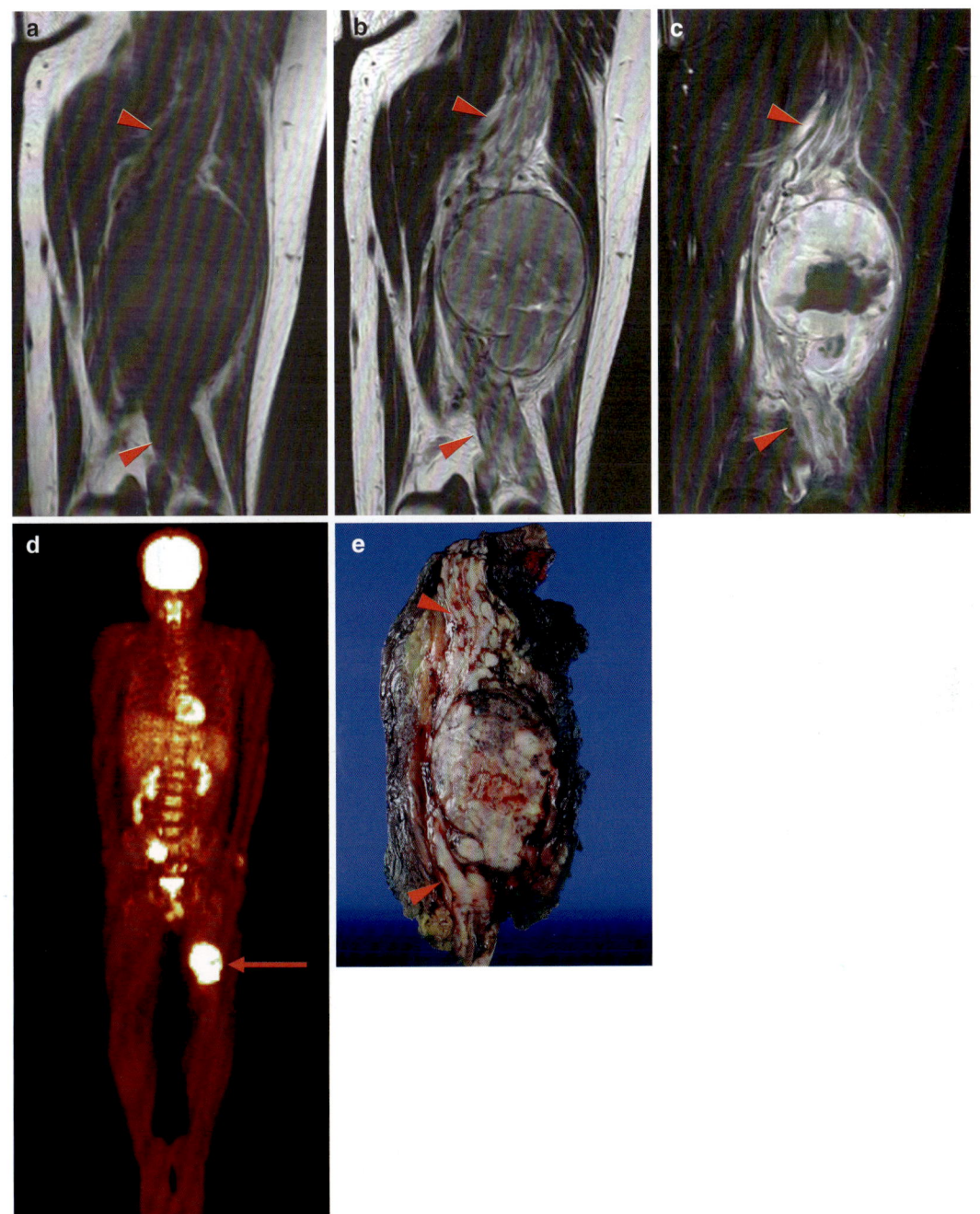

图12.22 恶性周围神经鞘膜瘤（患有大腿神经纤维瘤病1型）

冠状位T1WI（a）显示坐骨神经弥漫性结节样增粗，呈"虫袋"状外观（三角形），为丛状神经纤维瘤的典型表现。受累坐骨神经旁的较大肿块在T1WI（a）上呈不均匀等信号（相对于肌肉信号），T2WI（b）上呈不均匀信号（从低信号到高信号），CE-T1WI-FS（c）上呈不均匀强化。肿块中央T1WI呈稍高信号、T2WI呈等信号且增强扫描后无强化区，提示为出血。PET（d）显示肿块代谢程度（SUV值18.5）（箭头）明显高于其他神经纤维瘤。大体标本（e）显示较大的多结节状白色肿块来源于丛状神经纤维瘤（三角形），质硬，内见出血区。

❖ **参考文献**

［1］ANTONESCU C R, PERRY A, WOODRUFF J M. Schwannoma（including variants）［M］// FLETCHER C D M, BRIDGE JA, HOGENDOORN P C W, MERTENS F. WHO classification of tumours of soft tissue and bone. 4th ed. Lyon：International Agency for Research on Cancer, 2013：170-172.

［2］ABREU E, AUBERT S, WAVREILLE G, et al. Peripheral tumor and tumor-like neurogenic lesions［J］. Eur J Radiol, 2013, 82（1）：38-50.

［3］GRUBER H, GLODNY B, BENDIX N, et al. High-resolution ultrasound of peripheral neurogenic tumors［J］. Eur Radiol, 2007, 17（11）：2880-2888.

［4］BANKS K P. The target sign：extremity［J］. Radiology, 2005, 234（3）：899-900.

［5］ANTONESCU C R, BREMS H, LEGIUS E, et al. Neurofibroma（including variants）［M］// FLETCHER C D M, BRIDGE JA, HOGENDOORN P C W, MERTENS F. WHO classification of tumours of soft tissue and bone. 4th ed. Lyon：International Agency for Research on Cancer, 2013：174-176.

［6］RYU J A, LEE S H, CHA E Y, et al. Sonographic differentiation between schwannomas and neurofibromas in the musculoskeletal system［J］. J Ultrasound Med, 2015, 34（12）：2253-2260.

［7］TSAI W C, CHIOU H J, CHOU Y H, et al. Differentiation between schwannomas and neurofibromas in the extremities and superficial body：the role of high-resolution and color Doppler ultrasonography［J］. J Ultrasound Med, 2008, 27（2）：161-166, 168-169

［8］JEE W H, OH S N, MCCAULEY T, et al. Extraaxial neurofibromas versus neurilemmomas：discrimination with MRI［J］. AJR Am J Roentgeno, 2004, 183（3）：629-633.

［9］HASSELL D S, BANCROFT L W, KRANSDORF M J, et al. Imaging appearance of diffuse neurofibroma［J］. AJR Am J Roentgenol, 2008, 190（3）：582-588.

［10］MURPHEY M D, SMITH W S, SMITH S E, et al. From the archives of the AFIP. Imaging of musculoskeletal neurogenic tumors：radiologic-pathologic correlation［J］. Radiographics, 1999, 19（5）：1253-1280.

［11］MACARENCO R S, ELLINGER F, OLIVEIRA A M. Perineurioma：a distinctive and underrecognized peripheral nerve sheath neoplasm［J］. Arch Pathol Lab Med, 2007, 131（4）：625-636.

［12］MAUERMANN M L, AMRAMI K K, KUNTZ N L, et al. Longitudinal study of intraneural perineurioma—a benign, focal hypertrophic neuropathy of youth［J］. Brain, 2009, 132（Pt 8）：2265-2276.

［13］LAZAR A. Granular cell tumor［J］//FLETCHER C D M, BRIDGE JA, HOGENDOORN P C W, MERTENS F. WHO classification of tumours of soft tissue and bone. 4th ed. Lyon：International Agency for Research on Cancer, 2013：178-179.

［14］BILLERET LEBRANCHU V. Granular cell tumor. Epidemiology of 263 cases［J］. Arch Anat Cytol Pathol, 1999, 47（1）：26-30.

［15］LACK E E, WORSHAM G F, CALLIHAN M D, et al. Granular cell tumor：a clinicopathologic study of 110 patients［J］. J Surg Oncol, 1980, 13（4）：301-316.

［16］KIM E S, LEE S A, KIM B H, et al. Intramuscular granular cell tumor：emphasizing the stripe sign［J］. Skelet Radiol, 2016, 45（1）：147-152.

［17］KIM E Y，KANG D K，KIM T H，et al. Granular cell tumor of the male breast：two case descriptions and brief review of the literature［J］. J Ultrasound Med，2011，30（9）：1295-1301.

［18］BLACKSIN M F，WHITE L M，HAMEED M，et al. Granular cell tumor of the extremity：magnetic resonance imaging characteristics with pathologic correlation［J］. Skelet Radiol，2005，34（10）：625-631.

［19］NIELSEN G P，ANTONESCU C R，LOTHE R A. Malignant peripheral nerve sheath tumor［J］//FLETCHER C D M，BRIDGE JA，HOGENDOORN P C W，MERTENS F. WHO classification of tumours of soft tissue and bone. 4th ed. Lyon：International Agency for Research on Cancer，2013：187-189.

［20］GROBMYER S R，REITH J D，SHAHLAEE A，et al. Malignant peripheral nerve sheath tumor：molecular pathogenesis and current management considerations［J］. J Surg Oncol，2008，97（4）：340-349.

［21］WANEBO J E，MALIK J M，VANDENBERG S R，et al. Malignant peripheral nerve sheath tumors. A clinicopathologic study of 28 cases［J］. Cancer，1993，71（4）：1247-1253.

［22］YU Y H，WU J T，YE J，et al. Radiological findings of malignant peripheral nerve sheath tumor：reports of six cases and review of literature［J］. World J Surg Oncol，2016，14：142.

［23］PILAVAKI M，CHOURMOUZI D，KIZIRIDOU A，et al. Imaging of peripheral nerve sheath tumors with pathologic correlation：pictorial review［J］. Eur J Radiol，2004，52（3）：229-239.

（陈晓枫　高振华 译）

第13章 ▸

分化不确定的肿瘤

分化不确定的肿瘤包括很多不确定细胞分化方向的软组织肿瘤。有些肿瘤（如混合性肿瘤、滑膜肉瘤和透明细胞肉瘤）虽然分化方向可以识别，但不能确定肿瘤相对应的正常组织[1]。

在世界卫生组织（WHO）软组织新分类的最新版本中有一些小的变化[2]，具体来说，有两个肿瘤归入"分化不确定的肿瘤"这一类别：第一个是"含铁血黄素沉着纤维脂肪瘤（HFLT）"，是一种局部侵袭性肿瘤，通常发生于踝或腕周围；第二个是"磷酸盐尿性间叶性肿瘤"（PMT）。此外，在2013年版WHO分类中，"原始神经外胚层肿瘤（PNET）"作为具有不同程度神经元分化的尤文肉瘤的同义词被删除，这是为了尽量避免与发生于中枢神经系统和女性生殖道的PNET相混淆，因为这些部位的PNET在组织学和遗传学上不同于四肢的PNET[2]。

13.1 肌内黏液瘤

肌内黏液瘤是一种由梭形和星形成纤维细胞、黏液样基质及稀少血管组成的良性间叶组织病变[3]；通常表现为缓慢生长的无痛性肿块，也无压痛，发病年龄为40～70岁，女性多见[4]；最常见的发病部位是大腿（51%）、上臂（9%）、小腿（7%）或臀部（7%）肌肉内[5]。多发性黏液瘤与骨的纤维结构不良并存，一般发生在同一解剖区域，称为Mazabraud综合征[6-8]。

黏液瘤的CT和MRI表现类似于囊肿，组织学上黏液蛋白含量高而胶原含量低[5]。黏液瘤表现为边界清楚、质地均匀的肌肉内肿块，与液体信号十分相似，在T2WI上具有很高的信号强度[5, 9-10]，静脉对比增强后的强化程度不一，与肿瘤内黏液样组织和纤维间隔的数量成正相关，这有别于囊性病变。超声上表现为被正常肌肉包绕的不均匀低回声肿块，偶尔可见小的液性裂隙和囊性区域。肿块内部回声的检测有助于区别囊性病变。超声上肿块的周围高回声是肌肉黏液瘤周围脂肪沉积增多所致[11-12]。在彩色多普勒超声检查中，由于肿瘤内缺乏血管而常表现为很少或没有血流信号。黏液物质可渗漏至邻近肌肉而导致肌肉萎缩，伴有周围脂肪沉积和（或）肌肉水肿，这与MRI上的周围脂肪和（或）周围水肿信号及超声上肿块周围的高回声相一致[5, 10-11]。

13.2 滑膜肉瘤

滑膜肉瘤是成人较为常见的软组织肉瘤，占软组织肉瘤的5%～10%[13-14]。滑膜肉瘤通常的发病年龄为15～35岁，表现为可触及的、缓慢生长的软组织包块，这可能会给人一种良性进展的错误印象，常被延误诊断。

滑膜肉瘤是一个使用不恰当的名称，因为它既不是来源于滑膜也不向滑膜分化。滑膜肉瘤被认为起源于原始（未分化的）间充质细胞，伴有不同程度的上皮分化，在组织学上由上皮细胞和梭形细胞两种形态不同的细胞组成，根据细胞类型的构成和分化可分为3种亚型：双相型，由梭形细胞和上皮细胞（通常形成腺体）组成；单相型，主要由间充质梭形细胞组成，较为常见；低分化型，由有丝分裂活性高的类上皮细胞组成，临床上更具侵袭性[15-17]。已有报道在滑膜肉瘤中有特定的染色体易位t（X；18）（p11；q11）[15]。

与其他软组织肉瘤不同，20%～30%的滑膜肉瘤在X线片上可见偏心性或周围性矿化[18]。CT有助于显示滑膜肉瘤的钙化和骨受累情况[15-16]。在T2WI上，滑膜肉瘤信号明显不均匀，被称为"三重信号征"，即包括低信号（营养不良性钙化和纤维束）、中等信号（软组织成分）和高信号（坏死和出血）三种混杂信号[15-16]。在10%～25%的肿瘤中出现伴有液–液平面的出血区域，这一表现被称为"葡萄碗征"[15-16, 19]。小于5cm的病变通常位置表浅、边界清晰、信号均匀，缺乏对邻近结构的侵犯，常类似于良性病变表现[15-16, 19]。静脉对比增强后通常强化明显，可以不均匀或均匀的强化。动态增强MRI（DCE-MRI）显示60%的病例中呈现信号强度快速升高后开始下降或保持平台型曲线[20]。MRI的一些表现特征与肿瘤级别高和预后较差相关，包括近端分布、肿瘤体积大、无钙化、有囊变、有出血及三重信号征[21]。

13.3 磷酸盐尿性间叶性肿瘤

磷酸盐尿性间叶性肿瘤（PMT）是一种罕见的软组织或骨肿瘤，通常与肿瘤性骨软化（TIO）这一副肿瘤综合征有关。肿瘤可过度表达成纤维细胞生长因子23（FGF–23），抑制肾小管上皮的磷酸盐转运，导致骨软化[22]。以前，这些肿瘤被认为是一组异质性的骨和软组织肿瘤，包括血管外皮细胞瘤、血管瘤、巨细胞瘤或骨母细胞瘤；然而，仔细研究后实际上却显著不同[22]。1987年，Weidner和Santa Cruz用"磷酸盐尿性间叶性肿瘤，混合结缔组织类型（PMTMCT）"来描述这些独特的病变，其特征是梭形细胞、破骨细胞样巨细胞、微囊、富血管、软骨样基质和骨骼混合存在[23]。PMT根据其组织学表现可分为以下4种亚型：（1）混合结缔组织肿瘤（PMTMCT）；（2）骨母细胞瘤样肿瘤；（3）非骨化性纤维瘤样肿瘤；（4）骨化性纤维瘤样肿瘤。PMTMCT是最常见的类型，占肿瘤性骨软化相关间叶性肿瘤的90%以上[22-23]。

PMT常发生于中年人的软组织和骨骼。在许多病例中，患者出现长期的骨软化、全身疲劳和伴有多发病理性骨折的疼痛。这些非特异性的临床表现常导致PMT患者的延迟诊断和治疗。一旦考虑到PMT的诊断，肿瘤的定位是下一个面临挑战性的问题，因为肿瘤的位置不固定且体积较小。FGF-23的静脉取样对肿瘤区域性定位有很大的价值。然后，可以针对身体相应区域进行MRI检查来显示病变。奥曲肽PET成像是另一种定位这种小肿瘤的方法，因为肿瘤可表达生长抑素受体。大多数PMT在组织学和临床上都表现为良性，手术切除肿瘤可完全缓解症状。PMT的预后一般较好，但也有罕见转移病例的报道[24]。

13.4 上皮样肉瘤

上皮样肉瘤通常发生于10～35岁[25]，主要包括两种类型：传统型（经典型或远端型）和近端型[26-27]。传统型上皮样肉瘤最常见于手指、手和前臂的屈肌侧，其次是膝/小腿和臀/大腿[28]。近端型上皮样肉瘤好发于中轴部位（如会阴、骨盆、外阴和臀部）并且更具有侵袭性[29]。肿瘤在浅表和深部软组织均可发生。当肿瘤位于浅表时，通常表现为单发或多发的硬结节。浅表病变往往高于皮肤表面，约10%的病例继发溃疡。深部病变通常紧紧附着于肌腱、腱鞘或筋膜，外观呈浸润性和不均质性[25]。

在8%～28%的病例中，X线片或CT可以显示钙化或罕见的骨化[29-30]。MRI表现通常无特异性，可表现为肌肉内浸润性肿块或皮肤结节。较大的病灶因出血或坏死而在T2WI上表现为不均匀信号。肿瘤在T1WI上通常与肌肉的信号强度相似，偶尔呈现出血样的高信号。在近70%的病例中出现瘤周水肿信号，与组织学上的明显炎症相一致[25]。肿瘤可在T1WI和T2WI上显示多个低信号灶，提示为软组织的钙化。其他常见的影像学表现包括邻近神经血管束被肿瘤包绕及区域性淋巴结肿大[25]。肿瘤缺少特异性的影像学表现，对于多发性软组织结节或皮肤和皮下组织（尤其是四肢）持久性溃疡的患者，应当怀疑上皮样肉瘤的可能[25]。上皮样肉瘤以其多次复发、极易发生区域性淋巴结和肺转移而备受关注[25, 28]。

13.5　腺泡状软组织肉瘤

腺泡状软组织肉瘤是一种较少见的恶性软组织肿瘤，在所有软组织肉瘤中所占比例不足1%，因Christopherson等发现肿瘤细胞具有典型的"腺泡状或器官样排列"表现而命名，大量颗粒细胞聚集，周围环绕血管，类似呼吸肺泡结构[31]。

腺泡状软组织肉瘤主要发生于青少年和青壮年，最常见于大腿或臀部[32-36]。发生于婴儿和儿童的肿瘤，通常位于头部和颈部，尤其是眼眶和舌[37-38]。肿瘤通常表现为缓慢生长的无痛性包块，可有搏动感和瘀斑。肿瘤虽然生长缓慢，但其转移率较高，这是由于肿瘤的极度血管化及早期微血管浸润所致[35]，常见的转移部位是肺，其次是大脑和骨骼。

X线片表现为非特异性的软组织肿块，但可显示斑点状钙化[39]。腺泡状软组织肉瘤血供丰富，血管造影检查显示血管过度充盈、引流静脉明显及毛细血管染色时间延长[40-42]。超声有助于显示肿瘤的血供丰富程度。CT表现为肌肉样密度的软组织肿块，经静脉对比增强后肿块明显强化，有明显的供血动脉和引流静脉[42]。在MRI上，肿瘤在T1WI呈等或高信号，T2WI呈不均匀高信号伴有多发流空信号影。肿块边缘及肿块内可见迂曲走行流空信号影，静脉对比增强后肿块明显强化，内部及周围可见扭曲扩张的强化血管。动静脉畸形（AVM）被列入鉴别诊断范围，AVM不同于腺泡状软组织肉瘤的影像学表现是AVM在动态增强MRI上的"快速流出"和缺乏软组织成分[40-42]。

13.6　透明细胞肉瘤

透明细胞肉瘤主要发生于20～40岁[43]，表现为缓慢生长的肿块，近50%的病例有疼痛或压痛。以前，透明细胞肉瘤因其组织学与恶性黑色素瘤相似而被称为"软组织恶性黑色素瘤"[44-46]。72%的病例可检出细胞内黑色素[44]。然而，透明细胞肉瘤在临床和生物学上与皮肤黑色素瘤不同，透明细胞肉瘤主要发生于下肢深层软组织（足、踝、膝和大腿），毗邻肌腱、腱膜和筋膜结构[45]。大多数透明细胞肉瘤具有一致的平衡易位t（2；22）（q13；q12），借此可与皮肤恶性黑色素瘤区分开[47-50]。

X线片对诊断没有帮助，仅表现为非特异性软组织肿块。在MRI的T1WI和T2WI上，透明细胞肉瘤通常表现为边界清楚、不同信号强度的病灶。与肌肉信号相比，约50%的肿瘤在T1WI上呈稍高信号，这与黑色素细胞分化相关[51-52]。瘤内黑色素的顺磁效应导致T1弛豫时间缩短，从而引起T1WI上的信号强度增加。由于在软组织肿瘤中很少出现T1WI高信号，这种特征性的MRI表现有助于缩小鉴别诊断的范围[51-52]。在静脉注射对比增强后，大多数肿瘤明显强化。透明细胞肉瘤在MRI上可表现为良性特点，当肿块界限清楚、信号均匀、明显强化且T1WI信号稍高于肌肉时，应当考虑到此肿瘤的可能。

13.7 骨外黏液样软骨肉瘤

骨外黏液样软骨肉瘤通常发生在四肢，尤其是大腿；好发于50～60岁，但也可见于年轻人[53-54]；多见于男性，男女比例为2∶1[54-55]。肿瘤在组织学上类似胚胎软骨，由丰富的黏液样基质及其内的软骨母细胞样细胞组成。尽管肿瘤的名称如此，但由于肿瘤缺乏软骨分化，WHO将其归为分化不确定类的肿瘤。此外，细胞遗传学研究表明，肿瘤有t（9；22）（q22；q12）的相互易位，而这在传统骨的软骨肉瘤中并未有此发现[54, 56]。

X线片或CT显示软组织肿块内不含钙化或骨化，肿瘤在CT和MRI上表现为界限清楚的、多分叶状的较大肿块。高度黏液样病变在CT上呈低密度，在T2WI上呈很高的信号，表明其含水量极高。在T2WI上，高信号强度的小叶结构被低信号的薄层纤维间隔来分隔。在T1WI上，肿瘤与肌肉信号相同但不均匀，常见肿瘤内出血形成的高信号。静脉注射对比增强后，肿瘤也表现为软骨肿瘤样的周围/间隔强化方式[54, 57-58]。

13.8 骨外尤文肉瘤

骨外尤文肉瘤好发于10～30岁，男性稍多于女性。临床上常表现为位于浅表或深部的快速生长的、孤立的大包块[59]。骨外尤文肉瘤最常见的发生部位是椎旁区（32%）、下肢（26%）、胸壁（18%）、腹膜后区（11%）、骨盆和髋（11%）及上肢（3%）[59]。在组织学上，肿瘤细胞是单一克隆增殖的无分化特征的蓝色小圆细胞，肿瘤内坏死、囊变和出血常见。骨外尤文肉瘤与其他部位的尤文肉瘤（即骨的尤文肉瘤、软组织原始神经外胚层肿瘤和Askin肿瘤）有着同样的细胞遗传标记[染色体易位t（11；22）（q24；q12）]。

骨外尤文肉瘤的影像学表现无特异性，表现为椎旁区或下肢较大的软组织肿块。CT通常呈肌肉样密度，也可出血或坏死。钙化不典型，约见于10%的肿瘤[60]。在T1WI上类似于肌肉信号但信号不均匀，T2WI上呈中等-高信号。肿瘤细胞丰富可能是引起T2WI呈中等信号强度的原因。出血区表现为高信号。坏死区在T1WI上呈低信号，T2WI上呈高信号。高流量血管的存在是骨外尤文肉瘤的另一个影像学特征，在所有MRI序列上都呈流空低信号。高流量血管可见于富血管性病变，但若在年轻人肌肉内较大肿块出现血管流空信号，则应考虑到骨外尤文肉瘤的可能[59]。

13.9 肾外恶性横纹肌样瘤

肾外恶性横纹肌样瘤极为罕见，大多数发生于1岁以下儿童，预后非常差[61-62]，肿瘤可发生于不同的部位，包括肝脏、心脏和胃肠道系统。软组织内病变似乎更常发生于中轴区深部，包括躯干、四肢、颈部和椎旁区[63-64]。皮肤受累也有报道，临床上表现为快速生长的软组织包块。

CT表现为界限清楚的较大的低密度肿块，T2WI呈不均匀高信号[64]。肿瘤在静脉注射对比增强后呈不均匀强化。软组织内横纹肌样瘤的影像学特征因肿瘤罕见发生而尚未明确。

13.10 肌上皮瘤/副脊索瘤

肌上皮瘤/副脊索瘤由不同比例的上皮和肌上皮成分组成，极为罕见，有明显透明的软骨黏液样基质。肌上皮瘤类似于多形性腺瘤，但缺乏明显的导管分化。副脊索瘤与肌上皮瘤非常相似[65]。副脊索瘤在组织学上与脊索瘤相似，但前者发生于非中轴区的软组织，通常见于四肢深部软组织，偶尔在腹膜后。以往报道显示肌上皮瘤/副脊索瘤好发于40～60岁的男性患者，在CT和MRI上无特异性的影像学表现[66-68]。

13.11 多形性玻璃样变血管扩张性肿瘤

多形性玻璃样变血管扩张性肿瘤（PHAT）是Smith等在1996年报道的一种罕见的瘤细胞分化方向未定的肿瘤[69]。组织学上，肿瘤由梭形和多形性细胞包绕簇状分布且伴有纤维素样物质沉积的扩张薄壁血管组成，还可见多数量不等的炎症细胞浸润[69]。PHAT最常见于成人下肢的皮下组织，可能与出血有关，临床表现为血肿或Kaposi肉瘤。肿瘤具有侵袭性，局部复发率为33%～50%，但目前尚无转移的报道[70-71]。

文献中尚未见有关PHAT影像学表现的详细报道。不多的研究描述了该肿瘤的非特异性MRI表现，即在T1WI上与肌肉信号相同，T2WI上呈不均匀高信号，增强T1WI上有强化[71-72]。

13.12　示例：分化不确定的肿瘤

13.12.1　肌内黏液瘤

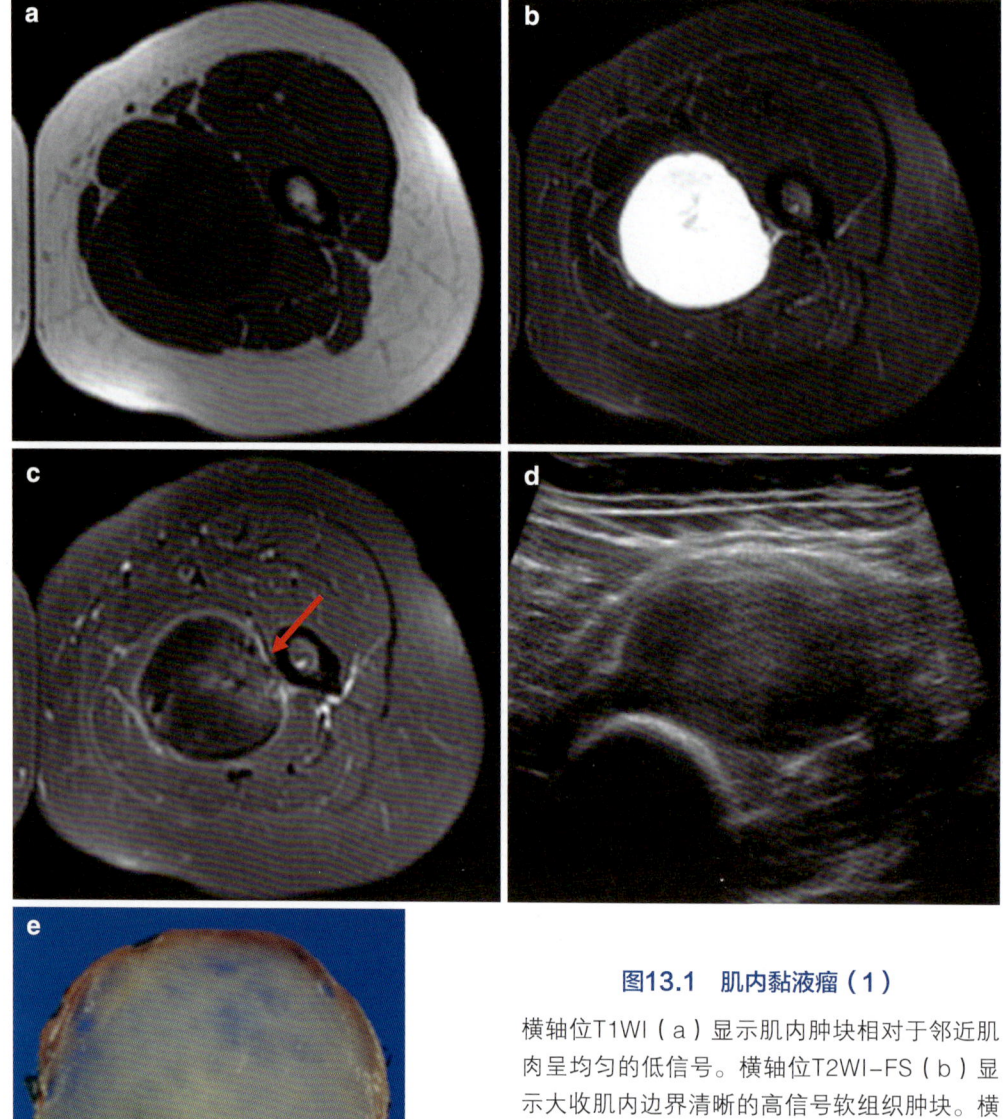

图13.1　肌内黏液瘤（1）

横轴位T1WI（a）显示肌内肿块相对于邻近肌肉呈均匀的低信号。横轴位T2WI-FS（b）显示大收肌内边界清晰的高信号软组织肿块。横轴位CE-T1WI-FS（c）显示斑片状强化（箭头）。超声（d）显示低回声肿块，内也可见回声，这有助于区别囊性肿块。手术标本（e）显示边界清楚的胶冻状肿块，内有分隔。

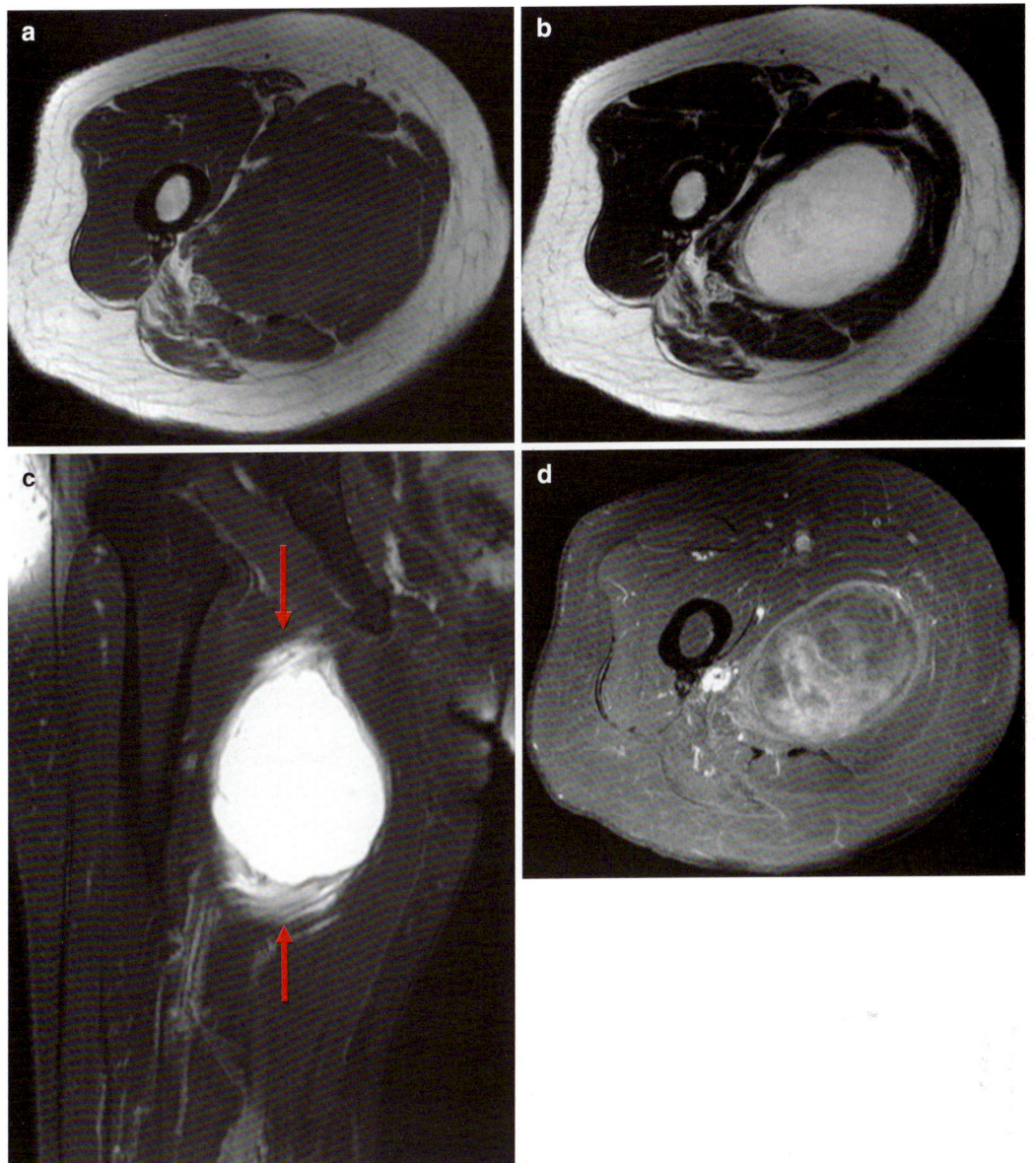

图13.2 肌内黏液瘤（2）

横轴位T1WI（a）显示肌内肿块相对于邻近肌肉呈均匀的低信号。横轴位T2WI（b）显示大收肌内边界清晰、均匀的液体样高信号肿块。冠状位T2WI-FS（c）显示病灶上下方（箭头）周围区毛刷状高信号，这是由黏液组织的渗漏引起。横轴位CE-T1WI-FS（d）显示肿块呈典型的斑片状中等强化。

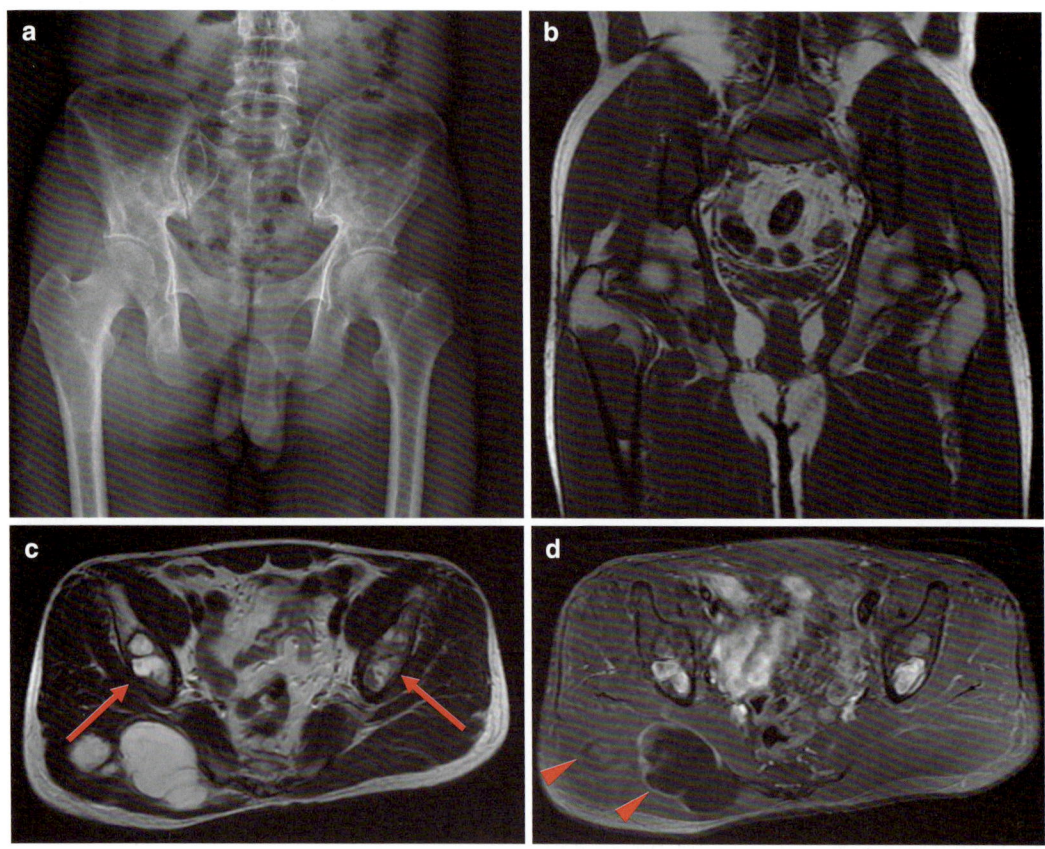

图13.3 Mazabraud综合征

骨盆前后位X线片（a）显示髂骨和右股骨多发溶骨性病变，周围伴有薄的硬化边，与多发性骨的纤维结构不良的表现相一致，在冠状位T1WI（b）上，相应的骨病变呈低信号。横轴位T2WI（c）显示臀大肌多发性肌内黏液瘤和髋臼的纤维结构不良（箭头）。横轴位CE-T1WI-FS（d）显示肿瘤不同程度的强化（三角形）。

13.12.2 滑膜肉瘤

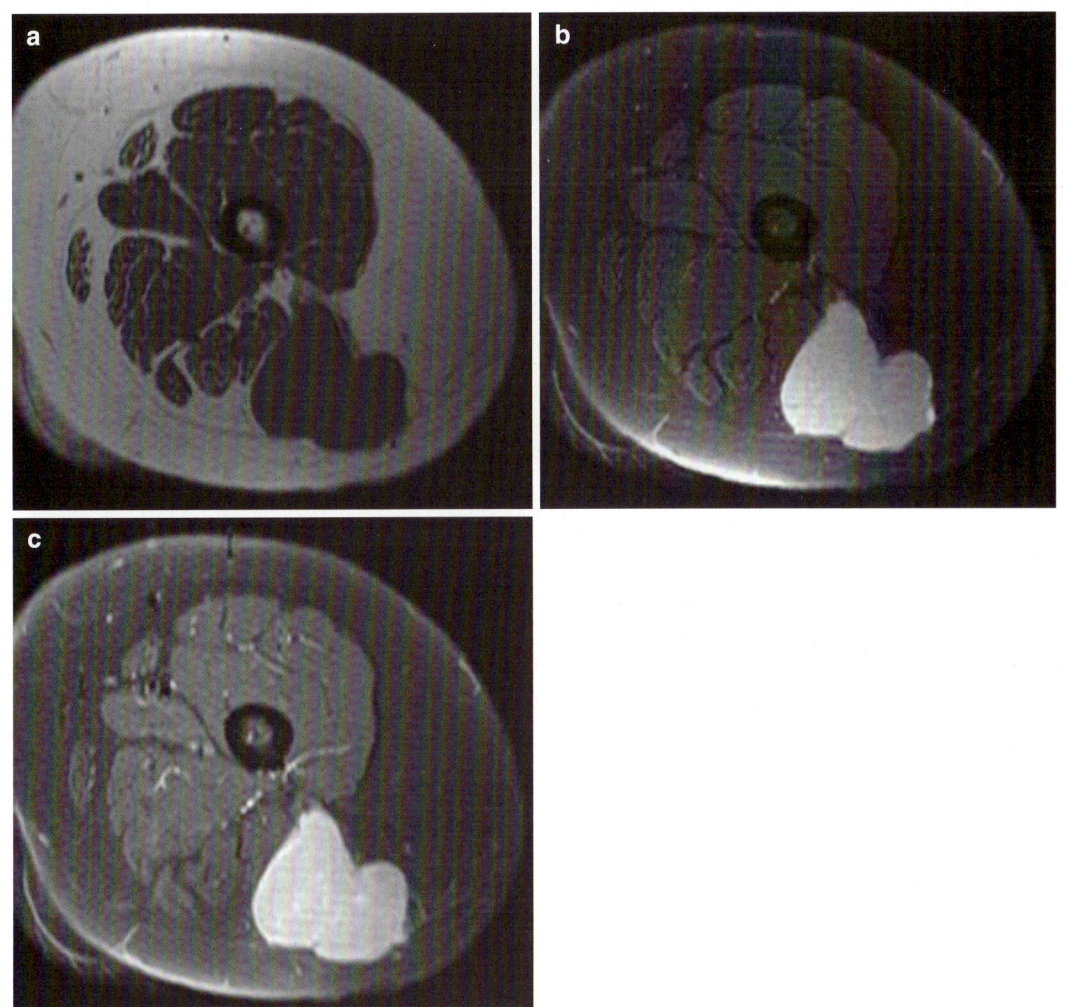

图13.4 滑膜肉瘤（1）

横轴位T2WI（a）显示筋膜下边界清楚的分叶状软组织肿块，相对于邻近骨骼肌呈等–低信号。横轴位T2WI–FS（b）显示肿块呈均匀高信号。横轴位CE–T1WI–FS（c）呈均匀强化。

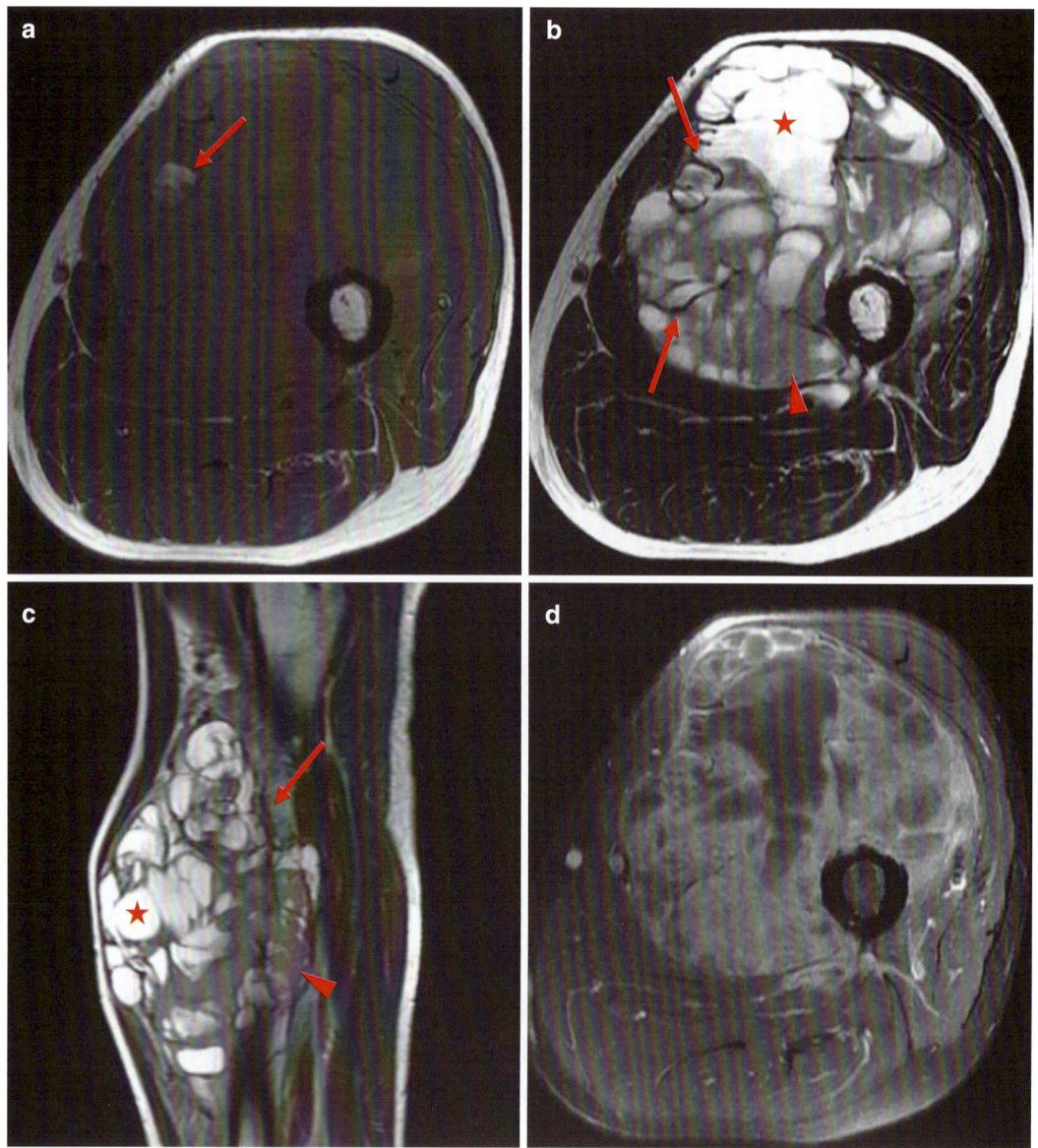

图13.5　滑膜肉瘤（2）

横轴位T1WI（a）显示大腿肌肉内较大肿块，其内高信号区（箭头）提示为瘤内出血。横轴位T2WI（b）和矢状位T2WI（c）显示肿块较大，信号不均匀，含三种不同信号强度。这三种不同信号区常见于滑膜肉瘤，对应于不同的组织成分区，实性细胞成分区（中等信号，三角形），出血或坏死区（高信号，星号），钙化或纤维化胶原区（低信号，箭头）。横轴位CE-T1WI-FS（d）显示肿块明显不均匀强化。

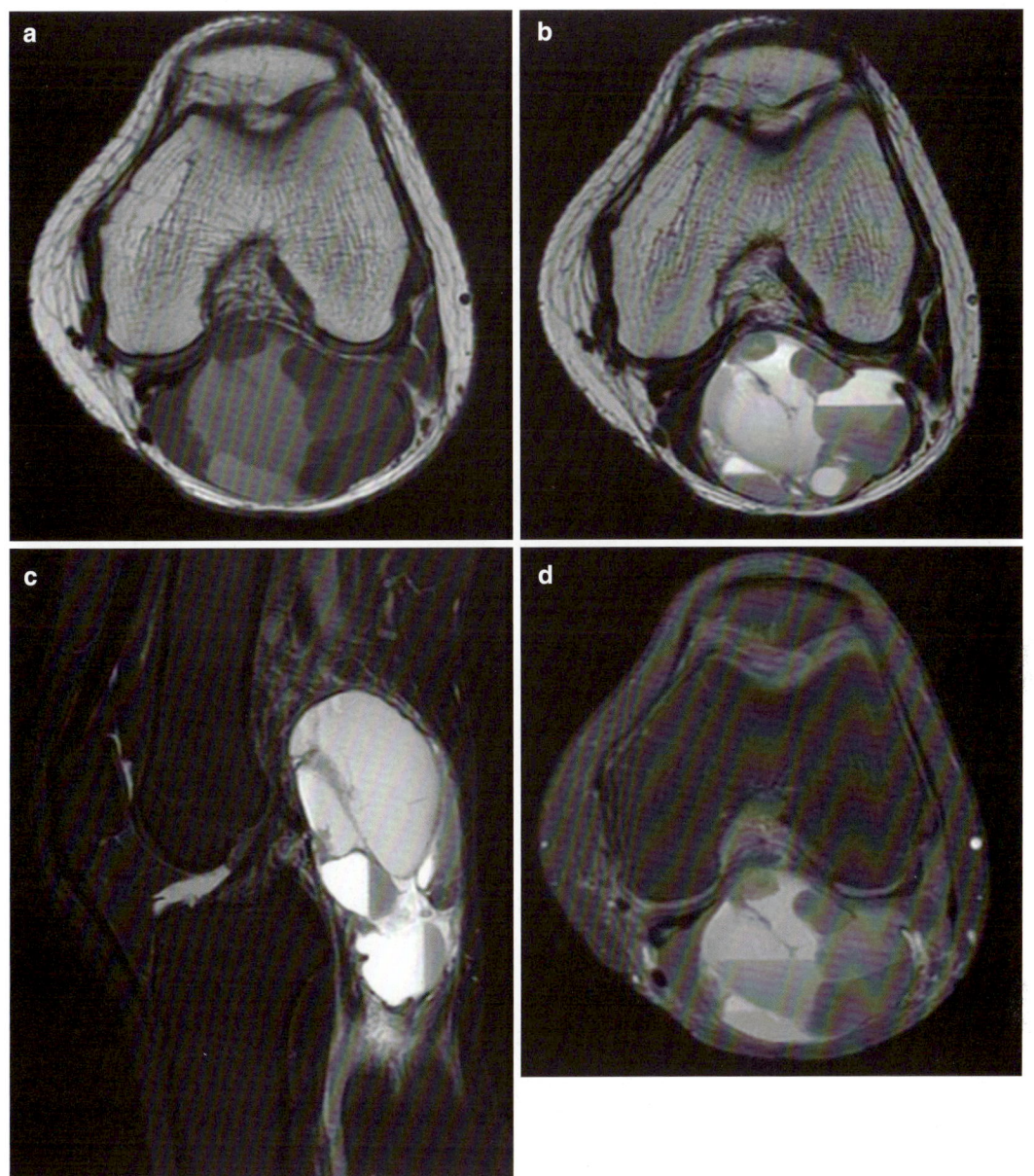

图13.6 滑膜肉瘤（3）

横轴位T1WI（a）显示较大的高信号囊性区，提示为出血。横轴位和矢状位T2WI（b，c）显示多分隔的肿块，信号明显不均匀，伴有液-液平面，呈现"葡萄碗"外观。横轴位CE-T1WI-FS（d）显示较大的不强化出血区，伴有液-液平面。

译者注：图13.6c应为矢状位脂肪抑制T2WI，即T2WI-FS。

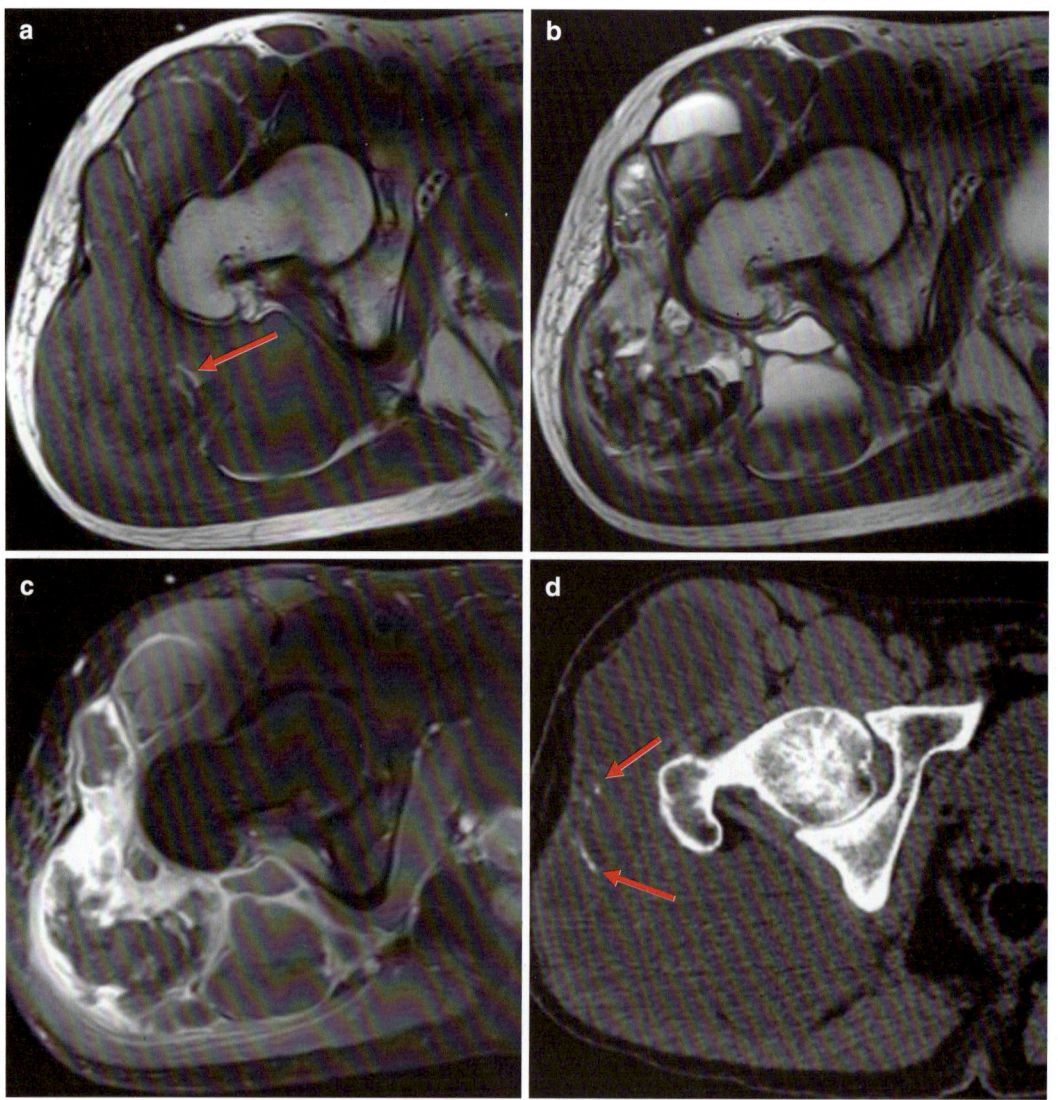

图13.7 滑膜肉瘤（4）

横轴位T1WI（a）显示右臀部较大肿块，其内灶状高信号区提示为瘤内出血（箭头）。横轴位T2WI（b）显示肿块信号不均匀，呈"三重信号征"，包括细胞成分区（中等信号）、出血或坏死区（高信号）、钙化或纤维化胶原区（低信号）的组合。横轴位CE–T1WI–FS（c）显示实性成分强化而出血或坏死区不强化。横轴位CT（d）显示低密度肿块，内见局灶性钙化（箭头）。

13.12.3 磷酸盐尿性间叶性肿瘤

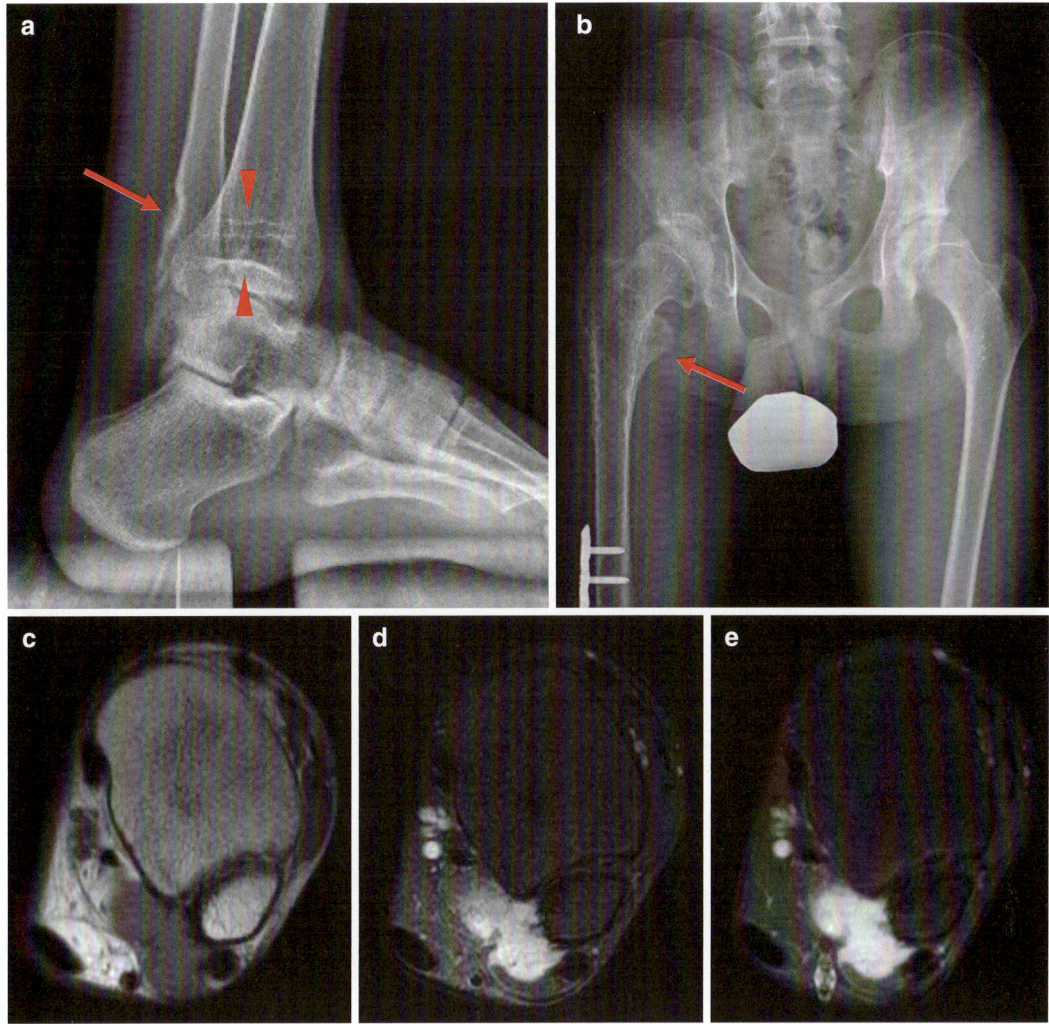

图13.8 磷酸盐尿性间叶性肿瘤/混合结缔组织瘤（PMTMCT）（1）

踝关节侧位X线片（a）显示踝关节后方软组织增厚，邻近腓骨远段后缘骨皮质碟形凹陷（箭头），胫骨远端多条横向硬化线（三角形）为骨软化引起的机能不全性骨折。（b）骨盆前后位X线片显示弥漫性骨量减少伴右股骨近端骨折（箭头）。横轴位T1WI（c）显示腓骨远段后方分叶状肿块，与邻近肌肉信号相同。横轴位T2WI-FS（d）显示毗邻腓骨远端后方骨皮质的均匀高信号肿块。横轴位CE-T1WI-FS（e）显示肿块均匀明显强化。

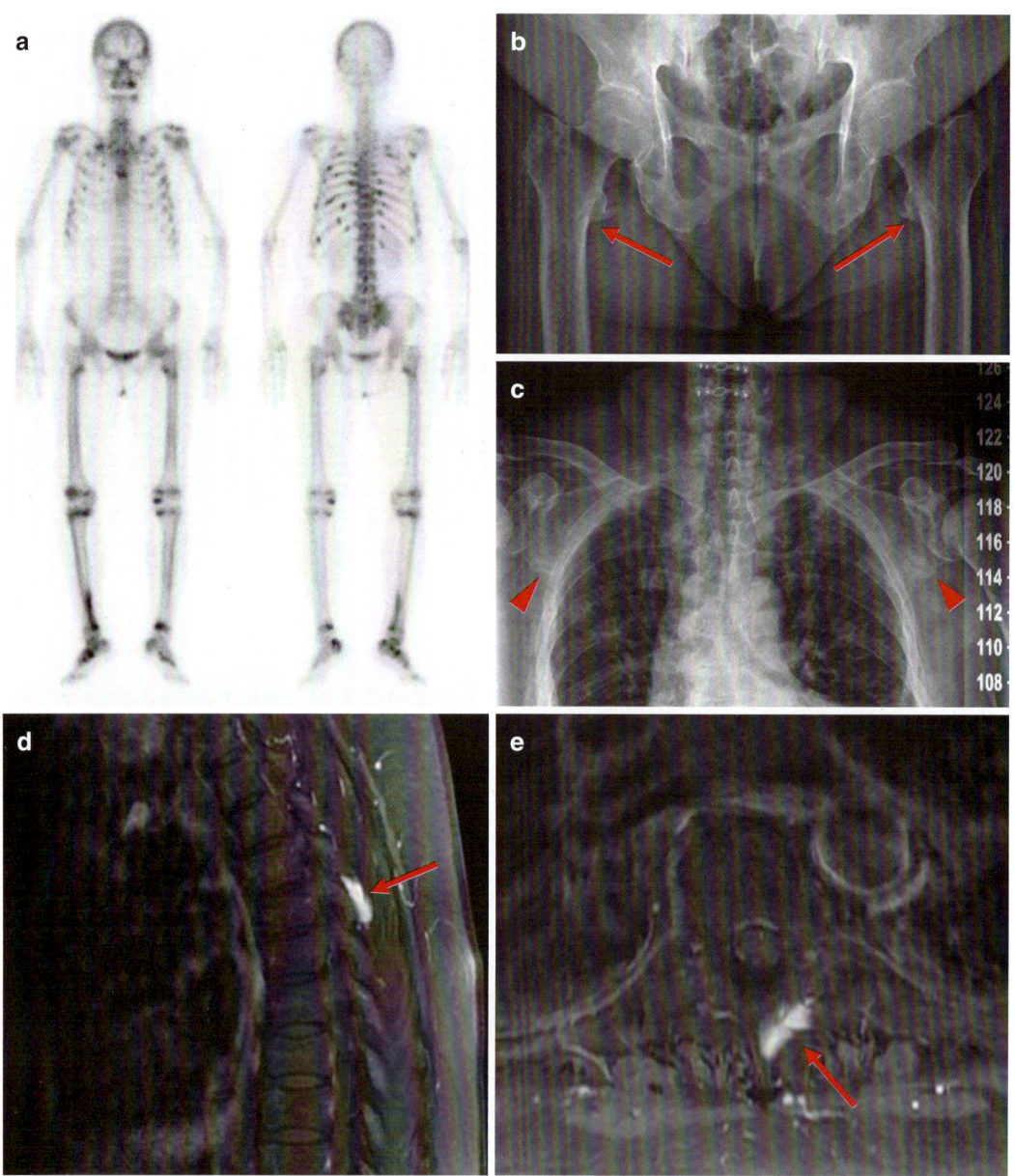

图13.9 磷酸盐尿性间叶性肿瘤/混合结缔组织瘤（PMTMCT）（2）

核素骨扫描（a）显示肋骨、股骨近端和胫骨远端多发放射性浓聚，与骨软化引起的机能不全性骨折区相对应。X线片（b，c）显示股骨近端内侧骨皮质（箭头）和肩胛骨外侧缘对称的横向透亮带（三角形）伴有不规则的硬化边，提示为looser带（假骨折线）。CE-T1WI-FS（d，e）显示胸5左侧椎旁肌内边界清楚、强化明显的软组织病变（箭头），组织学证实为PMTMCT。

13.12.4 上皮样肉瘤

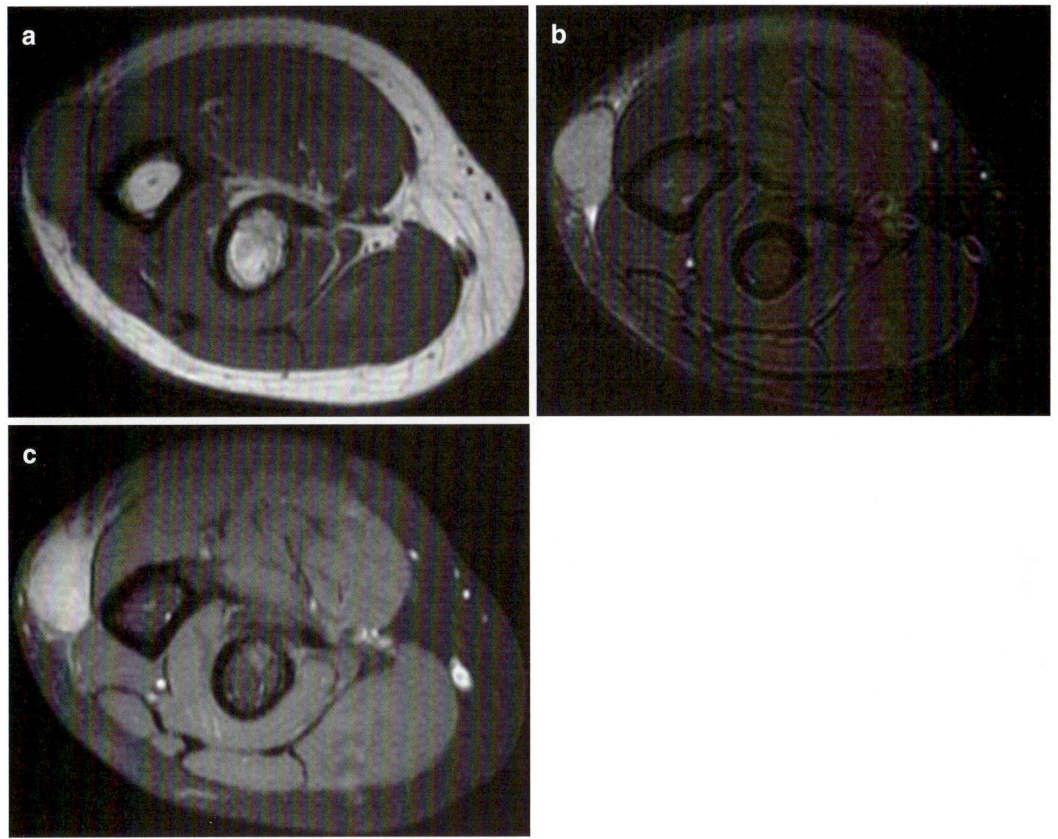

图13.10 浅表上皮样肉瘤

横轴位T1WI（a）显示与邻近肌肉信号相同的皮下肿块。横轴位T2WI-FS（b）显示右前臂皮下单发结节，紧贴深筋膜，呈均匀高信号。横轴位CE-T1WI-FS（c）呈均匀强化，边缘欠清，呈浸润性改变。

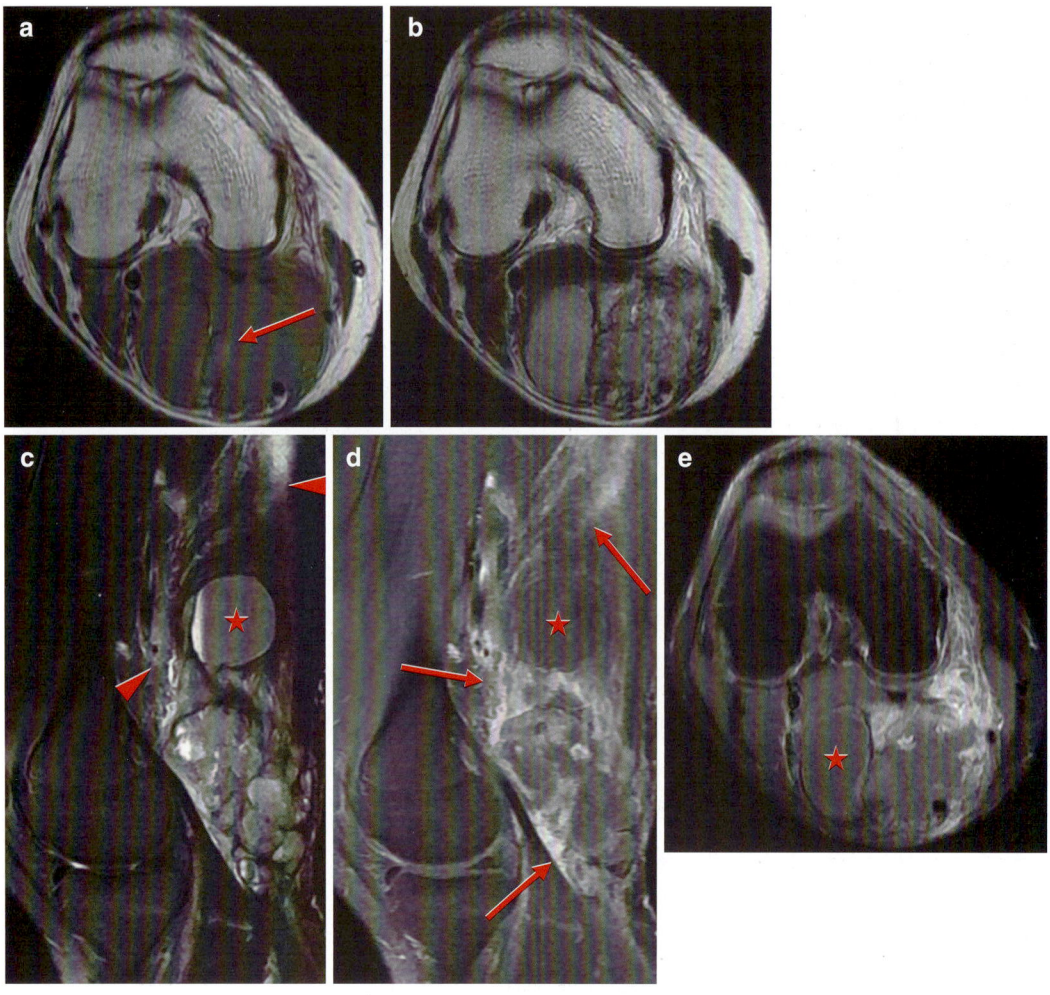

图13.11 深部上皮样肉瘤

横轴位T1WI（a）显示腓肠肌内侧头的浸润性软组织肿块，内部高信号提示为出血（箭头）。横轴位和矢状位T2WI-FS（b，c）显示含有出血的肿块，伴有液-液平面（星号）和瘤周水肿信号（三角形）。横轴位和矢状位CE-T1WI-FS（d，e）显示肿瘤不均匀强化，内有大量出血、坏死区（星号），周围边界模糊不清（箭头）。

译者注：图13.11b应为横轴位T2WI。

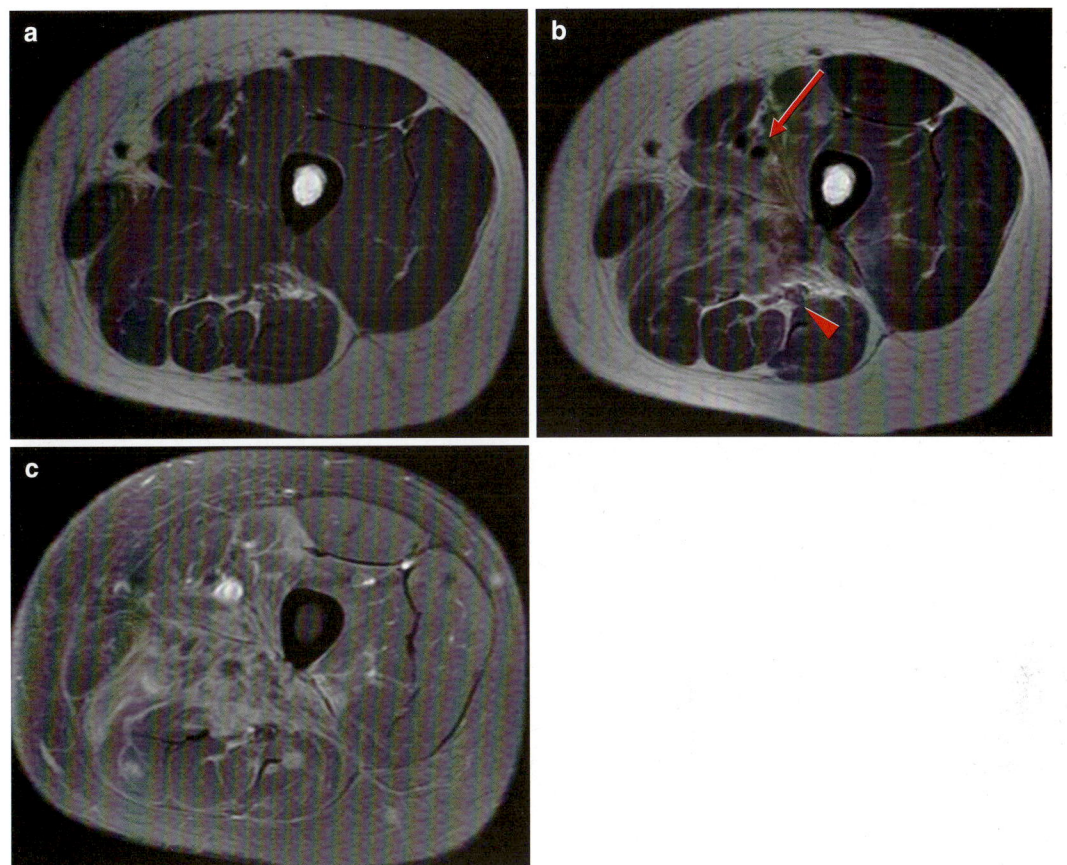

图13.12　浸润性上皮样肉瘤

横轴位T1WI（a）显示大腿内侧边界不清的深层软组织肿块，与邻近肌肉信号强度相似。横轴位T2WI（b）显示肿块信号不均匀，包绕股神经血管束（箭头），紧贴坐骨神经（三角形），边缘模糊。横轴位CE-T1WI-FS（c）显示肿瘤强化，边缘不清，延伸至大腿各筋膜间室。

13.12.5 血管肉瘤

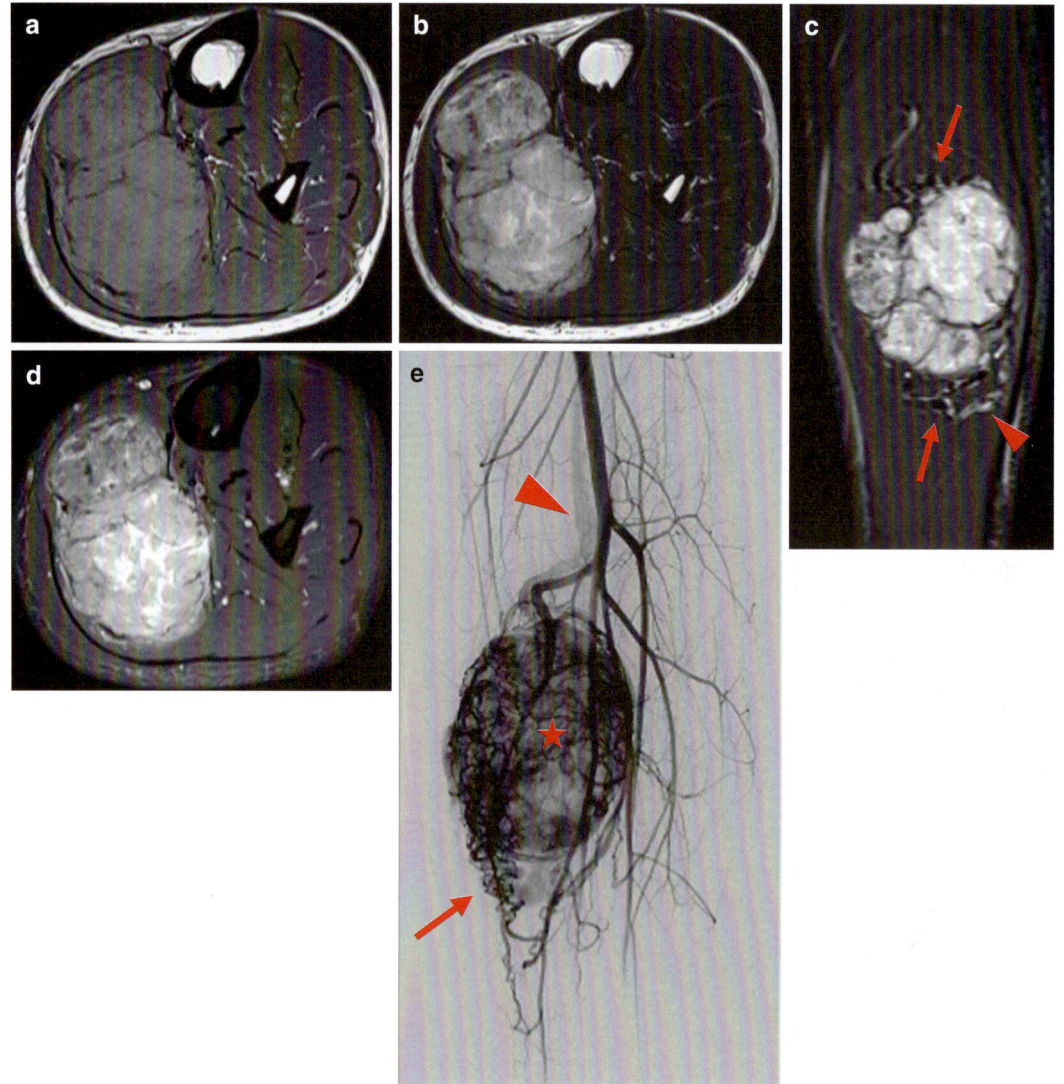

图13.13 腺泡状软组织肉瘤（1）

横轴位T1WI（a）显示肌内肿块比邻近肌肉信号高。横轴位和冠状位T2WI-FS（b，c）显示肿块较大且信号不均匀。冠状位T2WI-FS（c）显示瘤周供血动脉（箭头）和引流静脉（三角形）。横轴位CE-T1WI-FS（d）显示肿块明显强化，周围可见血管流空影，提示瘤内和瘤周血管丰富。血管造影（e）显示肿块富血供，有明显的供血动脉（箭头）、肿瘤染色（星号）和引流静脉（三角形）。

译者注：13.12.5的标题名"血管肉瘤"应为"腺泡状软组织肉瘤"。图13.13b应为横轴位T2WI。

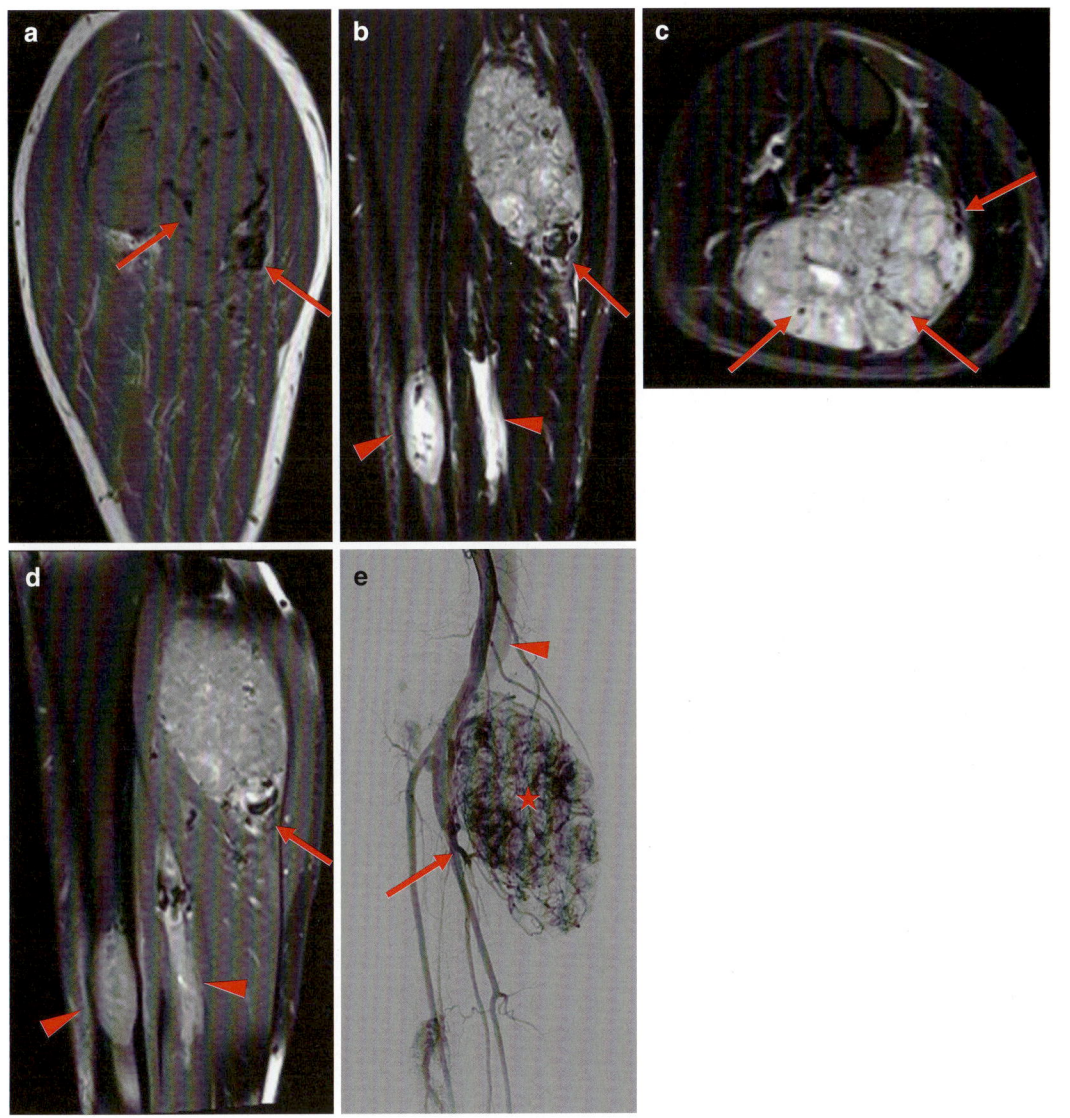

图13.14 腺泡状软组织肉瘤（2）

冠状位T1WI（a）显示比目鱼肌内肿块，瘤内和瘤周见多发血管流空影（箭头）。矢状位（b）和横轴位（c）
T2WI-FS显示肿瘤呈不均匀高信号，可见多发血管流空影（箭头）。邻近的肌肉和胫骨骨干内可见转移瘤灶（b，
三角形），转移瘤内部和周围也可见特征性的血管流空影。矢状位CE-T1WI-FS（d）显示肿块明显强化，周围有
多发血管流空影，提示瘤内和瘤周血管丰富（箭头）。转移瘤也有类似表现（三角形）。血管造影（e）显示肿块
富血供，有明显的供血动脉（箭头）、引流静脉（三角形）和肿瘤染色（星号）。

13.12.6　透明细胞肉瘤

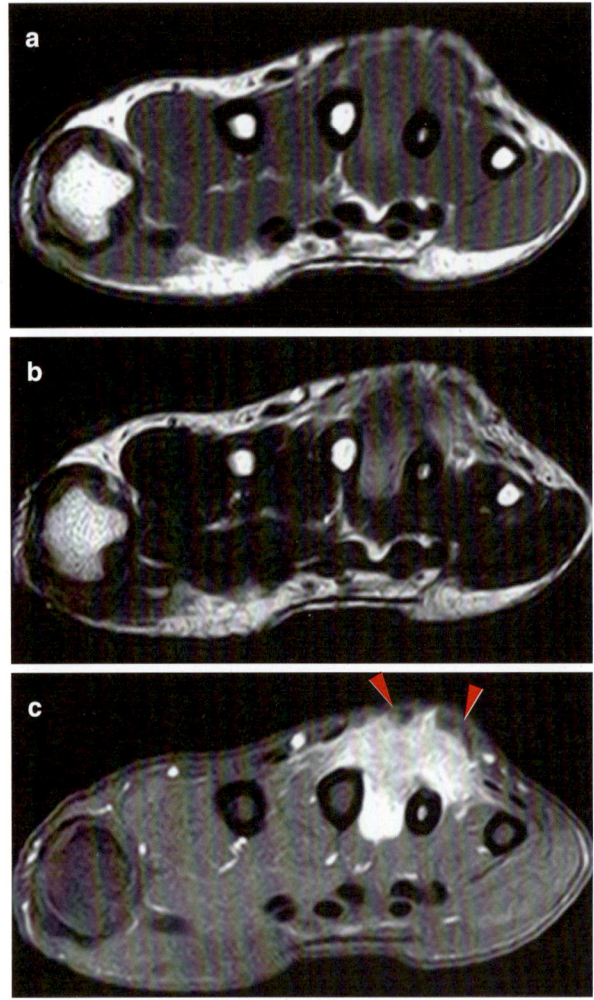

图13.15　透明细胞肉瘤（1）

横轴位T1WI（a）显示第三掌骨间背侧软组织肿块，紧邻第3、第4掌骨，毗邻伸肌腱，肿块与邻近的肌肉相比呈稍高信号，这与病灶内黑色素的存在相关。横轴位T2WI（b）显示肿块呈低-中等信号。横轴位CE-T1WI-FS（c）显示肿块明显均匀强化，包绕第3、第4伸肌腱（*三角形*）。

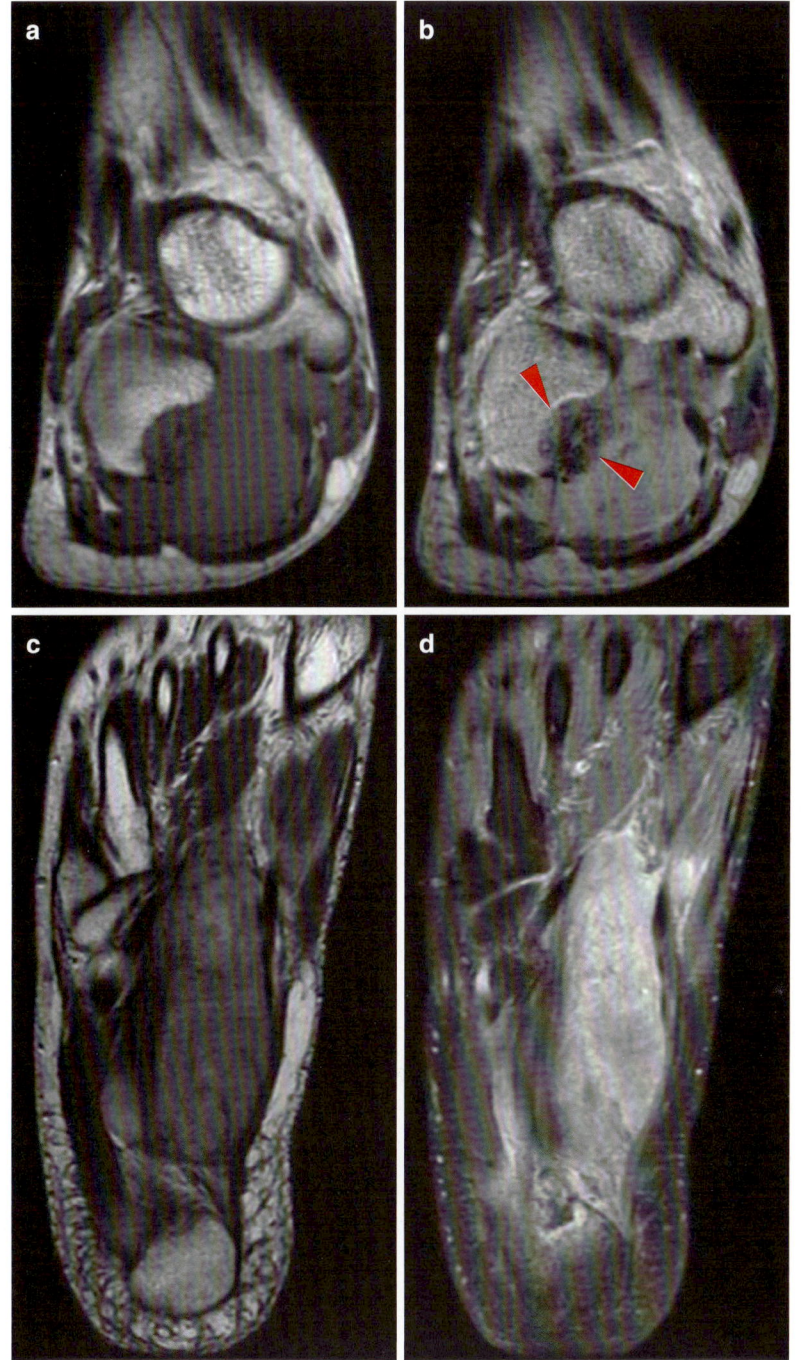

图13.16 透明细胞肉瘤（2）

横轴位T1WI（a）显示足底部软组织肿块，比肌肉的信号略高。横轴位和冠状位T2WI（b，c）显示肿瘤呈中等信号，内见低信号灶，包绕足底固有韧带（b中的三角形），推移屈肌腱。冠状位CE-T1WI-FS（d）显示肿块明显强化。

13.12.7 骨外黏液样软骨肉瘤

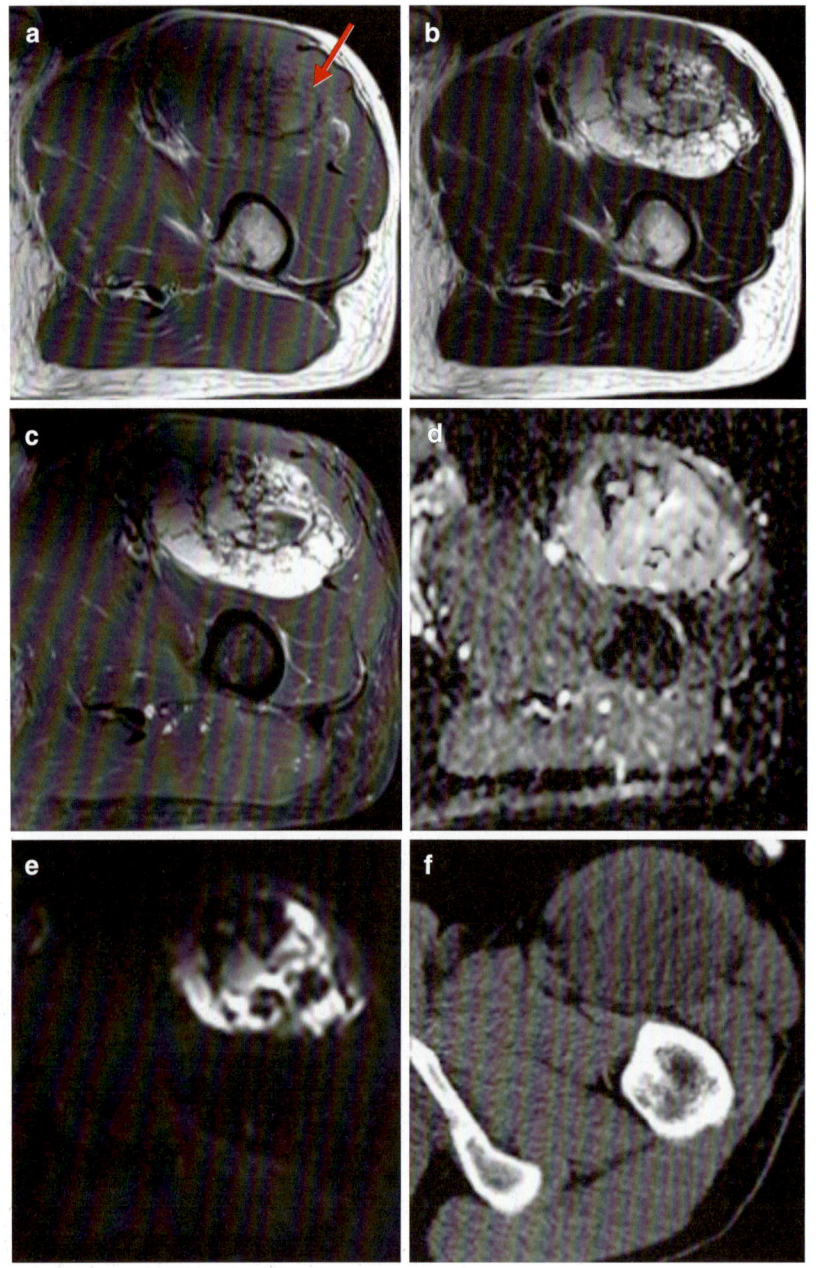

图13.17 骨外黏液样软骨肉瘤（1）

横轴位T1WI（a）显示大腿前肌肉内多分叶状肿块，肿块内出血灶表现为高信号（箭头）。横轴位T2WI（b）显示高信号的分叶状肿块，被低信号的细纤维分隔。横轴位CE-T1WI-FS（c）显示肿块明显不均匀强化（除了少量出血），提示富含黏液样肿瘤。DWI（d）和ADC图（e）显示肿瘤水分子弥散不受限，这是由于软骨样基质含水量较高。CT（f）显示界限清楚、无钙化或骨化的低密度肿块。

译者注：图13.17d应为ADC图，图13.17e应为DWI。

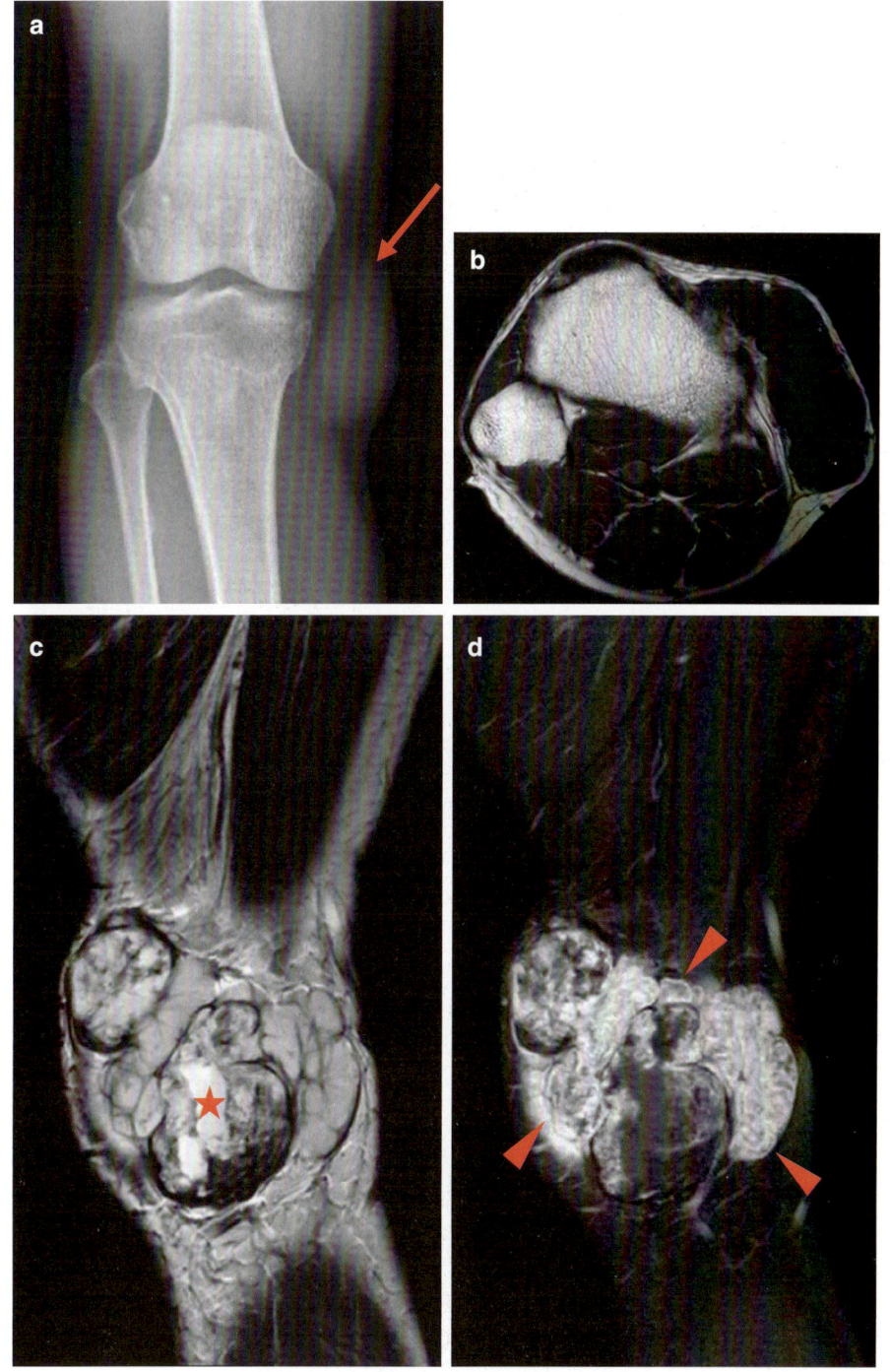

图13.18　骨外黏液样软骨肉瘤（2）

膝关节前后位X线片（a）显示膝内侧非特异性软组织肿块（箭头），不含钙化或骨化。横轴位T1WI（b）显示胫骨近端内侧皮下肿块，与邻近肌肉信号相同。矢状位T2WI（c）显示肿块呈高信号，内部有低信号薄纤维间隔，可见坏死灶（星号）。矢状位CE-T1WI-FS（d）显示肿块周围/间隔明显强化（三角形）。

13.12.8 骨外尤文肉瘤

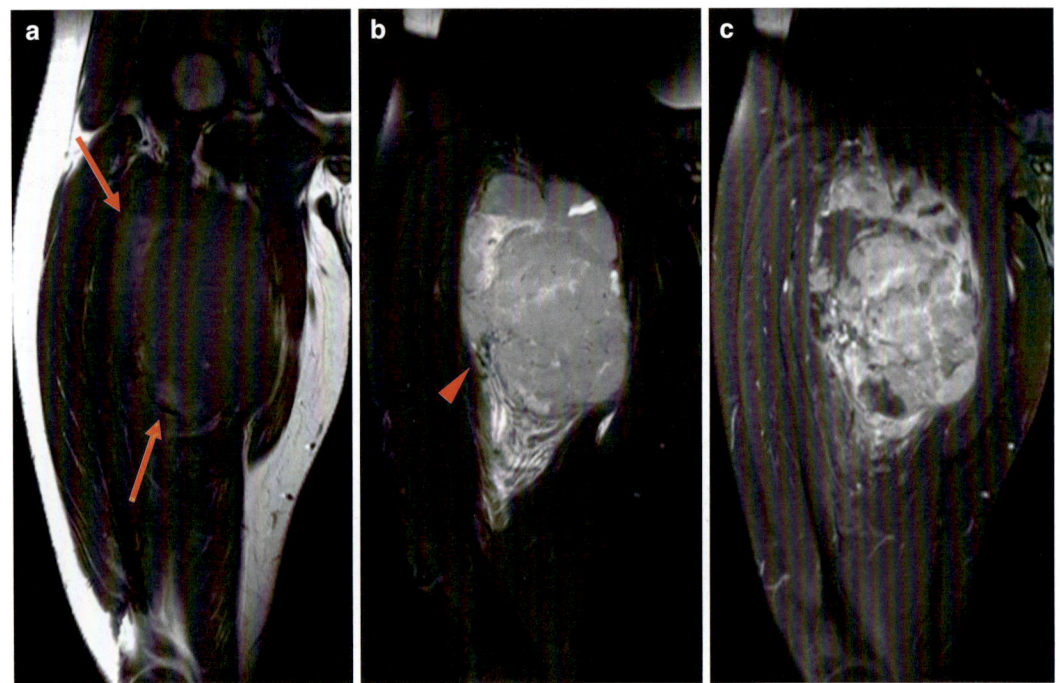

图13.19 骨外尤文肉瘤（1）

冠状位T1WI（a）显示大腿近端内侧巨大的肌内肿块，信号不均匀，与肌肉信号相似，内见高信号的出血灶（箭头）。冠状位T2WI（b）显示肿块呈中等–高信号，这是由于肿瘤的细胞丰富。肿块在所有MRI序列上都呈低信号区（三角形），提示肿块有丰富的高流量血管，这是骨外尤文肉瘤的影像特征之一。冠状位CE–T1WI–FS（c）显示肿块明显强化，出血灶不强化。

译者注：图13.19 b应为冠状位T2WI–FS。

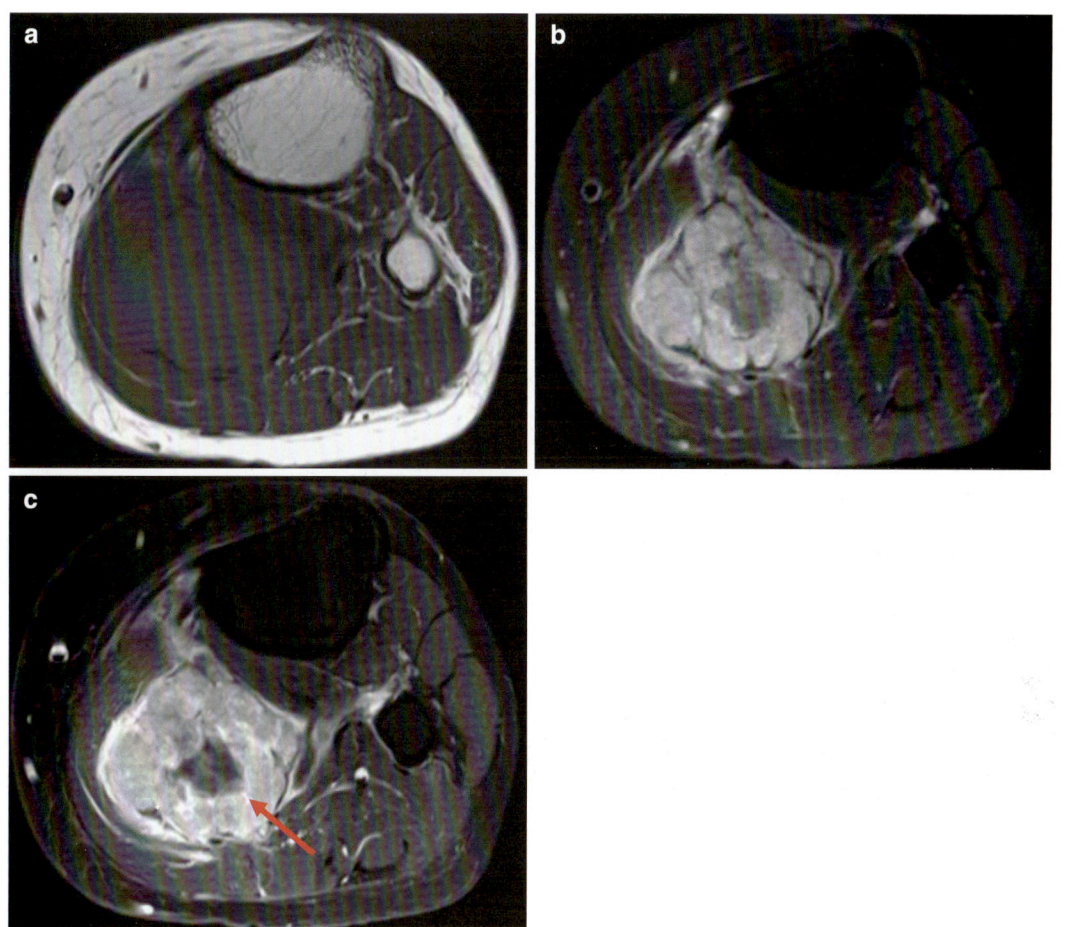

图13.20 骨外尤文肉瘤（2）

横轴位T1WI（a）显示小腿肌肉内肿块，与邻近肌肉信号相同。横轴位T2WI（b）显示肿块呈不均匀高信号，中央有低信号坏死区。横轴位CE-T1WI-FS（c）显示肿块除中央坏死区不强化（箭头）外，其余均有明显强化。

译者注：图13.20 b应为横轴位T2WI-FS。

13.12.9　肾外横纹肌样瘤

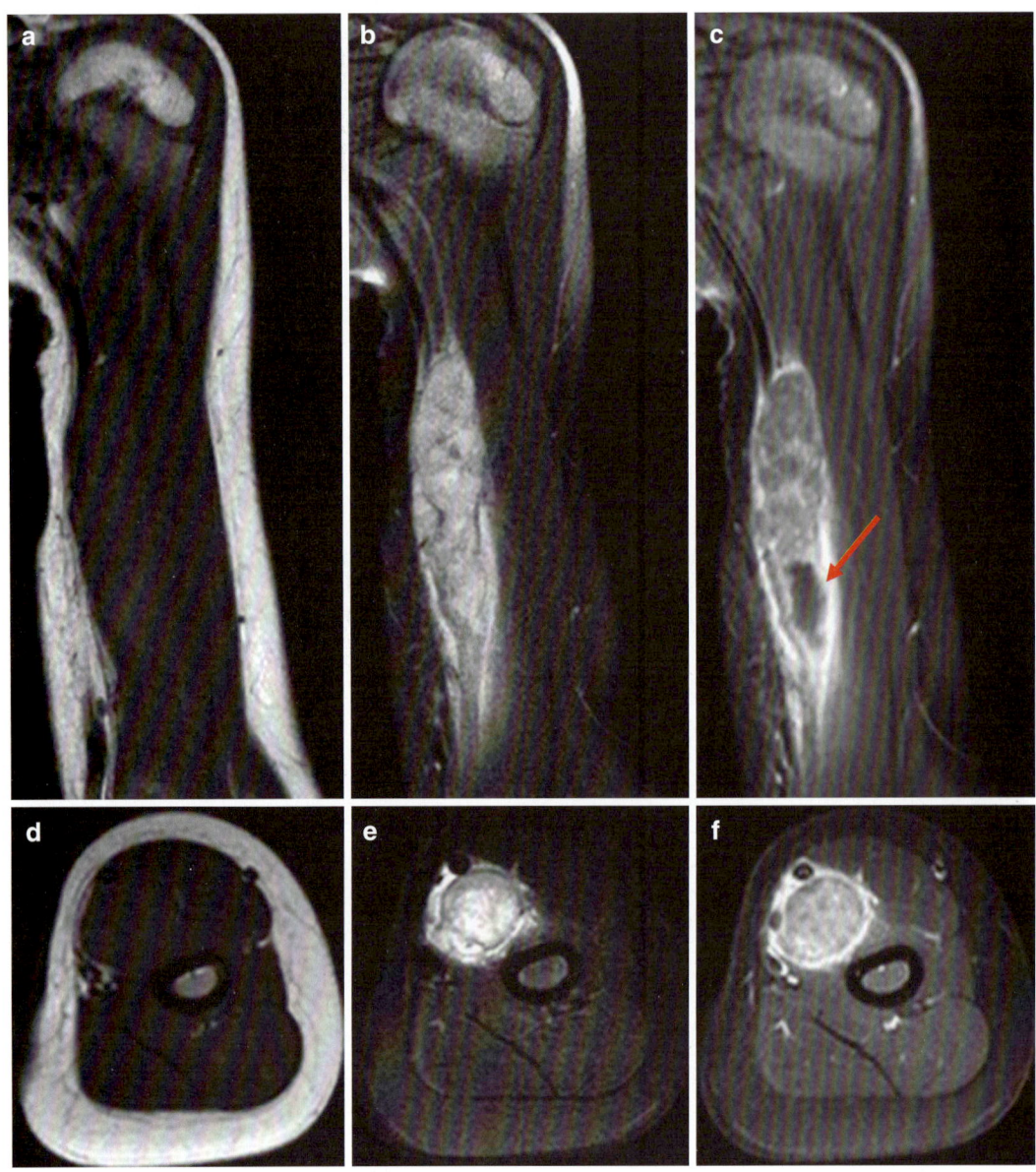

图13.21　肾外横纹肌样瘤

T1WI（a，d）显示上臂内侧肌内肿块，与邻近肌肉信号相同。T2WI（b，e）显示肿块呈分叶状高信号，肿块下段边界不清，邻近肌肉有瘤周水肿。CE-T1WI-FS（c，f）显示肿块不均匀强化，肿块下段见不强化的坏死区（箭头）。

译者注：图13.21 b，e应为T2WI-FS。

13.12.10　肌上皮瘤

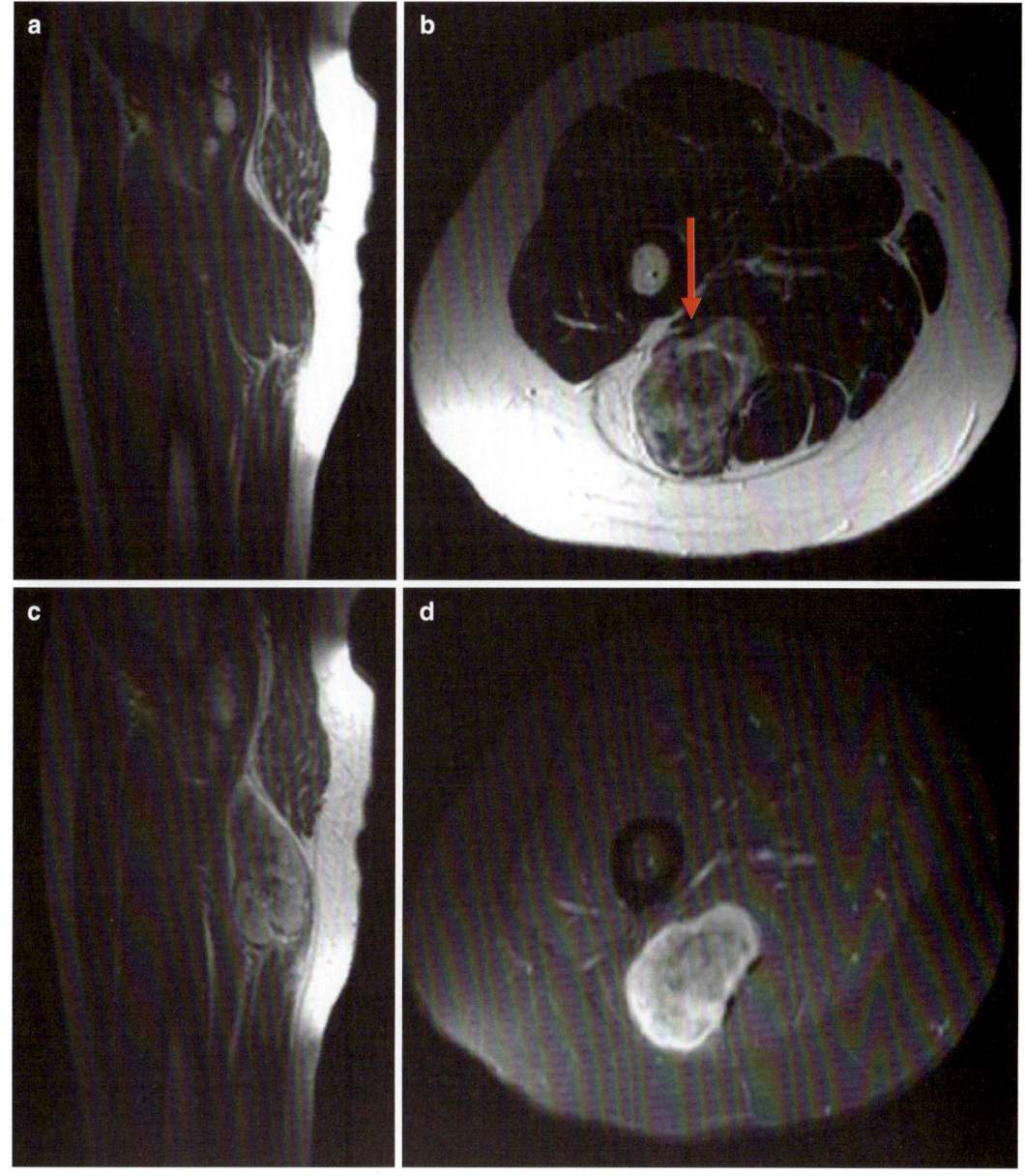

图13.22　恶性肌上皮瘤

矢状位T1WI（a）和横轴位T2WI（b）显示右大腿近端后筋膜间室内毗邻坐骨神经的肌肉间软组织肿块，在T1WI（a）上呈不均匀等信号，在T2WI（b，c）上与邻近肌肉相比呈中–高信号。坐骨神经受压向前外侧移位（b中箭头），横轴位CE–T1WI–FS（d）显示肿块不均匀强化。

13.12.11　软组织多形性玻璃样变血管扩张性肿瘤

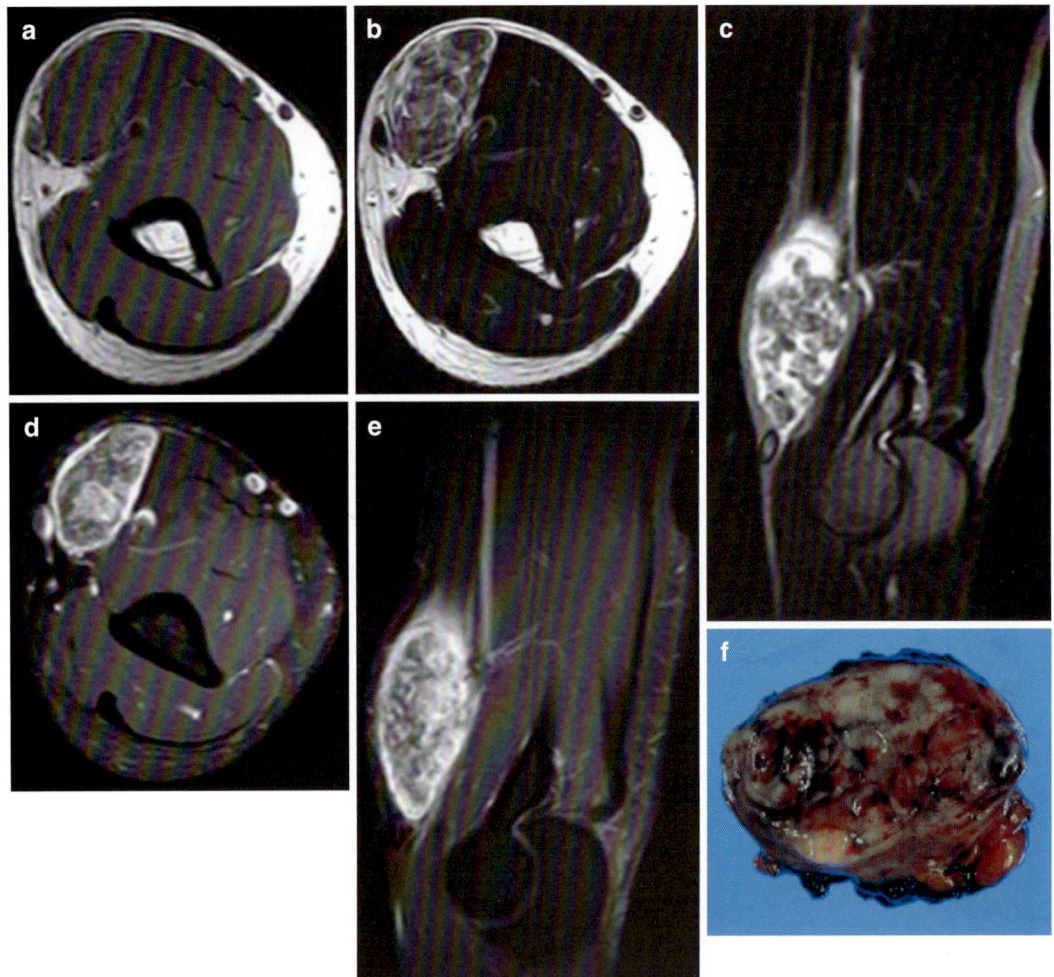

图13.23　软组织多形性玻璃样变血管扩张性肿瘤

横轴位T1WI（a）显示肱二头肌内界限清楚的肿块，与邻近肌肉信号相同，但信号不均匀。横轴位和矢状位T2WI（b，c）表现为不均匀高信号，内见低信号病灶，周围有高信号环。横轴位和矢状位CE-T1WI-FS（d，e）显示肿块不均匀强化，中心区强化程度较低，周围区强化明显（与T2WI上高信号区相对应）。手术标本（f）显示不均质肿块。

译者注：图13.23 c应为矢状位T2WI-FS。

❖ 参考文献

［1］KRANSDORF M J，MURPHEY M D. Imaging of soft tissue tumors［M］. 3rd ed. Philadelphia：Lippincott Williams & Wilkins，2014.

［2］FLETCHER C，BRIDGE J A，HOGENDOORN P，et al. WHO classification of tumors of soft tissue and bone［M］. Lyon，France：IARC Press，2013.

［3］LUNA A，MARTINEZ S，BOSSEN E. Magnetic resonance imaging of intramuscular myxoma with histological comparison and a review of the literature［J］. Skeletal Radiol，2005，34（1）：19–28.

［4］ZOU LY，BROWN D A，LI A C. Intramuscular myxoma［J］. Ultrasound Q，2013，29（3）：255–256.

［5］MURPHEY M D，MCRAE G A，FANBURG–SMITH J C，et al. Imaging of soft–tissue myxoma with emphasis on CT and MR and comparison of radiologic and pathologic findings［J］. Radiology，2002，225（1）：215–224.

［6］KABUKCUOGLU F，KABUKCUOGLU Y，YILMAZ B，et al. Mazabraud's syndrome：intramuscular myxoma associated with fibrous dysplasia［J］. Pathol Oncol Res，2004，10（2）：121–123.

［7］DELABROUSSE E，COUVREUR M，BARTHOLOMOT B，et al. Mazabraud syndrome：a case diagnosed with MRI［J］. J Radiol，2001，82（2）：165–167.

［8］PEREZ SANCHEZ P，GONZALEZ LLORENTE J. Mazabraud's syndrome，an uncommon association of intramuscular myxoma with fibrous dysplasia［J］. Radiologia，2014，56（3）：281–283.

［9］YAO M S，CHEN C Y，CHIN–WEI CHIEN J，et al. Magnetic resonance imaging of gluteal intramuscular myxoma［J］. Clin Imaging，2007，31（3）：214–216.

［10］BANCROFT L W，KRANSDORF M J，MENKE D M，et al. Intramuscular myxoma：characteristic MR imaging features［J］. AJR Am J Roentgenol，2002，178（5）：1255–1259.

［11］GIRISH G，JAMADAR D A，LANDRY D，et al. Sonography of intramuscular myxomas：the bright rim and bright cap signs［J］. J Ultrasound Med，2006，25（7）：861，865–870.

［12］KIM S J. Sonographic appearance of an intramuscular myxoma of the pectoralis major muscle［J］. J Clin Ultrasound，2014，42（8）：505–508.

［13］KRANSDORF M J. Malignant soft–tissue tumors in a large referral population：distribution of diagnoses by age，sex，and location［J］. Am J Roentgenol，1995，164（1）：129–134.

［14］KEMPSON R，FLETCHER C，EVANS H. Tumors of uncertain differentiation and those in which differentiation is nonmesenchymal［J］//GOLDBLUM J R. Tumors of the soft tissues，vol 3. Bethesda，MD：Armed Forces Institute of Pathology，2001：419–501.

［15］MURPHEY M D，GIBSON M S，JENNINGS B T，et al. From the archives of the AFIP：imaging of synovial sarcoma with radiologic–pathologic correlation［J］. Radiographics，2006，26（5）：1543–1565.

［16］VLIET M，KLIFFEN M，KRESTIN G P，et al. Soft tissue sarcomas at a glance：clinical，histological，and MR imaging features of malignant extremity soft tissue tumors［J］. Eur Radiol，2009，19（6）：1499–1511.

［17］BAKRI A，SHINAGARE A B，KRAJEWSKI K M，et al. Synovial sarcoma：imaging features of common and uncommon primary sites，metastatic patterns，and treatment response［J］．Am J Roentgenol，2012，199（2）：W208–215．

［18］MURPHEY M D，KRANSDORF M J，SMITH S E．Imaging of soft tissue neoplasms in the adult：malignant tumors［J］．Semin Musculoskelet Radiol，1999，3（1）：39–58．

［19］JONES B C，SUNDARAM M，KRANSDORF M J．Synovial sarcoma：MR imaging findings in 34 patients［J］．Am J Roentgenol，1993，161（4）：827–830．

［20］VAN RIJSWIJK C，HOGENDOORN P，TAMINIAU A，et al．Synovial sarcoma：dynamic contrast–enhanced MR imaging features［J］．Skeletal Radiol，2001，30（1）：25–30．

［21］TATEISHI U，HASEGAWA T，BEPPU Y，et al．Synovial sarcoma of the soft tissues：prognostic significance of imaging features［J］．J Comput Assist Tomogr，2004，28（1）：140–148．

［22］FOLPE A L，FANBURG–SMITH J C，BILLINGS S D，et al．Most osteomalacia–associated mesenchymal tumors are a single histopathologic entity：an analysis of 32 cases and a comprehensive review of the literature［J］．Am J Surg Pathol，2004，28（1）：1–30．

［23］WEIDNER N，SANTA CRUZ D．Phosphaturic mesenchymal tumors．A polymorphous group causing osteomalacia or rickets［J］．Cancer，1987，59（8）：1442–1454．

［24］OGOSE A，HOTTA T，EMURA I，et al．Recurrent malignant variant of phosphaturic mesenchymal tumor with oncogenic osteomalacia［J］．Skeletal Radiol，2001，30（2）：99–103．

［25］HANNA S L，KASTE S，JENKINS J J，et al．Epithelioid sarcoma：clinical，MR imaging and pathologic findings［J］．Skeletal Radiol，2002，31（7）：400–412．

［26］GUILLOU L，WADDEN C，COINDRE J M，et al．"Proximal–type" epithelioid sarcoma，a distinctive aggressive neoplasm showing rhabdoid features．Clinicopathologic，immunohistochemical，and ultrastructural study of a series［J］．Am J Surg Pathol，1997，21（2）：130–146．

［27］CHBANI L，GUILLOU L，TERRIER P，et al．Epithelioid sarcoma：a clinicopathologic and immunohistochemical analysis of 106 cases from the French sarcoma group［J］．Am J Clin Pathol，2009，131（2）：222–227．

［28］CHASE D R，ENZINGER F M．Epithelioid sarcoma．Diagnosis，prognostic indicators，and treatment［J］．Am J Surg Pathol，1985，9（4）：241–263．

［29］TATEISHI U，HASEGAWA T，KUSUMOTO M，et al．Radiologic manifestations of proximal–type epithelioid sarcoma of the soft tissues［J］．AJR Am J Roentgenol，2002，179（4）：973–977．

［30］LO H H，KALISHER L，FAIX J D．Epithelioid sarcoma：radiologic and pathologic manifestations［J］．AJR Am J Roentgenol，1977，128（6）：1017–1020．

［31］CHRISTOPHERSON W M，FOOTE JR F W，STEWART F W．Alveolar soft–part sarcomas．structurally characteristic tumors of uncertain histogenesis［J］．Cancer，1952，5（1）：100–111．

［32］LIEBERMAN P H，FOOTE JR F W，STEWART F W，et al．Alveolar soft–part sarcoma［J］．JAMA，1966，198（10）：1047–1051．

［33］LIEBERMAN P H，BRENNAN M F，KIMMEL M，et al．Alveolar soft–part sarcoma．A clinico–pathologic study of half a century［J］．Cancer，1989，63（1）：1–13．

［34］PORTERA JR C A，HO V，PATEL S R，et al．Alveolar soft part sarcoma：clinical course and patterns of metastasis in 70 patients treated at a single institution［J］．Cancer，2001，91（3）：585–591．

［35］ANDERSON M E，HORNICEK F J，GEBHARDT M C，et al．Alveolar soft part sarcoma：a rare and enigmatic entity［J］．Clin Orthop Relat Res，2005，438：144–148．

［36］PENNACCHIOLI E，FIORE M，COLLINI P，et al. Alveolar soft part sarcoma：clinical presentation，treatment，and outcome in a series of 33 patients at a single institution［J］. Ann Surg Oncol，2010，17（12）：3229-3233.

［37］CASANOVA M，FERRARI A，BISOGNO G，et al. Alveolar soft part sarcoma in children and adolescents：a report from the Soft-Tissue Sarcoma Italian Cooperative Group［J］. Ann Oncol，2000，11（11）：1445-1449.

［38］ORBACH D，BRENNAN B，CASANOVA M，et al. Paediatric and adolescent alveolar soft part sarcoma：a joint series from European cooperative groups［J］. Pediatr Blood Cancer，2013，60（11）：1826-1832.

［39］LORIGAN J G，O'KEEFFE F N，EVANS H L，et al. The radiologic manifestations of alveolar soft-part sarcoma［J］. AJR Am J Roentgenol，1989，153（2）：335-339.

［40］SUH J S，CHO J，LEE S H，et al. Alveolar soft part sarcoma：MR and angiographic findings［J］. Skeletal Radiol，2000，29（12）：680-689.

［41］MCCARVILLE M B，MUZZAFAR S，KAO S C，et al. Imaging features of alveolar soft-part sarcoma：a report from Children's Oncology Group Study ARST0332［J］. AJR Am J Roentgenol，2014，203（6）：1345-1352.

［42］TIAN L，CUI C Y，LU S Y，et al. Clinical presentation and CT/ MRI findings of alveolar soft part sarcoma：a retrospective single-center analysis of 14 cases［J］. Acta Radiol，2016，57（4）：475-480.

［43］GOLDBLUM J R，WEISS S W，FOLPE A L. Enzinger and Weiss's soft tissue tumors［M］. 6th ed. Philadelphia：Saunders，2014.

［44］CHUNG E B，ENZINGER F M. Malignant melanoma of soft parts. A reassessment of clear cell sarcoma［J］. Am J Surg Pathol，1983，7（5）：405-413.

［45］LUCAS D R，NASCIMENTO A G，SIM F H. Clear cell sarcoma of soft tissues. Mayo Clinic experience with 35 cases［J］. Am J Surg Pathol，1992，16（12）：1197-1204.

［46］GRAADT VAN ROGGEN J F，MOOI W J，HOGENDOORN P C. Clear cell sarcoma of tendons and aponeuroses（malignant melanoma of soft parts）and cutaneous melanoma：exploring the histogenetic relationship between these two clinicopathological entities［J］. J Pathol，1998，186（1）：3-7.

［47］REEVES B R，FLETCHER C D，GUSTERSON B A. Translocation is a nonrandom rearrangement in clear cell sarcoma［J］. Cancer Genet Cytogenet，1992，64（2）：101-103.

［48］RODRIGUEZ E，SREEKANTAIAH C，REUTER V E，et al. t（12；22）（q13；q13）and trisomy 8 are nonrandom aberrations in clear-cell sarcoma［J］. Cancer Genet Cytogenet，1992，64（2）：107-110.

［49］LANGEZAAL S M，GRAADT VAN ROGGEN J F，CLETON-JANSEN A M，et al. Malignant melanoma is genetically distinct from clear cell sarcoma of tendons and aponeurosis（malignant melanoma of soft parts）［J］. Br J Cancer，2001，84（4）：535-538.

［50］SEGAL N H，PAVLIDIS P，NOBLE W S，et al. Classification of clear-cell sarcoma as a subtype of melanoma by genomic profiling［J］. J Clin Oncol，2003，21（9）：1775-1781.

［51］DE BEUCKELEER L H，DE SCHEPPER A M，VANDEVENNE J E，et al. MR imaging of clear cell sarcoma（malignant melanoma of the soft parts）：a multicenter correlative MRI-pathology study of 21 cases and literature review［J］. Skeletal Radiol，2000，29（4）：187-195.

［52］HOURANI M，KHOURY N，MOURANY B，et al．MR appearance of clear cell sarcoma of tendons and aponeuroses（malignant melanoma of soft parts）：radiologic-pathologic correlation［J］．Skeletal Radiol，2005，34（9）：543-546.

［53］ENZINGER F M，SHIRAKI M．Extraskeletal myxoid chondrosarcoma．An analysis of 34 cases［J］．Hum Pathol，1972，3（3）：421-435.

［54］KAPOOR N，SHINAGARE A B，JAGANNATHAN J P，et al．Clinical and radiologic features of extraskeletal myxoid chondrosarcoma including initial presentation，local recurrence，and metastases［J］．Radiol Oncol，2014，48（3）：235-242.

［55］KRANSDORF M J，Meis J M．From the archives of the AFIP．Extraskeletal osseous and cartilaginous tumors of the extremities［J］．Radiographics，1993，13（4）：853-884.

［56］DRILON A D，POPAT S，BHUCHAR G，et al．Extraskeletal myxoid chondrosarcoma：a retrospective review from 2 referral centers emphasizing long-term outcomes with surgery and chemotherapy［J］．Cancer，2008，113（12）：3364-3371.

［57］GEBHARDT M C，PAREKH S G，ROSENBERG A E，et al．Extraskeletal myxoid chondrosarcoma of the knee［J］．Skeletal Radiol，1999，28（6）：354-358.

［58］TATEISHI U，HASEGAWA T，NOJIMA T，et al．MRI features of extraskeletal myxoid chondrosarcoma［J］．Skeletal Radiol，2006，35（1）：27-33.

［59］MURPHEY M D，SENCHAK L T，MAMBALAM P K，et al．From the radiologic pathology archives：Ewing sarcoma family of tumors：radiologic-pathologic correlation［J］．Radiographics，2013，33（3）：803-831.

［60］JAVERY O，KRAJEWSKI K，O'REGAN K，et al．A to Z of extraskeletal Ewing sarcoma family of tumors in adults：imaging features of primary disease，metastatic patterns，and treatment responses［J］．AJR Am J Roentgenol，2011，197（6）：W1015-1022.

［61］ODA Y，TSUNEYOSHI M．Extrarenal rhabdoid tumors of soft tissue：clinicopathological and molecular genetic review and distinction from other soft-tissue sarcomas with rhabdoid features［J］．Pathol Int，2006，56（6）：287-295.

［62］ABDULLAH A，PATEL Y，LEWIS T J，et al．Extrarenal malignant rhabdoid tumors：radiologic findings with histopathologic correlation［J］．Cancer Imaging，2010，10：97-101.

［63］KODET R，NEWTON J R WA，SACHS N，et al．Rhabdoid tumors of soft tissues：a clinicopathologic study of 26 cases enrolled on the Intergroup Rhabdomyosarcoma Study［J］．Hum Pathol，1991，22（7）：674-684.

［64］GARCES-INIGO E F，LEUNG R，SEBIRE N J，et al．Extrarenal rhabdoid tumours outside the central nervous system in infancy［J］．Pediatr Radiol，2009，39（8）：817-822.

［65］FISHER C，MIETTINEN M．Parachordoma：a clinicopathologic and immunohistochemical study of four cases of an unusual soft tissue neoplasm［J］．Ann Diagn Pathol，1997，1（1）：3-10.

［66］ABBES I，SASSI S，MRAD K，et al．A myoepithelial tumour of the soft tissue of the thigh：a case report［J］．Pathology，2008，40（5）：541-542.

［67］CLABEAUX J，HOJNOWSKI L，VALENTE A，et al．Case report：parachordoma of soft tissues of the arm［J］．Clin Orthop Relat Res，2008，466（5）：1251-1256.

［68］ALI S，LENG B，REINUS W R，et al．Parachordoma/myoepithelioma［J］．Skeletal Radiol，2013，42（3）：431，438-457.

[69] SMITH M E, FISHER C, WEISS S W. Pleomorphic hyalinizing angiectatic tumor of soft parts. A low-grade neoplasm resembling neurilemoma [J]. Am J Surg Pathol, 1996, 20（1）: 21-29.

[70] FOLPE A L, WEISS S W. Pleomorphic hyalinizing angiectatic tumor: analysis of 41 cases supporting evolution from a distinctive precursor lesion [J]. Am J Surg Pathol, 2004, 28（11）: 1417-1425.

[71] SUBHAWONG T K, SUBHAWONG A P, MONTGOMERY E A, et al. Pleomorphic hyalinizing angiectatic tumor: imaging findings [J]. Skeletal Radiol, 2012, 41（12）: 1621-1626.

[72] SUZUKI K, YASUDA T, HORI T, et al. Pleomorphic hyalinizing angiectatic tumor arising in the thigh: a case report [J]. Oncol Lett, 2014, 7（4）: 1249-1252.

（黄新曲　高振华 译）

第14章 ❯

未分化/未分类肉瘤

恶性纤维组织细胞瘤（MFH）是对应所谓的纤维组织细胞肿瘤中的恶性肿瘤，于1963年首次报道，被普遍认为是发生于老年人四肢最常见的软组织肉瘤之一[1-2]。MFH的概念和分类在过去的50年中发生了变化，随着近年免疫组化、细胞遗传学和分子遗传学研究的进展，许多被诊断为MFH的肿瘤经过重新评估和密切检查后可被细分为特定类型的肉瘤。世界卫生组织（WHO）在2002年对MFH的命名进行了重大调整，"MFH"一词已被删除，而这些原本属于MFH的病变现在被归入相对独立的未分化/未分类肉瘤的新类别。MFH的黏液型被重新命名为"黏液纤维肉瘤"，并被归入成纤维细胞/肌成纤维细胞肿瘤类别。借助目前可用的技术手段，未分化/未分类肉瘤无法界定其分化方向。特定肉瘤的去分化类型不包括在这一类别内。未分化的肿瘤可含有梭形细胞、多形性细胞、圆形细胞或上皮样细胞。放射相关性肉瘤中的一部分也包括在这一类别中[3-6]。

14.1 未分化多形性肉瘤

未分化多形性肉瘤（UPS）曾被用作"MFH"的同义词，MFH是一个过时的术语，UPS仍然在50～70岁的老年人肉瘤中占很大比例。肿瘤最常发生在下肢，尤其是大腿，其次是上肢，通常表现为缓慢生长的无痛性包块[5]。绝大多数UPS为高级别恶性肿瘤，局部复发率为19%～31%，转移率为31%～35%，5年生存率为65%～70%[7-10]。

在显微镜下，UPS表现出高度多变的组织学构象[5, 11]。因此，UPS是一种排除性诊断，是在排除已知具体类型的多形性肉瘤（如多形性平滑肌肉瘤、多形性脂肪肉瘤）、去分化脂肪肉瘤和肉瘤样癌后做出的诊断。UPS的影像学表现无特异性，在CT上与邻近肌肉密度相似且呈不均匀强化。肿瘤在T1WI上呈低–中等信号，T2WI上呈不均匀高信号，这取决于肿瘤的细胞密度和出血、坏死和（或）钙化。肿瘤通常有强化，肿瘤内有坏死或出血时则表现为不均匀强化。浅表性UPS常沿深筋膜浸润性生长或像尾巴样扩散，这一表现在MRI上被描述为"尾征"。一些研究将"尾征"定义为在T2WI上沿筋膜平面向多个方向类似尾巴延伸的表现。在增强T1WI上表现为肿瘤边缘超过2mm厚的锥形筋膜强化。近年来，"尾征"已被认为是肿瘤术后切缘阳性和局部复发的重要危险因素[12-15]。然而，"尾征"并不是UPS的特异性征象，也常见于黏液纤维肉瘤或结节性筋膜炎。

14.2 未分化的圆形细胞和梭形细胞肉瘤

这些病变呈圆形细胞或梭形细胞形态，但又不能归为其他类型。圆细胞肉瘤和梭形细胞肉瘤的亚分类很重要，因为某些圆细胞肉瘤（如尤文肉瘤/PNET、横纹肌肉瘤）和梭形细胞肉瘤（如滑膜肉瘤）有较好的治疗方法和明确的化疗方案。肿瘤未能被目前任何技术方法所区分时，则归属于这一类。然而，至少在圆形细胞类别中，新的遗传标记开始被用于未分化圆形细胞肉瘤（非尤文肉瘤）的亚型，特别是那些含有CIC-DUX4、BCOR-CCNB3或BCOR-MAML3融合基因的肉瘤。这些标志物的应用将一些未分化/未分类的肉瘤细分为基因不同的肿瘤类型[4, 6, 16-17]。

14.3 示例：未分化/未分类肉瘤

14.3.1 未分化多形性肉瘤

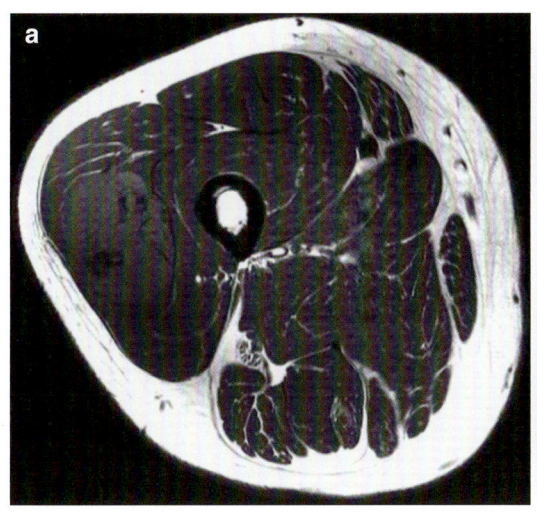
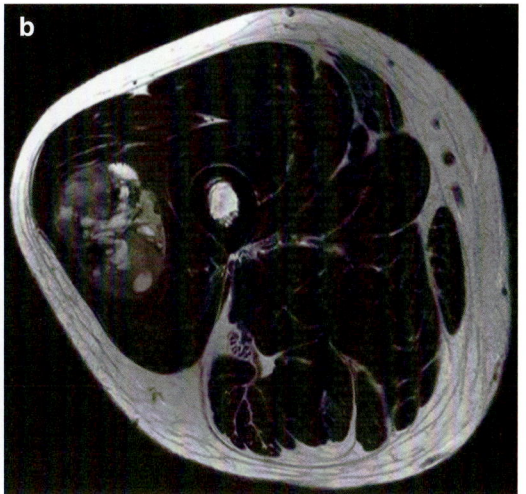

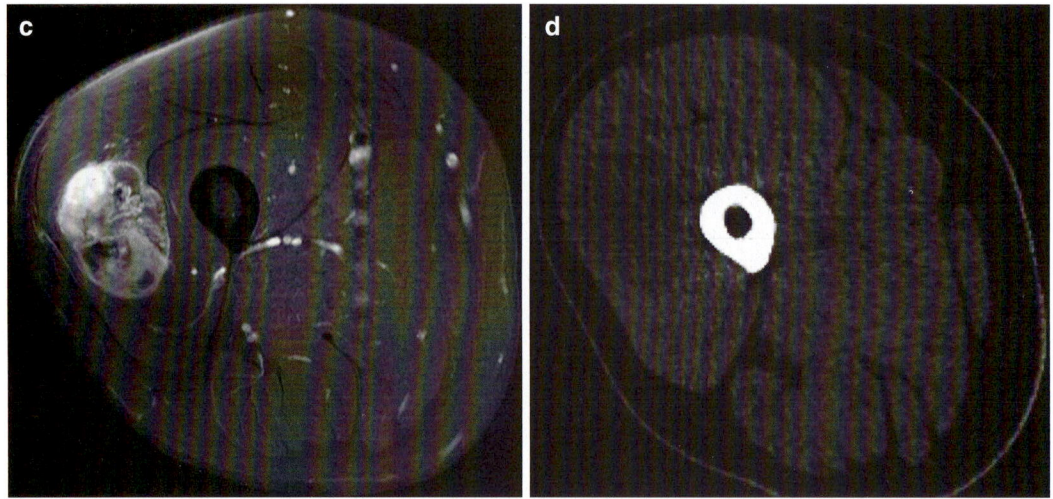

图14.1　未分化多形性肉瘤（1）

横轴位T1WI（a）和T2WI（b）显示肌肉内信号不均匀的混杂信号肿块。横轴位CE-T1WI-FS（c）显示肿块不均匀强化。CT（d）上未见瘤内钙化或骨化。

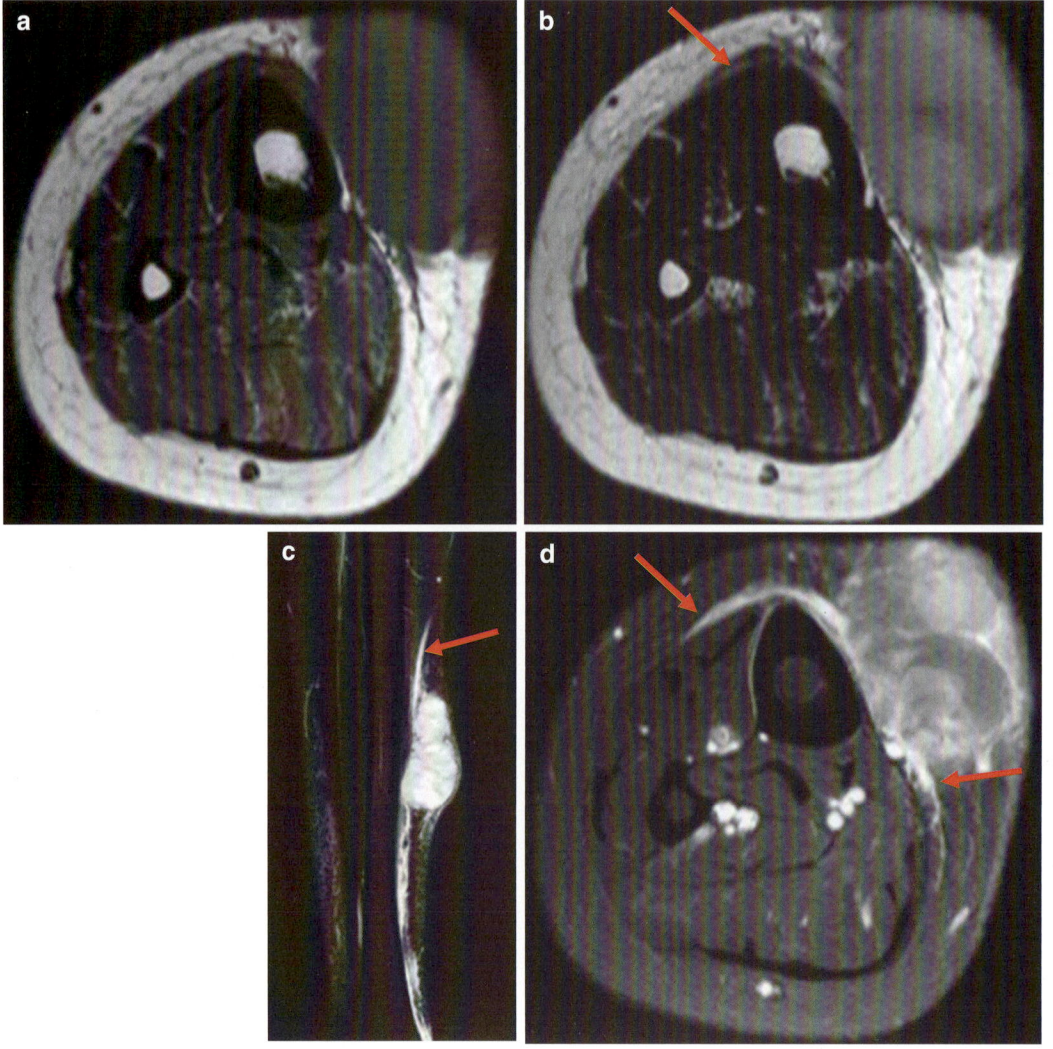

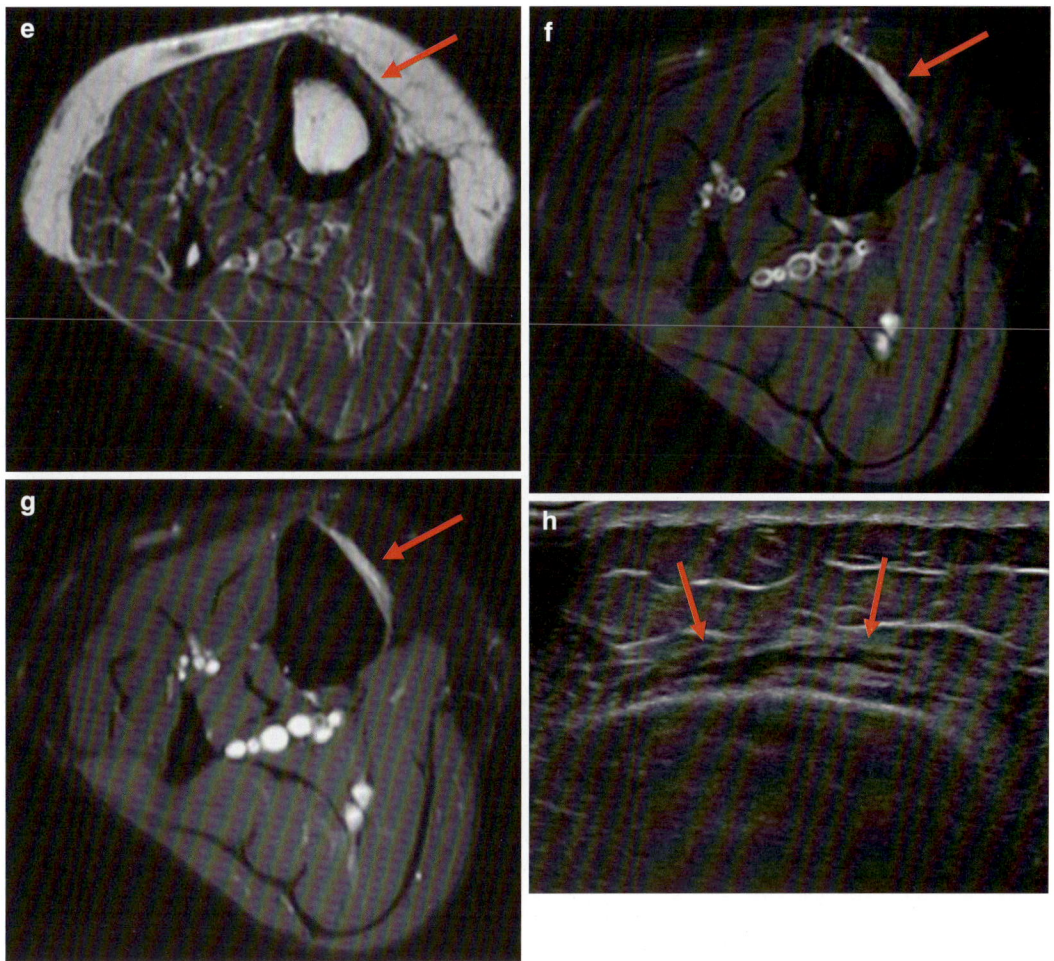

图14.2　未分化多形性肉瘤（2）

横轴位T1WI（a）显示皮下非特异性软组织肿块。横轴位和冠状位T2WI（b，c）显示皮下高信号肿块沿深筋膜向远处延伸（箭头），筋膜呈尾状增厚。横轴位CE-T1WI-FS（d）显示肿块不均匀强化，可见肿瘤自肿块边缘向外延伸呈尾状强化的"尾征"（箭头）。肿瘤广泛切除3年后复查MRI（e~g）显示局部骨膜增厚（箭头），提示局部肿瘤复发可能。超声（h）显示局部骨膜增厚（箭头），组织学证实为肿瘤复发。

译者注：图14.2c应为冠状位脂肪抑制T2WI，即T2WI-FS。

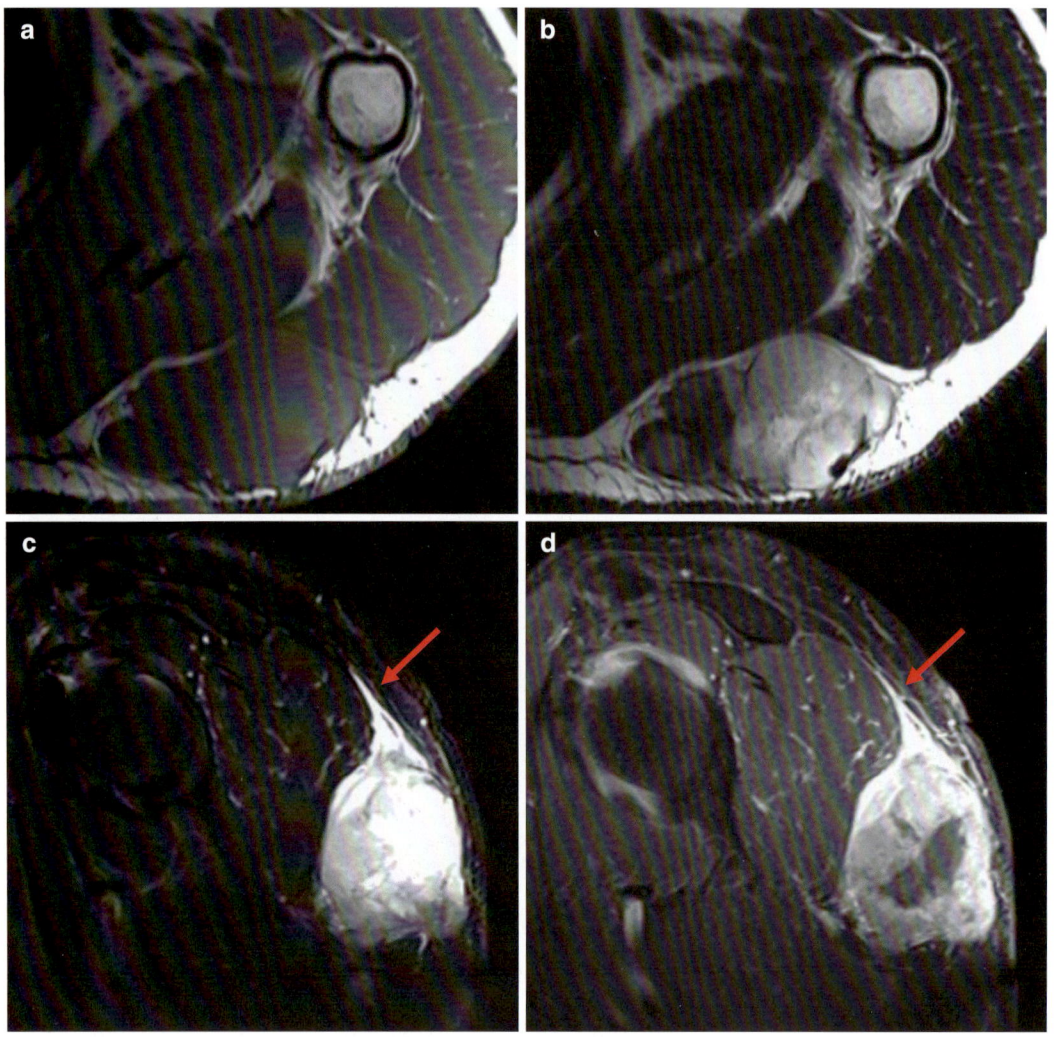

图14.3　未分化多形性肉瘤（3）

横轴位T1WI（a）和T2WI（b）显示肩后部皮下非特异性软组织肿块，在T1WI（a）上呈等信号，在T2WI（b）上呈不均匀低-高信号。矢状位T2WI-FS（c）显示肿瘤从肿块边缘沿周围筋膜向外延伸的异常信号影，即"尾征"（箭头）。矢状位CE-T1WI-FS（d）显示肿瘤不均匀强化，中央区坏死，在邻近的深筋膜处见"尾征"（箭头）。

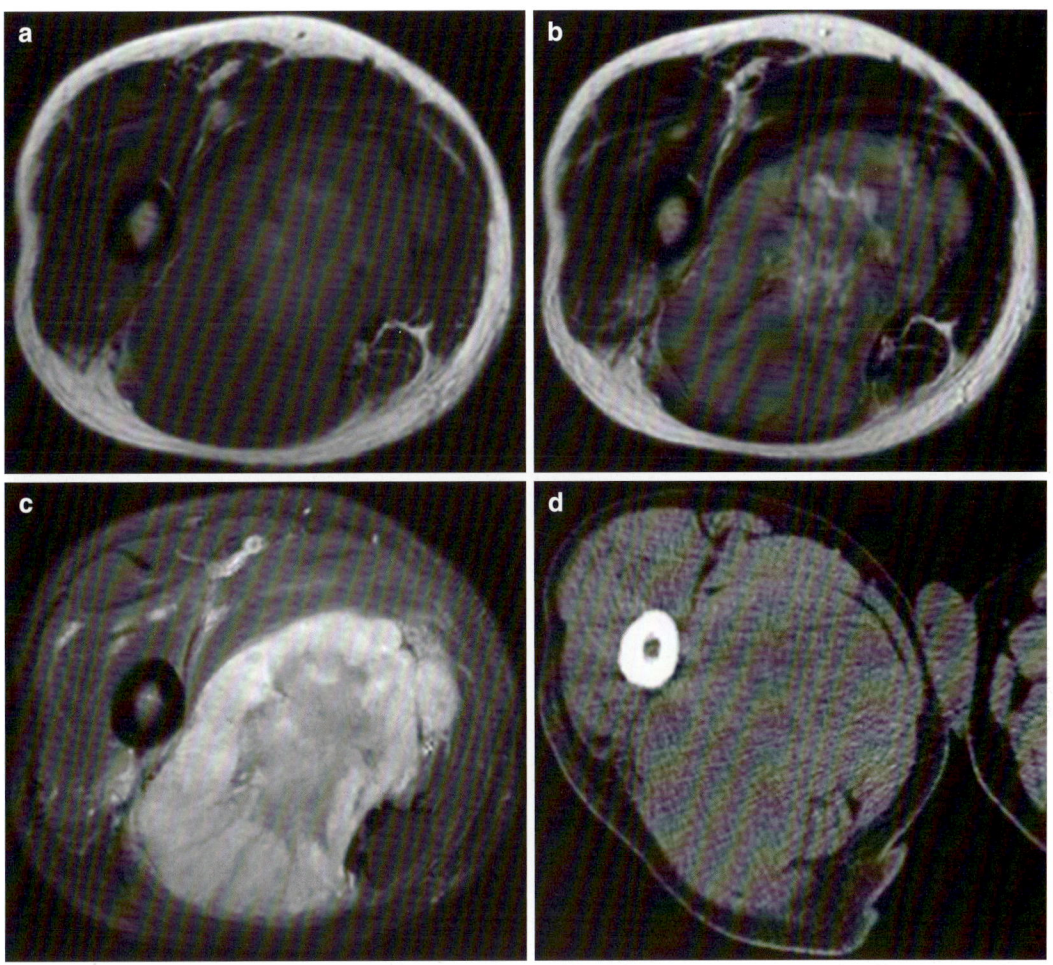

图14.4 未分化多形性肉瘤（4）

横轴位T1WI（a）显示肌肉内较大的肿块，信号略高于周围肌肉。横轴位T2WI（b）呈不均匀中–高信号。横轴位
CE–T1WI–FS（c）显示肿块不均匀强化。CT平扫（d）显示肿块内无钙化。

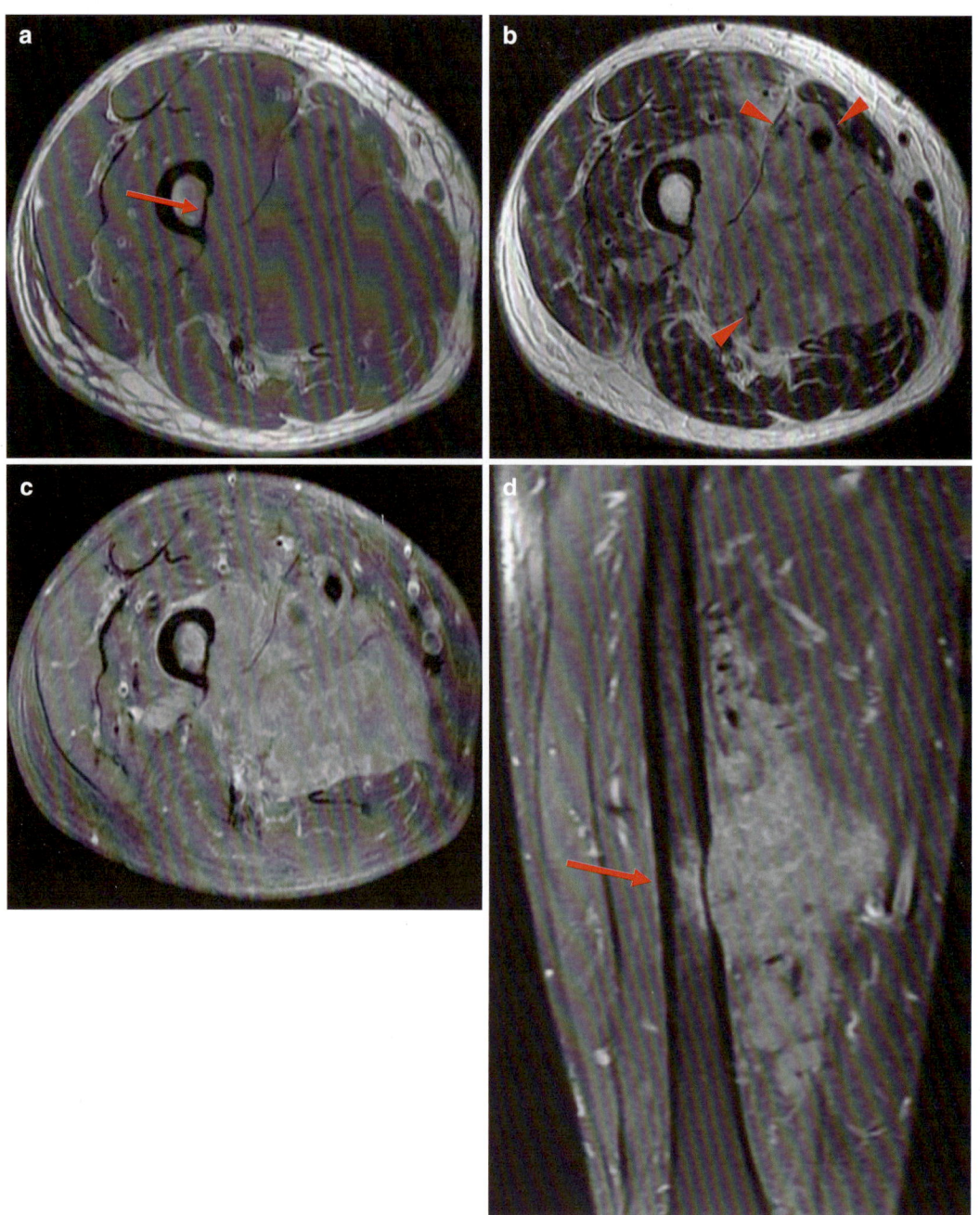

图14.5 未分化多形性肉瘤（5）

横轴位T1WI（a）显示肌肉内界限不清的肿块并侵及邻近股骨皮质（箭头）。横轴位T2WI（b）显示肿块呈边界不清的中等–高信号，包绕神经血管束（三角形）。横轴位（c）和冠状位（d）CE–T1WI–FS显示肿块弥漫性强化。股骨内侧骨皮质直接受侵犯（箭头），邻近骨髓强化。

14.3.2　CIC-DUX4融合基因阳性的未分化圆形细胞肉瘤

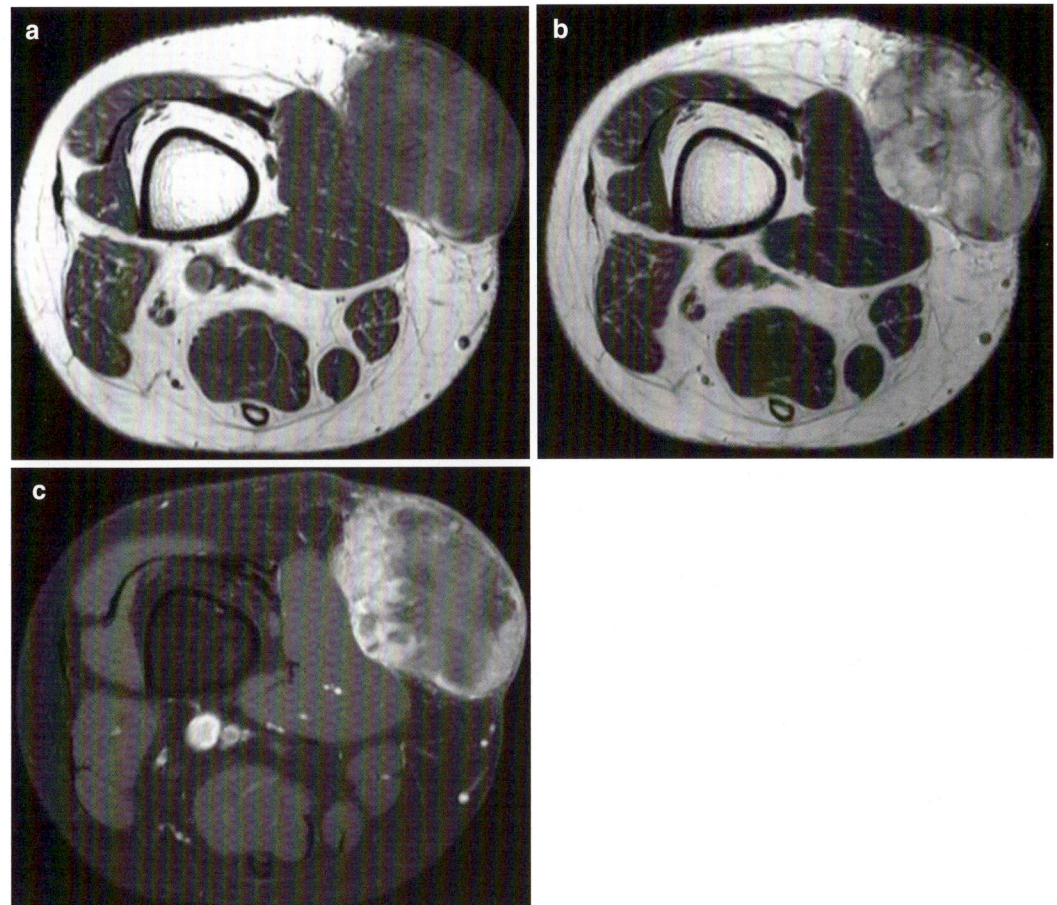

图14.6　CIC-DUX4融合基因阳性的未分化圆形细胞肉瘤

横轴位T1WI（a）和T2WI（b）显示皮下信号不均匀的肿块。横轴位CE-T1WI-FS（c）显示肿块中央坏死区不强化而周围强化。

❖ **参考文献**

［1］WEISS S W，ENZINGER F M. Malignant fibrous histiocytoma：an analysis of 200 cases［J］. Cancer，1978，41（6）：2250-2266.

［2］GIBBS J F，HUANG P P，LEE R J, et al. Malignant fibrous histiocytoma：an institutional review［J］. Cancer Investig，2001，19（1）：23-27.

［3］ROSENBERG A E. WHO classification of soft tissue and bone，fourth edition：summary and commentary［J］. Curr Opin Oncol，2013，25（5）：571-573.

［4］FLETCHER C D. The evolving classification of soft tissue tumours–an update based on the new 2013 WHO classification［J］. Histopathology，2014，64（1）：2-11.

［5］GOLDBLUM J R. An approach to pleomorphic sarcomas：can we subclassify，and does it matter? [J] Mod Pathol, 2014, 27（Suppl 1）: S39-46.

[6] DOYLE L A. Sarcoma classification: an update based on the 2013 world health organization classification of tumors of soft tissue and bone [J]. Cancer, 2014, 120（12）: 1763-1774.

[7] LE DOUSSAL V, COINDRE J M, LEROUX A, et al. Prognostic factors for patients with localized primary malignant fibrous histiocytoma: a multicenter study of 216 patients with multivariate analysis [J]. Cancer, 1996, 77（9）: 1823-1830.

[8] ZAGARS G K, MULLEN J R, POLLACK A. Malignant fibrous histiocytoma: outcome and prognostic factors following conservation surgery and radiotherapy [J]. Int J Radiat Oncol Biol Phys, 1996, 34（5）: 983-994.

[9] SALO J C, LEWIS J J, WOODRUFF J M, et al. Malignant fibrous histiocytoma of the extremity [J]. Cancer, 1999, 85（8）: 1765-1772.

[10] ENGELLAU J, ANDERSON H, RYDHOLM A, et al. Time dependence of prognostic factors for patients with soft tissue sarcoma: a Scandinavian Sarcoma Group study of 338 malignant fibrous histiocytomas [J]. Cancer, 2004, 100（10）: 2233-2239.

[11] MATUSHANSKY I, CHARYTONOWICZ E, MILLS J, et al. MFH classification: differentiating undifferentiated pleomorphic sarcoma in the 21st century [J]. Expert Rev Anticancer Ther, 2009, 9（8）: 1135-1144.

[12] LEFKOWITZ R A, LANDA J, HWANG S, et al. Myxofibrosarcoma: prevalence and diagnostic value of the "tail sign" on magnetic resonance imaging [J]. Skelet Radiol, 2013, 42（6）: 809-818.

[13] IWATA S, YONEMOTO T, ARAKI A, et al. Impact of infiltrative growth on the outcome of patients with undifferentiated pleomorphic sarcoma and myxofibrosarcoma [J]. J Surg Oncol, 2014, 110（6）: 707-711.

[14] YOO H J, HONG S H, KANG Y, et al. MR imaging of myxofibrosarcoma and undifferentiated sarcoma with emphasis on tail sign: diagnostic and prognostic value [J]. Eur Radiol, 2014, 24（8）: 1749-1757.

[15] IMANISHI J, SLAVIN J, PIANTA M, et al. Tail of superficial myxofibrosarcoma and undifferentiated pleomorphic sarcoma after preoperative radiotherapy [J]. Anticancer Res, 2016, 36（5）: 2339-2344.

[16] SPECHT K, ZHANG L, SUNG Y S, et al. Novel BCOR-MAML3 and ZC3H7B-BCOR gene fusions in undifferentiated small blue round cell sarcomas [J]. Am J Surg Pathol, 2016, 40（4）: 433-442.

[17] FLETCHER C D. Undifferentiated sarcomas: what to do? And does it matter? A surgical pathology perspective [J]. Ultrastruct Pathol, 2008, 32（2）: 31-36.

（黄新曲　高振华 译）

第15章 ⊙

浅表软组织肿块

15.1 表皮包涵体囊肿

表皮包涵体囊肿是一种真皮鳞状上皮细胞局灶性增生的良性病变，也被称为皮脂腺囊肿、表皮样囊肿、表皮囊肿、漏斗状囊肿或角蛋白囊肿[1]。表皮包涵体囊肿内衬复层鳞状上皮，其内充满白色的奶酪状物质是角质层和富含胆固醇的碎屑[2]。表皮包涵体囊肿可能是胚胎发生过程中角质化上皮细胞皮下植入而形成的先天性病变，也可能是毛囊闭塞后上皮细胞向下生长及创伤或手术后上皮细胞被植入后生长所致[1-3]。临床上，表皮包涵体囊肿表现为生长缓慢的真皮囊肿或皮下囊肿，通常发生于身体有毛发的部位，如头皮、面部、颈部、躯干和背部[1]。若无感染或破裂，表皮包涵体囊肿通常无症状。

在超声上，表皮包涵体囊肿是一个边界清楚、卵圆形的低回声肿块，内部可见多种不同回声，包括线样高回声、丝状无回声或强低回声交替环（呈"洋葱皮"或"牛眼"表现）。在组织学上，漂浮的线状高回声是由散在分布的胆固醇、皮脂腺病灶或钙化所引起，而裂隙样低回声由散在分布的角蛋白碎片形成[3-4]。表皮包涵体囊肿内部碎片是可移动的，当被超声探头挤压时呈现出"旋转"的表现[1]。囊肿超声表现为后方回声增强，并可向皮肤延伸，反映病变与皮肤的相关性[4]。彩色多普勒超声检查通常无血流信号，但可在破裂的囊肿中观察到血流。

在MRI上，病变在T2WI上表现为界限清楚的高信号椭圆形肿块，内可见线状低信号碎片。在T1WI上，病变因含蛋白质成分，其信号等或高于相邻肌肉信号，在增强MRI上呈薄层边缘强化。然而，破裂的表皮包涵体囊肿内部常含有间隔，在增强MRI上表现为较厚且不规则的边缘强化，邻近软组织模糊强化。表皮包涵体囊肿破裂后的影像学表现类似于感染或肿瘤性的病变[2]。

15.2 毛母质瘤

毛母质瘤是一种发生于毛囊的良性浅表肿瘤，常发生于颈部、头部和面部（包括眶周、耳前、脸颊和头皮区域）的真皮或皮下，其次是上肢。然而，毛母质瘤可发生于任何有毛发的皮肤，好发于20岁以下，临床表现为无症状的质硬包块，在组织学上，肿瘤由结缔组织膜包绕的上皮细胞组成，周围区见基底样细胞，而中央区见鬼影细胞，鬼影细胞核消失，含角蛋白和钙化。基质由胶原蛋白组成，内含血管。约85%的病变可见钙化[5-8]。

毛母质瘤比较常见，常无须影像学检查即可切除，因此对其超声表现了解甚少。在超声影像上，毛母质瘤通常表现为边界清晰的椭圆形高回声或等回声肿块，大多数病例有彗星尾征，这是由钙化及其后方声影形成。有时，病变仅表现为钙化或不规则的高回声病灶，由于后方声影的存在而使病变边缘不清。病变边缘常呈低回声，在组织病理学上对应为包绕肿瘤的结缔组织膜。彩色多普勒超声显示血流通常仅出现于病变外周区域[5]。在CT上，毛母质瘤是一个界限清晰的软组织密度肿块，可有不同数量的钙化和不同程度的强化[6]。Lim等报道毛母质瘤内囊变和瘤周改变的表现。在MRI上，病变在T1WI上呈均匀中等信号，T2WI上呈不均匀低–中等信号，这可能与病变含的大量胶原蛋白有关[8]。毛母质瘤在T2WI和增强T1WI上网状和斑片状的区域，与病理上细胞间基质的分布相对应[6]。若毛母质瘤合并慢性炎症伴异物巨细胞反应，可在超声上出现瘤周高回声，在CT和MRI上表现为瘤周条状影。毛母质瘤的影像学鉴别诊断包括淋巴结钙化、血肿骨化、血管瘤伴静脉石、环状肉芽肿和皮肤纤维肉瘤。

15.3　脂肪坏死

脂肪坏死很少表现为软组织肿块，通常位于压力点或骨突处。在临床上，患者可无症状，也可出现疼痛、皮肤硬化、瘀斑、皮肤皱缩或皮肤增厚。脂肪坏死的病因很多，包括创伤、冷暴露、医源性注射、胶原血管疾病、镰状细胞疾病和血管炎，最终原因是来自血液的脂肪酶引起血管损伤或脂肪皂化[9]。脂肪坏死可出现在小叶脂膜炎，这是一种皮下脂肪小叶的炎症[10]。脂肪坏死在组织学上显示为无活性的脂肪组织伴有慢性局灶性炎症，常有反应性纤维包膜[9-11]。脂肪坏死有多种表现，从非特异性软组织条片影到脂肪瘤或脂肪肉瘤样表现。

四肢脂肪坏死的影像学表现描述甚少，关于超声和乳腺X线钼靶的影像表现报道相对较多[10]。Walsh和Fernando等报道脂肪坏死可有两种不同的超声表现：一种表现为较低回声皮下脂肪内分界不清的高回声区，另一种表现为边界清晰的等回声肿块伴有低回声晕环[9-10]。皮下脂肪坏死的MRI信号特征尚不明确，López等将四肢脂肪坏死描述为一种小的分叶状病变，伴有球形的T1WI高信号区（提示为脂肪坏死）或层状的T2WI低信号区（提示为反应性纤维组织）[12]。Tsai等将皮下脂肪坏死的MRI特征描述为在T1WI上呈线状低信号，在T2WI上呈混杂的高低信号。线状信号强度的变化很可能与创伤后脂肪坏死相关的坏死时期、水肿、出血和纤维化有关[13]。Walsh提出，脂肪坏死在超声上表现为边界不清的高回声区时，在MRI上表现为边界不清的中等信号肿块，增强扫描呈弥漫性或环形强化[9]。

15.4　类风湿结节

类风湿结节是类风湿性关节炎在关节外的病变，并不常见，常发生于反复性机械刺激的部位，如手、足和肘部伸肌表面和坐骨结节[25]。

X线片表现为非特异性的软组织肿块，钙化少见。在MRI上，类风湿结节表现为边界不清的实性肿块或以囊性为主的肿块。实性肿块在T1WI上呈低信号，在T2WI上呈低-中等信号，增强扫描明显强化，这些表现与组织学上的慢性炎症组织相关[15]。以囊性为主的肿块，在中央区可见坏死，周围有慢性炎症细胞和栅栏状成纤维细胞[16]。类风湿结节在超声表现为边界较清晰的卵圆形不均匀低回声，彩色多普勒超声显示少量血流。F-18 FDG PET/CT可呈中度FDG摄取（SUVmax 值4.2），类似恶性软组织肿瘤的表现[17]。

15.5　Morel-Lavallee病变

Morel-Lavallee病变是一种特殊的创伤性损伤模式，被称为"闭合性脱套损伤"，指的是皮下脂肪组织与其下方筋膜在创伤下突然分离[18-20]。大量淋巴管丛和血管丛从邻近筋膜分离时被破坏，局部有血液和淋巴液的积聚[18]。长期存在的Morel-Lavallee病变通常为含有血和淋巴的浆液，周围包裹以纤维膜[19]。病变主要见于大腿近端和转子区。

在MRI上，Morel-Lavallee病变表现出一定的膨胀占位效应，在邻近肌肉表面出现局部明显的隆起或变形。Morel-Lavallee病变的MRI信号强度会随着不同发展阶段成分的变化而不同[19]：（1）第一种MRI信号：长期存在的Morel-Lavallee病变呈液体样的MRI信号，周围绕以低信号边缘，病变周围低信号边缘与组织学上病变的纤维包膜相对应；（2）第二种MRI信号：Morel-Lavallee病变在T1WI和T2WI上呈均匀高信号，提示亚急性期血肿中存在高铁血红蛋白；（3）第三种MRI信号：Morel-Lavallee病变在T2WI上呈不均匀高信号，反映了病变内含铁血黄素、肉芽组织、坏死碎片、纤维蛋白和血块混合存在多种成分，呈慢性血肿机化的表现特征。病变周围低信号环表明伴有轻度炎症细胞浸润和含铁血黄素沉着的纤维囊。Morel-Lavallee病变在增强MRI上可表现为内部斑片状强化和边缘强化[19]。超声也有多种不同的表现，但常表现为质地均匀的扁平状或梭形回声。陈旧性Morel-Lavallee病变边界较清晰。所有Morel-Lavallee病变均位于皮下脂肪深层和筋膜之间，呈形态可压变的低回声或无回声[20]。

15.6 恶性黑色素瘤

恶性黑色素瘤是一种黑色素细胞的恶性肿瘤，最常发生于皮肤，表现为进行性生长的色素沉着性病变。恶性黑色素瘤的颜色可呈现粉红色、褐色甚至白色。原发性恶性黑色素瘤最常见于白种人女性的腿部，而大多数黑色素瘤最常见于男性的躯干[21-22]。黑色素瘤可在早期治愈，存活率为99%，但若不及早发现，就很可能扩散至身体的其他部位[21-22]。在初步诊断时，断面成像方法包括CT、MRI、PET和PET/CT，可有助于评估皮肤恶性黑色素瘤患者的局部区域性转移和远处转移[22-24]。

在超声上，原发恶性黑色素瘤是一种低回声的病变，周围有一层薄回声的表皮分界。原发病灶的厚度是皮肤黑色素瘤治疗和预后的重要参数[22-25]。超声也有助于评估局部区域性转移。卫星灶是指在距离原发肿瘤2～3cm处发现的转移性病变。若病变沿着淋巴管向局部淋巴结区方向扩展，则被报道称"在途转移"。转移性病变表现为皮下低回声结节，由于黑色素反射差，内部常为低回声[22, 25-26]。典型转移性淋巴结表现为圆形或宽椭圆形，边缘呈大分叶或小分叶，淋巴结门的内部回声完全或部分消失[22, 26]。彩色多普勒超声有助于鉴别转移性淋巴结和反应性增生淋巴结。黑色素瘤在MRI上通常表现为T1WI高信号的病变，这是由黑色素引起的特征性信号。肿瘤在弥散加权成像（DWI）上表现为水分子弥散受限，在增强MRI上明显强化[23, 27]。PET/CT是用于黑色素瘤分期的最新成像手段，对N分期和M分期的敏感性、特异性和准确性均为95%～100%[24]。PET可作为补充检查手段用于显示恶性黑色素瘤的在途转移或卫星转移灶[24]。

15.7 淋巴瘤（皮肤及皮下）

皮肤T细胞淋巴瘤（CTCL）是一组来源于皮肤T细胞的不均质肿瘤[28]。皮肤T细胞淋巴瘤是最常见的皮肤淋巴瘤类型，通常表现为皮肤干燥、瘙痒、红疹和厚斑块，类似于湿疹或慢性皮炎的表现，男性发病稍多于女性，常见于50～60岁。皮下T细胞淋巴瘤又称为脂膜炎样T细胞淋巴瘤，浸润皮下脂肪但不累及皮肤，最常见于年轻人，表现为皮下结节，主要位于躯干、四肢和面部[27-30]。皮肤B细胞淋巴瘤（CBCL）是较少见的皮肤淋巴瘤，占所有原发性皮肤淋巴瘤的20%～25%，发生于皮肤，在临床诊断时并无皮肤外的受累[28]。影像学检查显示皮肤外是否受累，对于淋巴瘤的分期和治疗方案制订至关重要[27]。表15.1总结了世界卫生组织（WHO）-欧洲癌症研究与治疗组织（EORTC）对皮肤淋巴瘤的WHO-EORTC分类。在临床上，皮下淋巴瘤常与结缔组织疾病相关的炎性脂膜炎混淆。大多数皮肤淋巴瘤常属于惰性淋巴瘤，治疗效果良好。相比之下，皮肤弥漫大B细胞淋巴瘤具有侵袭性的临床表现，比其他类型的皮肤淋巴瘤预后差[31-32]。皮下B细胞淋巴瘤很少被报道，似乎以生长快速为特征[33]。

在超声上，皮下淋巴瘤表现为皮下脂肪内分界不清的高回声，伴有或不伴有中心低回声区[29, 34]。肿瘤的高回声反映了脂肪细胞和淋巴细胞群之间的声阻抗差异。中央低回声区是由于淋巴细胞密集聚集导致声阻抗降低的结果[35]。彩色多普勒超声显示相对丰富的血供和低阻力指数[34]。在CT上，淋巴瘤表现为浸润皮肤及皮下的肿块，增强扫描有强化。肿瘤在MRI上无特异性的影像学征象，表现为皮肤和皮下组织的肿块或增厚，在T1WI上呈低信号，在T2WI上呈高信号，增强扫描有强化[27]。PET/CT对皮肤淋巴瘤的分期和治疗反应的评估比CT更准确，因为这些肿瘤常高摄取FDG。PET/CT的最大SUV值是评价淋巴瘤侵袭性强弱的有用指标[27, 29]。

皮肤/皮下淋巴瘤因无特征性的影像学表现，其鉴别诊断需包括脂膜炎、皮下水肿、出血、蜂窝组织炎和脂肪瘤[34]。此外，临床表现对病变诊断很重要，当临床高度怀疑淋巴瘤时应行活检病理诊断。

表15.1 原发性皮肤淋巴瘤的WHO-EORTC分类

原发性皮肤淋巴瘤	分类
皮肤T细胞和NK细胞淋巴瘤	蕈样肉芽肿
	蕈样肉芽肿的变异亚型
	亲毛囊型蕈样肉芽肿
	Paget样网状细胞增生症
	肉芽肿性皮肤松弛症
	Sézary综合征
	成人T细胞白血病/淋巴瘤
	原发性皮肤CD30+淋巴细胞增生性疾病
	原发性皮肤间变性大细胞淋巴瘤
	淋巴瘤样丘疹病
	皮下脂膜炎样T细胞淋巴瘤
	结外NK/T细胞淋巴瘤，鼻型
	原发性皮肤侵袭性亲表皮性CD8+T细胞淋巴瘤（暂时分类）
	皮肤γ/δ T细胞淋巴瘤（暂时分类）
	原发性皮肤CD4+小/中等多形性T细胞淋巴瘤（暂时分类）
	原发性皮肤外周T细胞淋巴瘤，未定类型
皮肤B细胞淋巴瘤	原发性皮肤边缘区B细胞淋巴瘤
	原发性皮肤滤泡中心淋巴瘤
	原发性皮肤弥漫性大B细胞淋巴瘤，腿型
	原发性皮肤弥漫性大B细胞淋巴瘤，其他
	间变或浆母细胞亚型
	富于T细胞/组织细胞的大B细胞淋巴瘤
	血管内大B细胞淋巴瘤

15.8 软组织转移瘤

软组织转移瘤是一种相对少见的软组织肿块的成因。软组织转移瘤可由任何部位的原发肿瘤扩散而来[36]，常见的原发肿瘤部位为皮肤、肺和乳腺，其次为肾、结肠和直肠。肉瘤罕见转移至软组织。基于临床体格检查和影像学表现，软组织转移瘤会被误诊为原发性软组织肉瘤或炎性病变。病变多发和已知原发肿瘤史则有助于软组织转移瘤的诊断。

以往，骨骼肌转移瘤一般被认为是罕见的，但最近的调查研究表明其并不罕见[37]，通常发生于腹壁、背部/肩胛周围区域、大腿和胸壁。肿瘤转移至膝和肘部远端的部位是极其罕见的[38]。

在所有癌症患者中转移到皮肤的发生率为0.7%～9%[36, 39-40]。皮肤转移瘤的发生机制有多种，包括远处器官转移、局部侵犯、局部区域性淋巴转移和外科手术种植转移[41]。若排除黑色素瘤，肺癌则是男性皮肤转移瘤最常见的来源，乳腺癌则是女性皮肤转移瘤最常见的来源[42]。胃癌、肝癌和胰腺癌向皮肤扩散的可能性较低[41]。常见的皮肤转移部位因其原发肿瘤类型和位置而异。一般来说，下消化道和泌尿生殖系统的癌症倾向于膈下皮肤转移，而上消化道癌、肺癌和肾癌倾向于膈上皮肤转移。皮肤转移瘤通常发生在癌症晚期，预后较差；但也可能是无症状癌症进展的首要临床表现[41]。

软组织转移瘤在CT上常表现为低密度病变，在MRI上常表现为非特异性的软组织肿块。在有些病例中，软组织转移瘤可表现为边缘强化的脓肿样病变[43]。在胃癌、食管腺癌和结肠腺癌中偶见报道软组织转移瘤可伴有多发肌肉内钙化[43]。在结肠黏液腺癌或胰腺黏液腺癌的转移瘤中，因其细胞核浆比高及细胞外间隙小，在T2WI上呈明显低信号[39]。

15.9 示例：浅表软组织肿块

15.9.1 表皮包涵体囊肿

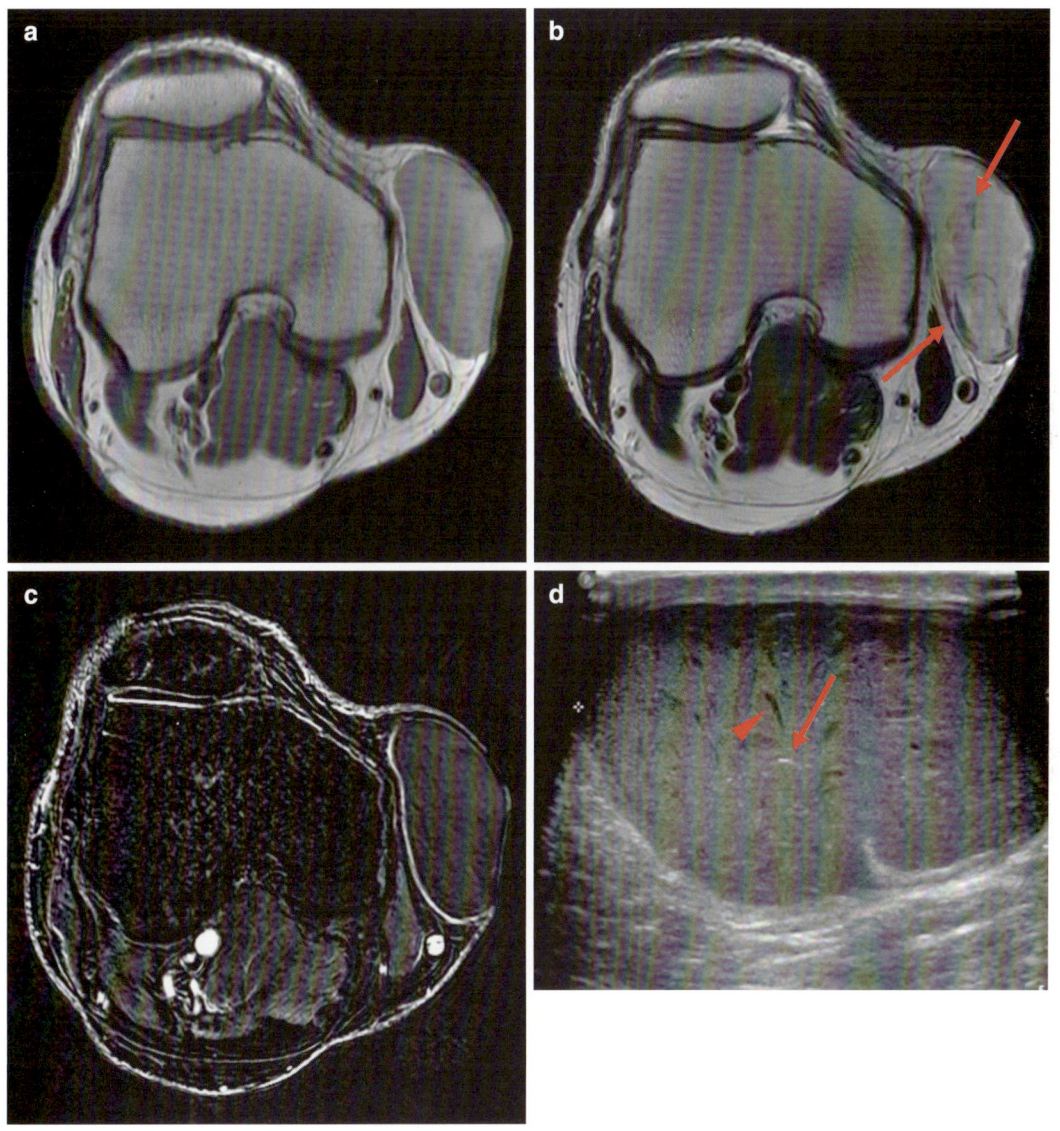

图15.1 表皮包涵体囊肿（1）

横轴位T1WI（a）显示膝关节内侧皮下肿块，其信号强度略高于肌肉。横轴位T2WI（b）显示高信号肿块，内见斑片状低信号（箭头）。横轴位CE–T1WI–FS（c）显示边缘薄层强化。超声（d）显示不均匀的高回声肿块，内见散在的线状高回声（箭头）和低回声裂隙（三角形），病灶后方回声增强。

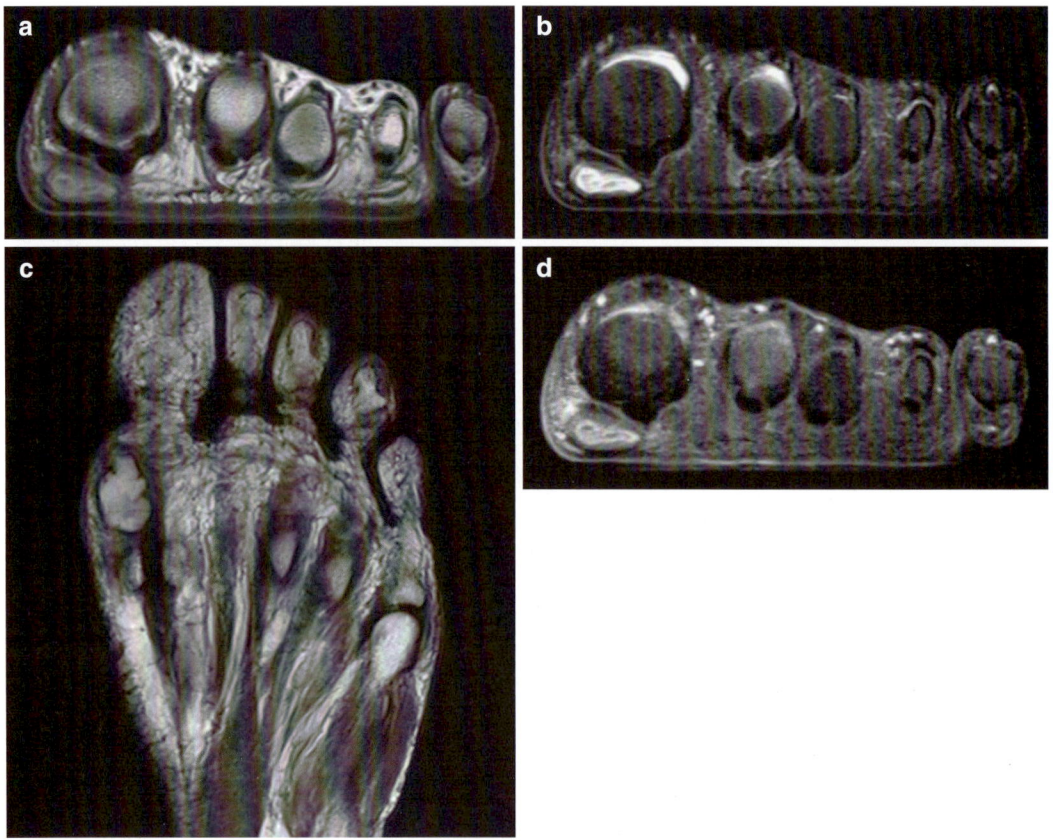

图15.2 表皮包涵体囊肿（2）

横轴位T1WI（a）显示姆趾跖侧皮下高信号肿块。横轴位和冠状位T2WI（b，c）显示高信号肿块，周围有低信号纤维环和轻度水肿带。横轴位CE-T1WI-FS（d）显示肿块边缘不规则强化和邻近软组织轻度强化。

译者注：图15.2b应为横轴位T2WI-FS。

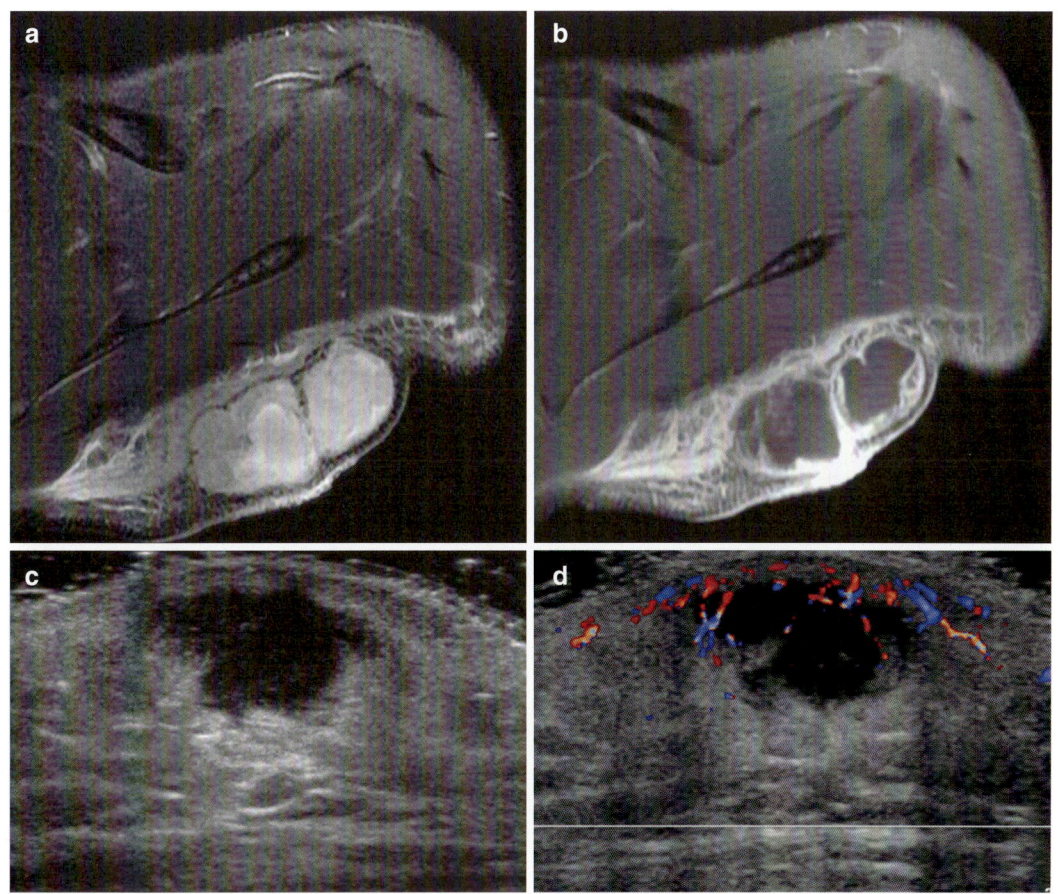

图15.3　表皮包涵体囊肿破裂

横轴位T2WI（a）显示左肩后部皮下不规则肿块，内有间隔，周围广泛水肿。横轴位CE-T1WI-FS（b）表现为厚而不规则的边缘强化，邻近软组织模糊强化。超声（c，d）显示病灶边缘不规则，周围血流丰富，提示表皮囊肿破裂。破裂的表皮囊肿的影像学表现类似于感染或肿瘤性病变。

译者注：图15.3a应为横轴位T2WI-FS。

15.9.2 毛母质瘤

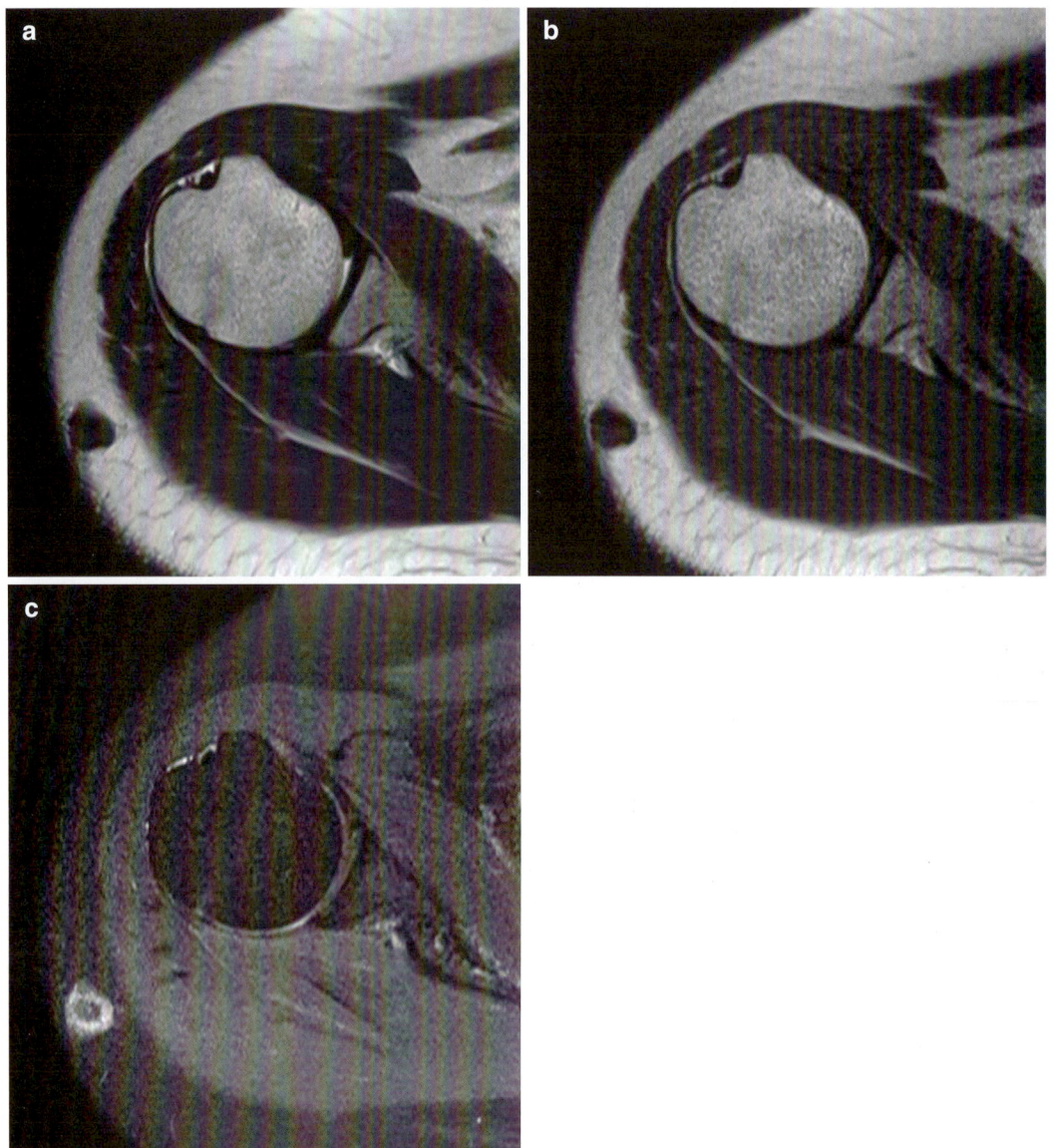

图15.4 毛母质瘤（1）

横轴位T1WI（a）和T2WI（b）显示皮下小的、界限清楚的低信号肿块。横轴位CE-T1WI-FS（c）显示病变外周环形强化，中心无强化。

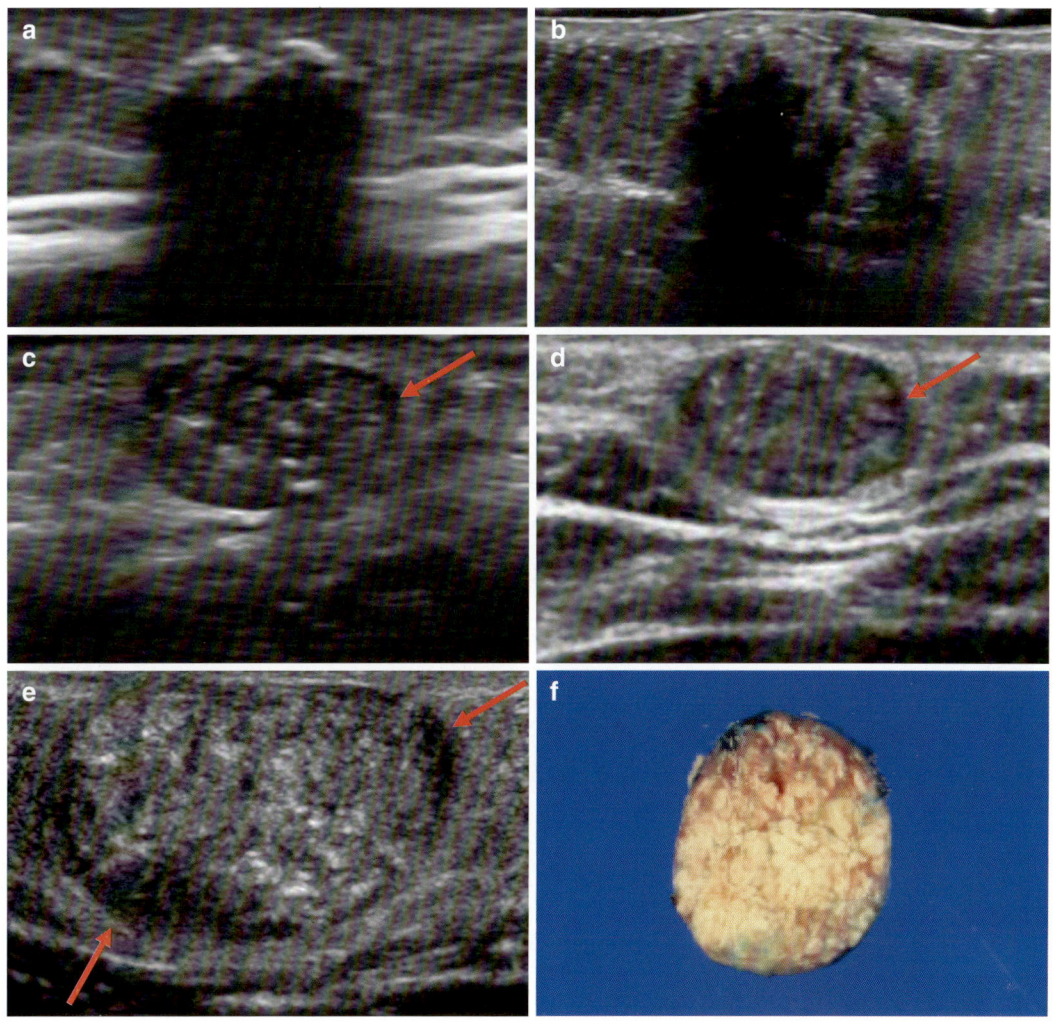

图15.5 毛母质瘤（2）

毛母质瘤有多种不同的超声表现。病变完全钙化伴有后方声影（a）。病变呈不规则高回声，后方因声影而边缘不清（b）。病变位于浅表皮下组织内，呈界限清晰的等–高回声肿块，内部回声不同（c~e），边缘呈低回声（箭头）代表包绕肿瘤的结缔组织包膜。手术标本（f）显示结节状的褐色肿块，内部含有不规则分叶状细胞岛，周围有纤维包膜。

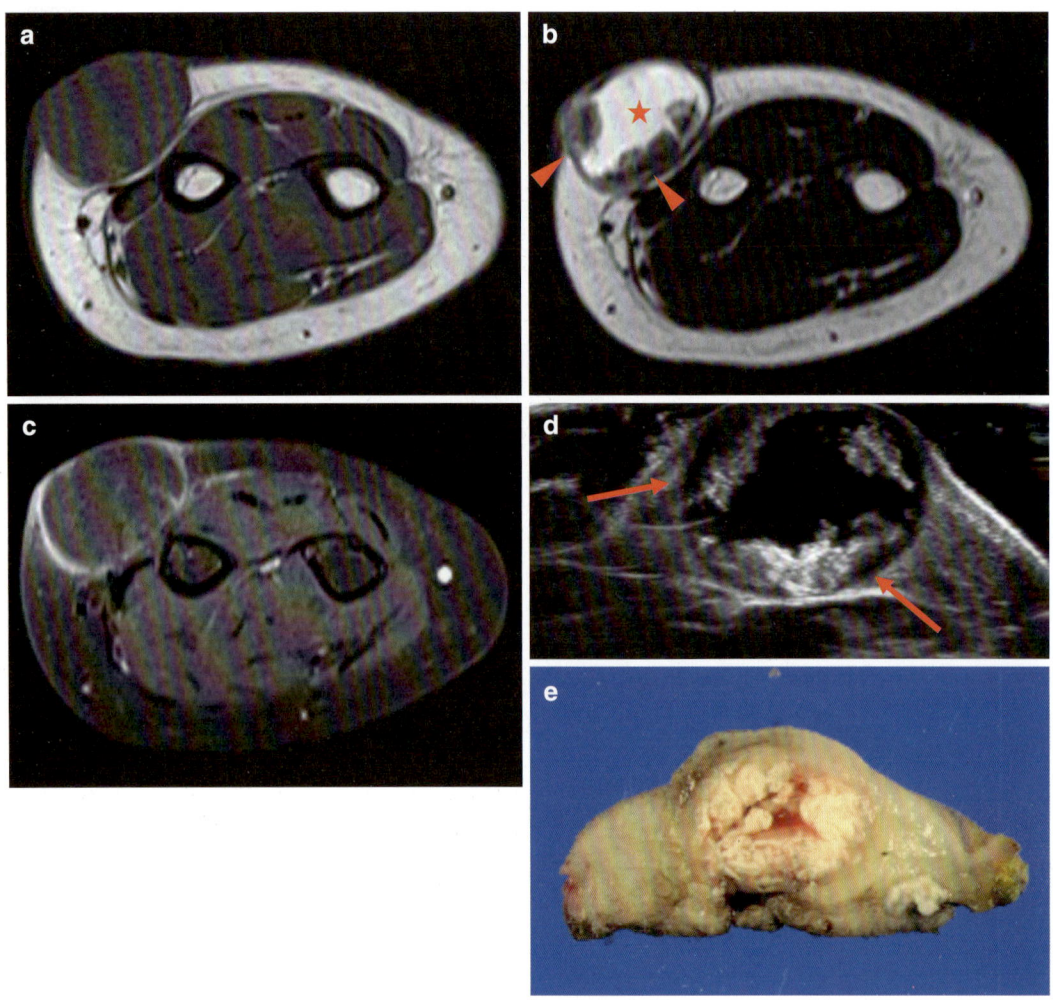

图15.6 毛母质瘤（3）

横轴位T1WI（a）和T2WI（b）显示囊实性肿块，T2WI显示病变内部有低信号的结节（三角形）和高信号的囊性区（星号）。横轴位CE-T1WI-FS（c）显示病灶边缘薄壁强化。超声（d）显示中央含液区、周围的高回声实性区及低回声边缘（箭头）。手术标本（e）显示界限清楚的实性肿块，中央有裂隙。

15.9.3 脂肪坏死

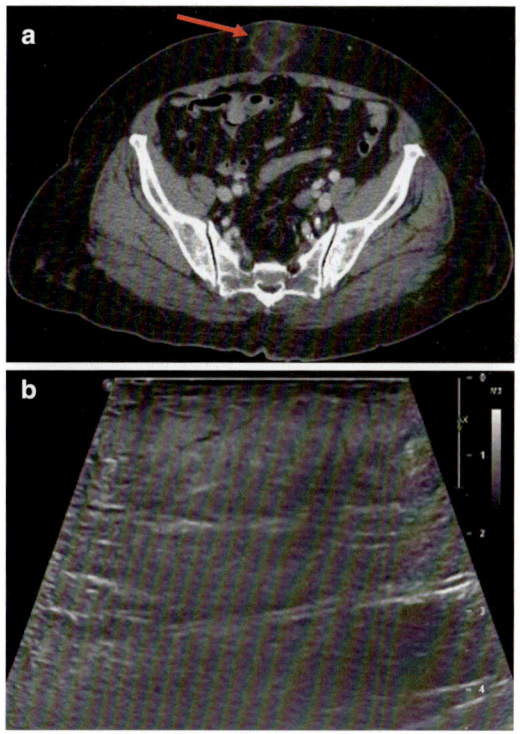

图15.7 脂肪坏死（1）

腹部横轴位增强CT（a）显示皮下组织内低密度病变，边缘强化（箭头），周围可见线条状模糊影。超声（b）显示病变不均匀高回声，边界不清。

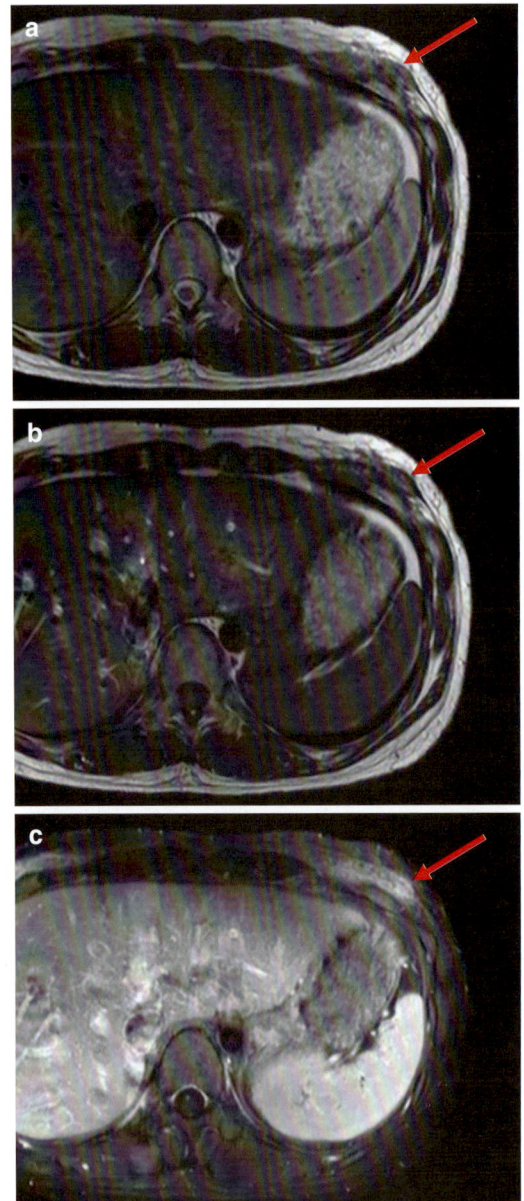

图15.8 脂肪坏死（2）

横轴位T1WI（a）和T2WI（b）显示左胸壁皮下病变呈低信号，伴周围浸润（箭头）。横轴位CE-T1WI-FS（c）显示病变弥漫性强化。

15.9.4　类风湿结节

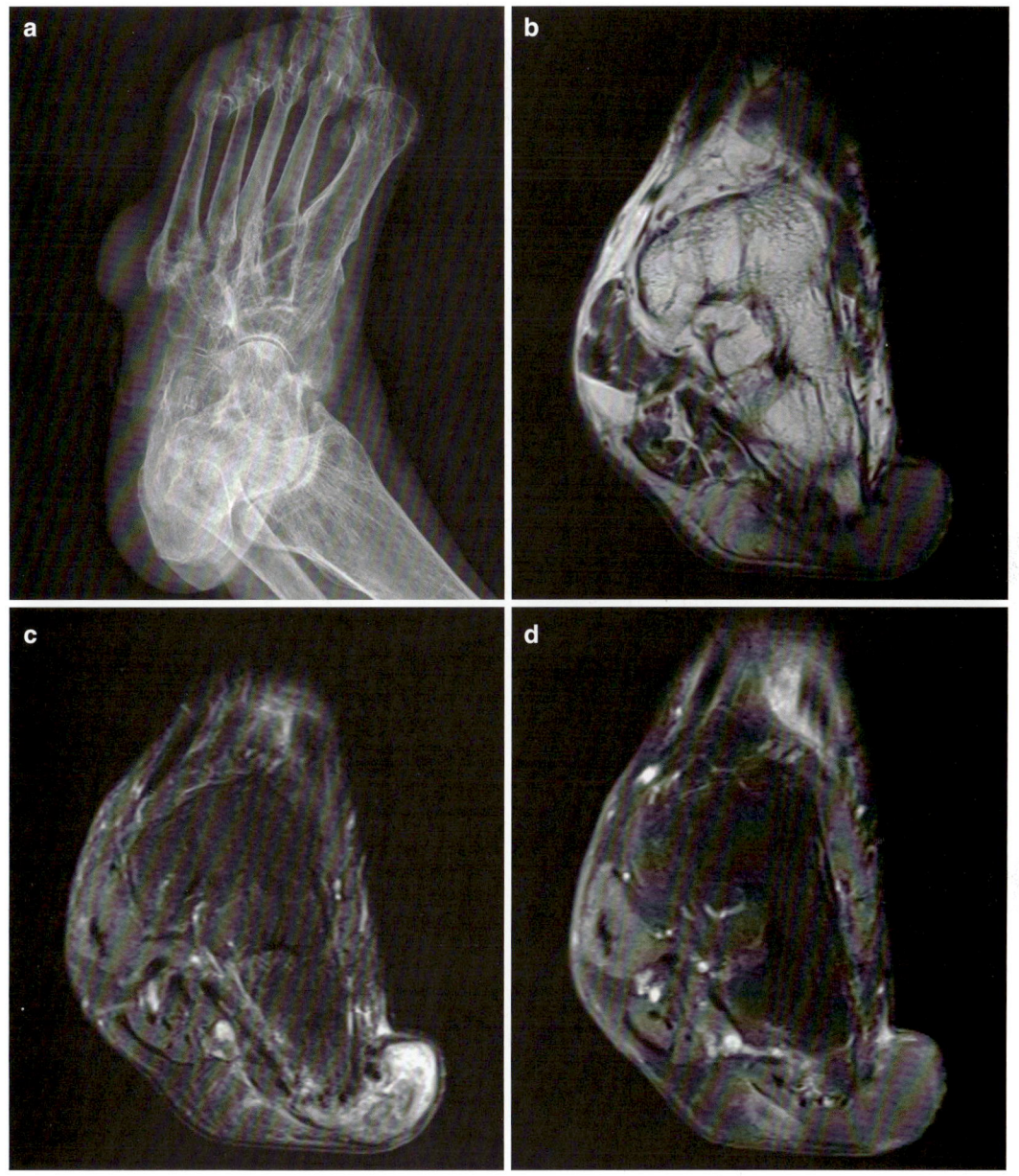

图15.9　类风湿结节（1）

前后斜位X线片（a）显示足外侧隆起的软组织密度影。横轴位T1WI（b）显示隆起的皮下软组织肿块呈低信号，在T2WI（c）上表现为低-中等信号。横轴位CE-T1WI-FS（d）显示病变边缘强化而中央坏死不强化。

译者注：图15.9c应为脂肪抑制T2WI。

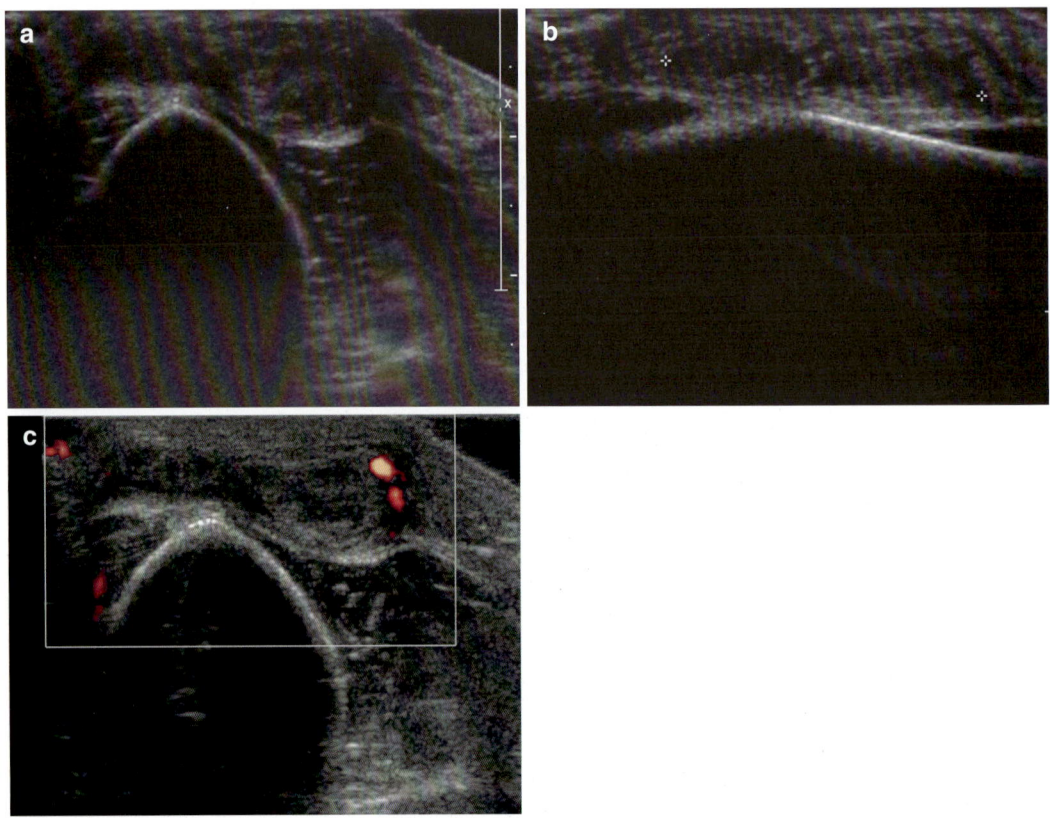

图15.10 类风湿结节（2）

横切面（a）和纵切面（b）超声显示肘部伸肌表面低回声为主的不均质肿块。彩色多普勒超声（c）显示病变外周区少许血供。

15.9.5 Morel-Lavallee病变

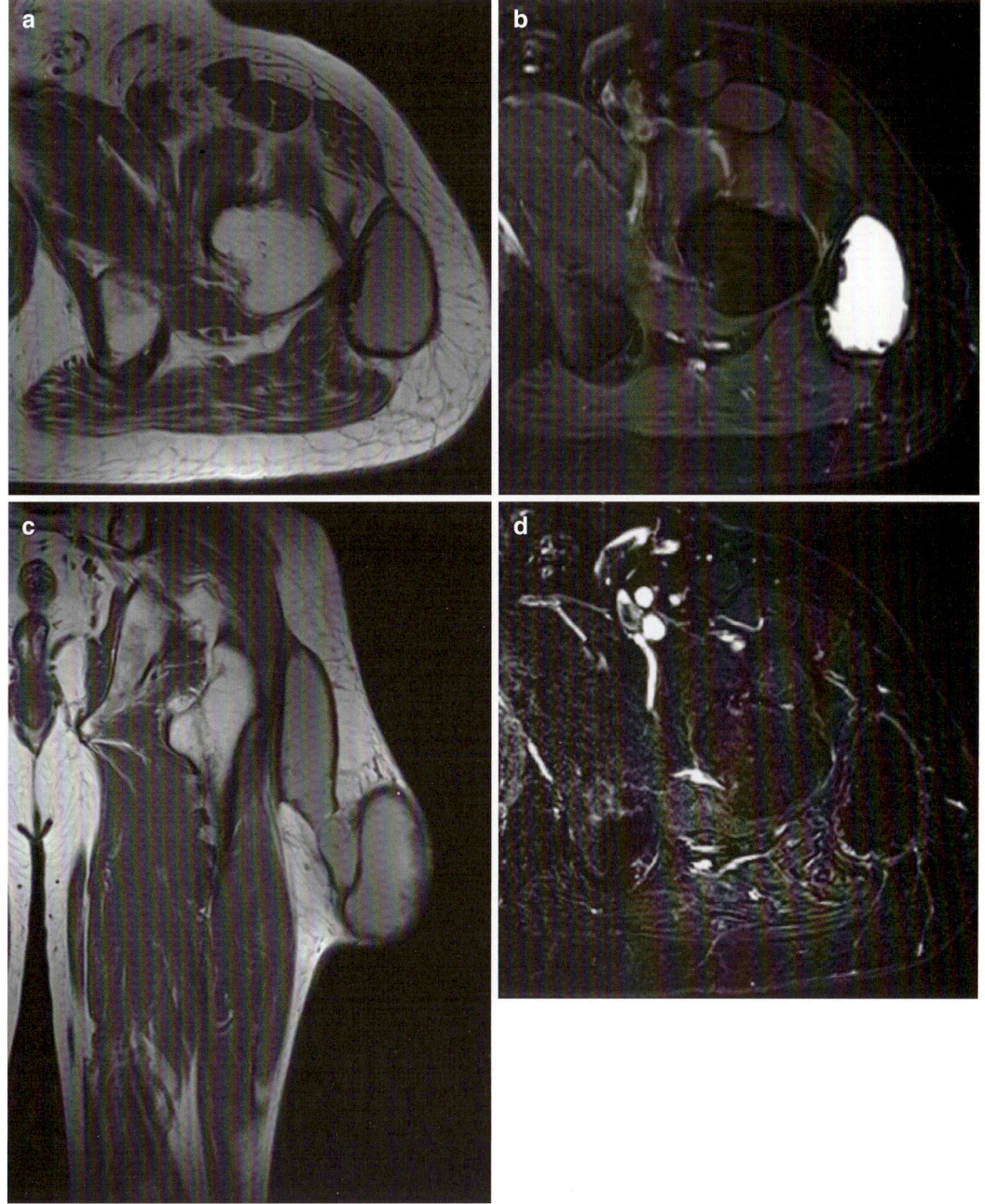

图15.11 Morel-Lavallee病变

横轴位T1WI（a）显示大腿外侧皮下高信号的分叶状囊性肿块。横轴位T2WI（b）显示肿块呈明显高信号，边缘呈低信号环。冠状位T1WI（c）显示肿块紧邻深筋膜，向外下侧延伸导致局部隆起。横轴位CE-T1WI-FS（d）显示病变边缘薄层强化。

译者注：图15.11b应为脂肪抑制T2WI。

15.9.6 恶性黑色素瘤

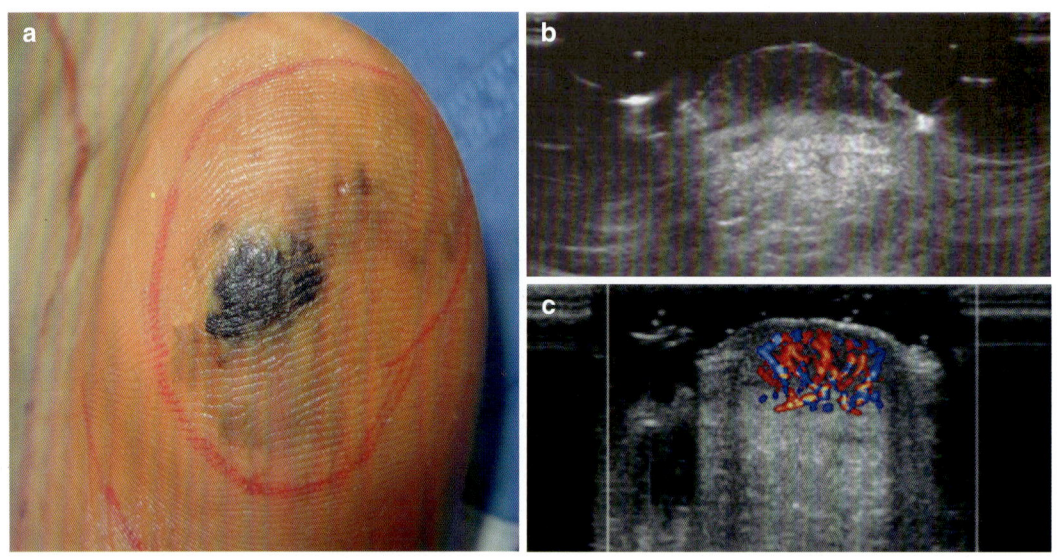

图15.12 恶性黑色素瘤（1）

临床照片（a）显示足跟皮肤黑色非对称的、不规则的病变。超声（b，c）显示皮肤肿块呈低回声，血供丰富。

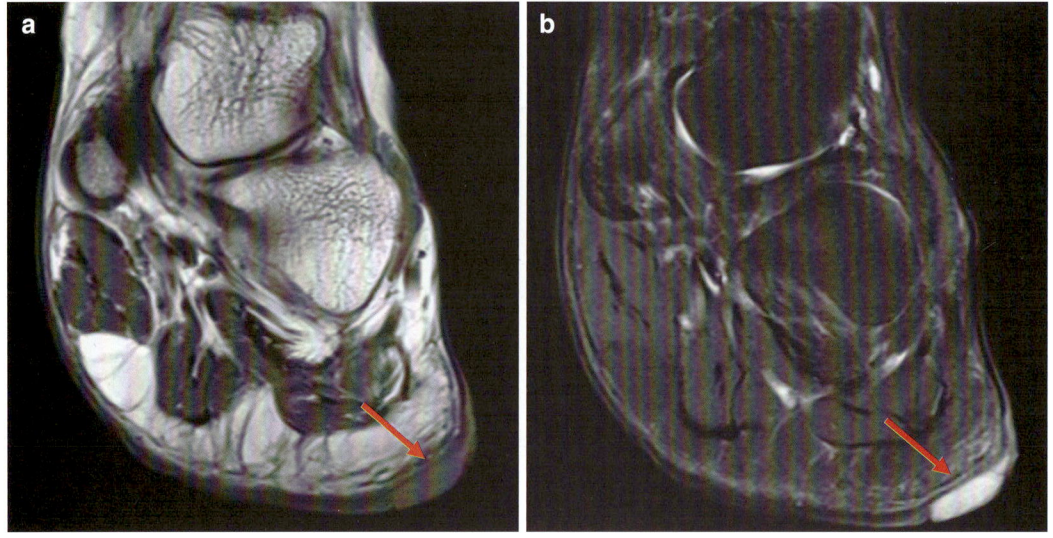

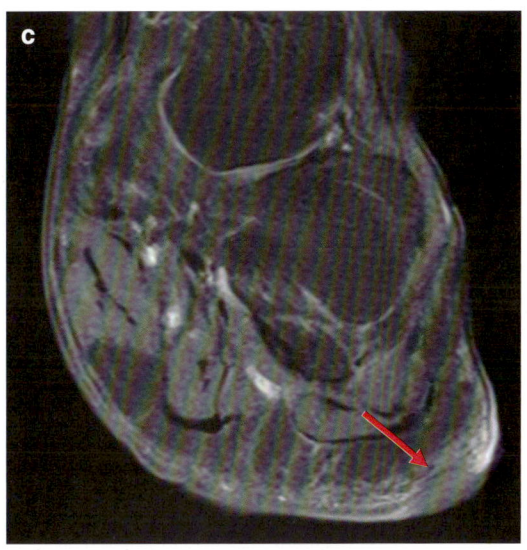

图15.13 恶性黑色素瘤（2）

MRI显示在跟骰关节水平足底外侧处蕈样皮肤病变（箭头）。肿块在T1WI（a）和T2WI-FS（b）上均呈高信号，此为黑色素引起的特征性信号。CE-T1WI-FS（c）显示病变轻度强化。

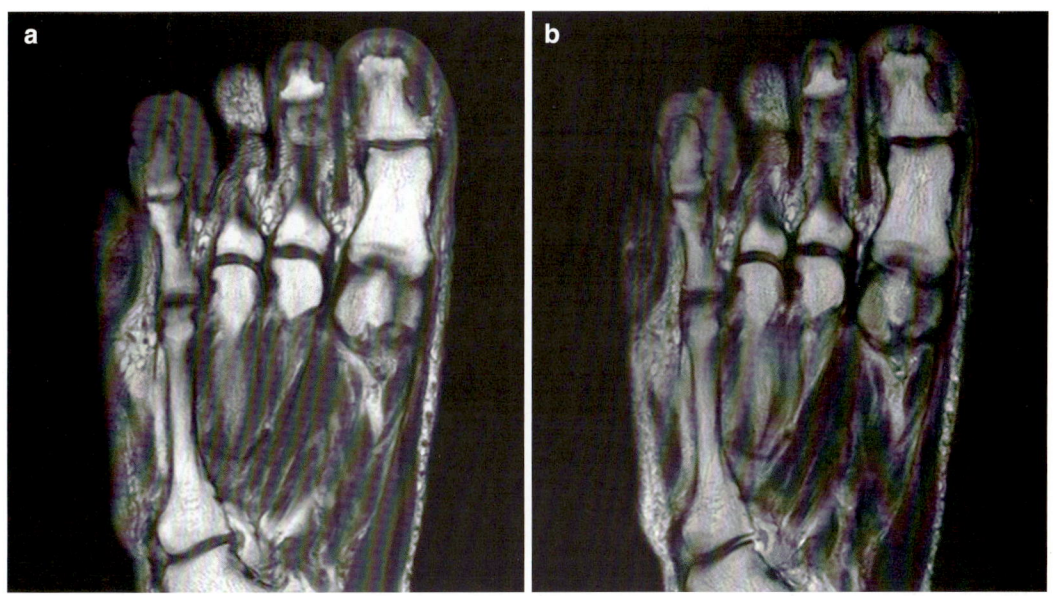

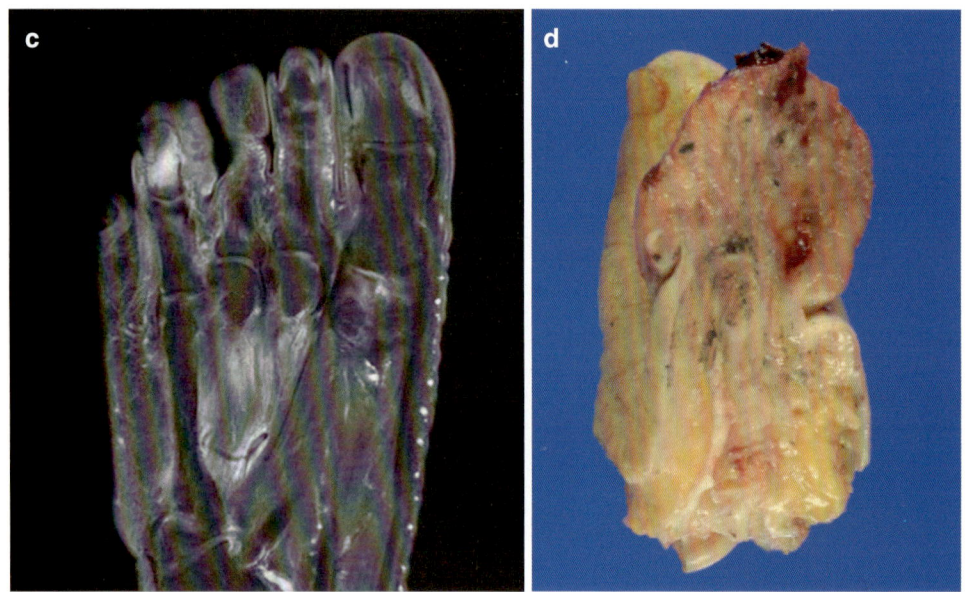

图15.14 恶性黑色素瘤（3）

第4趾远节趾骨周围软组织增厚，在T1WI和T2WI上信号均稍高于邻近肌肉信号（a，b），在CE-T1WI-FS（c）上呈轻度强化。手术标本（d）显示第4趾远节趾骨周围软组织增厚。

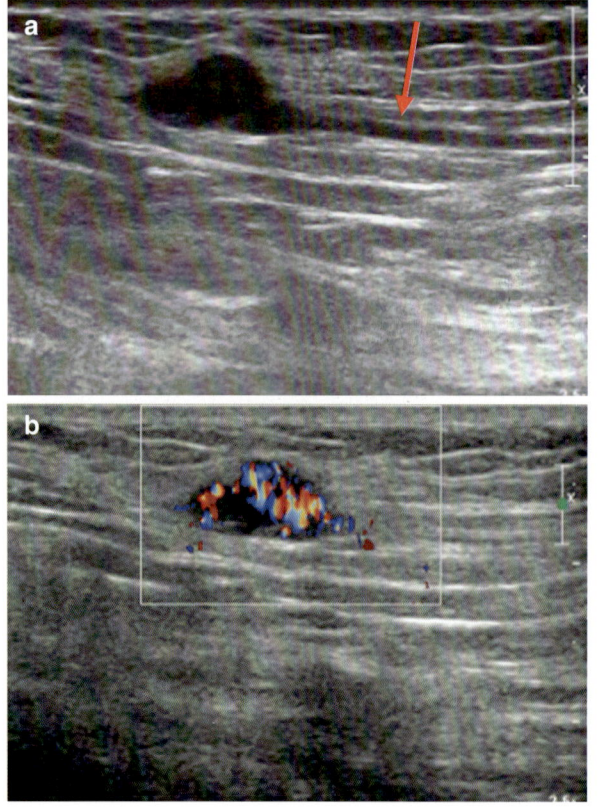

图15.15 恶性黑色素瘤的在途转移

恶性黑色素瘤患者的超声（a）显示皮下低回声结节，并沿着扩张的淋巴管（箭头）向局部区域性淋巴结引流，符合淋巴道在途转移。彩色多普勒超声（b）显示结节血供丰富。

15.9.7　淋巴瘤（皮肤及皮下）

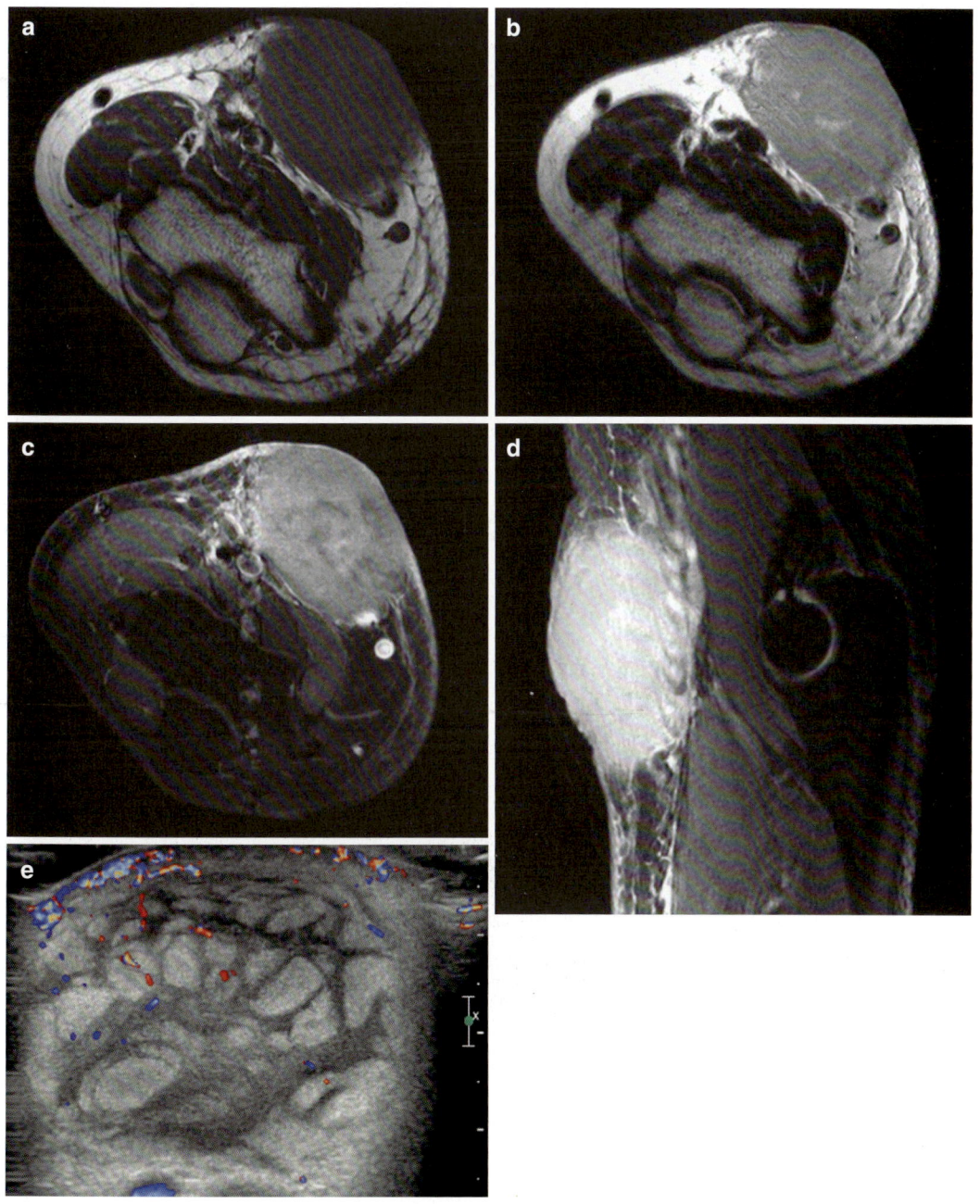

图15.16　外周T细胞淋巴瘤

横轴位T1WI（a）和T2WI（b）表现为肘前部皮下软组织肿块，周围脂肪间隙模糊不清。横轴位（c）和矢状位（d）CE-T1WI-FS显示病变呈弥漫性明显强化。彩色多普勒超声（e）显示皮下脂肪内高回声肿块，内见低回声分枝状结构，血供相对丰富。

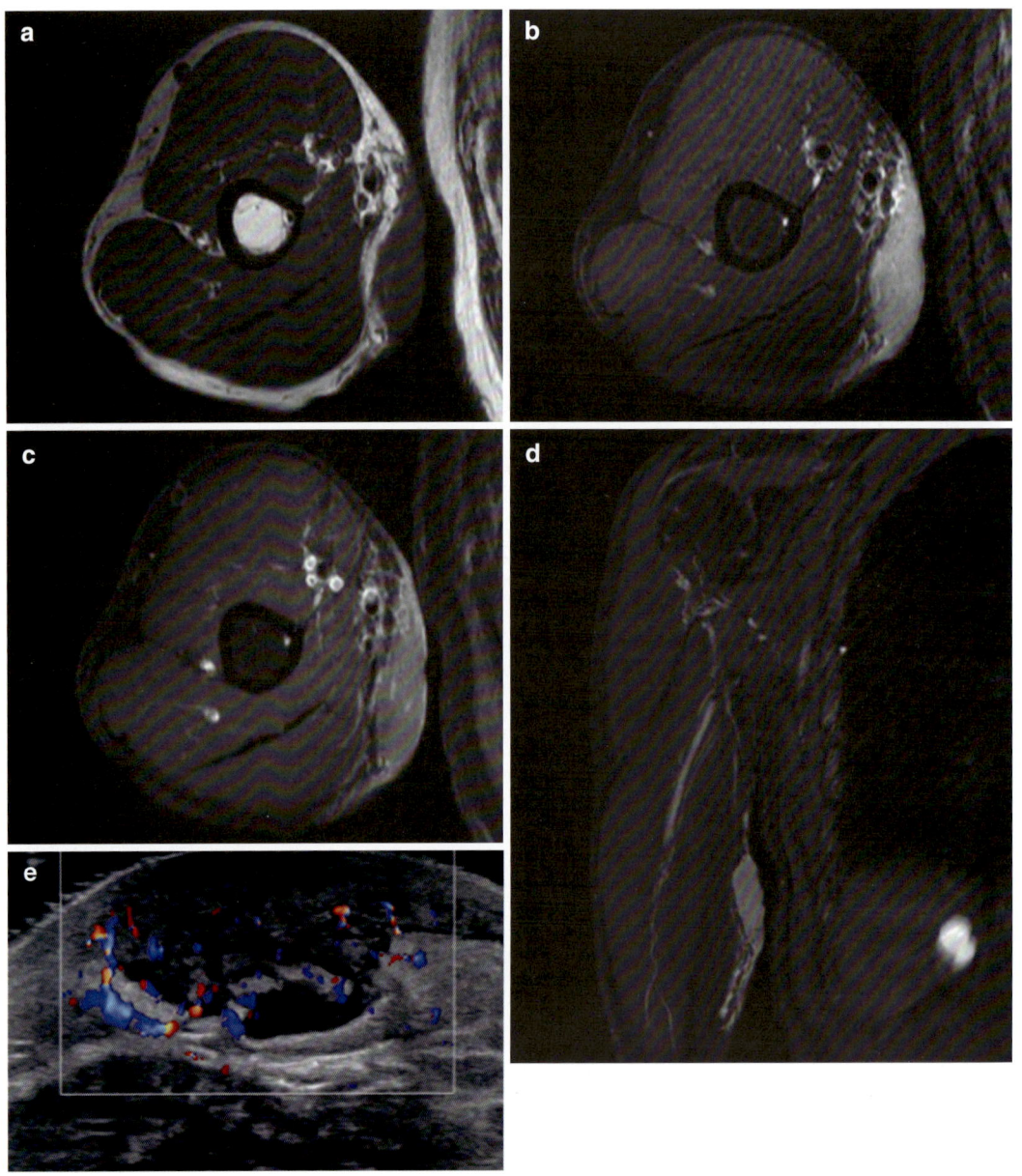

图15.17 弥漫性大B细胞淋巴瘤（1）

横轴位T1WI（a）和T2WI-FS（b）显示右上臂尺侧较大肿瘤，累及皮肤和皮下组织，在T1WI上呈低信号，在T2WI-FS上信号高于邻近肌肉。横轴位（c）和矢状位（d）CE-T1WI-FS显示肿块弥漫性明显强化。彩色多普勒超声（e）显示皮下肿块呈不均匀回声，伴有低回声的分枝状结构，血供相对丰富。

译者注：图15.17d应为冠状位CE-T1WI-FS。

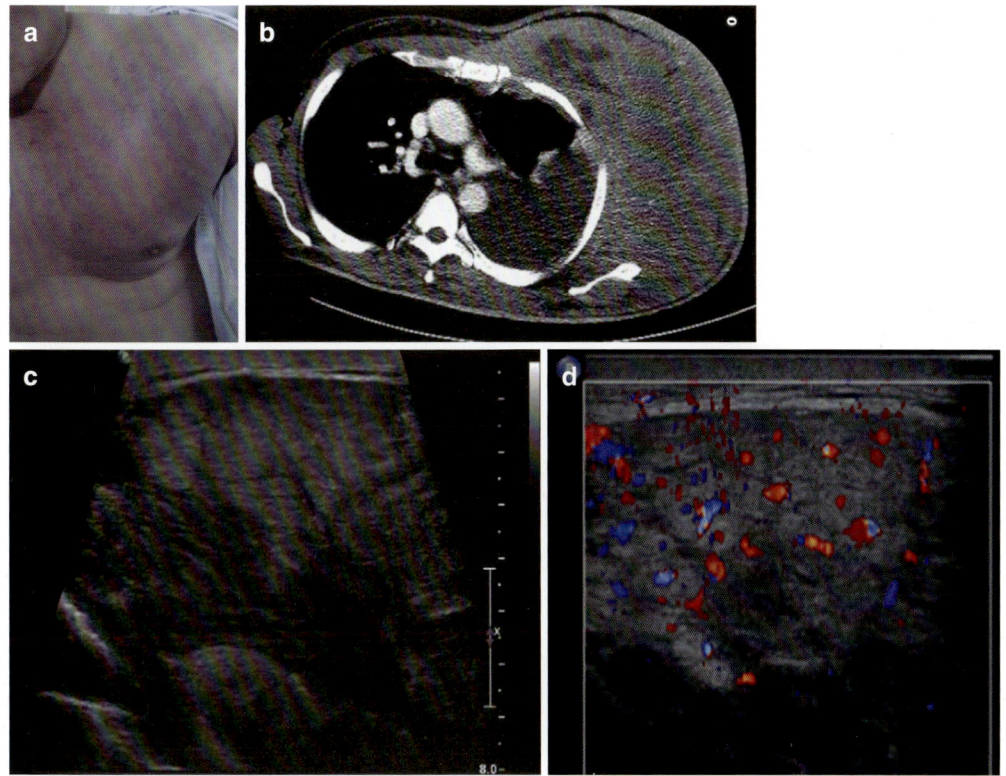

图15.18　弥漫性大B细胞淋巴瘤（2）

临床表现为胸壁快速增长的肿块和皮肤颜色改变（a）。增强CT（b）显示胸壁软组织和皮肤弥漫性增厚。超声（c）显示胸壁肌肉弥漫性增厚，内部低回声线状结构表明肌束结构的完整存在。彩色多普勒超声（d）显示肿块血供丰富。

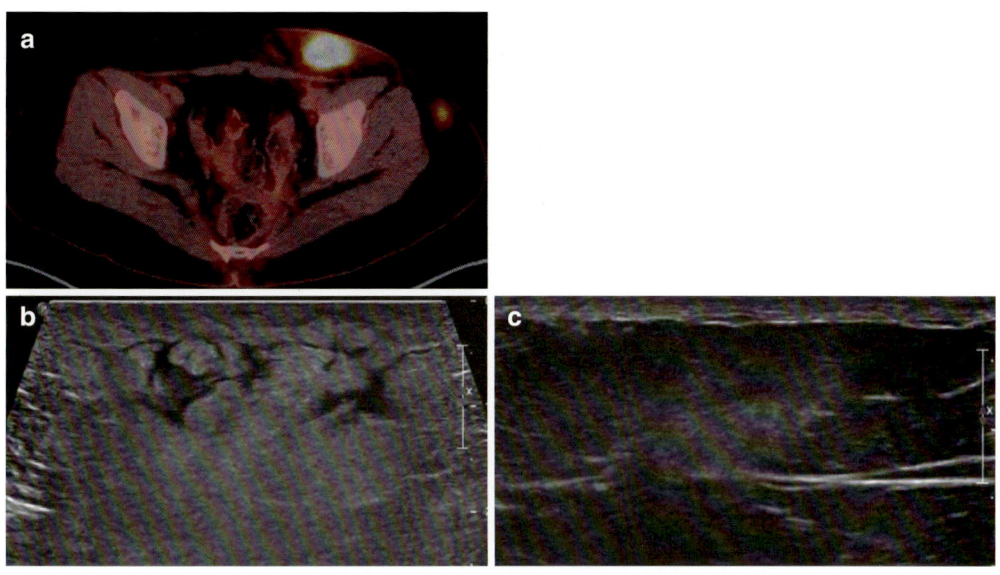

图15.19　脂膜炎样T细胞淋巴瘤

PET-CT（a）显示腹壁有2个皮下肿块，呈明显的FDG摄取。超声（b）显示左前腹壁肿块呈边界不清的高回声，中央区内见多发线状低回声区。超声（c）显示左臀部皮下脂肪浸润呈高回声。

15.9.8　软组织转移瘤

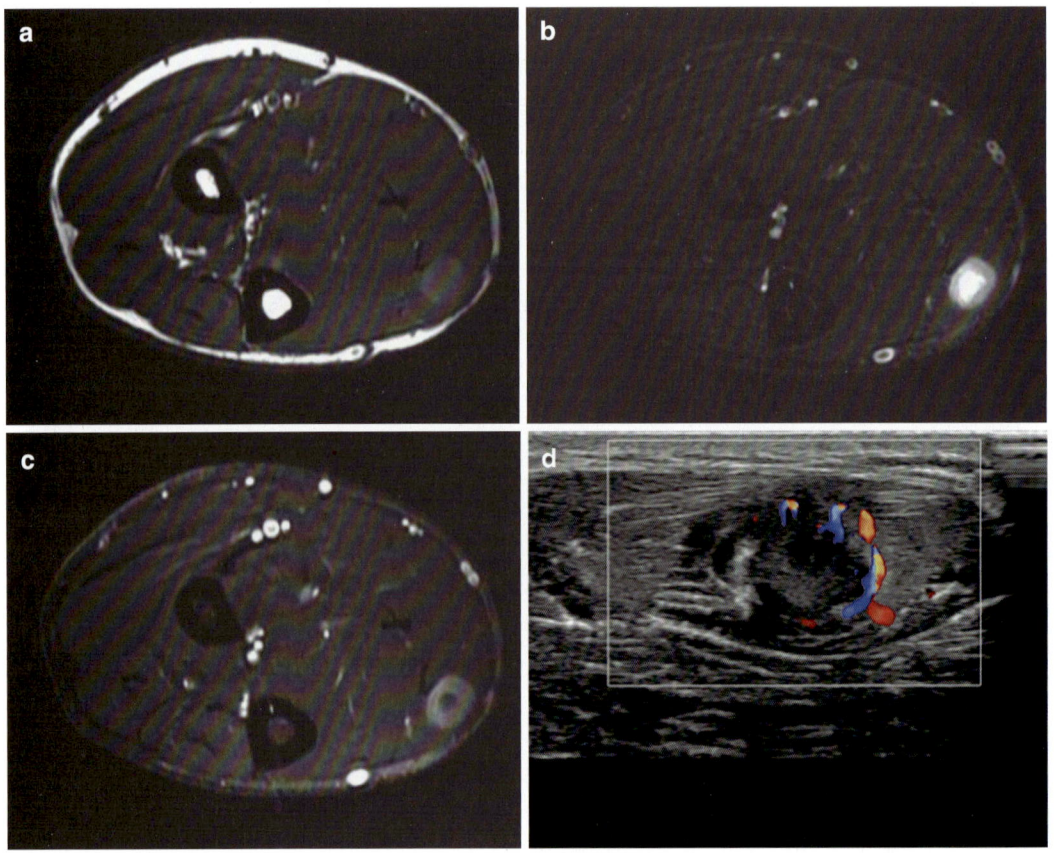

图15.20　横纹肌肉瘤的肌内转移

横轴位T1WI（a）显示尺侧腕屈肌内的非特异性软组织肿块，与邻近的骨骼肌信号相同。横轴位T2WI-FS（b）显示肿块呈高信号，中央见囊变。横轴位CE-T1WI-FS（c）显示肿块周围厚壁环状强化。彩色多普勒超声（d）显示肿块血供丰富。

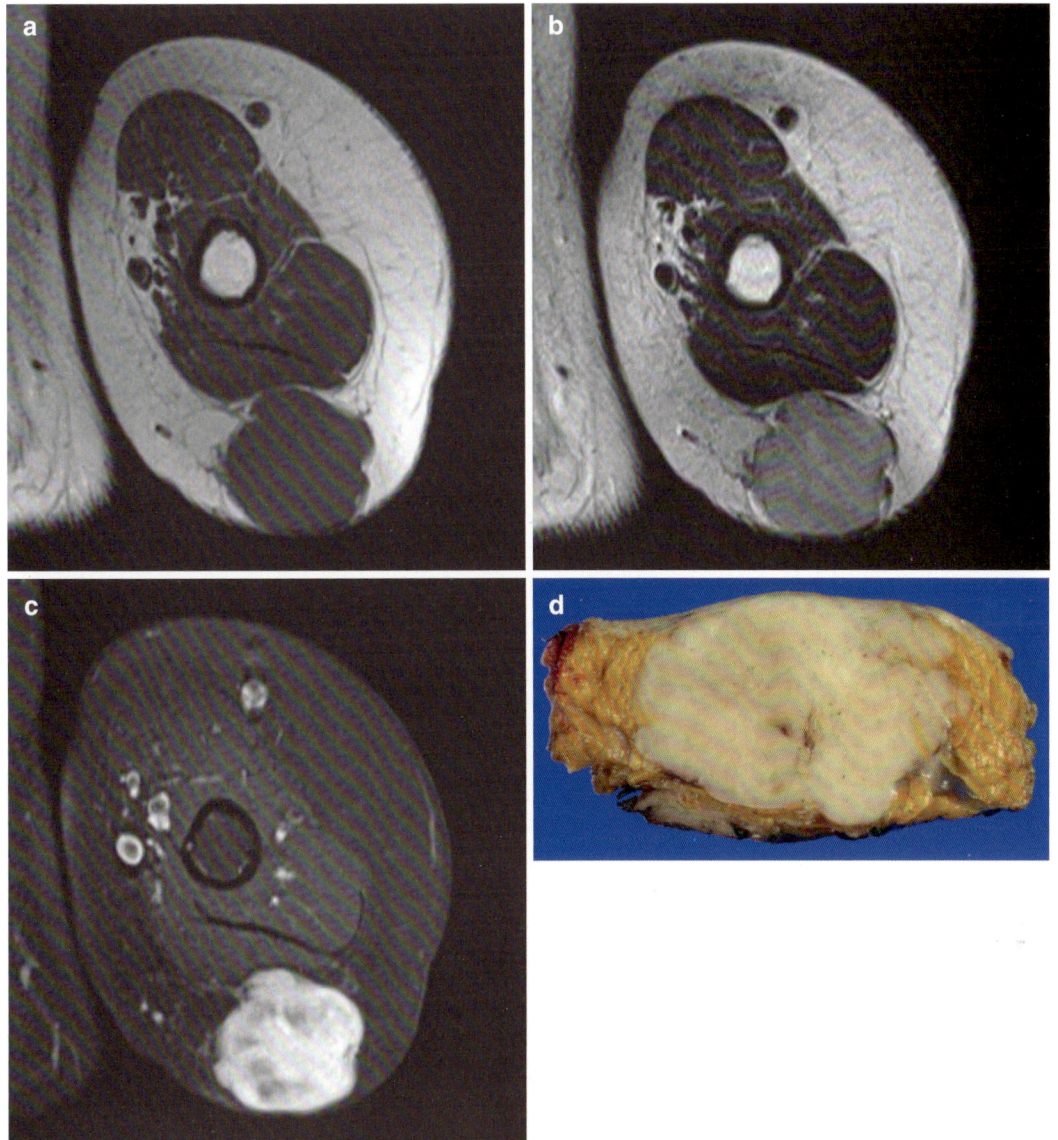

图15.21　乳腺恶性叶状肿瘤的皮下转移

横轴位T1WI（a）显示左上臂皮下非特异性的软组织肿块。横轴位T1WI和T2WI（b）显示肿块信号无特征性。横轴位CE-T1WI-FS（c）呈弥漫性明显强化。手术标本（d）显示多分叶状实性肿块。

❖ **参考文献**

[1] KIM H K，KIM S M，LEE S H，et al. Subcutaneous epidermal inclusion cysts：ultrasound（US）and MR imaging findings [J]. Skelet Radiol，2011a，40（11）：1415-1419.

[2] HONG S H，CHUNG H W，CHOI J-Y，et al. MRI findings of subcutaneous epidermal cysts：emphasis on the presence of rupture [J]. Am J Roentgenol，2006，186（4）：961-966.

[3] HUANG C-C，KO S-F，HUANG H-Y，et al. Epidermal cysts in the superficial soft tissue：sonographic features with an emphasis on the Pseudotestis pattern [J]. J Ultrasound Med，2011，30（1）：11-17.

［4］LEE H S, JOO K B, SONG H T, et al. Relationship between sonographic and pathologic findings in epidermal inclusion cysts［J］. J Clin Ultrasound, 2001, 29（7）: 374–383.

［5］HWANG J Y, LEE S W, LEE S M. The common ultrasonographic features of pilomatricoma. J Ultrasound Med, 2005, 24（10）: 1397–1402.

［6］LIM H W, IM S A, LIM G-Y, et al. Pilomatricomas in children: imaging characteristics with pathologic correlation［J］. Pediatr Radiol, 2007, 37（6）: 549–555.

［7］GARIONI E, DANESINO G M, MADONIA L. Pilomatricoma: sonographic features［J］. J Ultrasound, 2008, 11（2）: 76–78.

［8］DE BEUCKELEER L H L, DE SCHEPPER A M A, NEETENS I. Magnetic resonance imaging of pilomatricoma［J］. Eur Radiol, 1996, 6（1）: 72–75.

［9］WALSH M, JACOBSON J A, KIM S M, et al. Sonography of fat necrosis involving the extremity and torso with magnetic resonance imaging and histologic correlation［J］. J Ultrasound Med, 2008, 27（12）: 1751–1757.

［10］FERNANDO R A, SOMERS S, EDMONSON R D, et al. Subcutaneous fat necrosis: hypoechoic appearance on sonography［J］. J Ultrasound Med, 2003, 22（12）: 1387–1390.

［11］CHAN L P, GEE R, KEOGH C, et al. Imaging features of fat necrosis［J］. Am J Roentgenol, 2003, 181（4）: 955–959.

［12］LÓPEZ J A, SAEZ F, LARENA JA, et al. MRI diagnosis and followup of subcutaneous fat necrosis［J］. J Magn Reson Imaging, 1997, 7（5）: 929–932.

［13］TSAI T S, EVANS H A, DONNELLY L F, et al. Fat necrosis after trauma: a benign cause of palpable lumps in children［J］. Am J Roentgenol, 1997, 169（6）: 1623–1626.

［14］VEYS E M, DE KEYSER F. Rheumatoid nodules: differential diagnosis and immunohistological findings［J］. Ann Rheum Dis, 1993, 52（9）: 625–626.

［15］EL-NOUEAM K I, GIULIANO V, SCHWEITZER M E, et al. Rheumatoid nodules: MR/pathological correlation［J］. J Comput Assist Tomogr, 1997, 21（5）: 796–799.

［16］SANDERS T G, LINARES R, SU A. Rheumatoid nodule of the foot: MRI appearances mimicking an indeterminate soft tissue mass［J］. Skelet Radiol, 1998, 27（8）: 457–460.

［17］STROBEL K, ARTHUR R, EXNER U G. FDG uptake in a rheumatoid nodule with imaging appearance similar to a malignant soft tissue tumor［J］. Clin Nucl Med, 2009, 34（10）: 691–692.

［18］PARRA J A, FERNANDEZ M A, ENCINAS B, et al. Morel-Lavallee effusions in the thigh［J］. Skelet Radiol, 1997, 26（4）: 239–241.

［19］MELLADO J M, DEL PALOMAR L P, DÍAZ L, et al. Long-standing Morel-Lavallée lesions of the trochanteric region and proximal thigh: MRI features in five patients［J］. Am J Roentgenol, 2004, 182（5）: 1289–1294.

［20］NEAL C, JACOBSON J A, BRANDON C, et al. Sonography of Morel-Lavallée lesions［J］. J Ultrasound Med, 2008, 27（7）: 1077–1081.

［21］KALKMAN E, BAXTER G. Melanoma［J］. Clin Radiol, 2004, 59（4）: 313–326.

［22］CATALANO O, CARACO C, MOZZILLO N, et al. Locoregional spread of cutaneous melanoma：sonography findings［J］．AJR Am J Roentgenol，2010a，194（3）：735-745．

［23］CHOI E A，GERSHENWALD J E．Imaging studies in patients with melanoma［J］．Surg Oncol Clin N Am，2007，16（2）：403-430．

［24］VEIT-HAIBACH P，VOGT F M，JABLONKA R，et al．Diagnostic accuracy of contrast-enhanced FDG-PET/CT in primary staging of cutaneous malignant melanoma［J］．Eur J Nucl Med Mol Imaging，2009，36（6）：910-918．

［25］CATALANO O，SIANI A．Cutaneous melanoma：role of ultrasound in the assessment of locoregional spread［J］．Curr Probl Diagn Radiol，2010，39（1）：30-36．

［26］CATALANO O，SETOLA S V，VALLONE P，et al．Sonography for locoregional staging and follow-up of cutaneous melanoma：how we do it［J］．J Ultrasound Med，2010b，29（5）：791-802．

［27］JUAN Y-H，SABOO S S，TIRUMANI S H，et al．Malignant skin and subcutaneous neoplasms in adults：multimodality imaging with CT，MRI，and 18F-FDG PET/CT［J］．Am J Roentgenol，2014，202（5）：W422-438．

［28］WILLEMZE R，MEIJER C J．Classification of cutaneous T-cell lymphoma：from Alibert to WHO-EORTC［J］．J Cutan Pathol，2006，33（Suppl 1）：18-26．

［29］KIM J W，CHAE E J，PARK Y S，et al．Radiological and clinical features of subcutaneous panniculitis-like T-cell lymphoma［J］．J Comput Assist Tomogr，2011b，35（3）：394-401．

［30］JANG M S，BAEK J W，KANG D Y，et al．Subcutaneous panniculitis-like T-cell lymphoma：successful treatment with systemic steroid alone［J］．J Dermatol，2012，39（1）：96-99．

［31］ZINZANI P L，QUAGLINO P，PIMPINELLI N，et al．Prognostic factors in primary cutaneous B-cell lymphoma：the Italian Study Group for Cutaneous Lymphomas［J］．J Clin Oncol，2006，24（9）：1376-1382．

［32］WILLEMZE R．Primary cutaneous B-cell lymphoma：classification and treatment［J］．Curr Opin Oncol，2006，18（5）：425-431．

［33］ALAIBAC M，BORDIGNON M，PENNELLI N，et al．Primary subcutaneous B-cell lymphoma：case report and literature review［J］．Acta Derm Venereol，2008，88（2）：151-154．

［34］KANG B S，CHOI S H，CHA H J，et al．Subcutaneous panniculitis-like T-cell lymphoma：US and CT findings in three patients［J］．Skelet Radiol，2007，36（Suppl 1）：S67-71．

［35］FUJII Y，SHINOZAKI T，KOIBUCHI H，et al．Primary peripheral T-cell lymphoma in subcutaneous tissue：sonographic findings［J］．J Clin Ultrasound，2004，32（7）：361-364．

［36］BEAMAN F D，KRANSDORF M J，ANDREWS T R，et al．Superficial soft-tissue masses：analysis，diagnosis，and differential considerations［J］．Radiographics，2007，27（2）：509-523．

［37］HAYGOOD T M，WONG J，LIN J C，et al．Skeletal muscle metastases：a three-part study of a not-so-rare entity［J］．Skelet Radiol，2012，41（8）：899-909．

［38］GOTTLIEB J A，SCHERMER D R．Cutaneous metastases from carcinoma of the colon［J］．JAMA，1970，213（12）：2083．

［39］DAMRON T A，HEINER J．Distant soft tissue metastases：a series of 30 new patients and 91 cases from the literature［J］．Ann Surg Oncol，2000，7（7）：526-534．

［40］PLAZA J A，PEREZ-MONTIEL D，MAYERSON J，et al．Metastases to soft tissue：a review of 118 cases over a 30-year period［J］．Cancer，2008，112（1）：193-203．

［41］KOVÁCS K A，KENESSEY I，Tímár J．Skin metastasis of internal cancers：a single institution experience［J］．Pathol Oncol Res，2013，19（3）：515-520．

［42］ALCARAZ I，CERRONI L，RUTTEN A，et al．Cutaneous metastases from internal malignancies：a clinicopathologic and immunohistochemical review［J］．Am J Dermatopathol，2012，34（4）：347-393．

［43］SUROV A，HAINZ M，HOLZHAUSEN H J，et al．Skeletal muscle metastases：primary tumours，prevalence，and radio-logical features［J］．Eur Radiol，2010，20（3）：649-658．

（黄新曲　高振华 译）

第16章 〉

类似软组织肿瘤的肿块

16.1 腱鞘囊肿

腱鞘囊肿是一种发生于关节囊、韧带、腱鞘、滑囊或软骨下骨质的良性囊性病变[1]，由富含透明质酸和其他黏多糖的凝胶状液体构成，周围被覆无滑膜内衬的纤维囊[2]。腱鞘囊肿常见于反复应力下的关节周围软组织，与关节腔相通或不相通。有时，腱鞘囊肿在远离关节处，甚或在肌肉内。腱鞘囊肿内液体的来源包括以下三种假说：（1）通过手腕的运动将关节液"泵"入囊肿；（2）由于关节外组织的退变形成囊肿，然后再与关节腔相通；（3）囊壁内间充质细胞分泌过多黏蛋白[3]。神经内腱鞘囊肿很少见，以腓总神经受累最常见，其他神经受累常位于关节腔附近。腱鞘囊肿位于神经外膜，会引起神经束的偏心性移位。神经内腱鞘囊肿的发病机制可能是关节液将支配该关节的神经分支外膜剥离所致，并可沿神经外膜向心性剥离至主干神经外膜[4-5]。

在超声上，腱鞘囊肿通常表现为后方回声增强的无回声肿块；小囊肿（最大径<10mm）可表现为有回声的病灶，后方无回声增强。较大的腱鞘囊肿一般边界清晰，呈多分叶状改变[6]。

在MRI上，腱鞘囊肿通常表现为界限清晰的圆形或分叶状的液体信号区，内部的间隔清晰光滑，病变整体外观呈"葡萄串征"[2,7]。腱鞘囊肿在T2WI上呈均匀或不均匀的高信号，在T1WI上的信号强度取决于囊肿内蛋白浓度和是否合并出血。囊肿也可合并出血或炎症[1]，此时称为复杂性腱鞘囊肿，在MRI上呈更不均匀的信号，周围的囊壁或内部间隔较厚，增强扫描后囊肿内部无强化[1]。

16.2 血管病变

真性动脉瘤或假性动脉瘤可能会被误诊为四肢软组织肿瘤。真性动脉瘤包含所有三层动脉壁（内膜、中膜和外膜）。相反，假性动脉瘤只包含外膜，被认为是动脉壁与周围组织之间的血肿，假性动脉瘤周围炎性细胞和成纤维细胞，类似于壁内血肿[8-9]。外周动脉瘤最常累及腘动脉，通常见于40～60岁，男性稍多于女性。假性动脉瘤可能与单次直接创伤或慢性钝性创伤有关，其中慢性钝性创伤更为常见[9]。假性动脉瘤可多年稳定不变，临床症状与病变的体积有关。假性动脉瘤诊断的临床线索在于外伤后的动脉搏动性包块和皮肤淤青，及时准确诊断而避免活检非常重要[10]。小鱼际锤击综合征是一种与尺动脉假性动脉瘤血栓形成相关的罕见临床疾病，指尺动脉和掌浅弓在钩状骨钩表面反复钝性损伤而引起手和指缺血的症状和体征[9]。

动脉瘤或假性动脉瘤在MRI上有特征性的表现。动脉瘤在MRI上表现为边界清楚的圆形或椭圆形肿块，流动的血液呈现持续的流空信号。动脉瘤因含有不同时期的出血成分，在T1WI和T2WI上的信号表现多样：亚急性出血在T1WI和T2WI上呈高信号，含铁血黄素沉积呈低信号[11]。此外，在MRI相位编码梯度方向上可见与流空相关的特征性伪影[24]。动脉瘤合并明显血栓形成与假性动脉瘤的影像学鉴别较为困难。

16.3 痛风

痛风是由于尿酸钠晶体沉积在软组织和关节所引起的炎症反应[13]。痛风石的出现提示痛风处于慢性炎症过程，在病理上由尿酸盐结晶和蛋白基质聚集而成，周围伴有明显的炎症反应。在先前没有痛风性关节炎发作的情况下，痛风石并不多见[14]。偶尔，在没有痛风性关节炎的情况下出现软组织痛风石，这可能会被误诊为感染或肿瘤[14]。痛风石可出现于关节周围，尤其好发于尺骨鹰嘴和髌前区。

痛风石的X线表现通常为关节旁软组织肿块，内可见钙化但并不常见。痛风石在T1WI上呈中等信号，在T2WI上信号高低不同，T2WI信号强度取决于钙化的程度和分布、钙化含水量，以及是否伴有水肿或炎症反应[14]。然而，痛风石因含尿酸盐晶体和纤维组织，在T2WI上最常见的信号是不均匀的中等信号或低信号[15]。痛风石在MRI增强扫描后可明显强化，这反映了周围肉芽组织和受累滑膜血管翳的形成[15]。近年，双能CT的特定衰减特性已被用于区分尿酸盐晶体与钙化。双能CT作为一种独特的检查方法，用于诊断不清的患者、排除痛风及对已确诊痛风的痛风石进行定量分析[13]。

16.4 结节病

结节病是一种全身肉芽肿性疾病，可累及多个器官[16-17]。肌肉骨骼的结节病通常发生于全身性疾病患者[17]。

骨骼肌结节病有以下两种不同的表现类型：肌病型结节病和结节型结节病。结节型结节病可表现为单发或多发结节，最常见的临床表现为无痛性包块，可有轻度压痛。肌病型结节病表现为对称性、弥漫性的肌肉病变，不形成肿块，临床通常表现为缓慢进展的肌肉疼痛、无力和萎缩[16, 18]。结节型结节病在MRI上具有特征性的表现，可做出准确的诊断[17]。在横轴位T2WI上，结节性结节病中心区呈星形低信号，周围绕以高信号边缘（即"暗星征"），增强扫描后外周边缘明显强化。在组织学上，星形的低信号中心区为纤维组织，周围的高信号边缘为炎性肉芽肿和水肿[16, 18]。结节周围区由于肉芽肿细胞丰富，在T1WI上呈稍高信号[18]。结节在冠状位和矢状位MRI上可出现"三条纹征"，即在1条低信号的条纹两侧各伴行1条高信号的条纹。镓-67核素显像显示结节明显摄取，但无诊断特异性[18]。超声也可显示"暗星征"和"三条纹征"，但超声上病变的黑白位置与MRI的相应位置互换[18]。在肌病型结节病中，受累肌肉在T2WI上呈非特异性的高信号。

25%的病例累及皮肤，通常出现在患者就诊时[19-20]。皮下结节病是皮肤病变中最少见的亚型，占全身结节病的1.4%～6%[21]。皮下受累的诊断依赖组织学上的非干酪样结节性或上皮样肉芽肿伴有少量淋巴细胞浸润的表现。Ahmed和Harstad报道了21例皮下结节病[20]，结果显示：皮下结节的发病高峰在30～40岁，女性多见，皮下病变常累及上肢，皮肤病变呈多发性和簇集分布，在疾病初期即伴有全身疾病，双侧肺门淋巴结肿大。MRI可显示结节性皮下肉芽肿浸润、皮肤结节及淋巴结肿大，在T2WI上呈高信号，在T1WI上呈低信号，增强扫描有强化[16]。超声表现为皮下组织不规则增厚，伴有多处斑片状高回声病变。在组织学上，低回声区对应于非干酪样肉芽肿，高回声区对应于周围的炎症浸润[21]。彩色多普勒超声显示轻度血供。

16.5 Morton神经瘤

Morton神经瘤是前足底疼痛的常见原因。1876年Thomas G. Morton 首次病例报道后才普遍使用这个术语[22-23]。尽管Morton神经瘤确切原因仍存争议，但最可能是由跖骨间横韧带对足底神经的反复压迫，引起神经周围纤维化、神经纤维变性、白细胞浸润及小血管玻璃样变性，继而导致跖骨间神经明显增粗[22]。患者在负重过程中跖骨间区出现刺痛、灼痛感和麻木，休息后可缓解症状。Morton神经瘤最常见于第3/4跖骨间区[24]。

在超声上，Morton神经瘤表现为局灶性低回声结节，取代了跖骨头部趾蹼区正常的高回声脂肪。纵切面超声上，Morton神经瘤呈梭形低回声肿块，其长轴斜向跖骨。为进一步提高诊断的信心和准确性，可对前足的内侧和外侧施加压力。当跖骨头被横向挤压在一起时，Morton神经瘤突然向足底表面移动，引起可触摸的咔嚓声，这就是所谓的Mulder征[25]。在MRI上，Morton神经瘤表现为边界清楚的泪滴状肿块，因其主要由纤维成分组成，故而在T1WI和T2WI上呈中等或低信号，增强扫描有不同程度的强化。T2WI可用于排除其他诊断，包括跖间滑囊炎和腱鞘囊肿。一般来说，MRI在诊断敏感性（76%～100%）方面高于超声[24, 26]。

在无症状患者的MRI上经常发现Morton神经瘤，因此对影像学检查的必要性存有疑问。以前的研究表明，较大的（横径>5mm）Morton神经瘤比较小的更易出现症状，但两组之间有明显重叠[22，26]，因此需要仔细研究临床和MRI结果之间的相关性[22]。当临床怀疑Morton神经瘤时，MRI提供的信息对骨科医生的诊断和治疗决策有很大帮助[26]。

16.6　创伤性神经瘤

创伤性神经瘤是一种神经组织的非肿瘤性修复性增生，神经受损伤后轴突再生恢复神经的连续性。创伤性神经瘤通常发生在截肢后的1～12个月[23，27-28]。通常，创伤性神经瘤与创伤或截肢有关。根据轴突再生肿块相对于近端神经末梢的解剖位置，创伤性神经瘤分为两种类型：梭形神经瘤和末端神经瘤[8，23，27-28]。梭形神经瘤是一种局部梭形的神经增粗，远离神经末梢，提示周围神经受到慢性摩擦或刺激后的反应[28]。末端神经瘤起源于神经末梢的残端，通常是由于轴突的多方向增殖形成，无Schwann细胞的参与。末端神经瘤呈球端形态，近端与正常神经相连续[23，28]。在组织学上，创伤性神经瘤表现为神经组织的无序增殖，这有别于神经纤维瘤[23]。

在超声上，末端神经瘤表现为较小的低回声肿块，与神经断端相连续，通常略大于所在神经的横径。典型的梭形神经瘤表现为梭形肿块，有出入神经相连。创伤性神经瘤的再生细胞多方向增殖会使其轮廓稍欠规则，但一般边缘清晰[23]。在MRI上，创伤性神经瘤的信号表现无特异性，增强扫描后有不同程度的强化。MRI是确定创伤性神经瘤与神经直接关系的最佳显示方法[28]。

16.7　黄色瘤

黄色瘤是一种非肿瘤性病变，其特征是胆固醇在组织中沉积及脂质巨噬细胞、巨细胞和其他炎症细胞局部聚集。黄色瘤最常累及皮肤（发疹性黄色瘤）和皮下组织（结节性黄色瘤）。然而，肌腱、滑膜及极少数骨骼也会受累[8]。黄色瘤通常累及手部伸肌腱、跟腱和髌韧带（肌腱黄色瘤）[29]。病变受累程度通常与胆固醇水平升高的程度和持续时间直接相关。在组织学上，病变的特征是充满脂质的泡沫组织细胞、细胞外胆固醇（胆固醇裂片）、巨细胞和少量炎症细胞混合存在，也可见局灶性囊变、退变和钙化[30]。

肌腱黄色瘤在X线片上表现为受累肌腱增厚或无钙化的软组织肿块[29]；在超声上表现为单发或多发局灶性低回声病变，提示肌腱黄色瘤或弥漫性肌腱增粗[30]；在MRI的T1WI和T2WI上呈斑点状或网状表现，这与肌腱的急性撕裂或慢性撕裂不同[29，31]。黄色瘤虽然由脂质成分组成，但其T1WI信号强度远低于脂肪，这是由于游离胆固醇和胆固醇酯（黄色瘤的主要脂质成分）不能产生可探测的MR信号。当胆固醇沉积引起肌腱束间水肿或炎症时，可在T1WI和T2WI上观察到局灶性高信号区[30-31]。

16.8 示例：类似软组织肿瘤的肿块

16.8.1 腱鞘囊肿

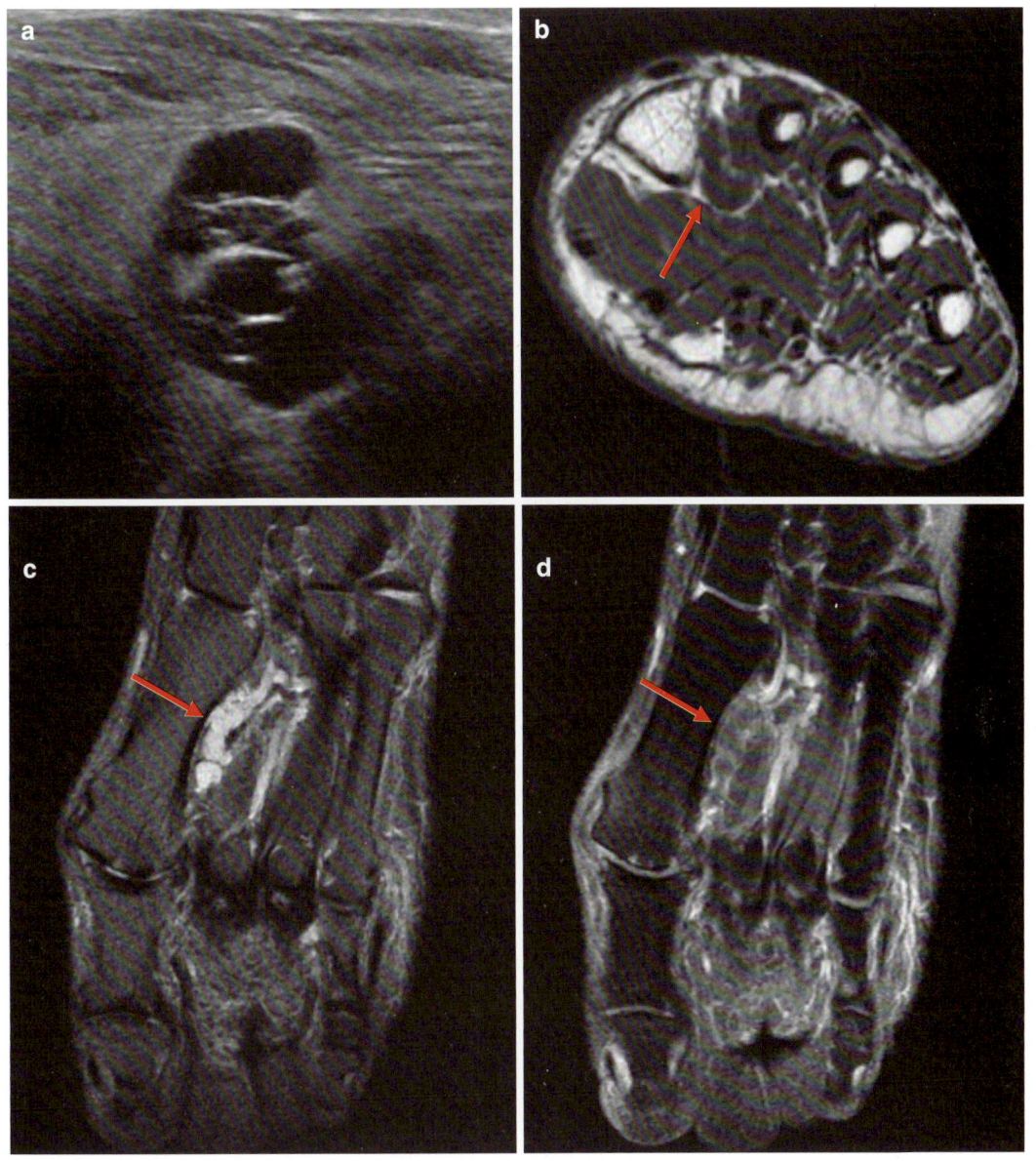

图16.1 腱鞘囊肿（1）

超声（a）显示多分叶状的无回声肿块，内见多发间隔（"葡萄串征"），后方回声轻度增强。分叶状细长形肿块位于第1、第2跖骨间隙（箭头），在横轴位T1WI（b）上呈低信号，冠状位T2WI（c）上呈高信号，冠状位CE-T1WI-FS（d）上呈边缘薄层强化。

译者注：图16.1c应为T2WI-FS。

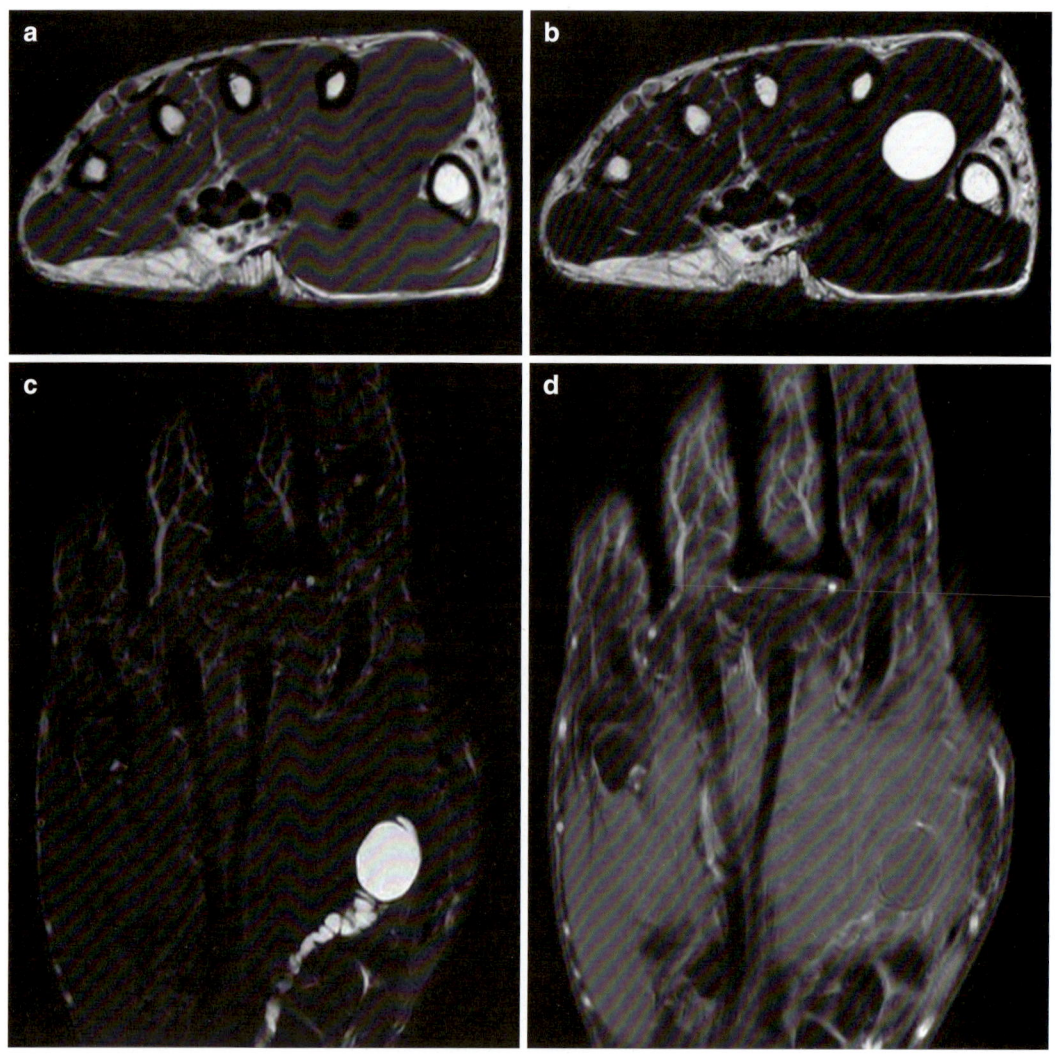

图16.2 腱鞘囊肿（2）

横轴位T1WI（a）显示边界清晰的圆形肿块，与相邻的骨骼肌信号相同。横轴位（b）和冠状位（c）T2WI显示肿块呈极高信号，与腱鞘囊肿的MRI信号特征一致。冠状位CE-T1WI-FS（d）显示病变呈边缘薄层强化。

译者注：图16.2c应为冠状位T2WI-FS。

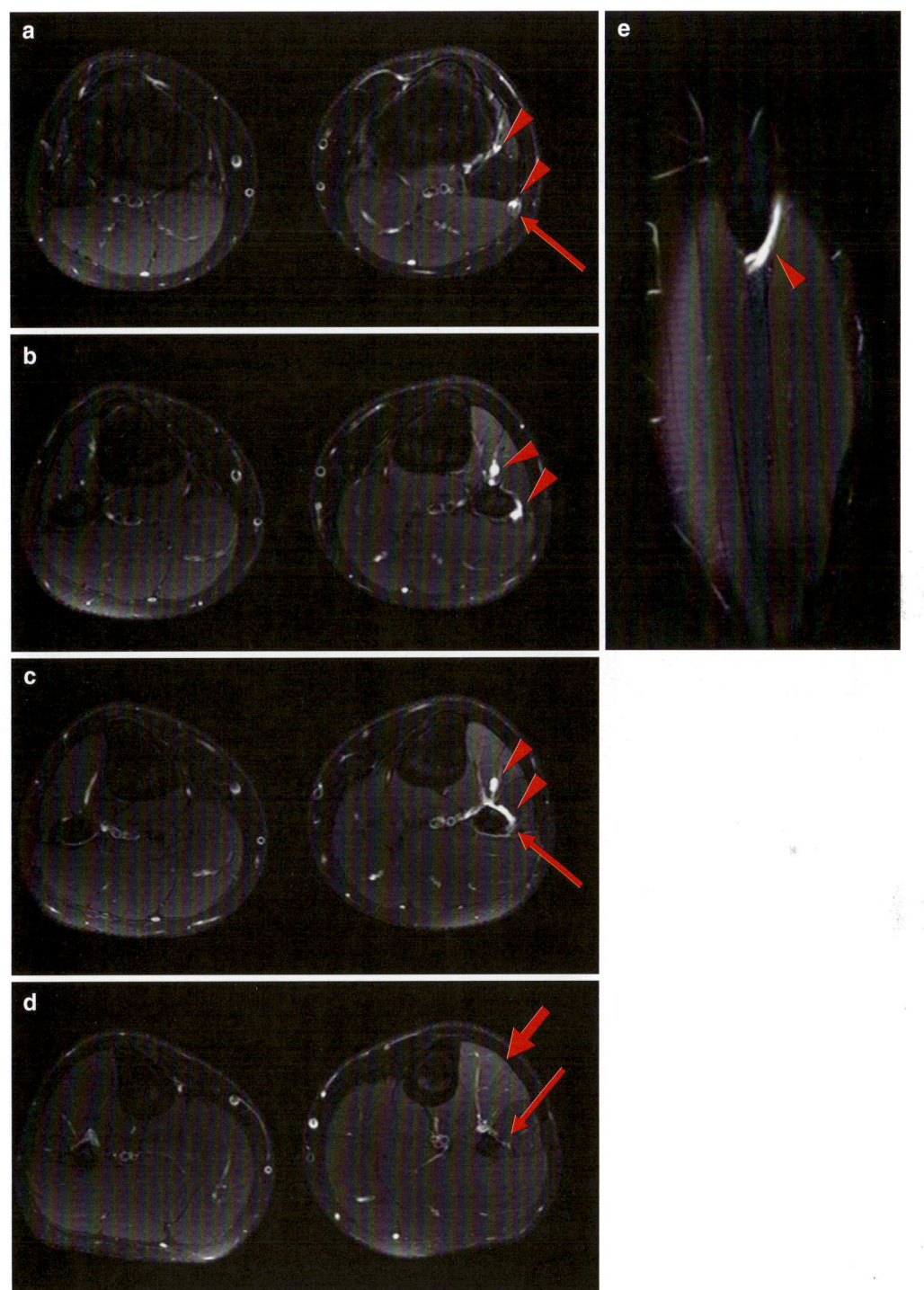

图16.3　腓总神经鞘腱鞘囊肿

横轴位（a~d）和矢状位（e）T2WI-FS（a~e）显示左腓骨头周围多分叶状囊性病变（三角形）。病变沿腓总神经（箭头）方向延伸，有一条走向胫腓近侧关节。与对侧神经相比，受累神经表现为轻度肿胀且信号增高（箭头）。前筋膜室内肌肉信号轻度增高（d，粗箭头），提示早期的失神经肌肉改变。

16.8.2 血管病变

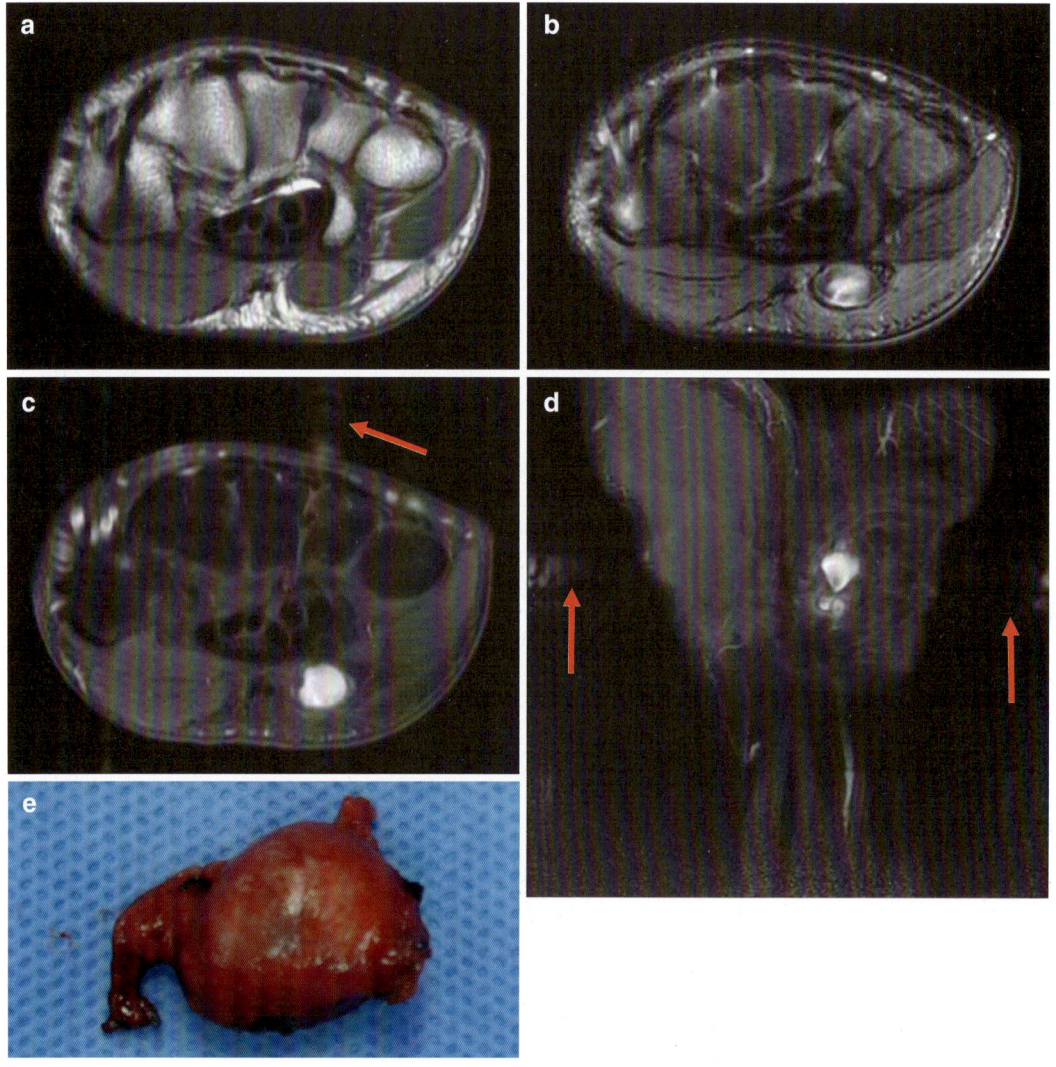

图16.4 动脉瘤

横轴位T1WI（a）显示与尺神经血管束密切相关的略高信号肿块。横轴位T2WI（b）显示肿块中心高信号而外围低信号。CE-T1WI-FS（c, d）显示肿块呈弥漫性明显强化，在相位编码梯度方向上出现特征性的流动相关伪影（箭头）。手术标本（e）显示肿块与尺动脉相通。

译者注：图16.4b应为T2WI-FS。

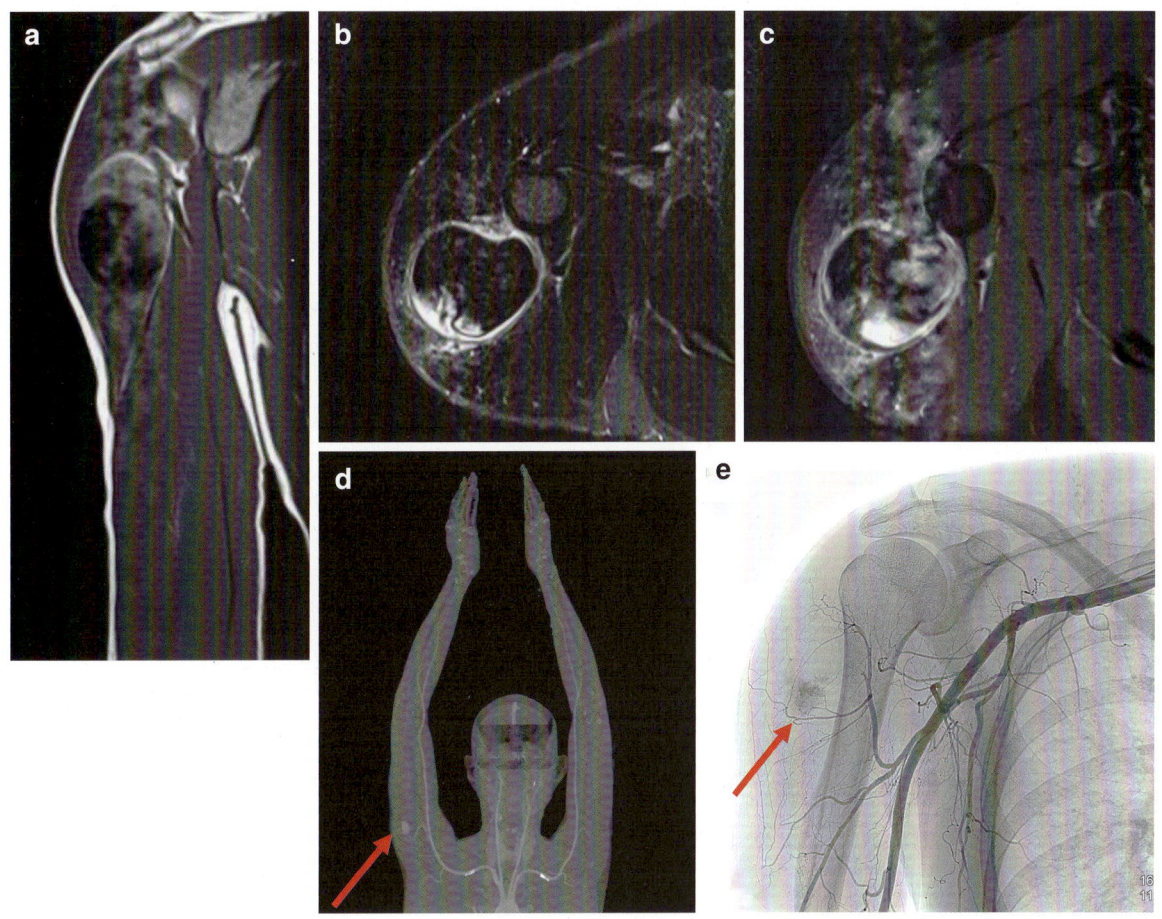

图16.5 假性动脉瘤

冠状位T1WI（a）显示右三角肌内界限清楚的卵圆形肿块。冠状位T1WI（a）和横轴位T2WI-FS（b）显示流空信号及在相位编码梯度方向上出现的明显搏动伪影。横轴位CE-T1WI-FS（c）显示病灶强化和明显的搏动伪影。CT最大密度投影图像（d）显示右三角肌假性动脉瘤（箭头），由右旋前动脉供血。数字减影血管造影（e）显示右旋前动脉造影剂外渗（箭头）。

16.8.3 痛风

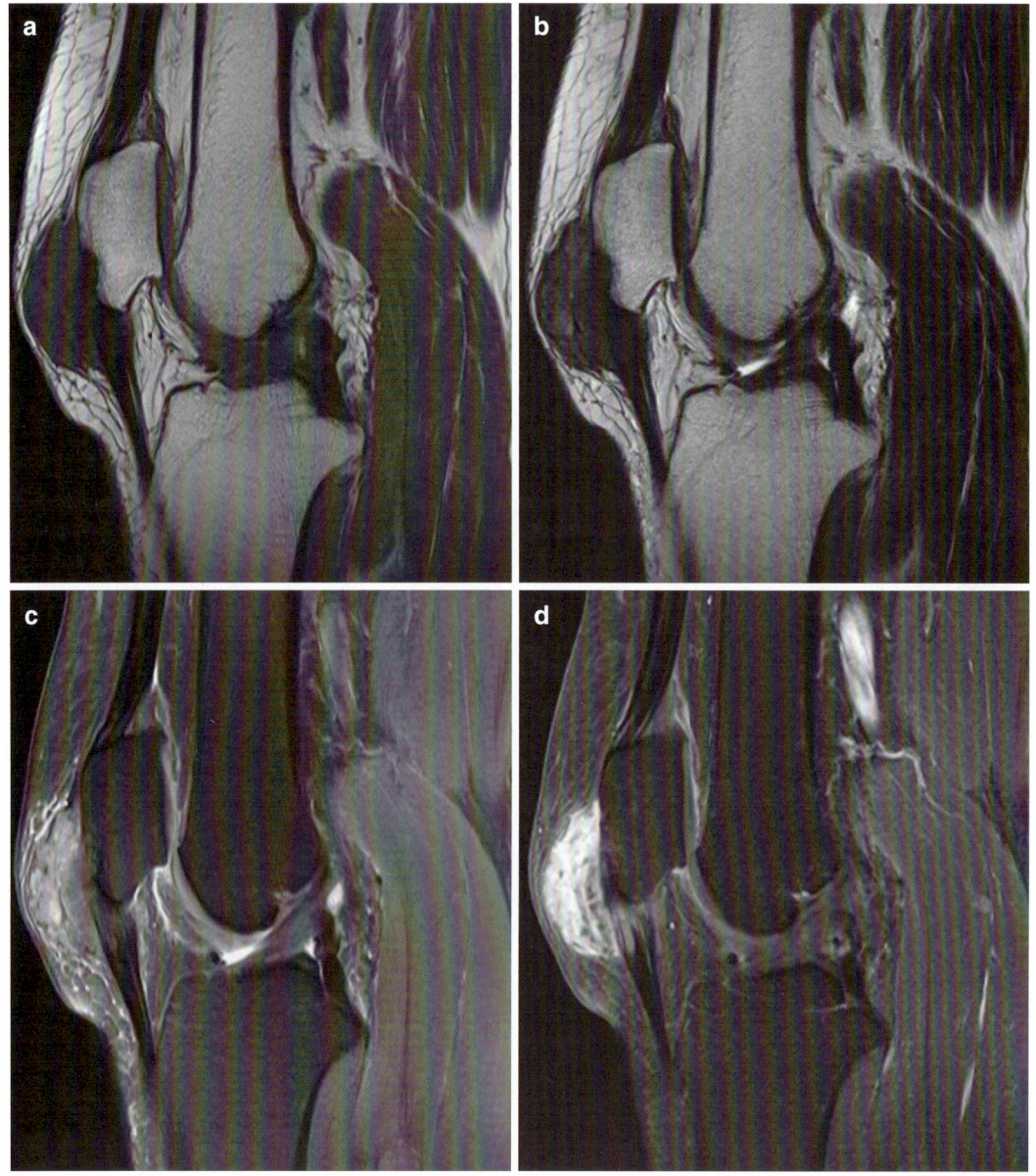

图16.6 痛风（1）

关节旁软组织肿块紧邻髌骨前骨皮质，累及髌韧带近端（a~d）。矢状位T1WI（a）和T2WI（b）显示髌前区肿块累及髌韧带，肿块呈中低混杂信号。T2WI-FS（c）显示肿块信号不均匀，以中-低信号为主，伴有皮下脂肪浸润。CE-T1WI-FS（d）显示肿块呈不均匀强化。

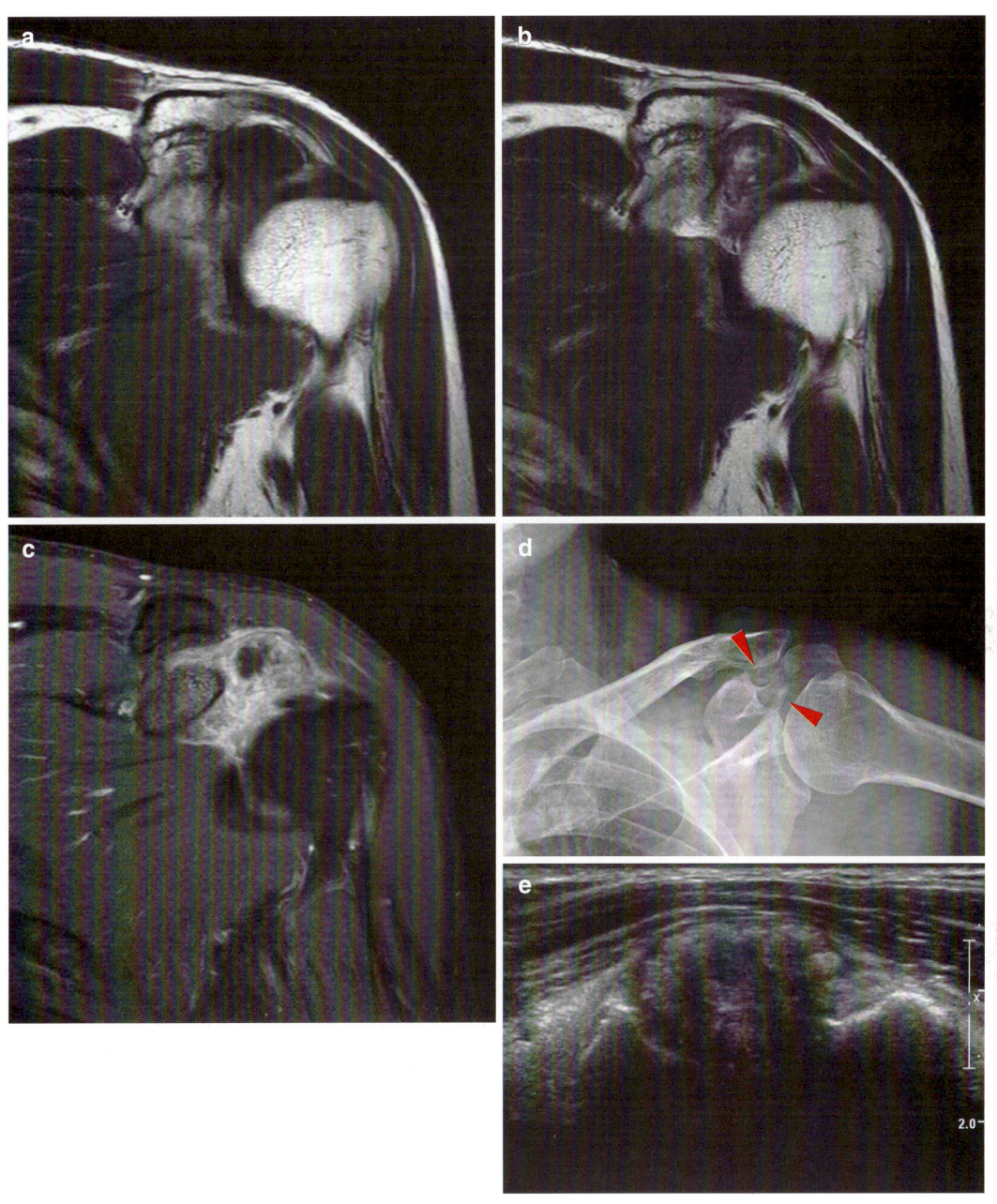

图16.7 痛风（2）

MRI（a~c）显示左肩肿块，在冠状位T2WI（b）上呈不均匀信号，以中-低信号为主；在CE-T1WI-FS（c）上呈不均匀强化，中心区不强化。X线片（d）显示左肩峰三角肌下滑囊区矿化灶（三角形）。超声（e）显示高回声肿块伴后方声影，符合晶体沉积改变。

16.8.4 结节病

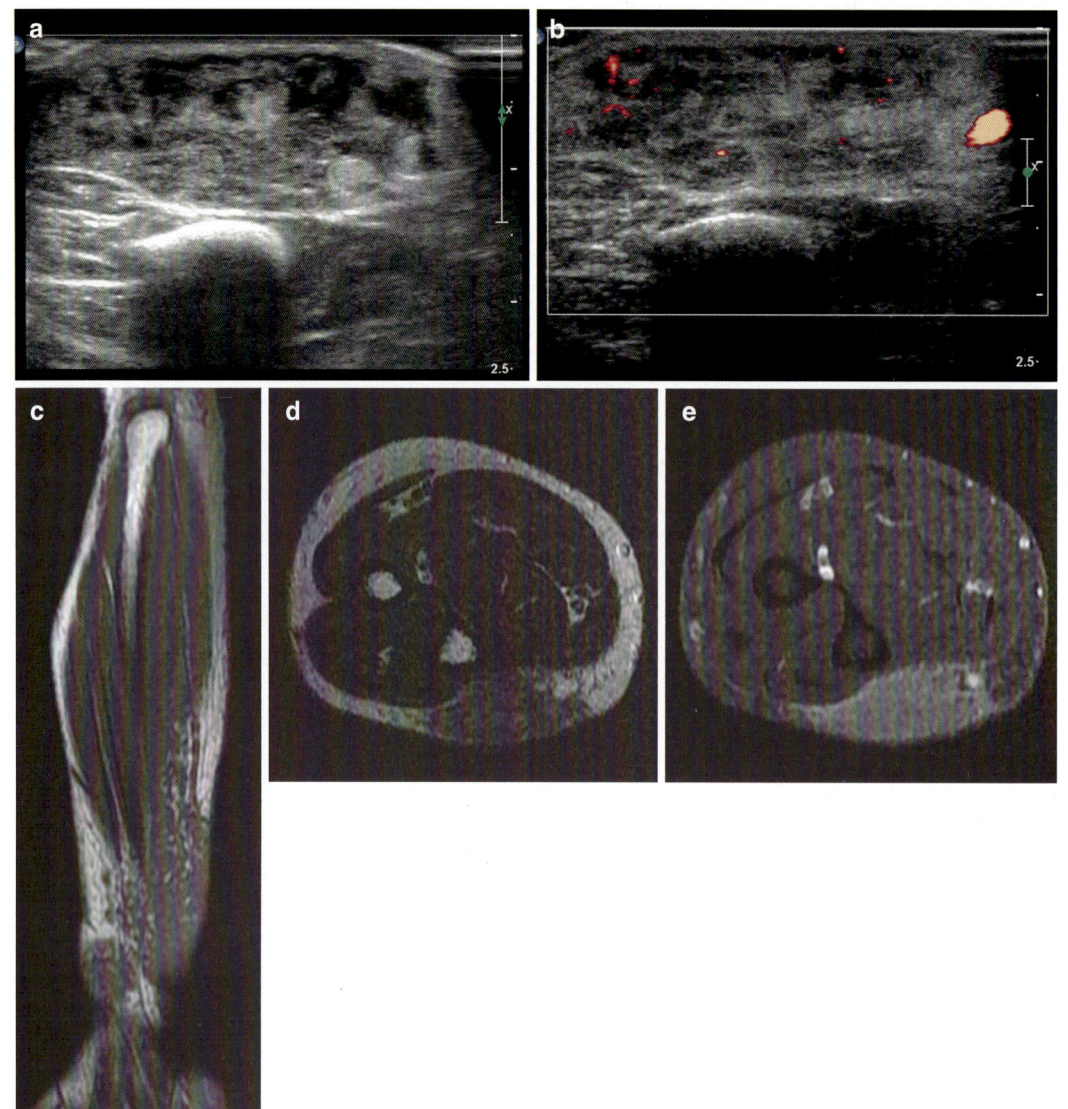

图16.8 皮下结节病

横切面超声（a）显示前臂增厚的皮下组织内不均匀回声肿块。彩色多普勒超声（b）显示皮下肿块内多发血流信号。冠状位T1WI（c）显示前臂尺侧皮下肿块呈低信号，分界不清。横轴位T2WI（d）显示肿块呈中等信号。横轴位CE-T1WI-FS（e）显示肿块弥漫性强化。

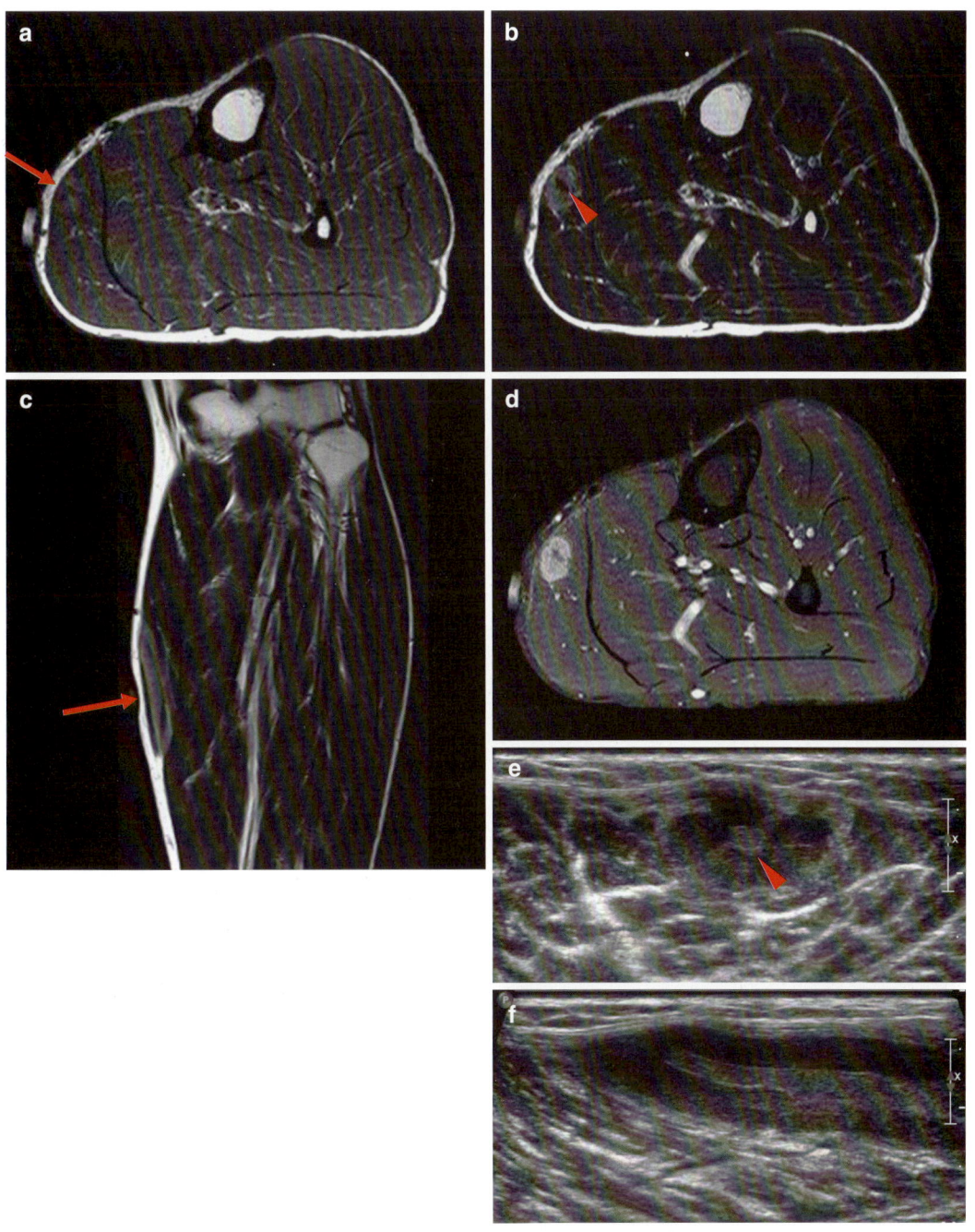

图16.9　肌肉结节病（1）

横轴位T1WI（a）和T2WI（b）显示稍高信号结节（箭头）。横轴位T2WI（b）显示结节中心呈星状低信号（三角形，"暗星征"）。冠状位T2WI（c）显示"三条纹征"（箭头），即在1条低信号的条纹两侧各伴行1条高信号的条纹。横轴位CE-T1WI-FS（d）显示中心星状结构不强化，外周区明显强化。超声同样显示中央星状病变（e，三角形）和3条条纹（f）。然而，超声上的黑白位置与MRI上的相应位置相反。

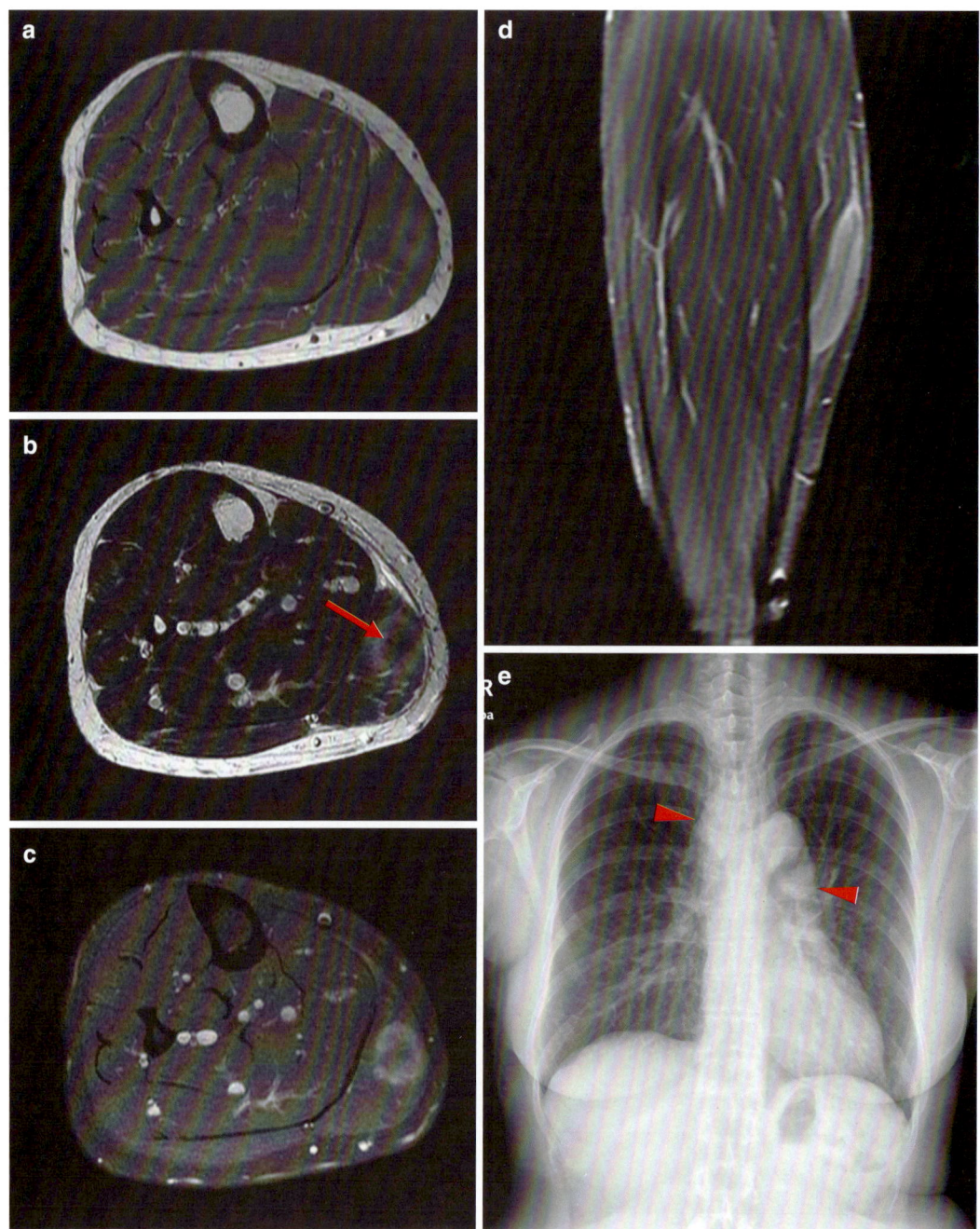

图16.10 肌肉结节病（2）

横轴位T1WI（a）显示信号略增高的结节。横轴位T2WI（b）显示高信号结节中心为低信号，呈暗星状外观（箭头）。横轴位（c）和矢状位（d）CE-T1WI-FS显示病变外周明显强化。胸部后前位X线片（e）表现为典型的双侧肺门淋巴结肿大（三角形）。

16.8.5 Morton神经瘤

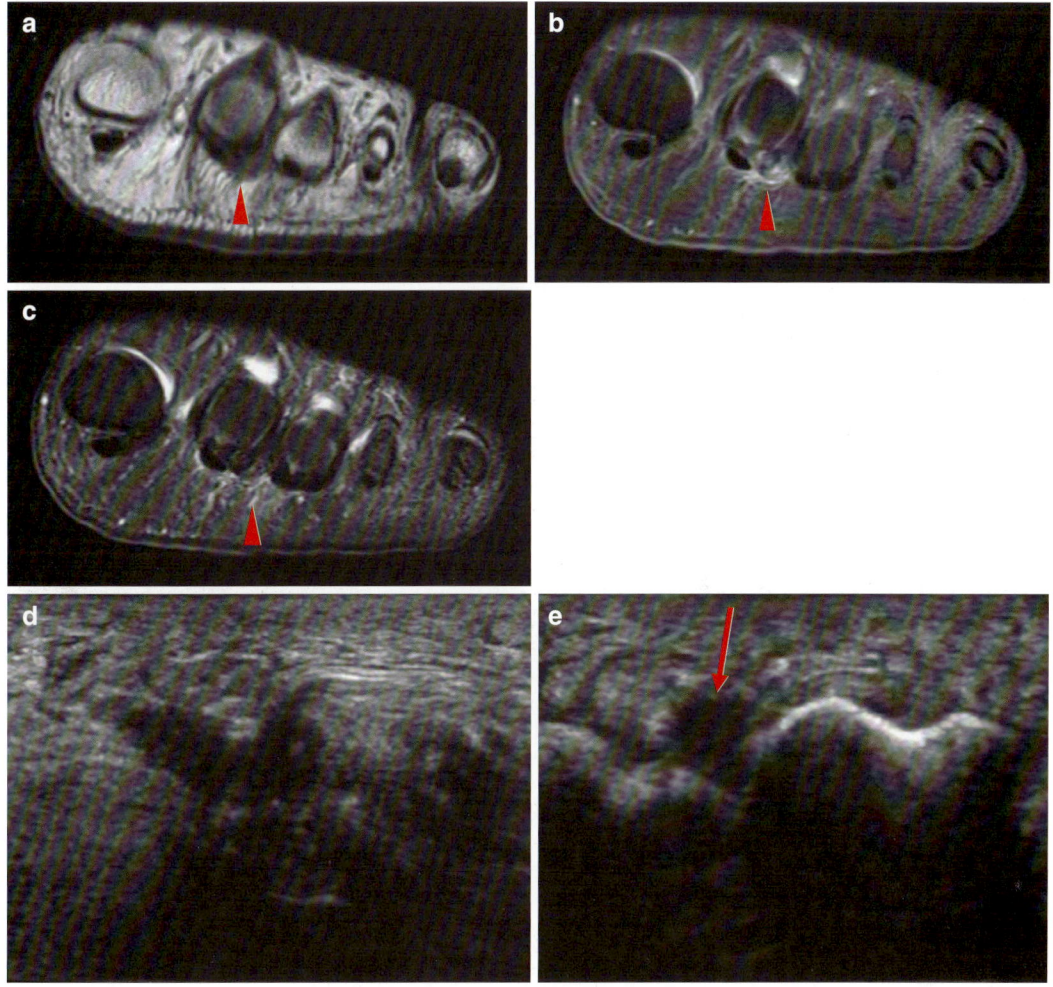

图16.11 Morton神经瘤（1）

垂直于跖骨的横轴位T1WI（a）显示向足底侧延伸的结节状肿块（三角形）。横轴位T2WI-FS（b）显示病变信号低于相邻脂肪组织信号（三角形）。横轴位CE-T1WI-FS（c）显示肿块无强化（三角形）。纵切面超声（d）显示第二跖骨间隙泪滴状低回声病变，其长轴斜向跖骨。当横向挤压足部时，横切面超声（e）显示肿块（箭头）向足底面突然位移，呈现Mulder征。

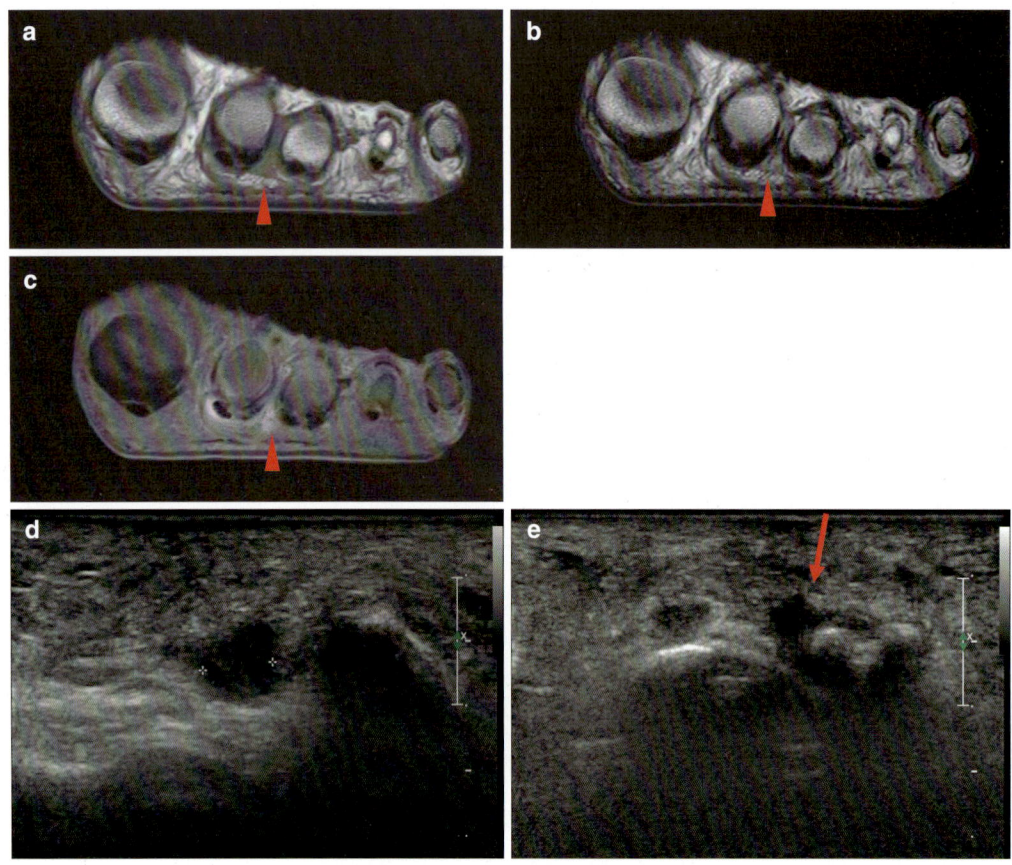

图16.12　Morton神经瘤（2）

垂直于跖骨的横轴位T1WI（a）显示向足底侧延伸的结节状肿块（三角形）。横轴位T2WI（b）显示病变信号低于相邻脂肪组织信号（三角形）。横轴位CE-T1WI-FS（c）显示肿块轻度强化（三角形）。纵切面（d）和横切面（e）超声显示第二趾蹼区低回声结节（箭头），取代了正常的跖骨间脂肪组织。

16.8.6　创伤性神经瘤

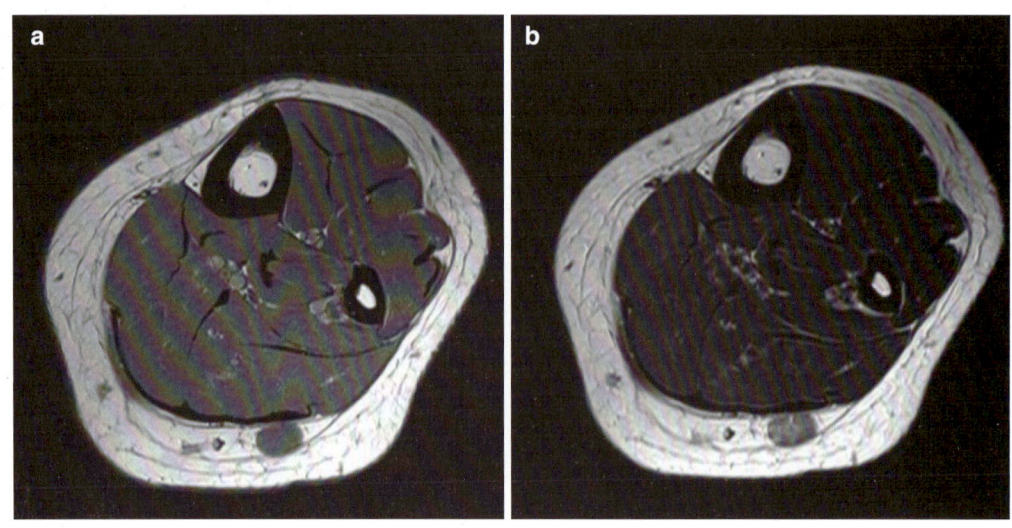

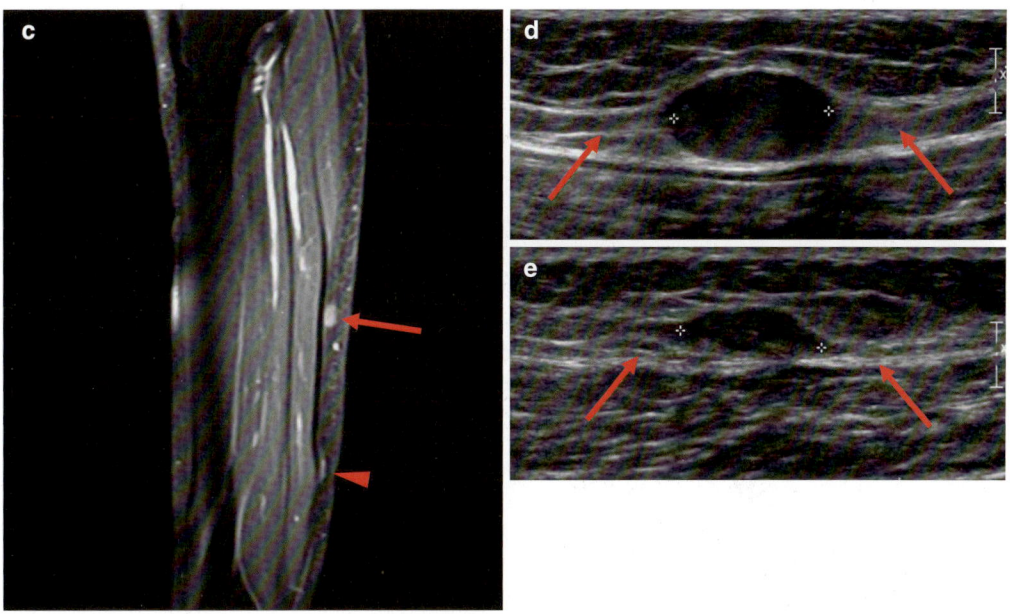

图16.13　梭形神经瘤

横轴位T1WI（a）和T2WI（b）显示小腿皮下小结节。矢状位CE-T1WI-FS（c）显示小腿远端另一结节（三角形），位于上述皮下结节（箭头）的下方。纵切面超声（d，e）显示梭形或纺锤形病变并有神经出入相连（箭头）。

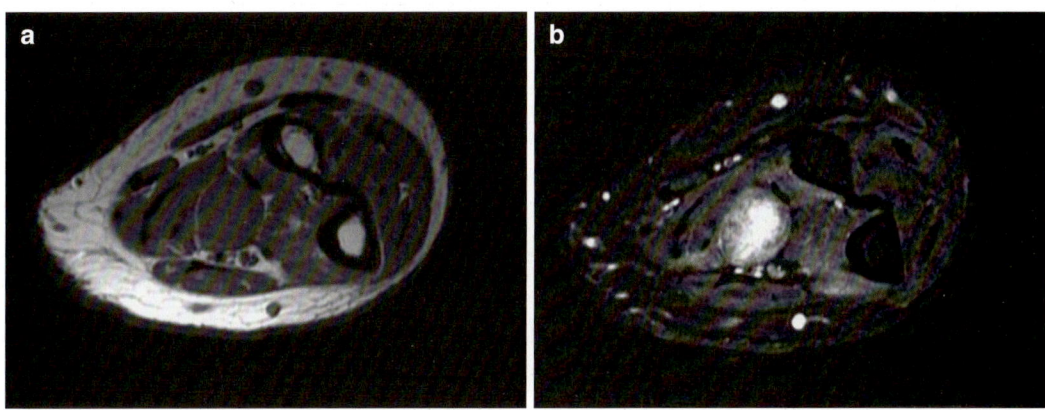

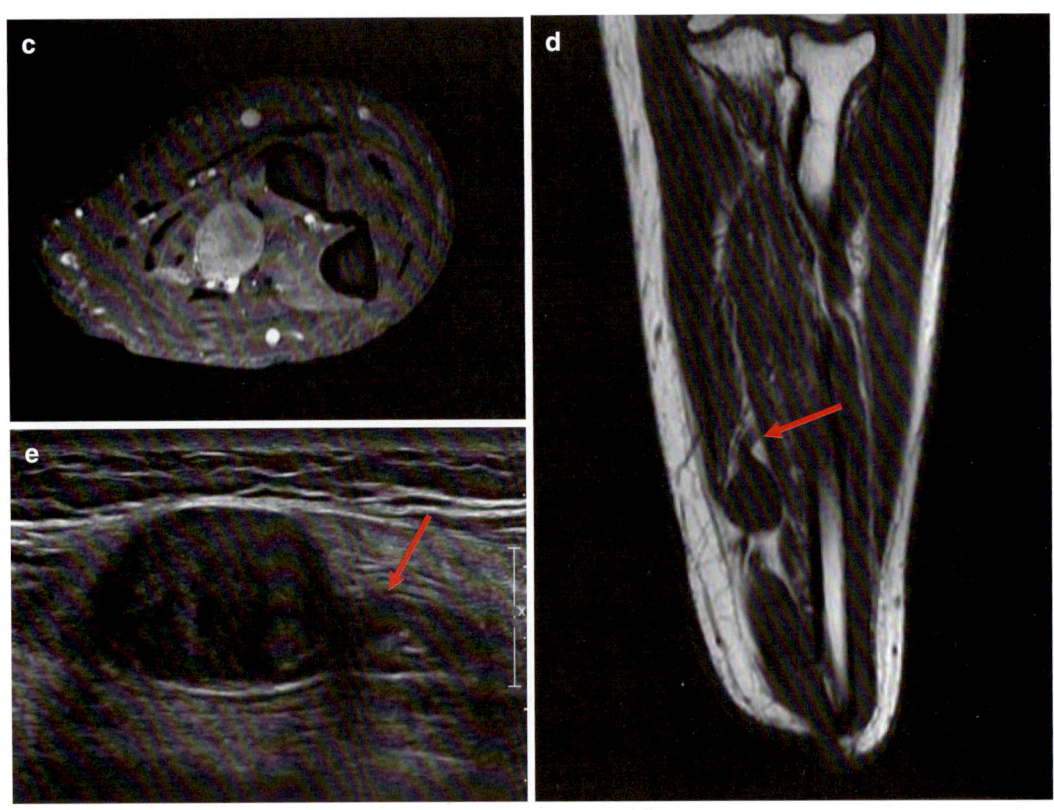

图16.14 末端神经瘤（1）

横轴位T1WI（a）和T2WI-FS（b）显示手部截肢患者的前臂远残端处卵圆形肿块。CE-T1WI-FS（c）显示肿块明显强化。冠状位T1WI（d）显示在切断的正中神经（箭头）末端有一卵圆形肿块。超声（e）显示低回声肿块与切断的神经末梢（箭头）相连。

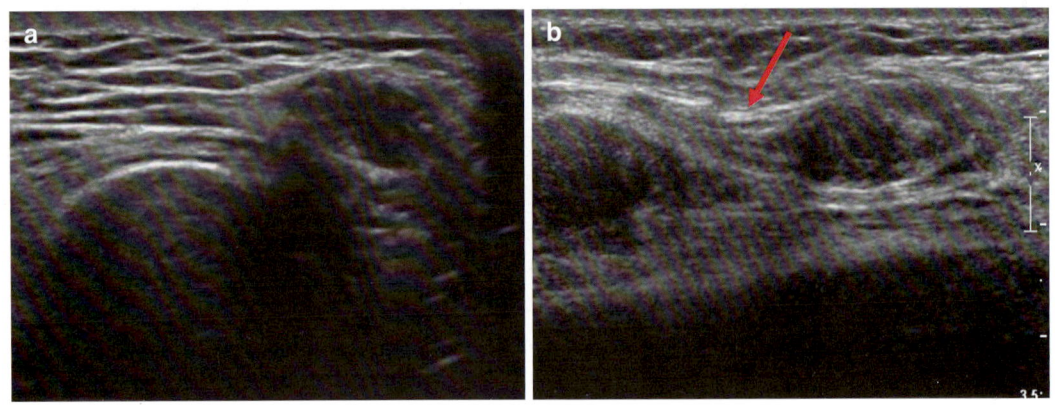

图16.15 末端神经瘤（2）

横切面超声（a）显示低回声末端神经瘤，边界不清楚，提示轴突多方向再生，但无Schwann细胞的参与。纵切面超声（b）显示低回声梭形末端神经瘤，与切断的神经末梢（箭头）相连。

16.8.7 黄色瘤

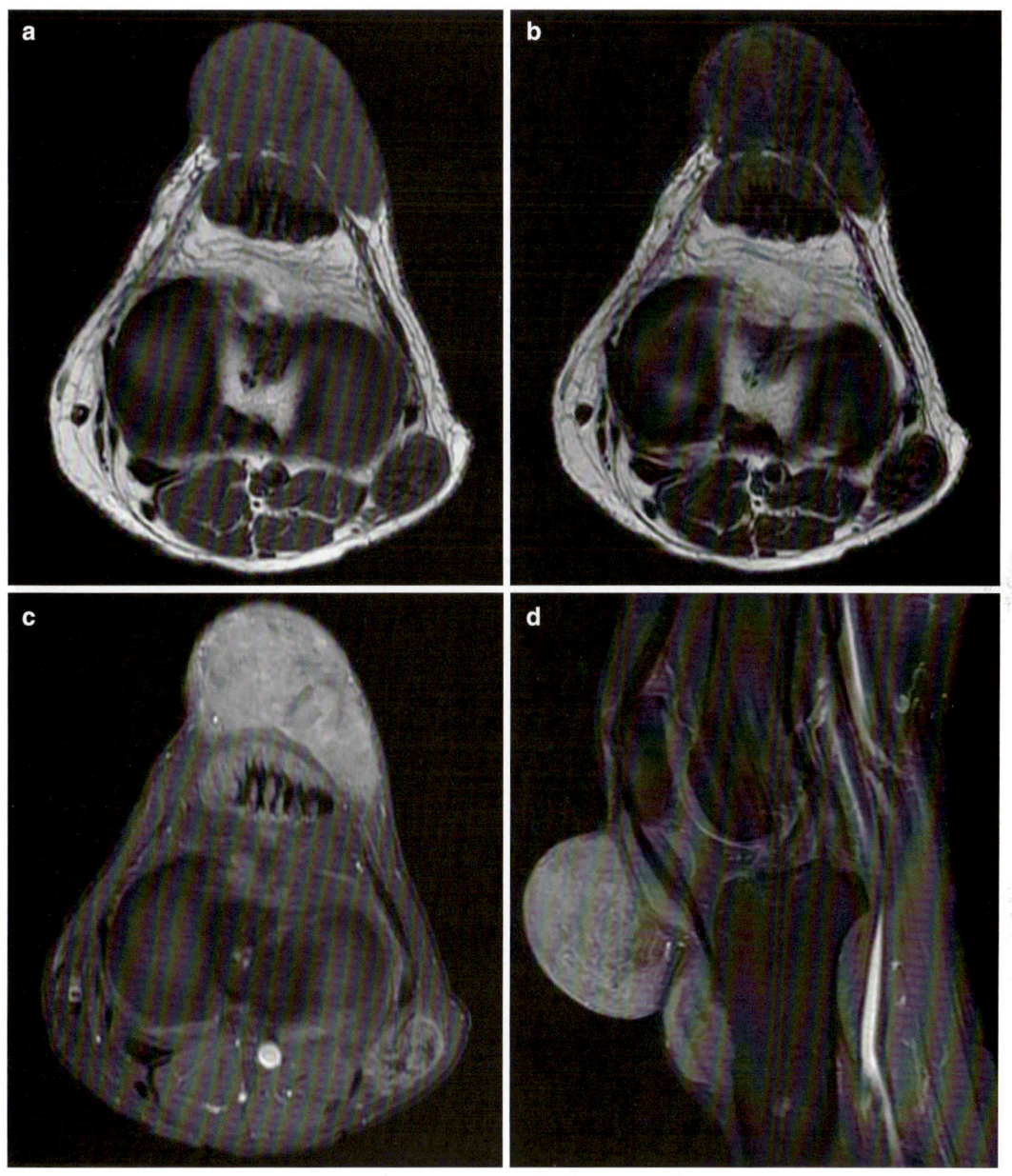

图16.16 黄色瘤（1）

MRI（a~c）显示髌韧带和股二头肌肌腱远端弥漫性增厚，在横轴位T1WI（a）和T2WI（b）上可见斑点状低信号影，受累肌腱呈斑点状外观。髌前大肿块累及皮肤和皮下组织。横轴位和矢状位CE-T1WI-FS（c，d）显示受累肌腱和皮下肿块均呈弥漫性强化。

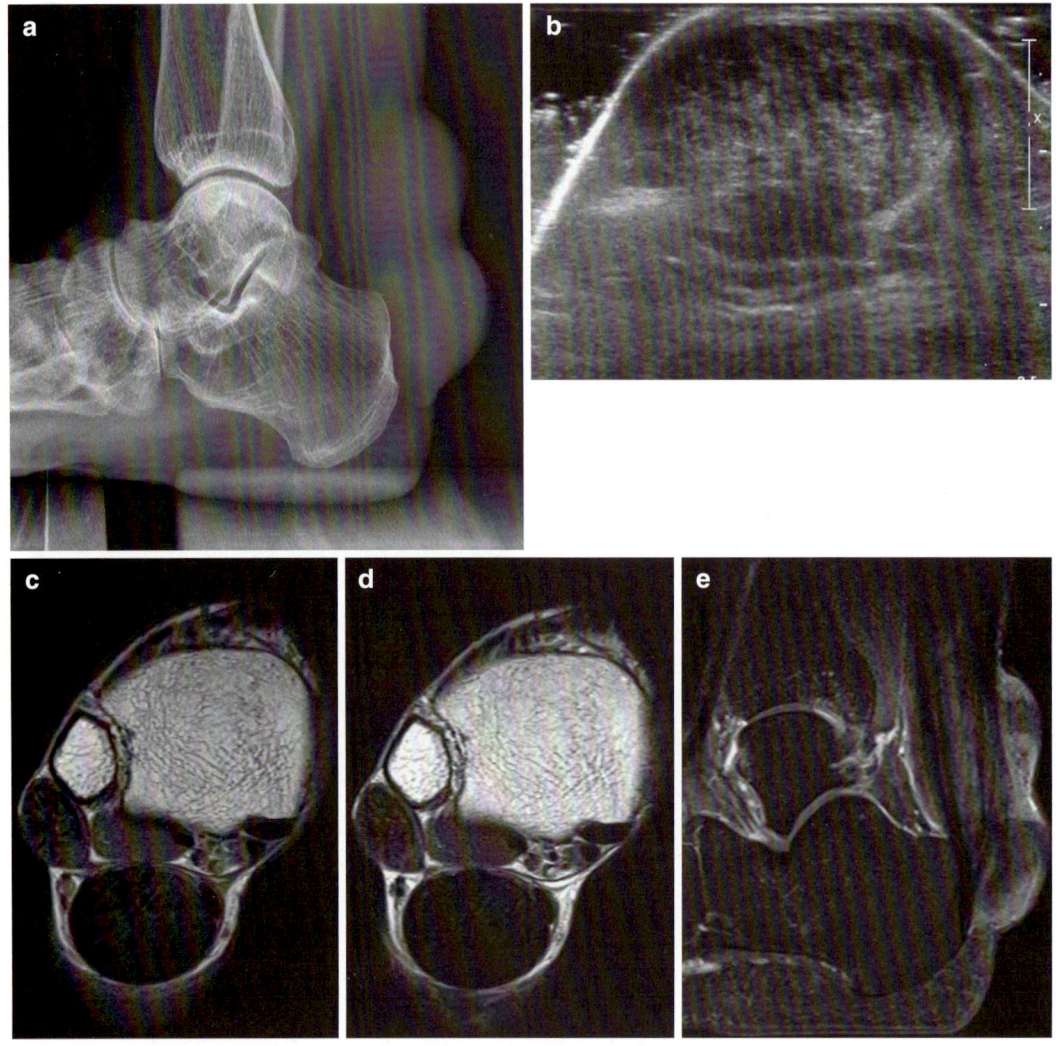

图16.17 黄色瘤（2）

侧位X线片（a）显示踝关节后方分叶状突起的软组织肿胀。横切面超声（b）显示跟腱不均匀弥漫性明显增厚。受累肌腱内低回声区和细的高回声灶导致肌腱纤维形态异常。MRI（c，d）显示跟腱弥漫性增厚，在T1WI（c）和T2WI（d）上可见斑点状低信号影，提示胆固醇沉积。肌腱腹侧缘在横轴位MRI上呈隆凸轮廓（c，d）。矢状位CE-T1WI-FS（e）显示受累肌腱轻度强化。

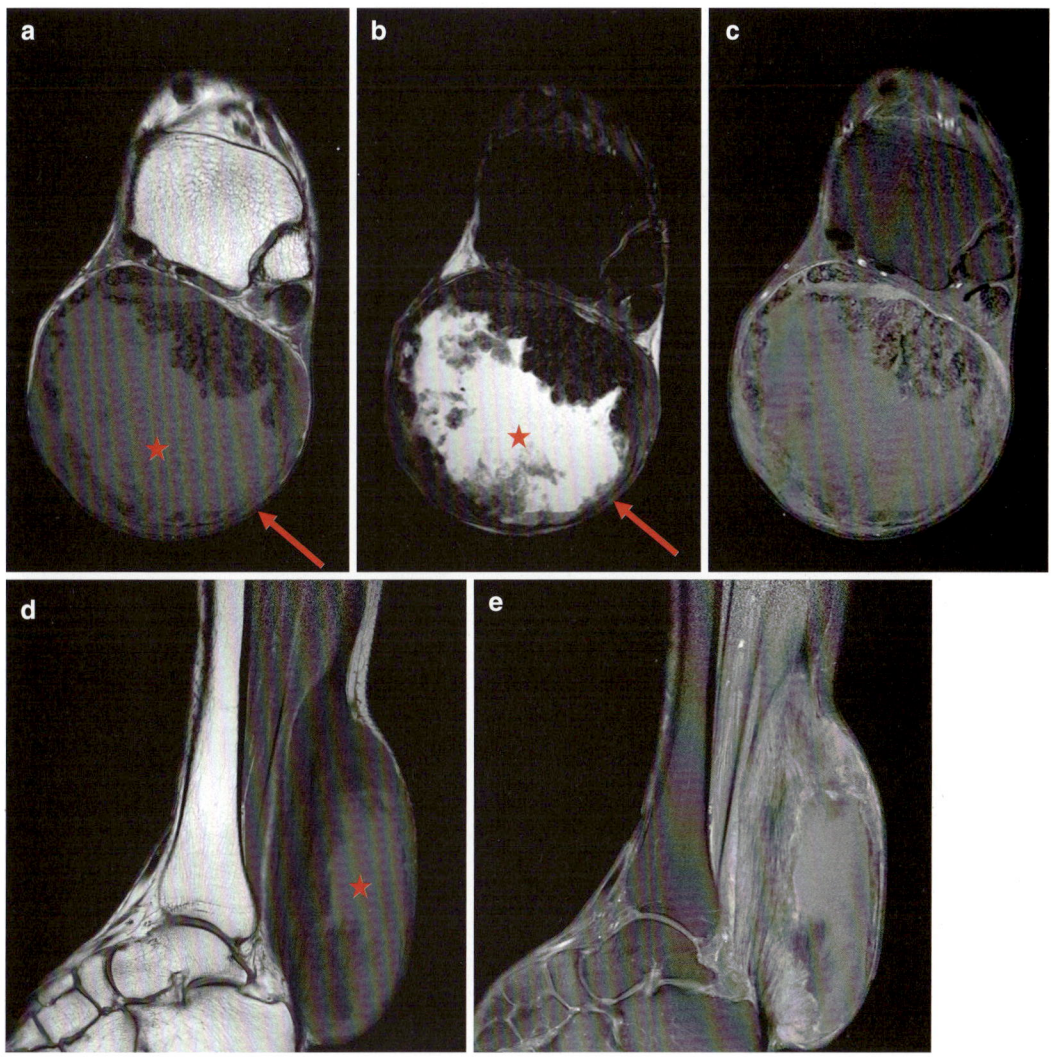

图16.18 黄色瘤（3）

MRI（a~e）显示跟腱增厚并形成较大肿块。肿块起源于跟腱，从足跟延伸到小腿中部。在T1WI（a，d）和T2WI-FS（b）上均可见低信号的薄边缘（箭头）。肿块内部（星号）在T1WI（a，d）和T2WI-FS（b）上信号不均匀，这与肿块内出血、坏死碎片有关。横轴位（c）和矢状位（e）CE-T1WI-FS显示肿块轻度强化。

❖ 参考文献

［1］BERMEJO A，BUSTAMANTE T D D，MARTINEZ A，et al. MR imaging in the evaluation of cystic-appearing soft-tissue masses of the extremities［J］. Radiographics，2013，33（3）：833-855.

［2］MCCARTHY C L，MCNALLY E G. The MRI appearance of cystic lesions around the knee［J］. Skelet Radiol，2004，33（4）：187- 209.

［3］GUDE W，MORELLI V. Ganglion cysts of the wrist：pathophysiology，clinical picture，and management［J］. Curr Rev Muscoskelet Med，2008，1（3-4）：205-211.

［4］SPINNER R J，AMRAMI K K，ANGIUS D，et al. Peroneal and tibial intraneural ganglia：correlation between intraepineurial compartments observed on magnetic resonance images and the potential importance of these compartments［J］. Neurosurg Focus，2007a，22（6）：E17.

［5］SPINNER R J, AMRAMI K K, WOLANSKYJ A P, et al. Dynamic phases of peroneal and tibial intraneural ganglia formation：a new dimension added to the unifying articular theory［J］. J Neurosurg, 2007b, 107（2）: 296-307.

［6］WANG G, JACOBSON J A, FENG F Y, et al. Sonography of wrist ganglion cysts：variable and noncystic appearances［J］. J Ultrasound Med, 2007, 26（10）: 1323-1328.

［7］PERDIKAKIS E, SKIADAS V. MRI characteristics of cysts and "cyst-like" lesions in and around the knee：what the radiologist needs to know［J］. Insights Imaging, 2013, 4（3）: 257-272.

［8］KRANSDORF M J, MURPHEY M D. Imaging of soft tissue tumors［M］. 3rd ed. Philadelphia：Lippincott Williams & Wilkins, 2014.

［9］ANDERSON S E, DE MONACO D, BUECHLER U, et al. Imaging features of pseudoaneurysms of the hand in children and adults［J］. Am J Roentgenol, 2003, 180（3）: 659-664.

［10］WU J S, HOCHMAN M G. Soft-tissue tumors and tumorlike lesions：a systematic imaging approach［J］. Radiology, 2009, 253（2）: 297-316.

［11］STACY G S, KAPUR A. Mimics of bone and soft tissue neoplasms［J］. Radiol Clin N Am, 2011, 49（6）: 1261-1286.

［12］SUNDARAM M, SHARAFUDDIN M J. MR imaging of benign soft-tissue masses［J］. Magn Reson Imaging Clin N Am, 1995, 3（4）: 609-627.

［13］DESAI M A, PETERSON J J, GARNER H W, et al. Clinical utility of dual-energy CT for evaluation of tophaceous gout［J］. Radiographics, 2011, 31（5）: 1365-1375.

［14］YU J S, CHUNG C, RECHT M, et al. MR imaging of tophaceous gout［J］. Am J Roentgenol, 1997, 168（2）: 523-527.

［15］NARVÁEZ J A, NARVÁEZ J, ORTEGA R, et al. Hypointense synovial lesions on T2-weighted images：differential diagnosis with pathologic correlation［J］. Am J Roentgenol, 2003, 181（3）: 761-769.

［16］MOORE S L, TEIRSTEIN A E. Musculoskeletal sarcoidosis：Spectrum of appearances at MR imaging［J］. Radiographics, 2003, 23（6）: 1389-1399.

［17］KOYAMA T, UEDA H, TOGASHI K, et al. Radiologic manifestations of sarcoidosis in various organs［J］. Radiographics, 2004, 24（1）: 87-104.

［18］OTAKE S. Sarcoidosis involving skeletal muscle：imaging findings and relative value of imaging procedures［J］. Am J Roentgenol, 1994, 162（2）: 369-375.

［19］NEWMAN L S, ROSE C S, MAIER L A. Sarcoidosis［J］. N Engl J Med, 1997, 336（17）: 1224-1234.

［20］CHEN H H, CHEN Y M, LAN H H, et al. Sonographic appearance of subcutaneous sarcoidosis［J］. J Ultrasound Med, 2009, 28（6）: 813-816.

［21］AHMED I, HARSHAD S R. Subcutaneous sarcoidosis：is it a specific subset of cutaneous sarcoidosis frequently associated with systemic disease?［J］. J Am Acad Dermatol, 2006, 54（1）: 55-60.

［22］BENCARDINO J, ROSENBERG Z S, BELTRAN J, et al. Morton's neuroma：is it always symptomatic?［J］AJR Am J Roentgenol, 2000, 175（3）: 649-653.

［23］MURPHEY M D, SMITH W S, SMITH S E, et al. From the archives of the AFIP. Imaging of musculoskeletal neurogenic tumors：radiologic-pathologic correlation［J］. Radiographics, 1999, 19

（5）：1253–1280.

［24］TORRES–CLARAMUNT R，GINÉS A，PIDEMUNT G，et al. MRI and ultrasonography in Morton's neuroma：diagnostic accuracy and correlation［J］. Indian J Orthop，2012，46（3）：321–325.

［25］TORRIANI M，KATTAPURAM S V. Technical innovation. Dynamic sonography of the forefoot：the sonographic Mulder sign［J］. AJR Am J Roentgenol，2003，180（4）：1121–1123.

［26］ZANETTI M，STREHLE J K，KUNDERT H–P，et al. Morton neuroma：effect of MR imaging findings on diagnostic thinking and therapeutic decisions［J］. Radiology，1999，213（2）：583–588.

［27］SINGSON R D，FELDMAN F，SLIPMAN C W，et al. Postamputation neuromas and other symptomatic stump abnormalities：detection with CT［J］. Radiology，1987，162（3）：743–745.

［28］HENROT P，STINES J，WALTER F，et al. Imaging of the painful lower limb stump［J］. Radiographics，2000，20（Suppl 1）：219–235.

［29］FERNANDES EÁ，SANTOS E H S，TUCUNDUVA T C M，et al. Achilles tendon xanthoma imaging on ultrasound and magnetic resonance imaging［J］. Rev Bras Reumatol，2015，55（3）：313–316.

［30］BUDE R O，ADLER R S，BASSETT D R. Diagnosis of Achilles tendon xanthoma in patients with heterozygous familial hypercholesterolemia：MR vs sonography［J］. Am J Roentgenol，1994，162（4）：913–917.

［31］LIEM M S L，LEUVEN J A G，BLOEM J L，et al. Magnetic resonance imaging of Achilles tendon xanthomas in familial hypercholesterolemia［J］. Skelet Radiol，1992，21（7）：453–457.

（黄新曲　高振华 译）

第三部分

软组织肿瘤实用诊断精粹

第17章 ⊙

基于MR信号强度的病变特征

　　大多数软组织肿瘤在MRI上表现为非特异性信号强度：在T1WI上呈低信号，在T2WI上呈高信号。当软组织肿瘤具有不同的信号强度组合时，则有助于软组织肿瘤的定性诊断和鉴别诊断。T1WI上高信号的肿瘤可能含有脂肪、亚急性出血、富含蛋白液体或黑色素（表17.1）。脂肪抑制技术可用于区分脂肪与其他T1WI高信号成分。肿瘤内T2WI的低信号也可以作为诊断的线索（表17.2）。含有胶原纤维组织、矿化物、含铁血黄素和血管流空结构的软组织肿瘤可作为T2WI低信号病变的鉴别诊断。偶尔，软组织肿块具有很高的信号强度，类似于T2WI上的液体（表17.3）。这些病变包括囊肿、滑囊炎、黏液样肿瘤、软骨肿瘤、血管瘤和血管畸形。增强MRI可以区分囊性肿块和实性肿块。

表17.1　T1WI高信号病变

病变特征	肿瘤名称
含脂肪的病变	脂肪瘤
	脂肪母细胞瘤
	冬眠瘤
	弹力纤维瘤
	婴儿纤维性错构瘤
	血管瘤
	脂肪肉瘤
含高铁血红蛋白的病变	Morel–Lavallee病变（亚急性血肿）
	动脉瘤（假性动脉瘤）
	血管瘤
含蛋白成分的病变	腱鞘囊肿
	表皮包涵体囊肿
含黑色素的病变	恶性黑色素瘤
	透明细胞肉瘤

表17.2　T2WI低信号病变

病变特征	肿瘤名称
含纤维组织的病变	钙化性腱膜纤维瘤
	促结缔组织增生性成纤维细胞瘤
	腱鞘纤维瘤
	创伤性神经瘤/Morton神经瘤
	颗粒细胞瘤
	纤维瘤病
	孤立性纤维瘤
	低级别纤维黏液样肉瘤
	硬化性上皮样纤维肉瘤
	类风湿结节
	结节病
含矿化物的病变	骨化性肌炎
	血管瘤（静脉石）
	血管瘤（骨化性）
	毛母质瘤
	软组织软骨瘤
	骨外骨肉瘤
	痛风
含铁血黄素的病变	腱鞘巨细胞瘤
	血管瘤（血栓）
含游离胆固醇的病变	黄色瘤
含高流量血管的病变	冬眠瘤
	孤立性纤维瘤
	血管病变（动静脉畸形和血管内皮瘤）
	腺泡状软组织肉瘤
	动脉瘤，假性动脉瘤

表17.3　T2WI液体样高信号病变

病变特征	肿瘤名称
含液体的病变	腱鞘囊肿
	滑囊炎
	表皮包涵体囊肿
	Morel-Lavallee病变（液体样）
含黏液样组织的病变	肌内黏液瘤
	外围神经鞘膜瘤
	黏液样脂肪肉瘤
	黏液纤维肉瘤
	骨外黏液样软骨肉瘤
脉管类病变	血管瘤
	淋巴管瘤
	血管球瘤
含软骨成分的病变	软组织软骨瘤

17.1　T1WI高信号病变

17.1.1　含脂肪的病变

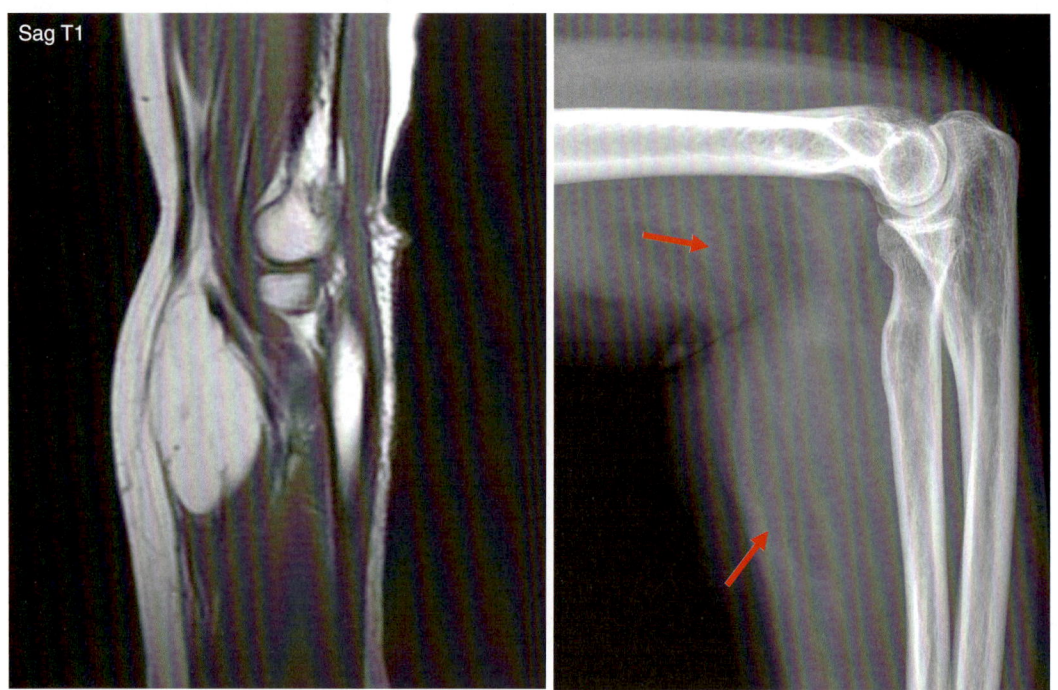

图17.1　脂肪瘤

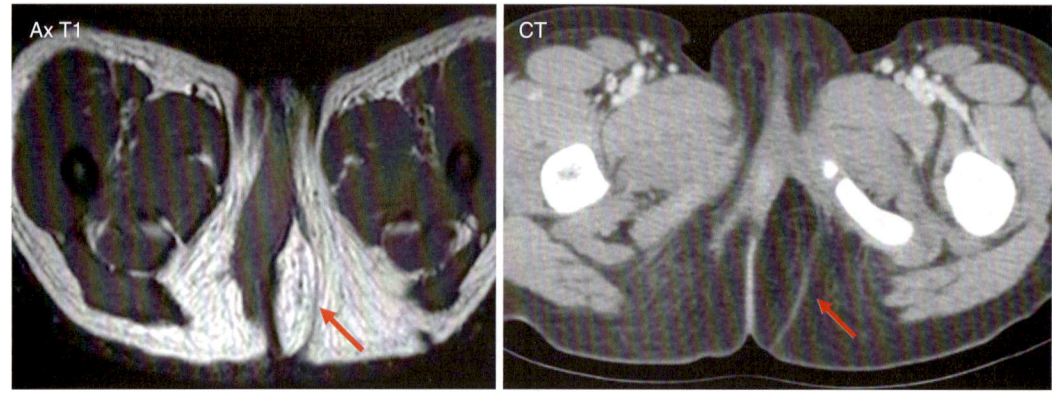

图17.2　脂肪母细胞瘤

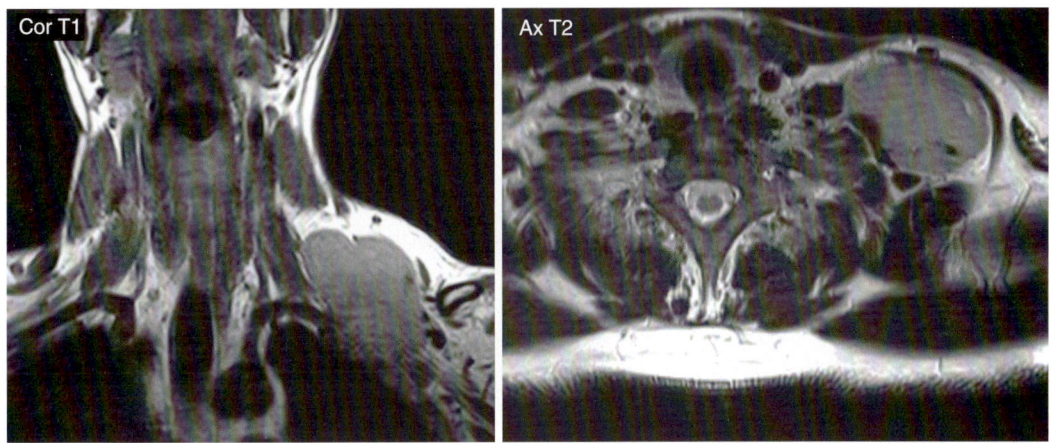

图17.3 冬眠瘤

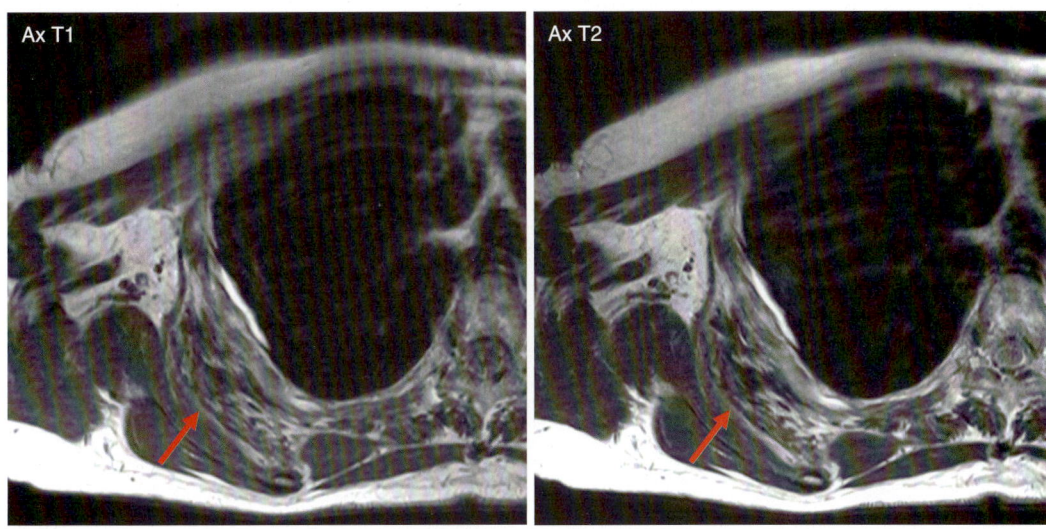

图17.4 弹力纤维瘤

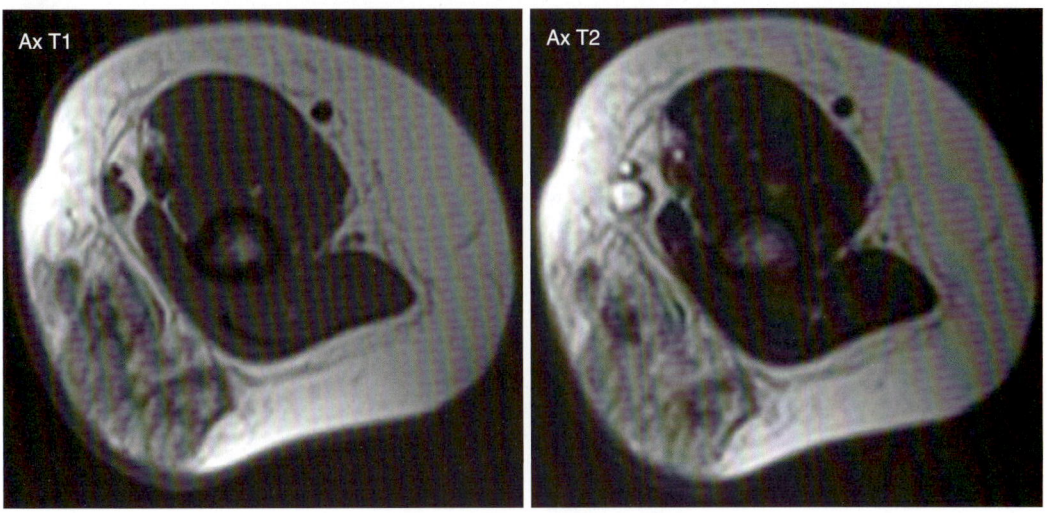

图17.5 婴儿纤维性错构瘤

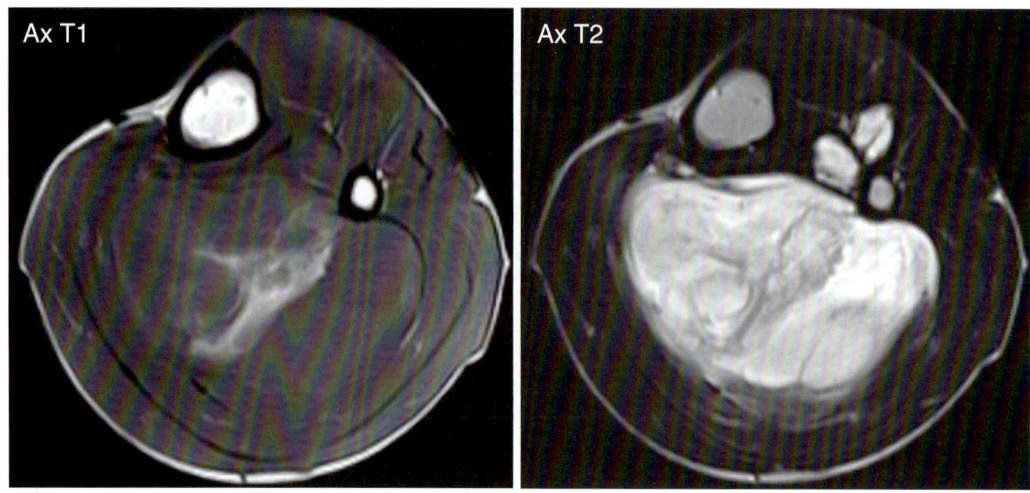

图17.6 脂肪肉瘤

17.1.2 含高铁血红蛋白的病变

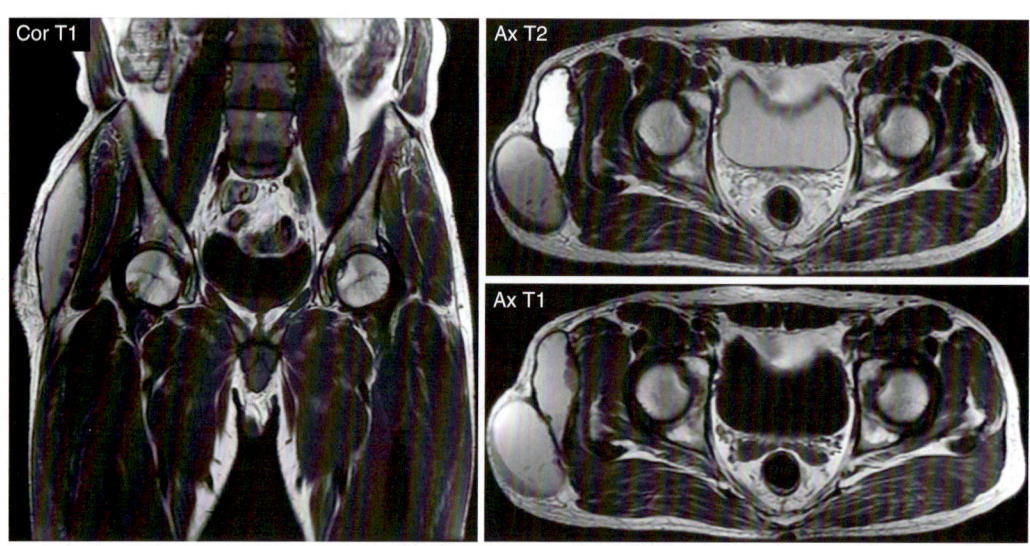

图17.7 Morel-Lavallee病变（血肿）

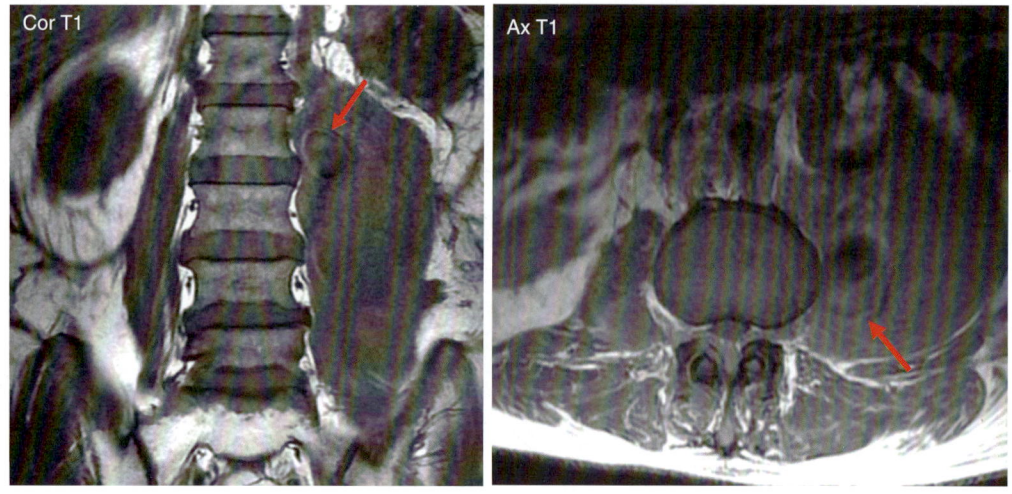

图17.8 动脉瘤（假性动脉瘤）

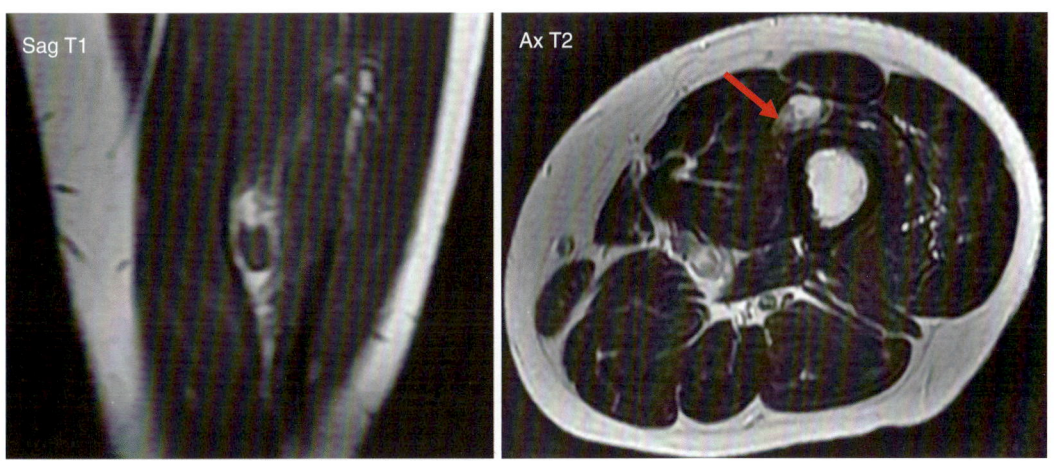

图17.9 血管瘤

17.1.3 含蛋白成分的病变

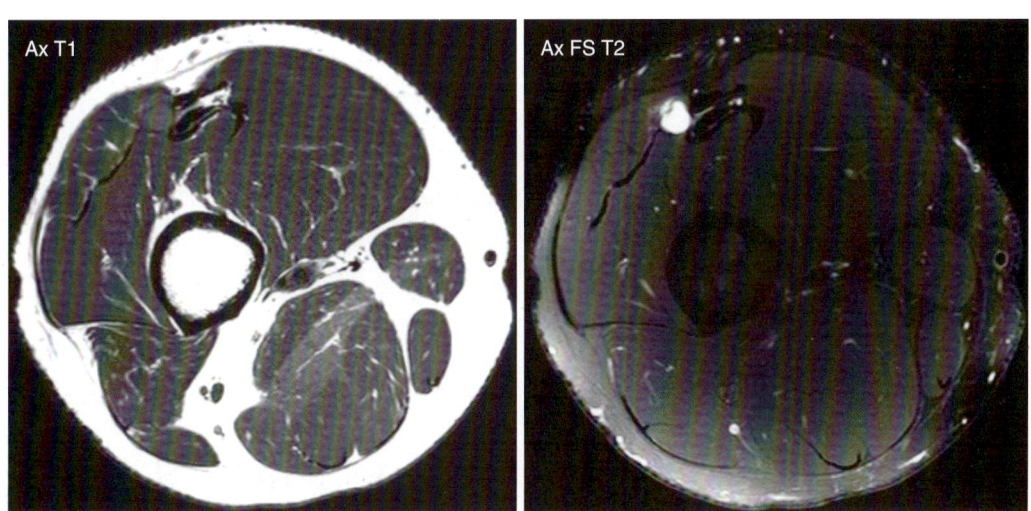

图17.10 腱鞘囊肿

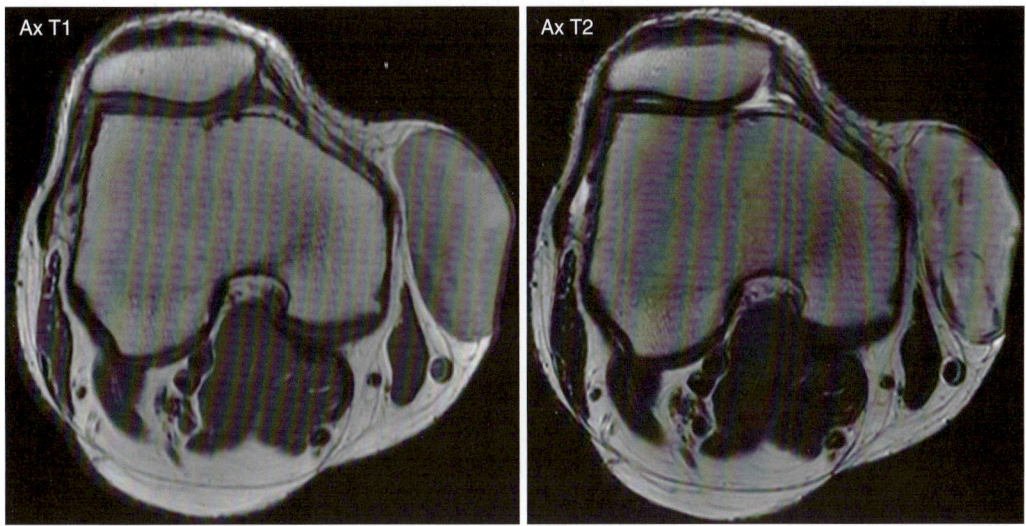

图17.11 表皮包涵体囊肿

17.1.4　含黑色素的病变

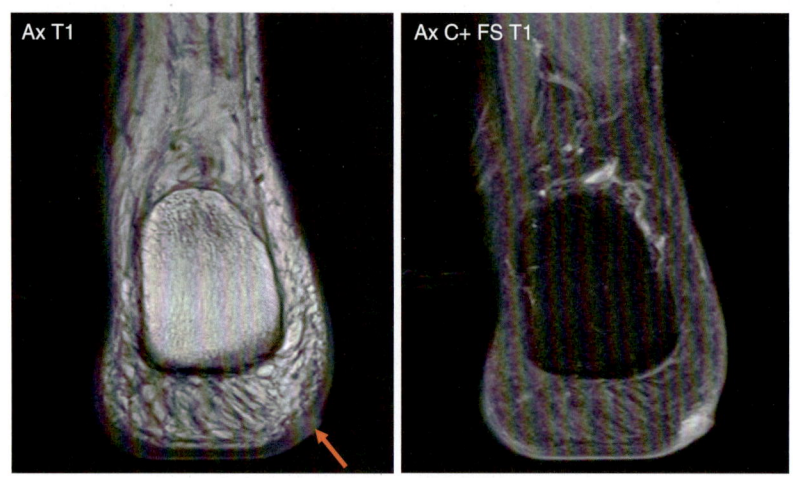

图17.12　恶性黑色素瘤

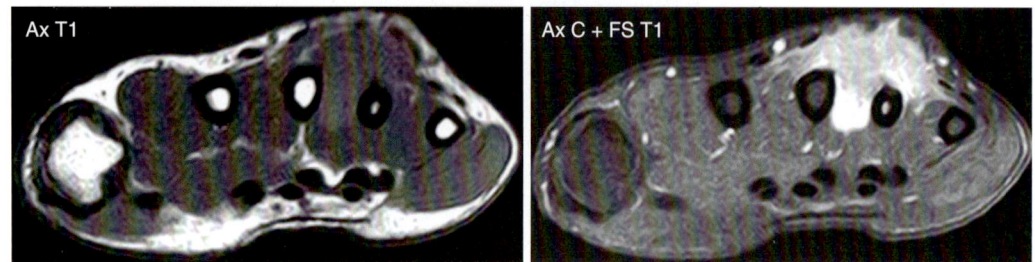

图17.13　透明细胞肉瘤

17.2　T2WI低信号病变

17.2.1　含纤维组织的病变

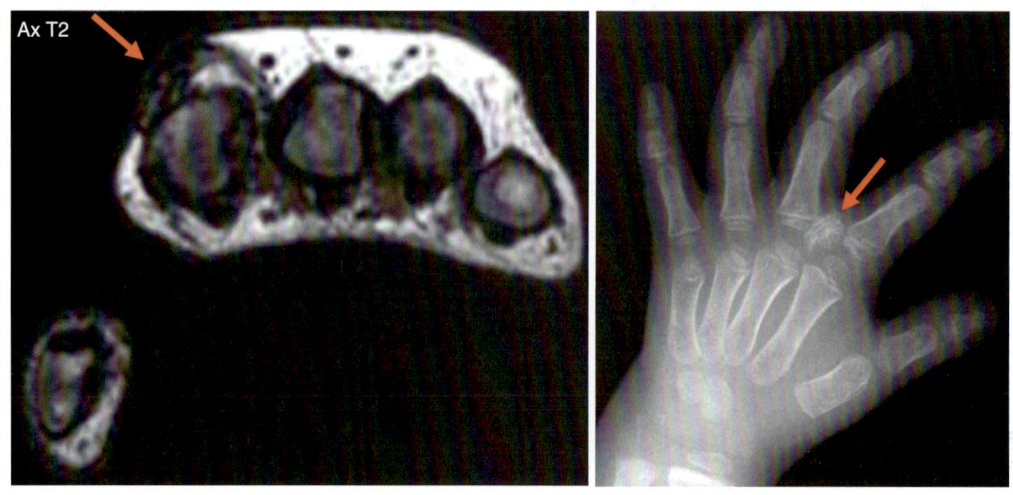

图17.14　钙化性腱膜纤维瘤

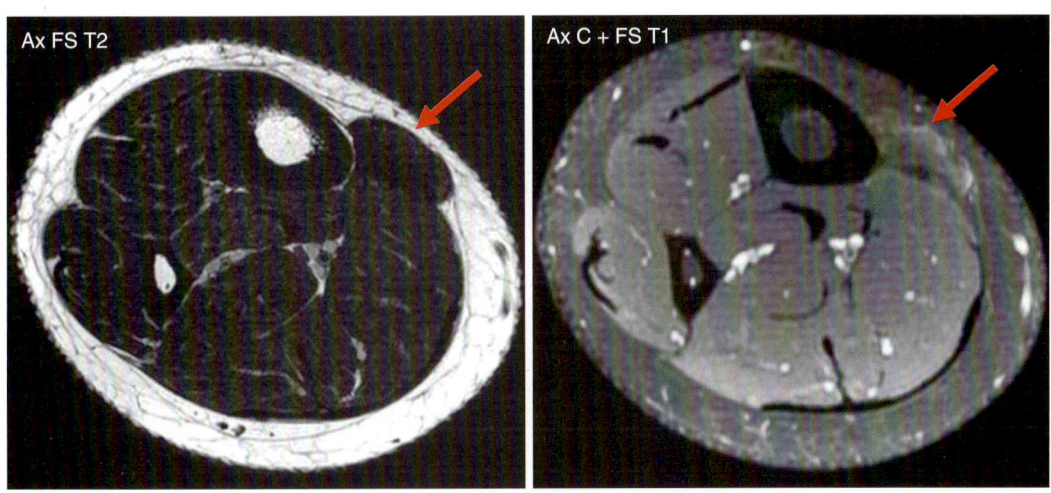

图17.15 促结缔组织增生性成纤维细胞瘤

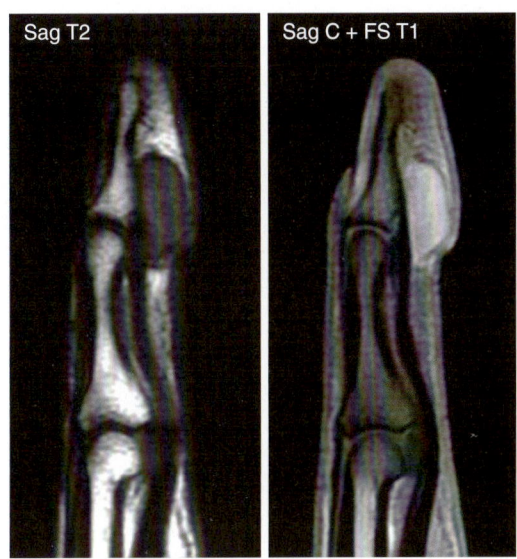

图17.16 腱鞘纤维瘤

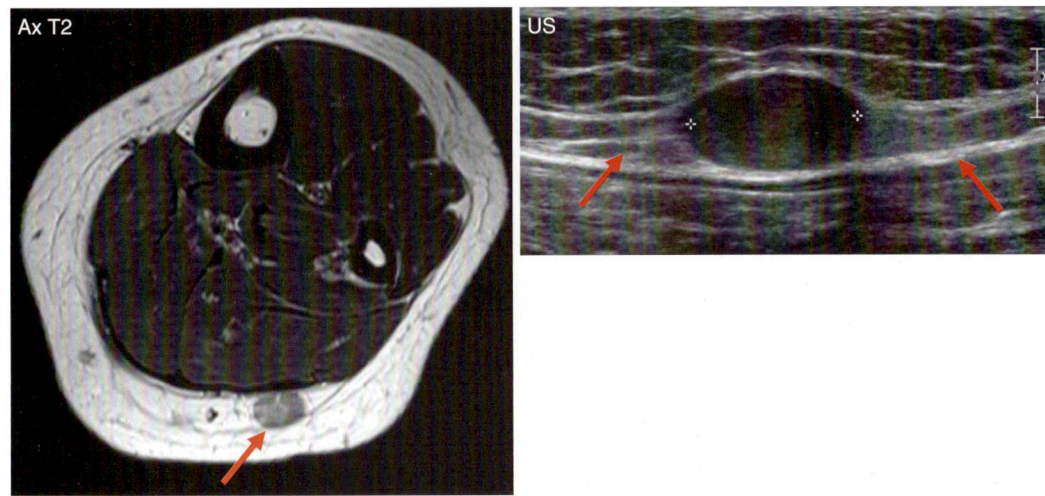

图17.17 创伤性神经瘤/Morton神经瘤

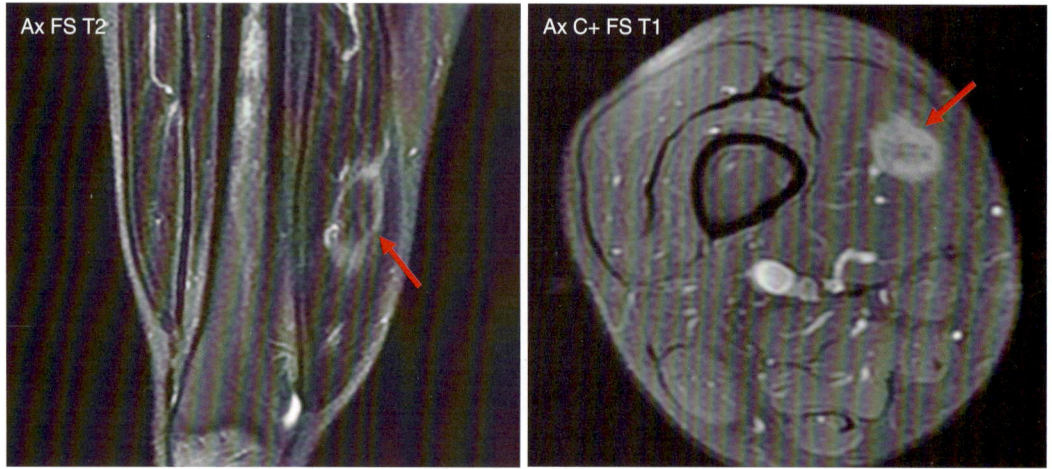

图17.18　颗粒细胞瘤

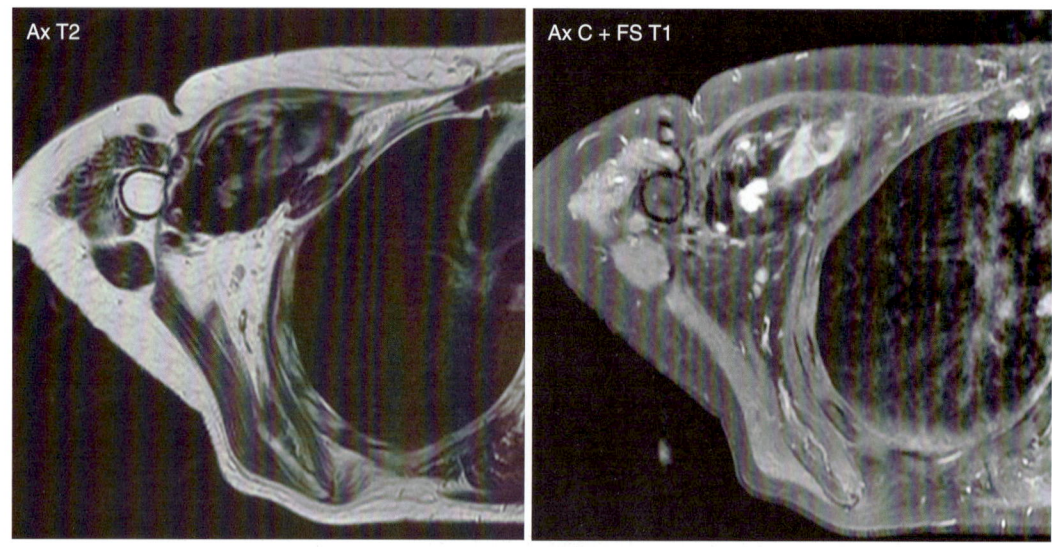

图17.19　纤维瘤病

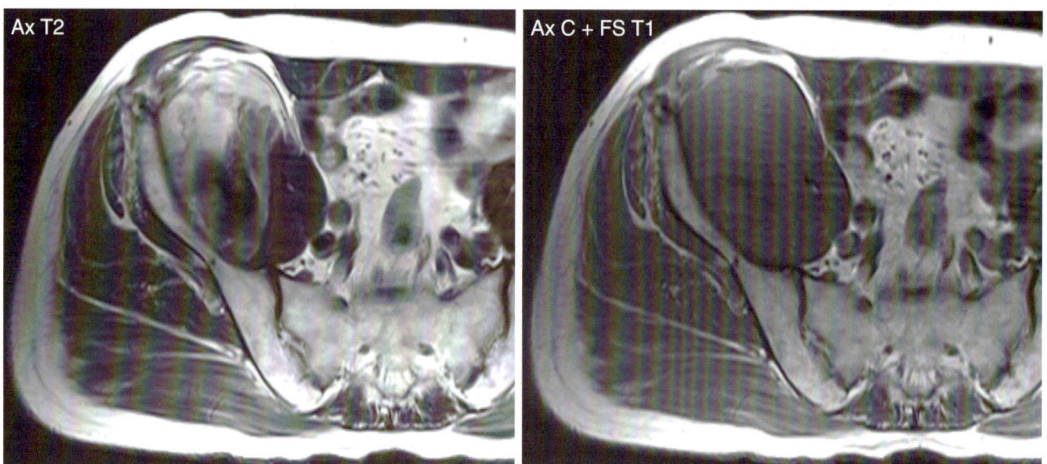

图17.20　孤立性纤维瘤

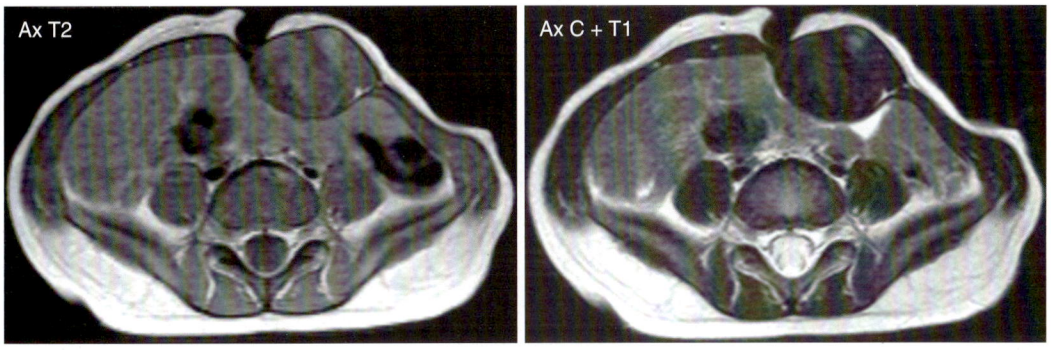

图17.21 低级别纤维黏液样肉瘤

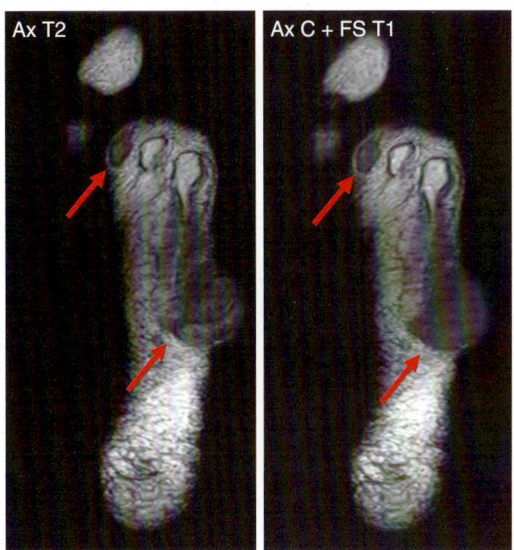

图17.22 类风湿结节

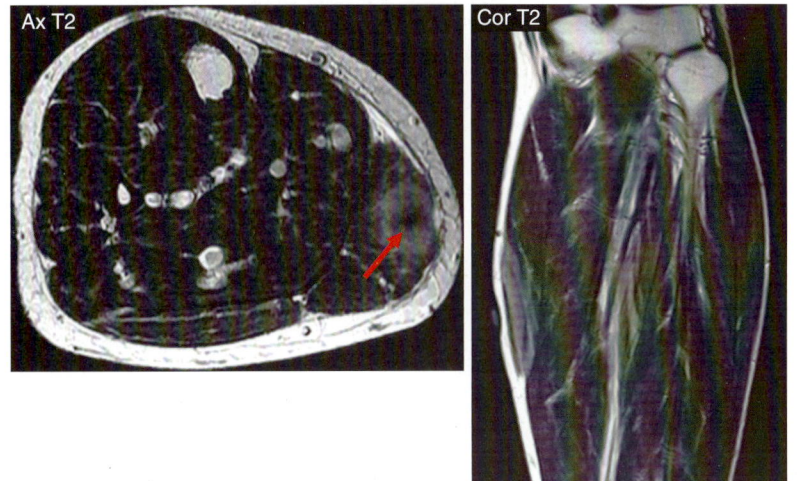

图17.23 结节病

17.2.2 含矿化物的病变

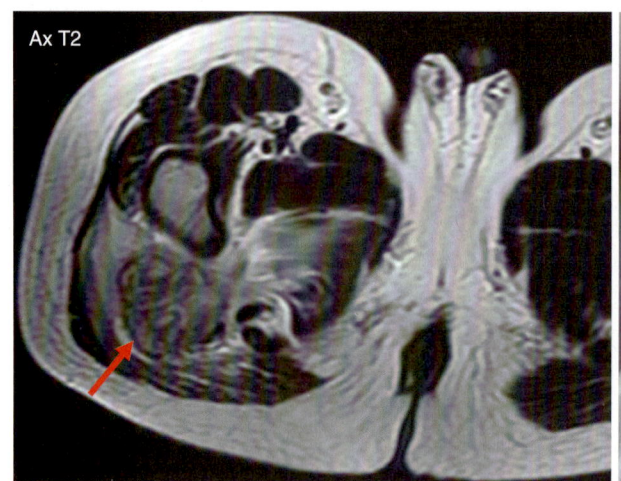
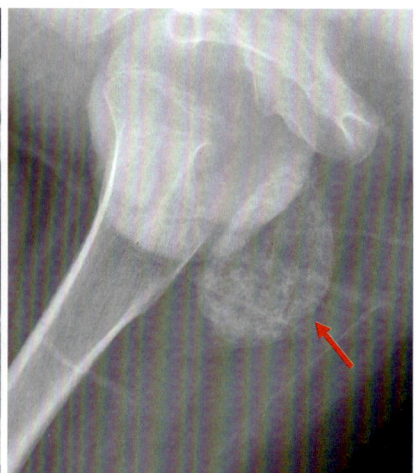

图17.24 骨化性肌炎

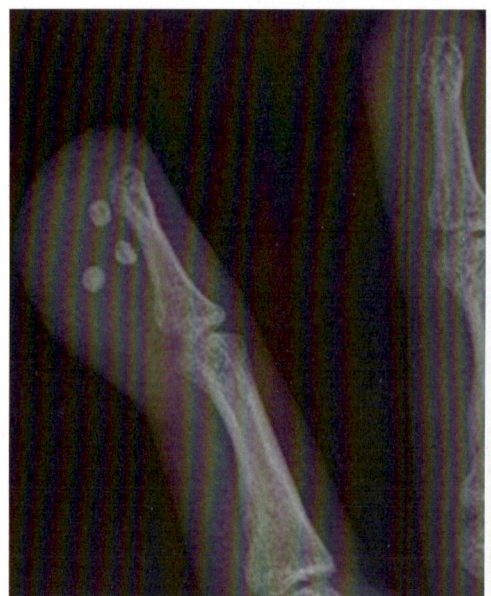
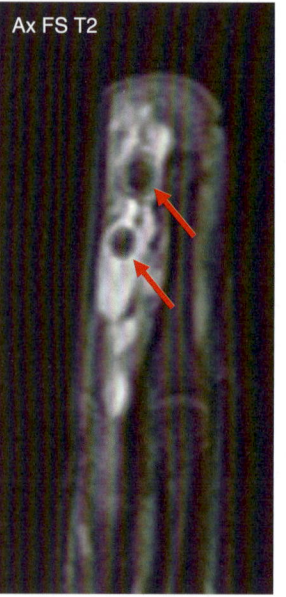

图17.25 血管瘤（静脉石）

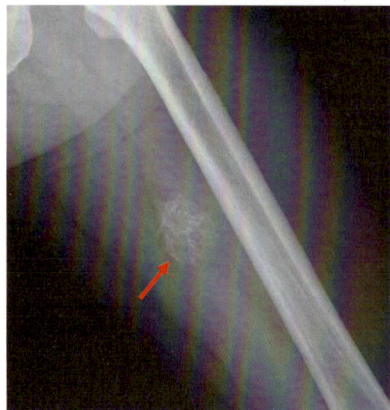
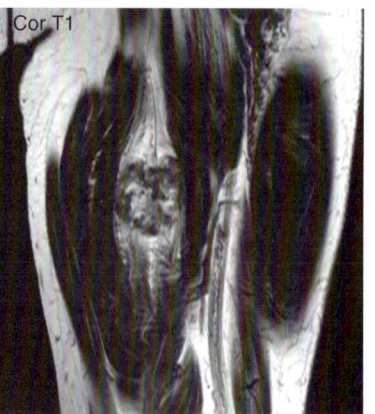

图17.26 骨化性血管瘤

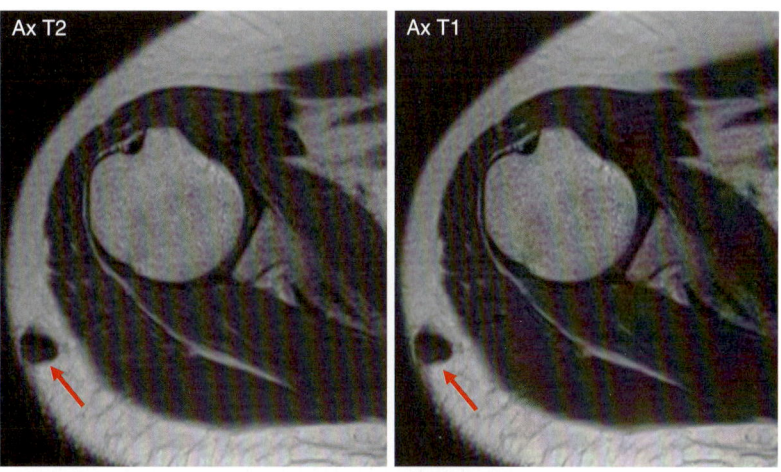

图17.27 毛母质瘤

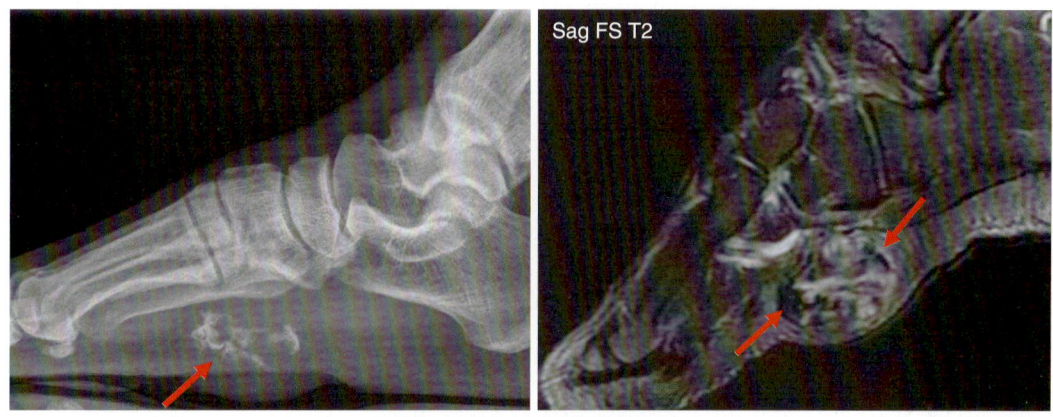

图17.28 软组织软骨瘤

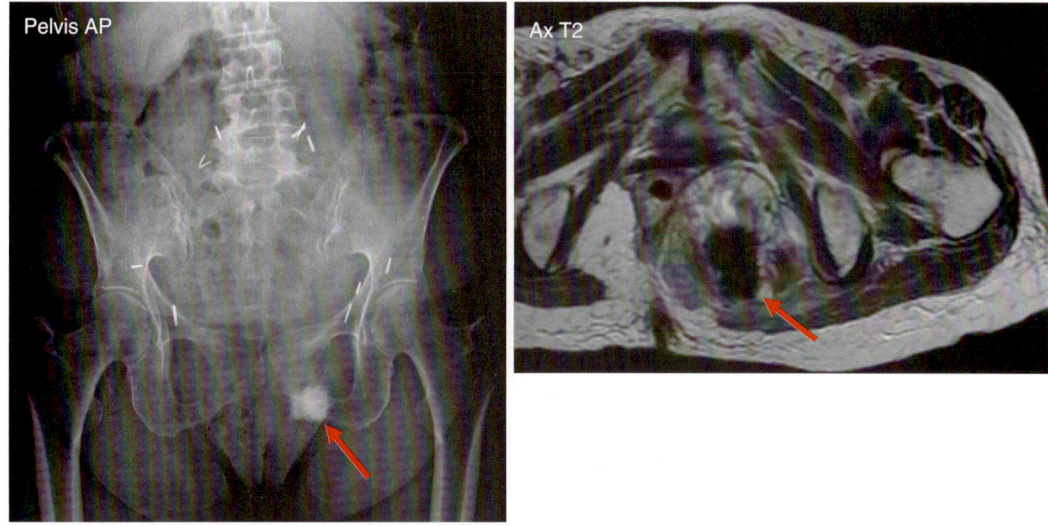

图17.29 骨外骨肉瘤

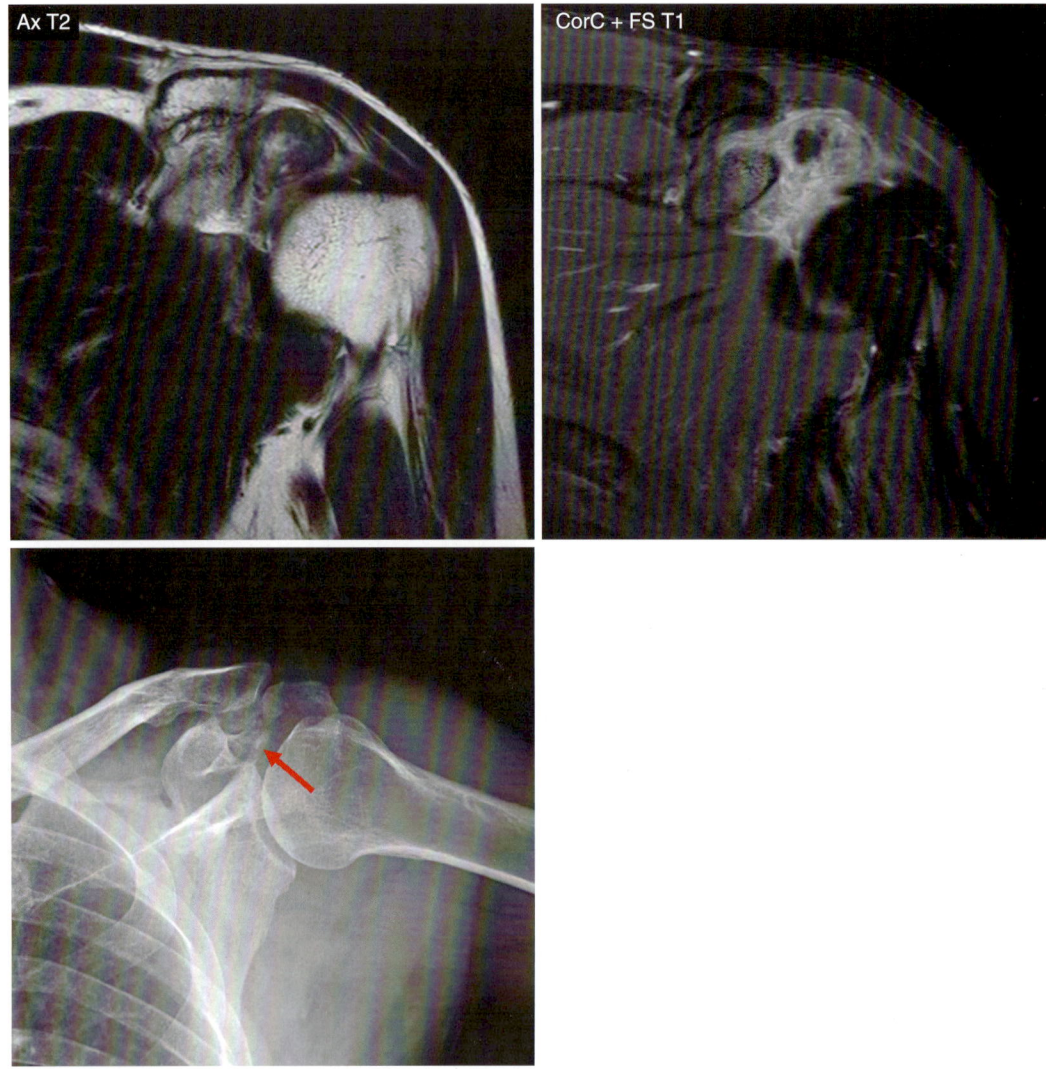

图17.30　痛风

17.2.3 含铁血黄素的病变

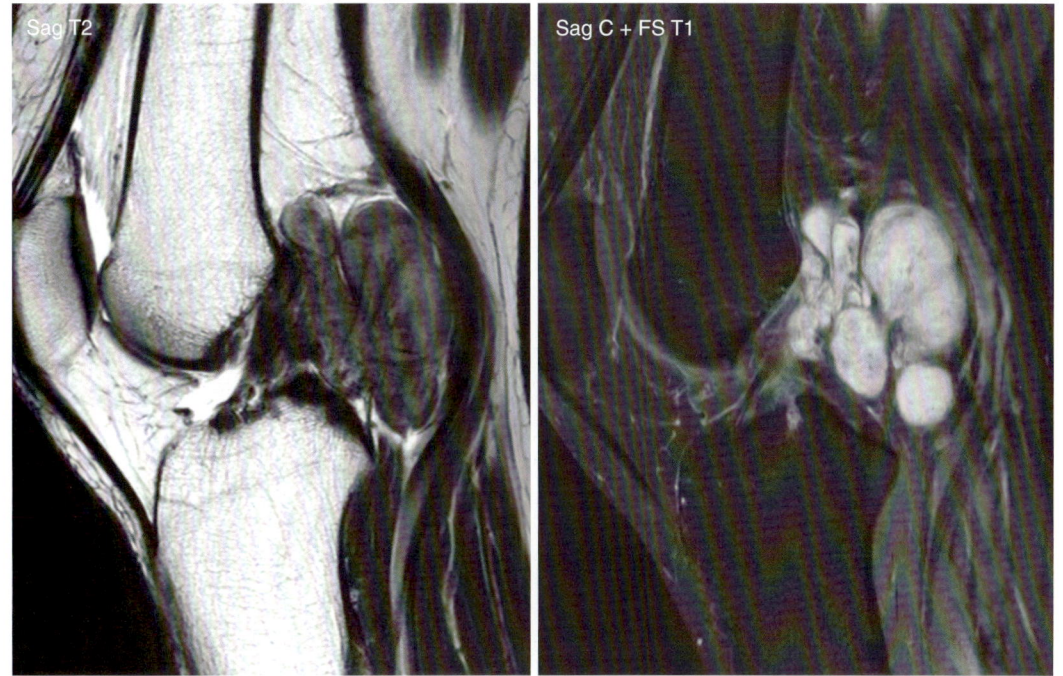

图17.31 腱鞘巨细胞瘤

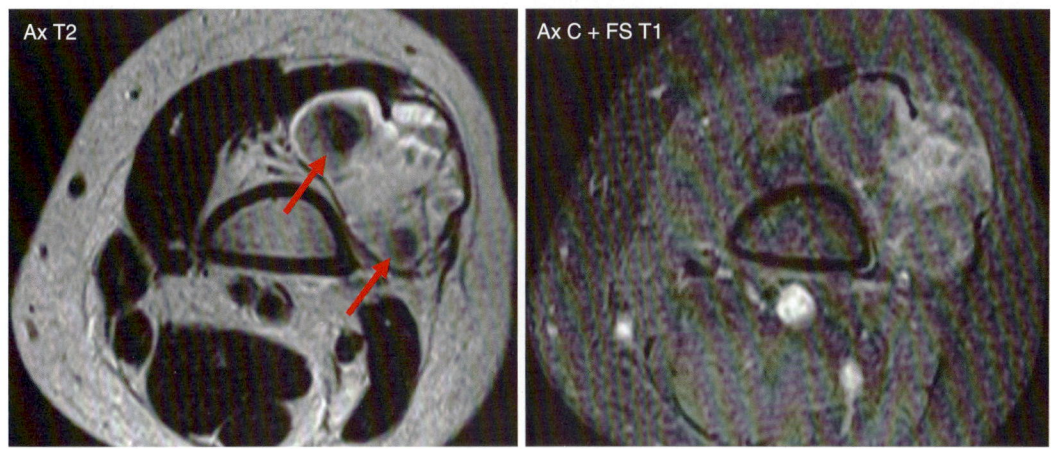

图17.32 血管瘤（血栓）

17.2.4 含游离胆固醇的病变

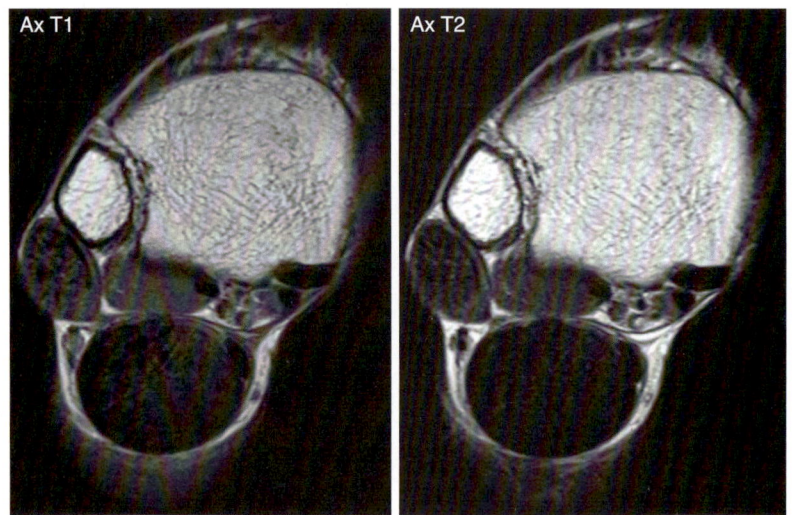

图17.33 黄色瘤

17.2.5 含高流量血管的病变

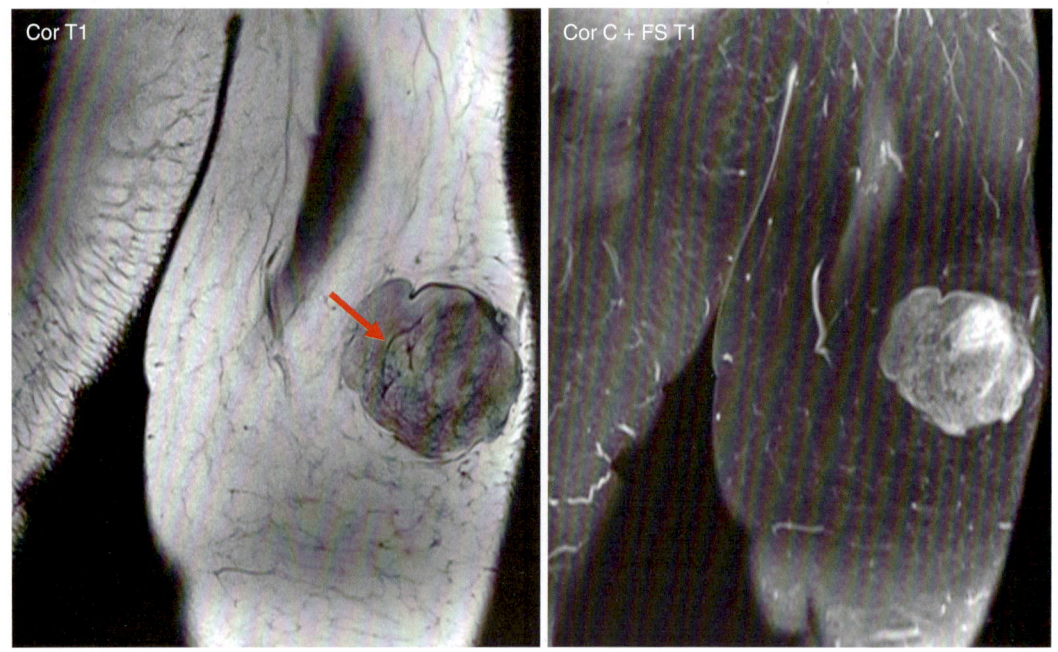

图17.34 冬眠瘤

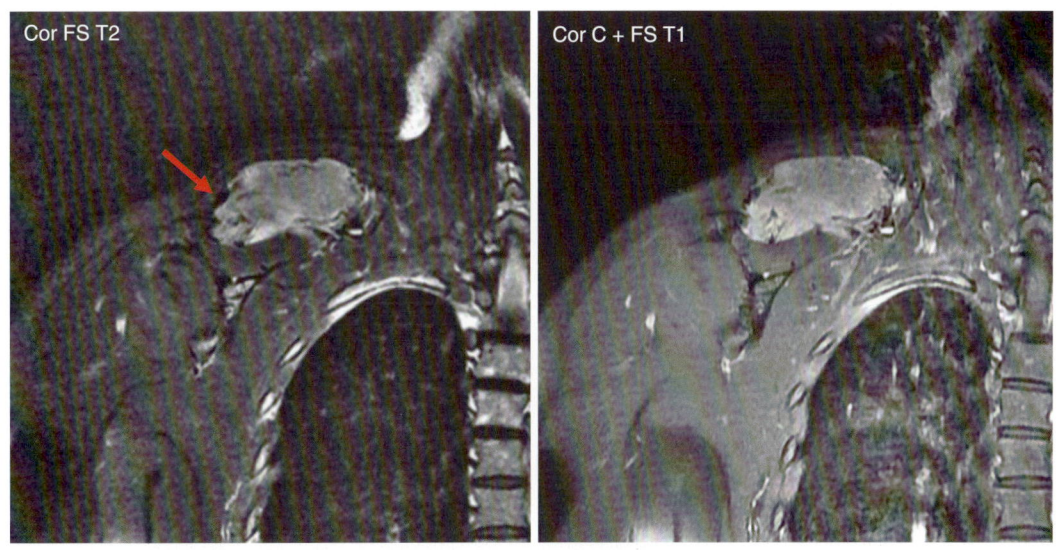

图17.35　孤立性纤维瘤

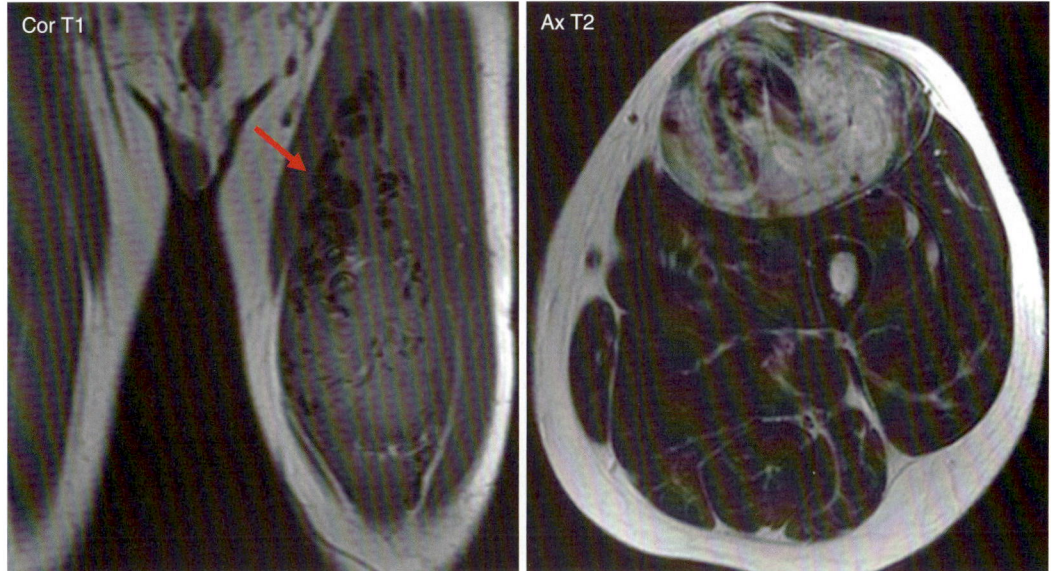

图17.36　血管病变（动静脉畸形和血管内皮瘤）

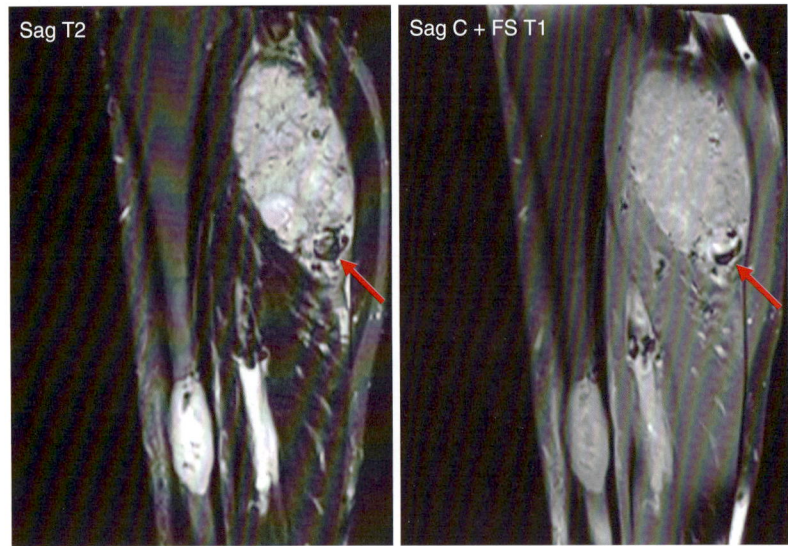

图17.37 腺泡状软组织肉瘤

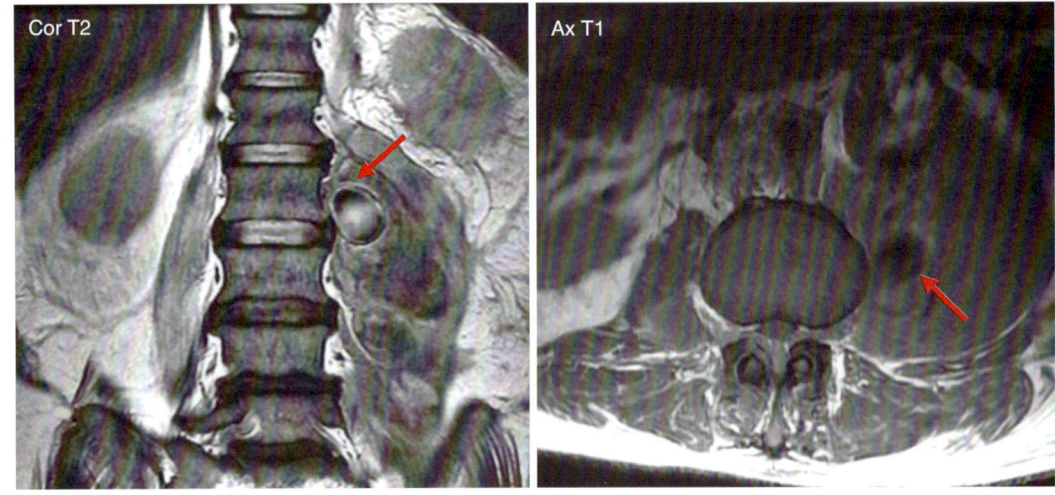

图17.38 动脉瘤（假性动脉瘤）

17.3 T2WI液体样高信号病变

17.3.1 含液体的病变

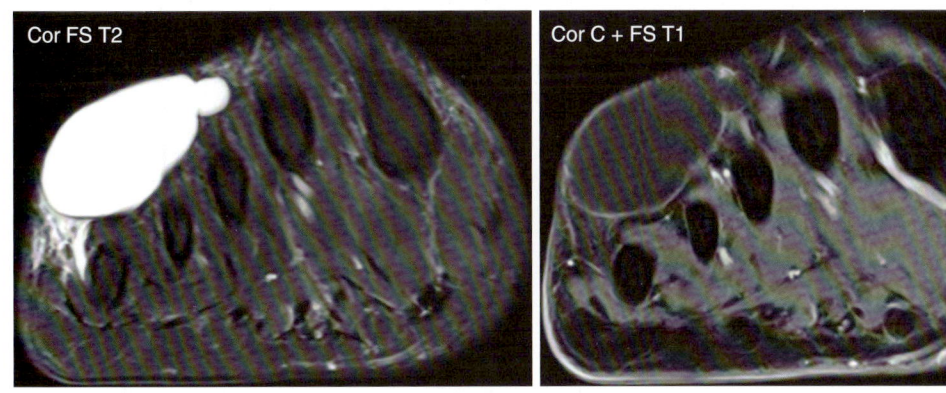

图17.39 腱鞘囊肿

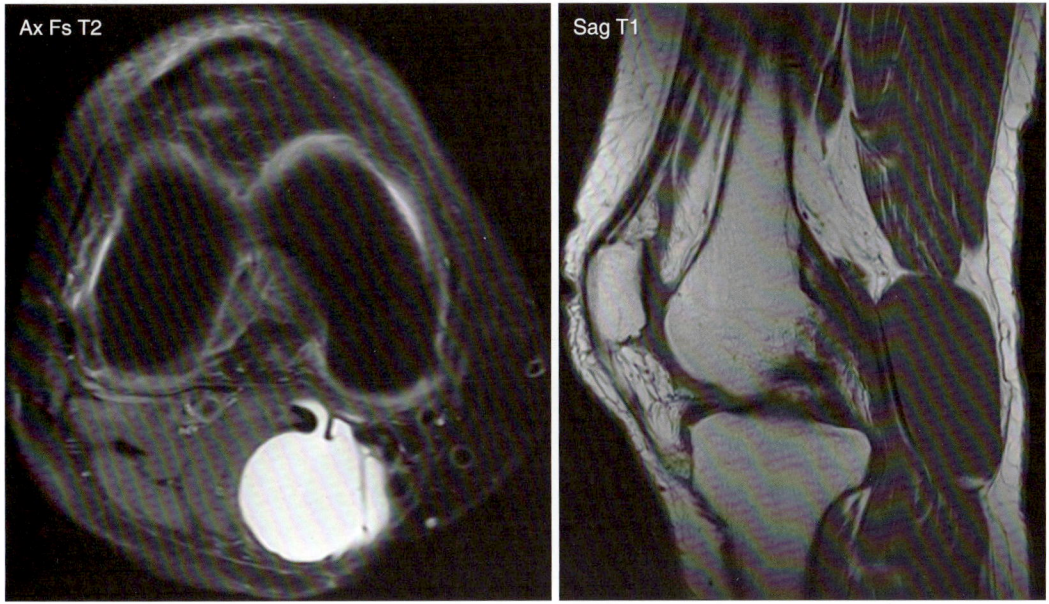

图17.40 滑囊炎

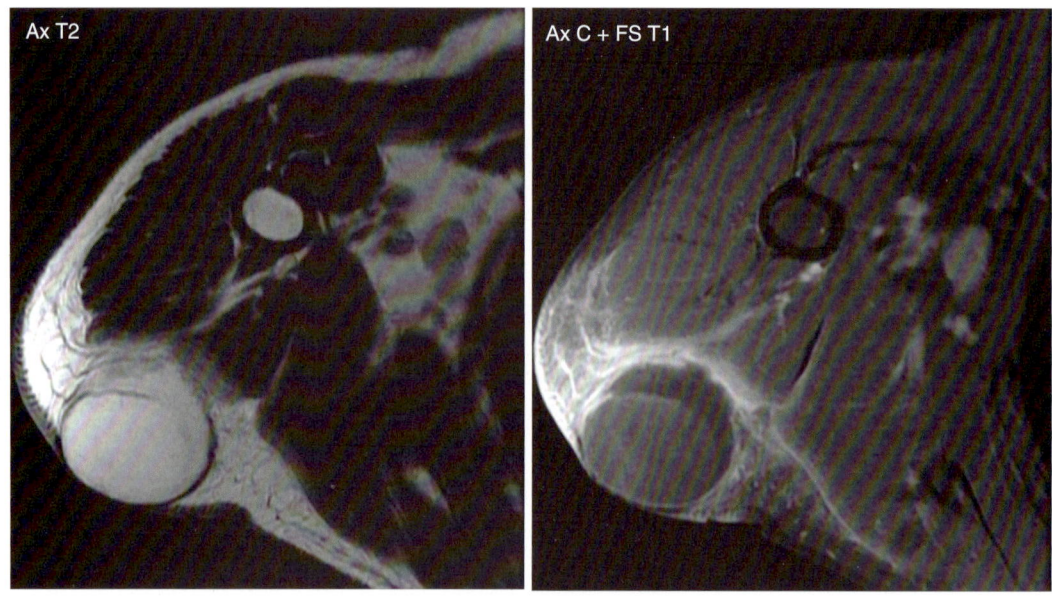

图17.41　表皮包涵体囊肿

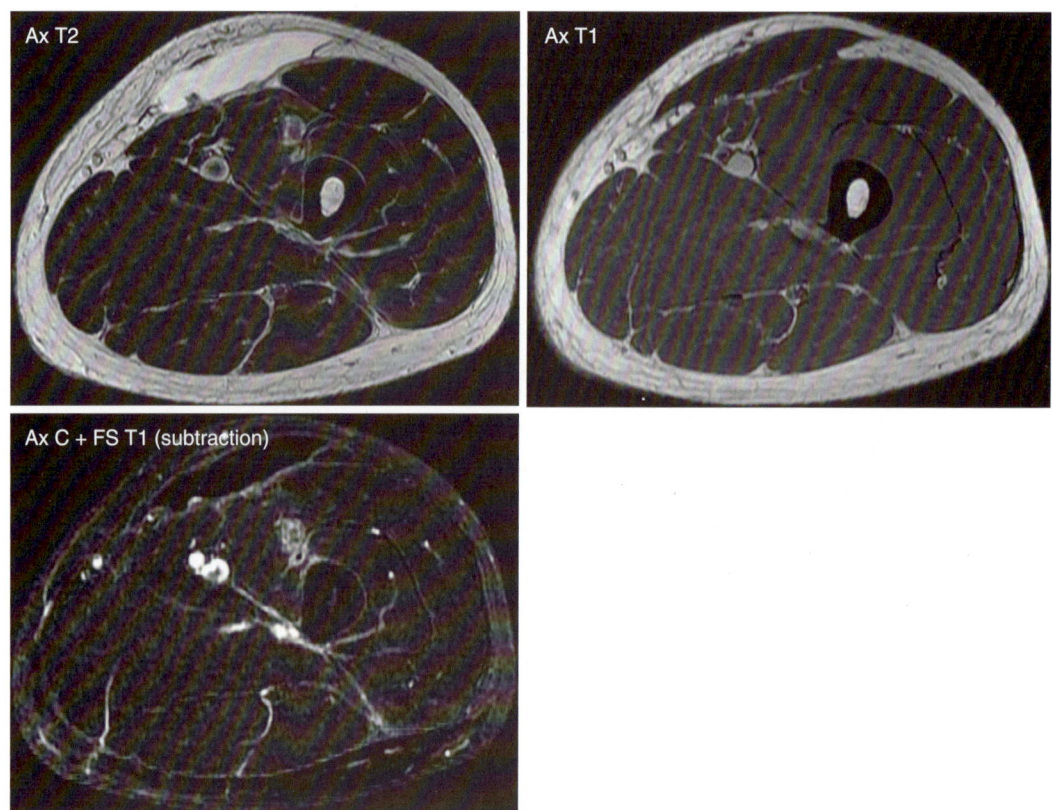

图17.42　Morel-Lavallee病变（液体样）

17.3.2　含黏液样组织的病变

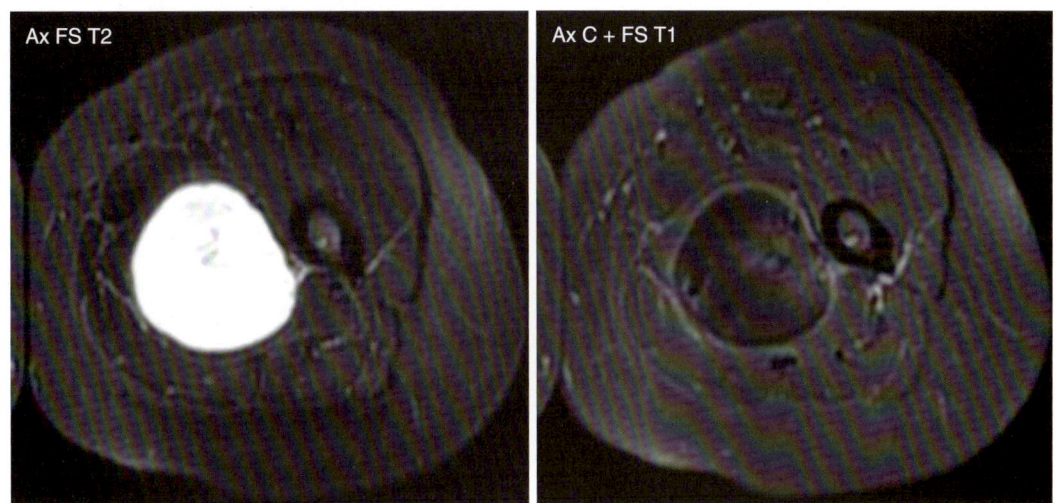

图17.43　肌内黏液瘤

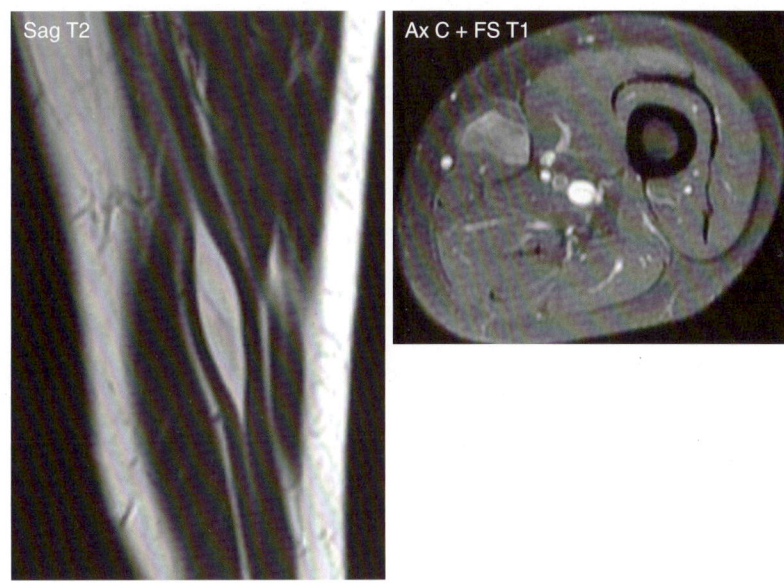

图17.44　外围神经鞘膜瘤

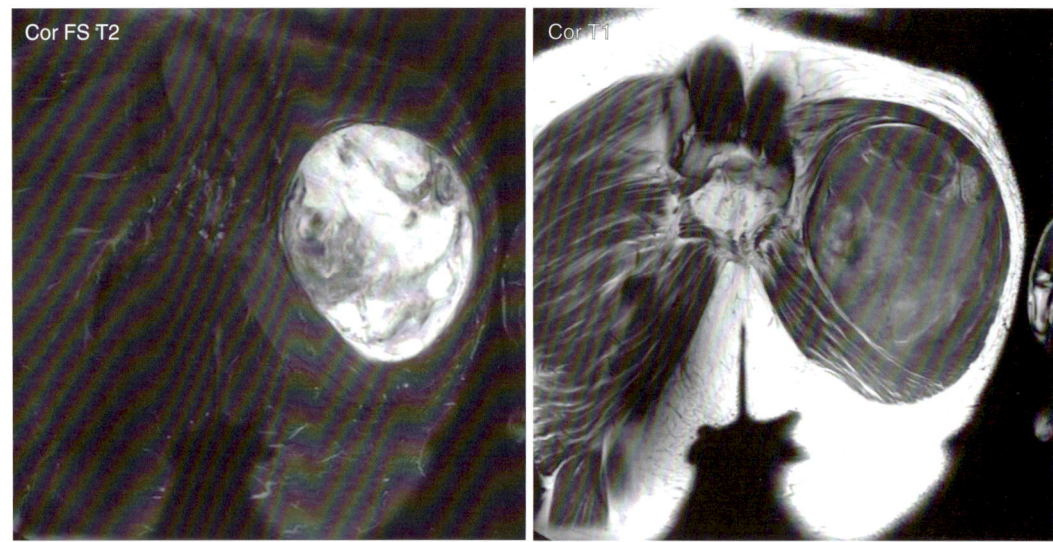

图17.45 黏液样脂肪肉瘤

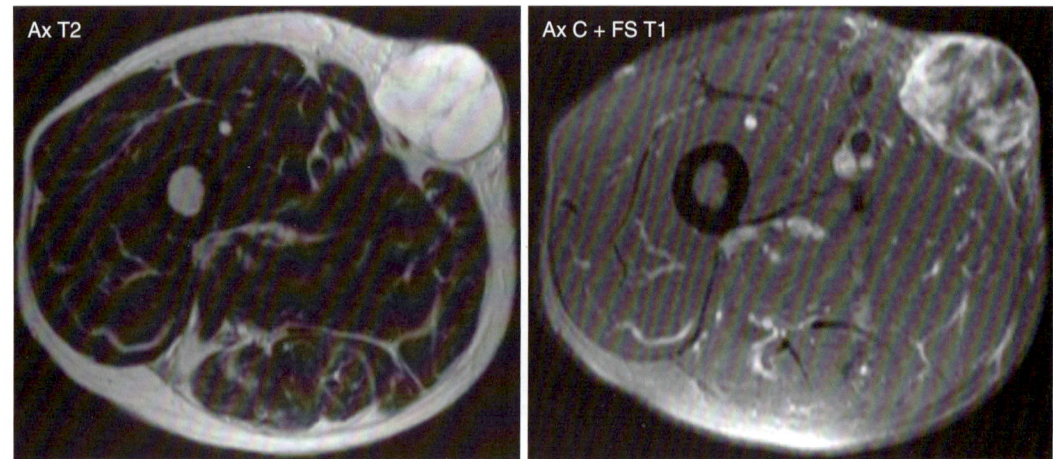

图17.46 黏液纤维肉瘤

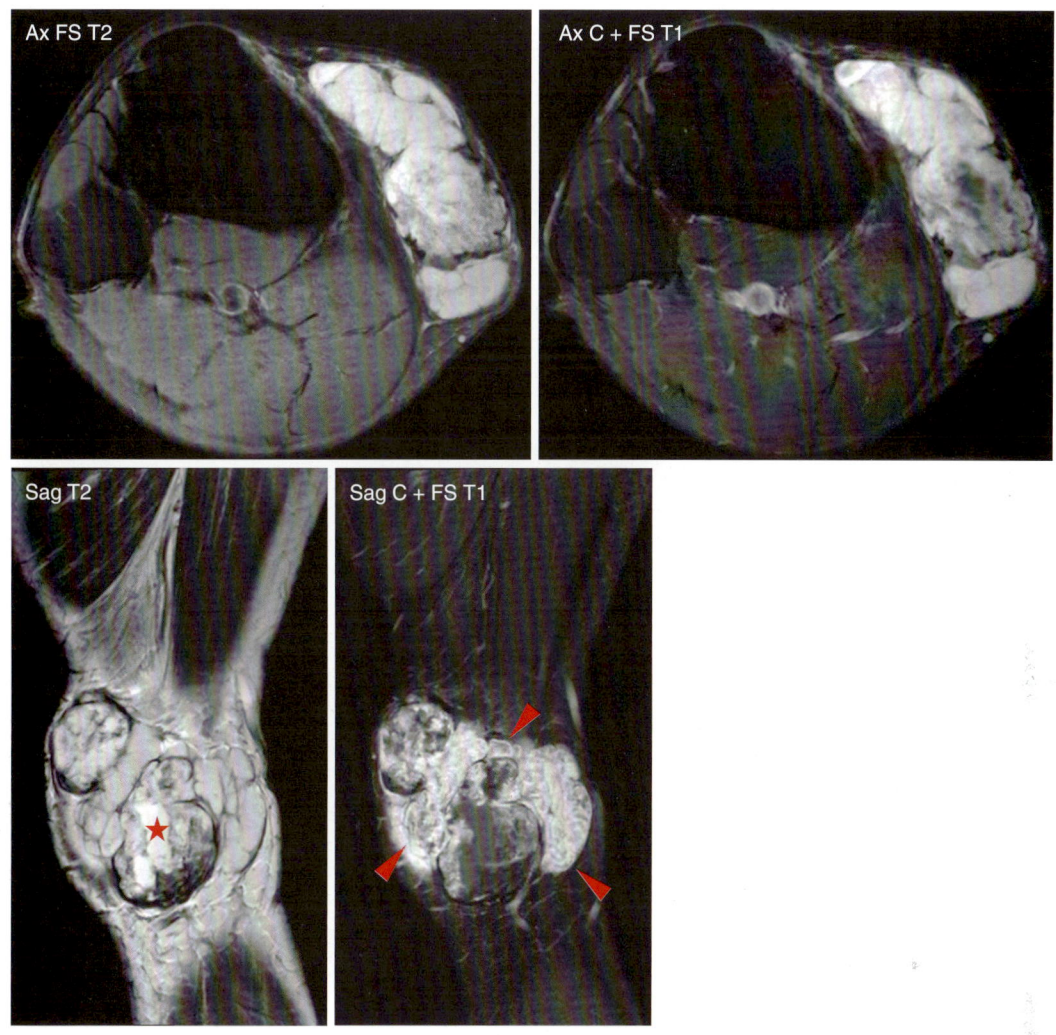

图17.47　骨外黏液样软骨肉瘤

17.3.3　脉管类病变

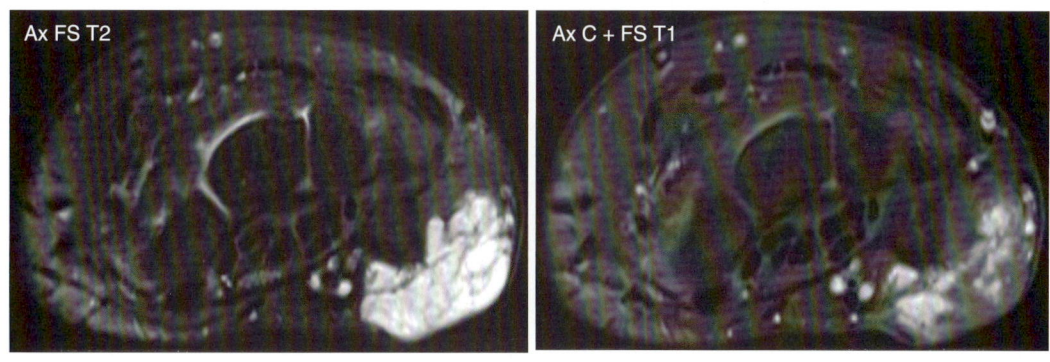

图17.48　血管瘤

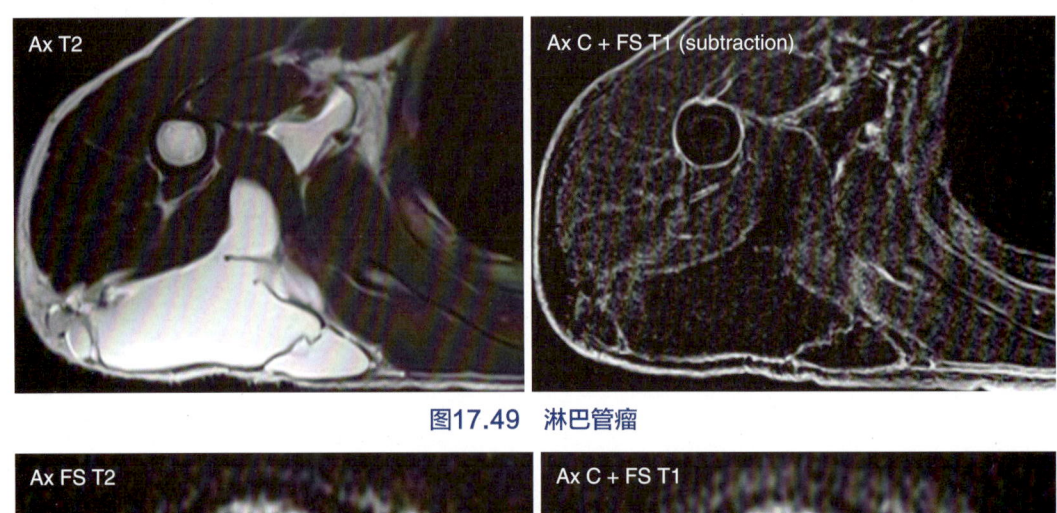

图17.49 淋巴管瘤

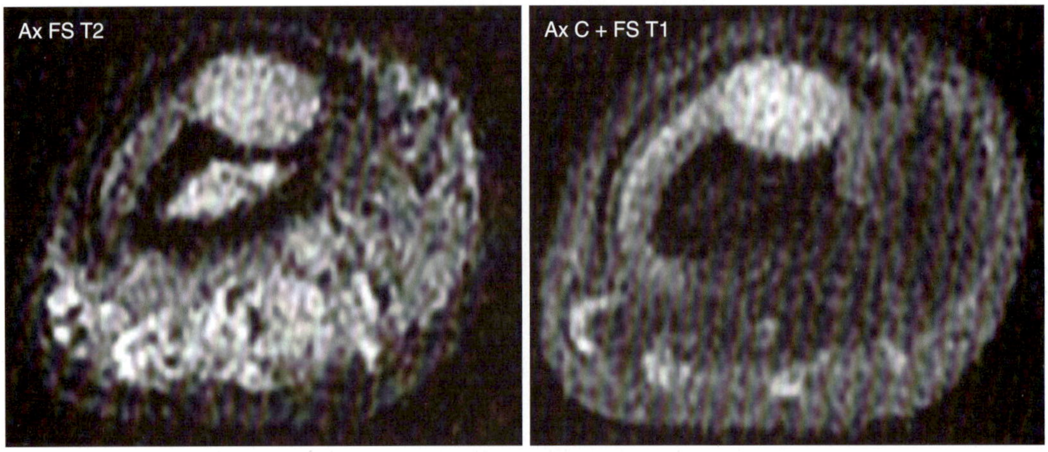

图17.50 血管球瘤

17.3.4 含软骨成分的病变

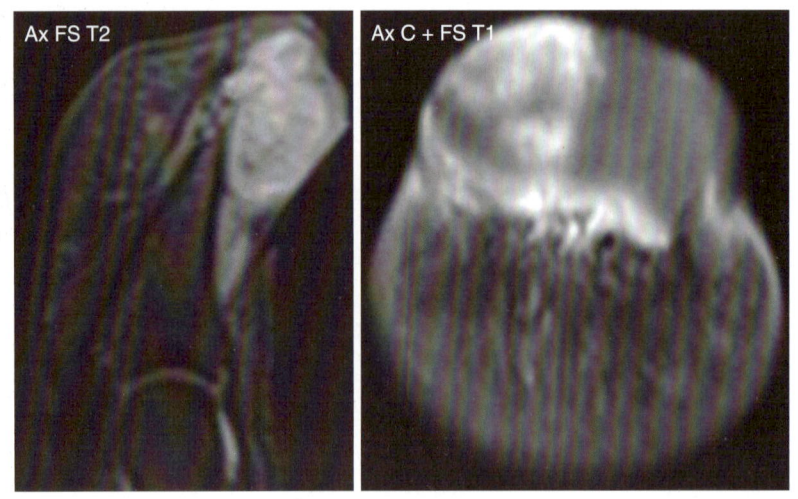

图17.51 软组织软骨瘤

（郭希彤 高振华 译）

第18章 ⊙
诊断征象

18.1 葡萄碗征

- 不均匀的信号强度。
- 多房性肿块伴液–液平面。
- 见于滑膜肉瘤。
- 在10%～25%病例中出现。

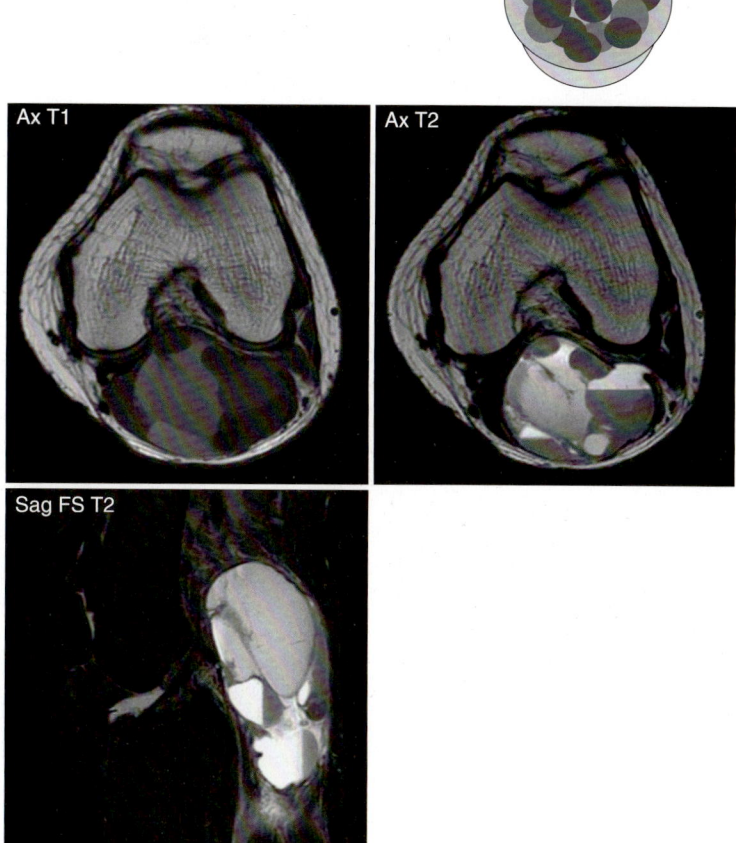

图18.1 葡萄碗征

18.2 葡萄串征

· 超声表现为内有分隔的多分叶状无回声肿块。

· 见于腱鞘囊肿。

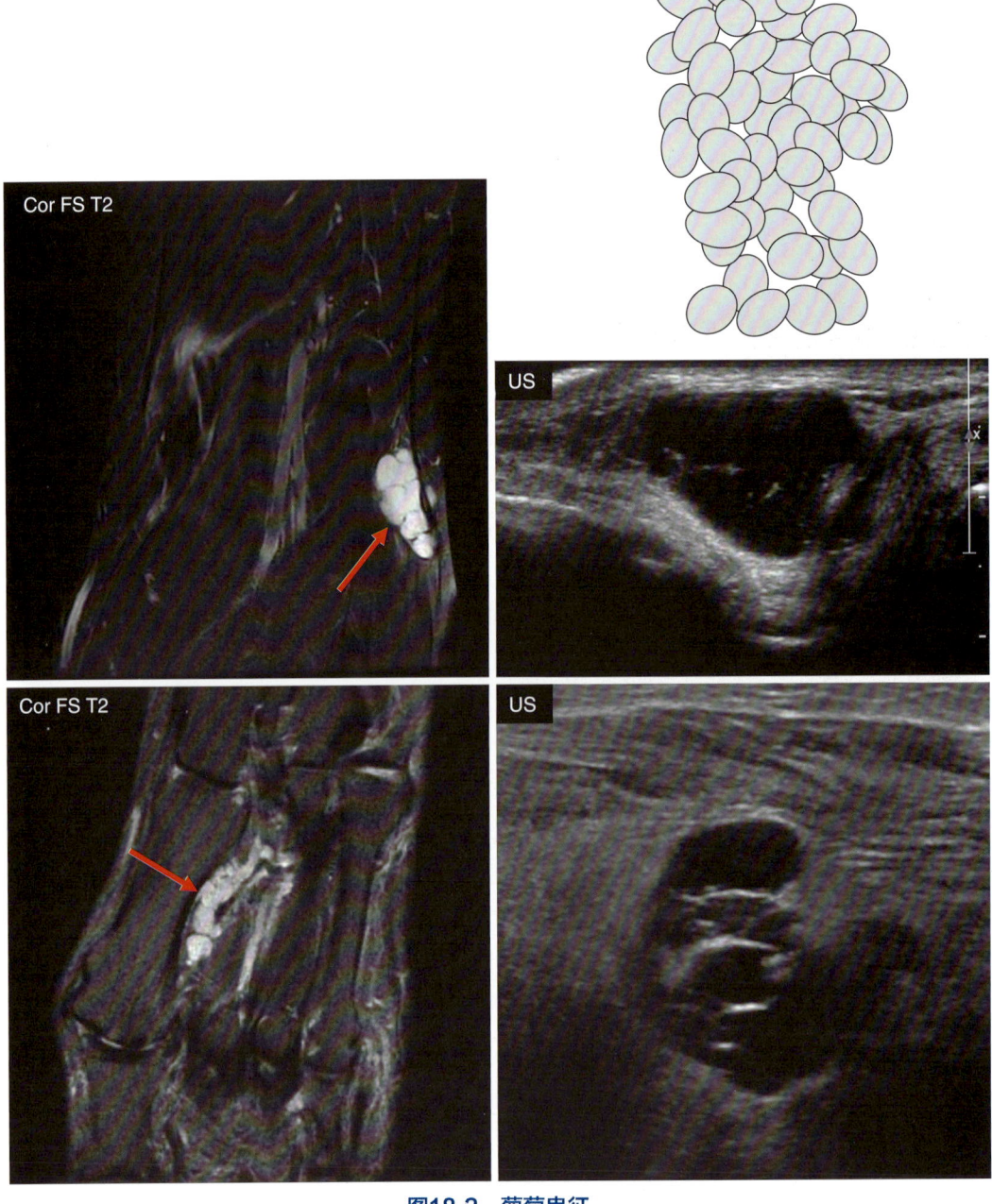

图18.2 葡萄串征

18.3 棋盘征

· 病变肌肉横断面呈棋盘状图案，类似于干裂的泥土。

· 在T2WI和增强T1WI上低信号肌束间夹杂条状高信号影。

· 见于增生性肌炎。

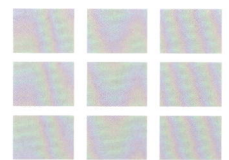

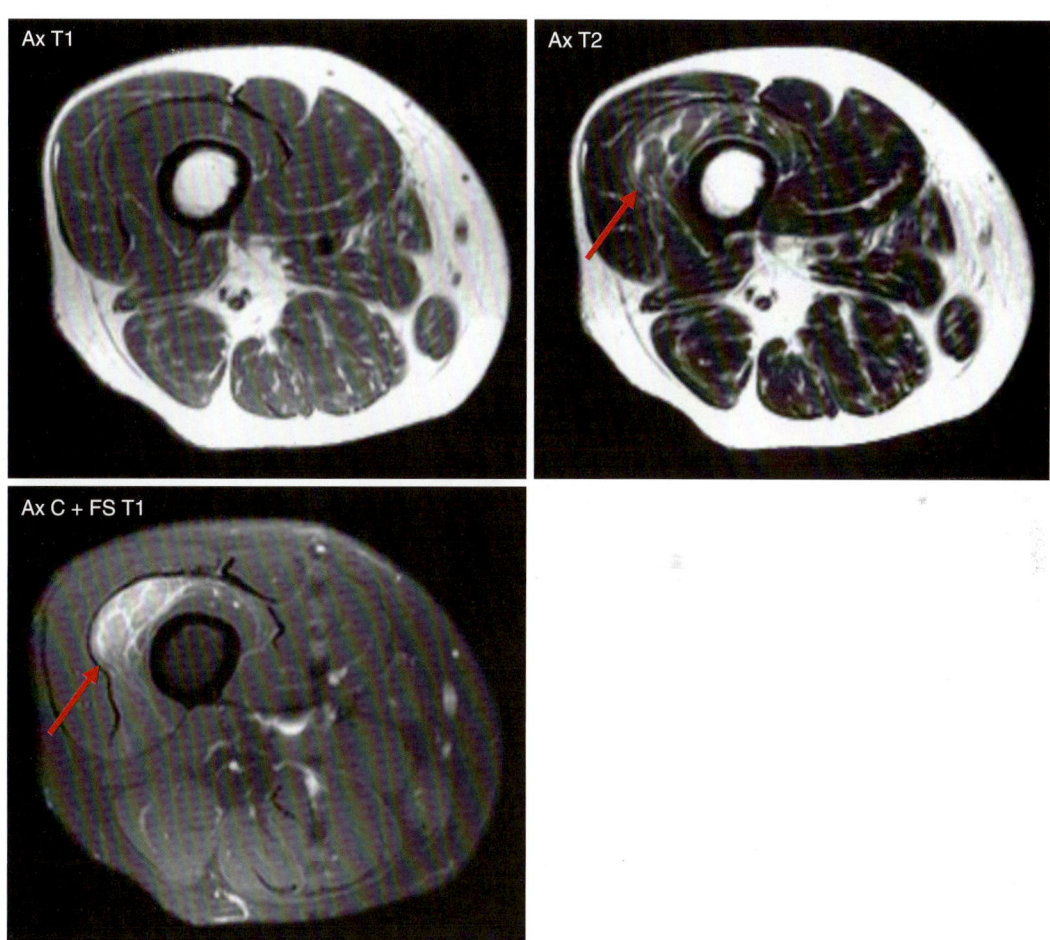

图18.3 棋盘征

18.4 同轴电缆征

· 嵌入脂肪组织内的蛇形神经束。
· 见于横轴位MRI上的神经脂肪瘤病。

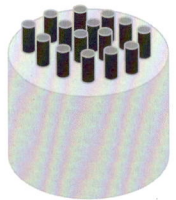

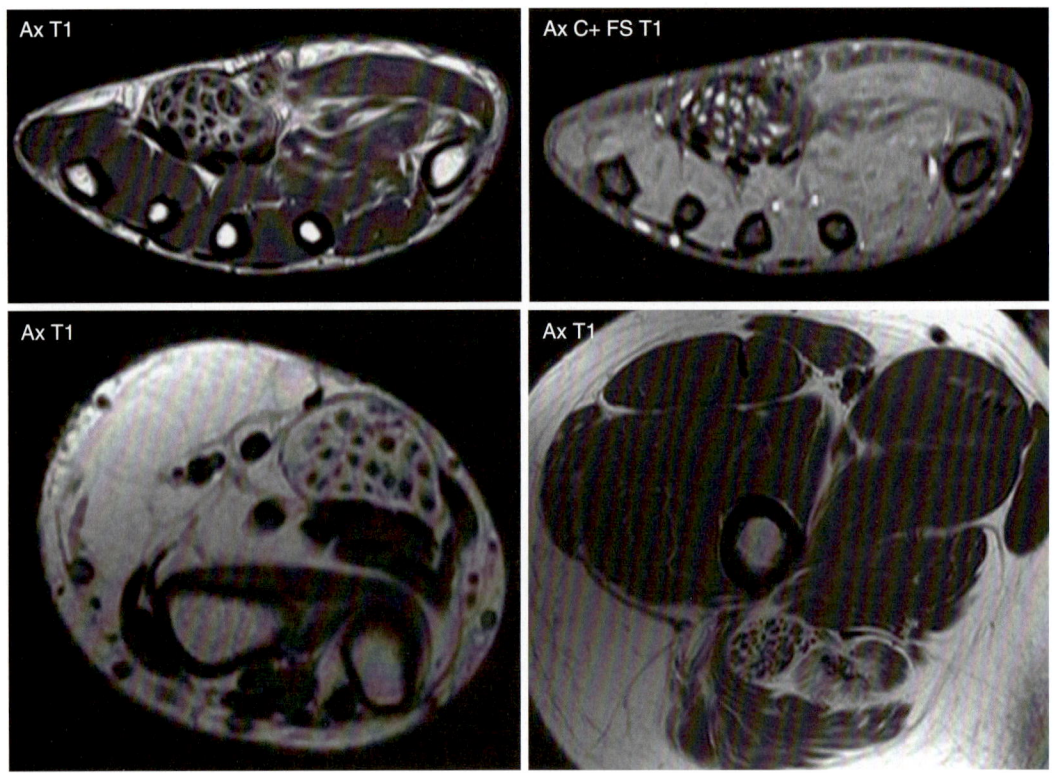

图18.4 同轴电缆征

18.5 暗星征

· MRI上病变中心呈星形低信号。

· 超声上病变中心呈星形强回声。

· 见于结节病。

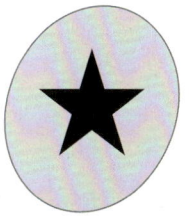

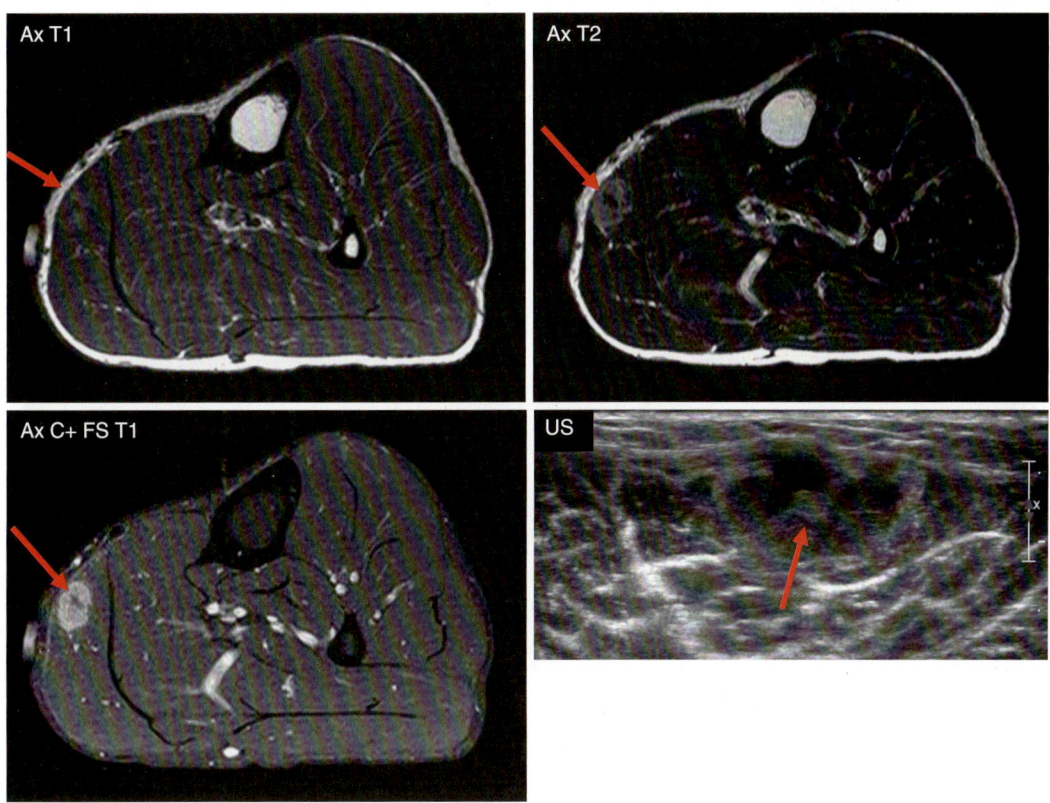

图18.5 暗星征

18.6 束状征

- T2WI上高信号区内多发小的低信号环状结构。
- 组织学上神经内的神经束。
- 见于外围神经鞘膜肿瘤（神经纤维瘤，神经鞘瘤）。

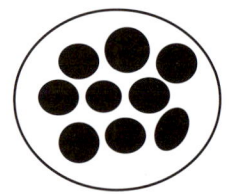

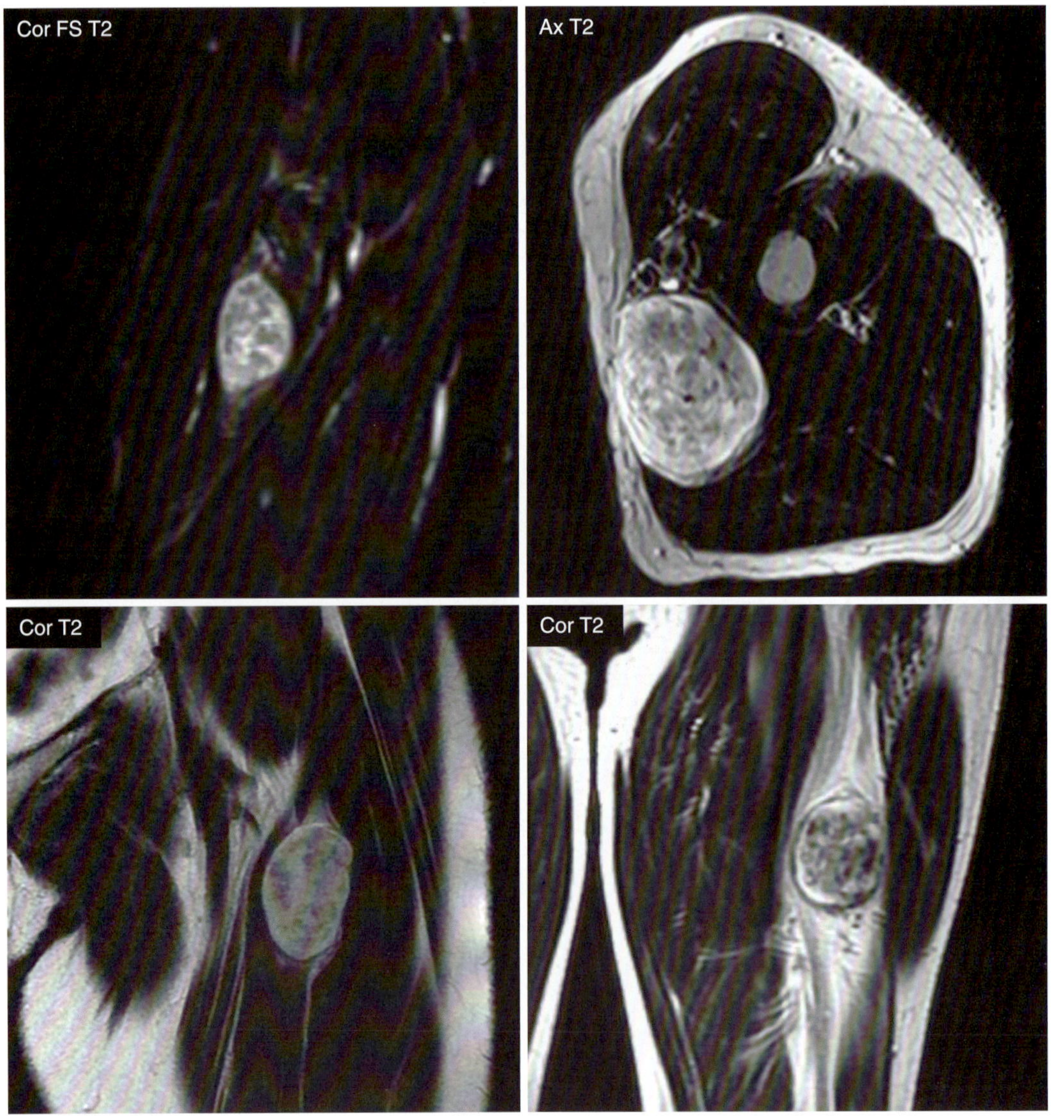

Cor FS T2

Ax T2

Cor T2

Cor T2

图18.6 束状征

18.7 倒靶征（Inverted target sign）

· T2WI上中央区呈高信号而周围区呈低信号。

· 增强T1WI中央区不强化。

· 见于结节性筋膜炎。

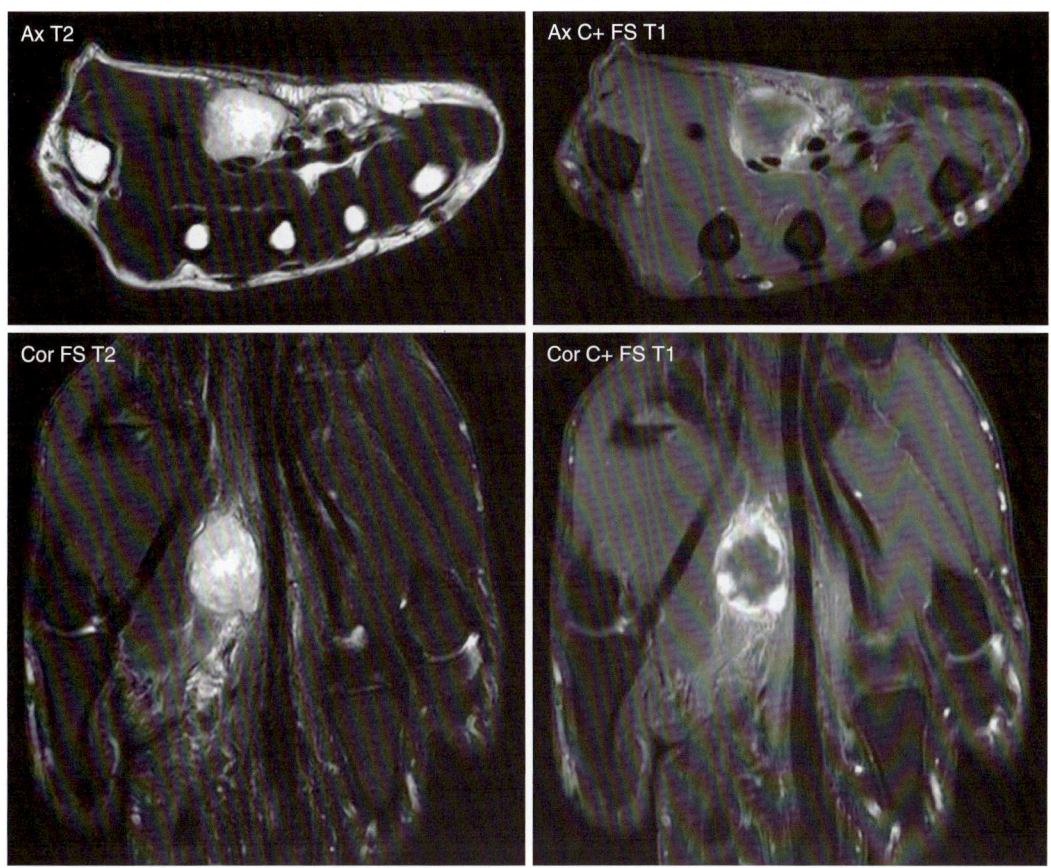

图18.7 倒靶征（Inverted target sign）

18.8 脑回征

· 脑回状多褶皱样外观。

· 在液体敏感序列上呈低或等信号。

· 见于低级别纤维黏液样肉瘤。

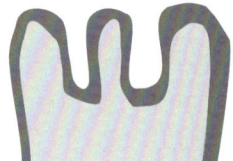

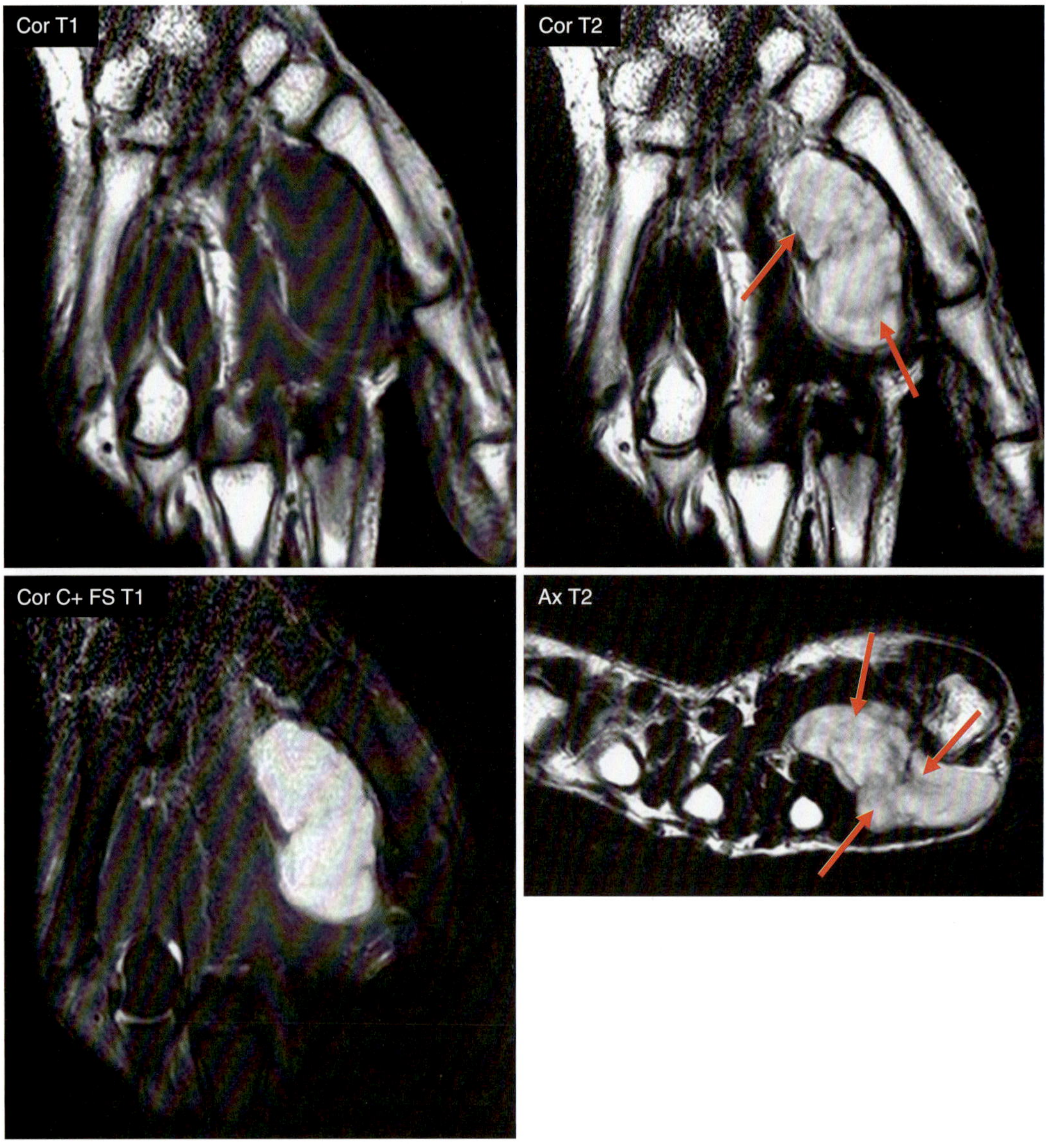

图18.8 脑回征

18.9　反靶征（Reverse target sign）

· 增强T1WI上中央纤维成分区强化程度高于周围黏液成分区。

· 见于外围神经鞘膜肿瘤（神经纤维瘤，神经鞘瘤）。

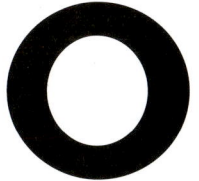

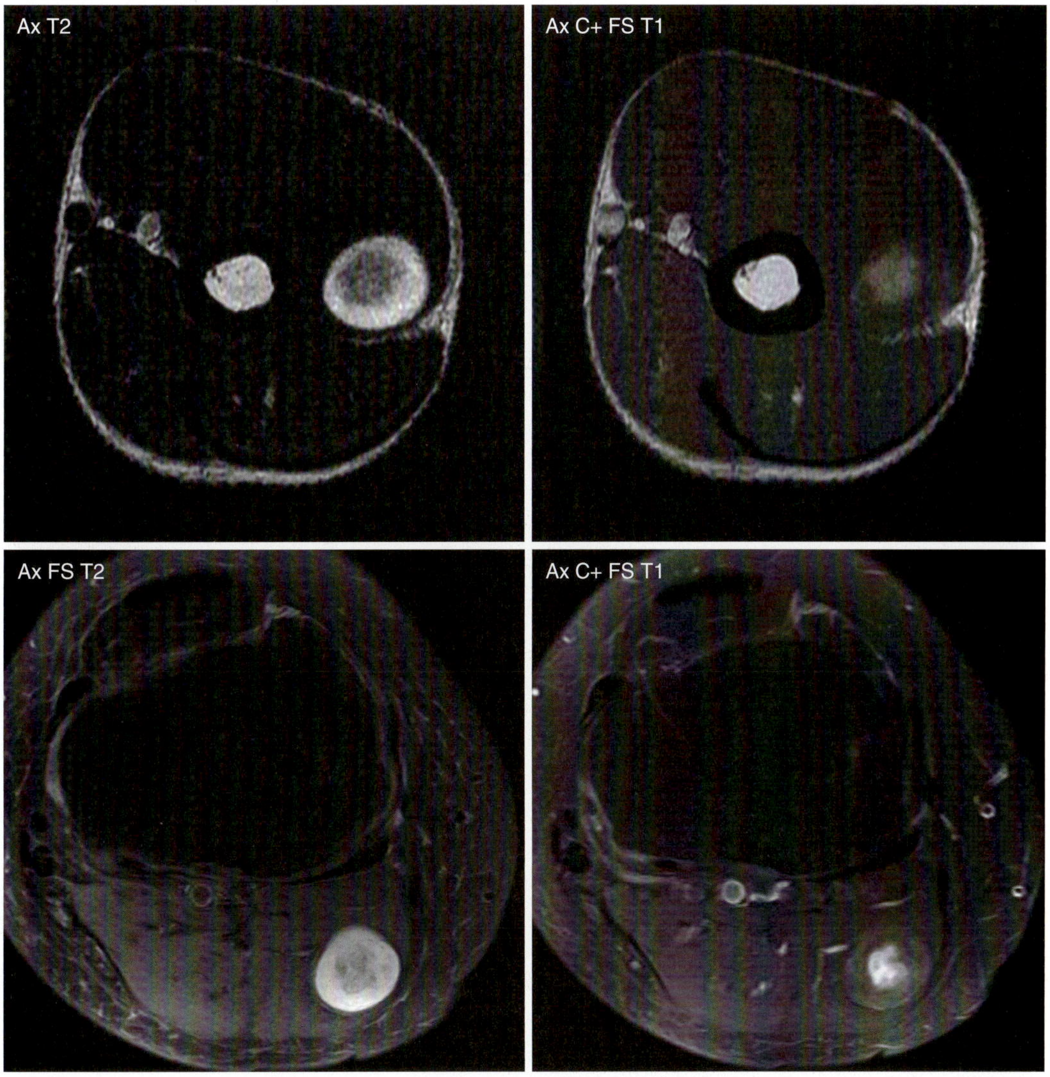

Ax T2

Ax C+ FS T1

Ax FS T2

Ax C+ FS T1

图18.9　反靶征（Reverse target sign）

18.10　反向分区现象

- 病灶中央出现骨样组织。

- 病灶中央骨化最致密（箭头），外周骨化稀少。

- "反向分区现象"的病理学基础：中央骨样组织沉积而外周不典型梭形细胞增生。

- 见于骨外骨肉瘤。

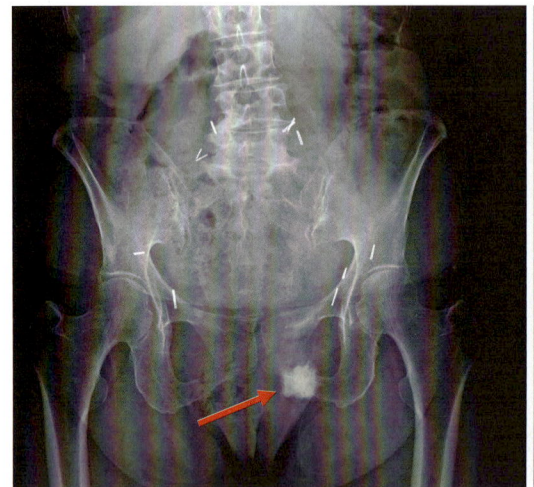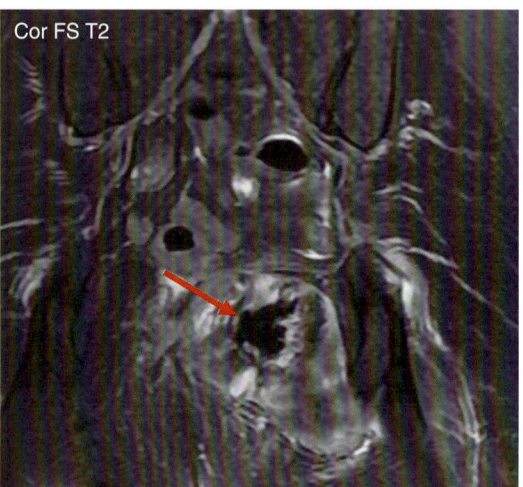

图18.10　反向分区现象

18.11 意大利面征

· 脂肪组织内的蛇形神经束。

· 见于神经脂肪瘤病的纵轴面MRI。

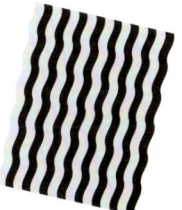

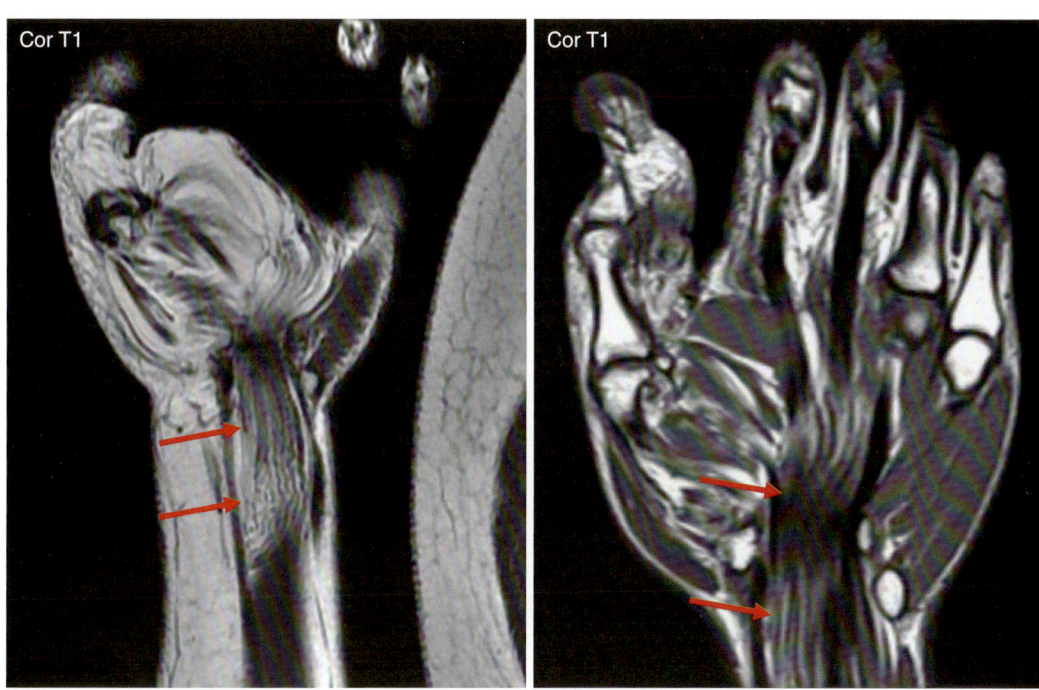

图18.11 意大利面征

18.12 脂肪分离征

· 病变上下两极的脂肪呈锥形逐渐变窄或病变周围有残存的脂肪环绕。

· T1WI显示最好。

· 见于外周神经鞘膜肿瘤和其他肌肉间的软组织肿瘤。

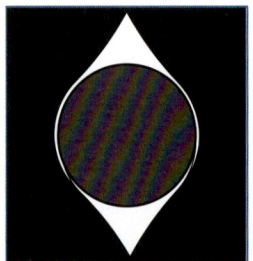

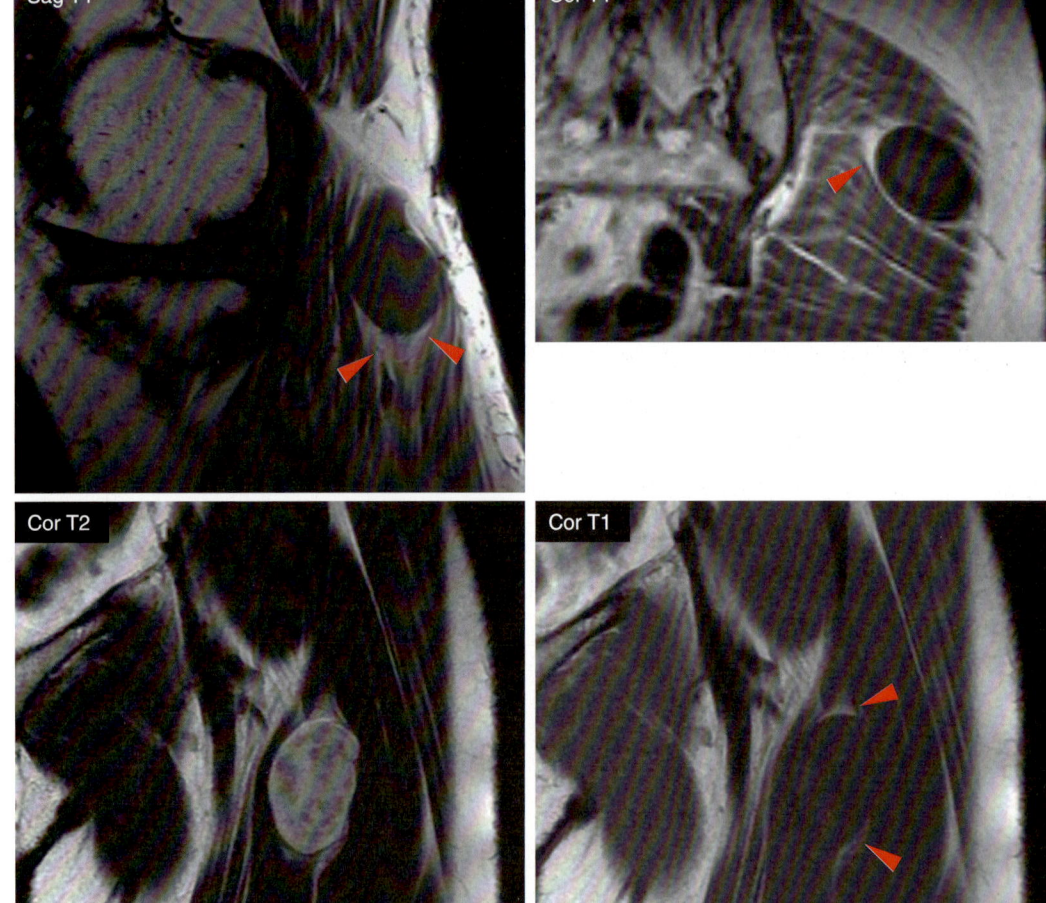

图18.12 脂肪分离征

18.13　串征

- 见于超声和MRI。
- 粗大神经受累时，在肿瘤两极可见神经出入。
- 见于外周神经鞘膜肿瘤。

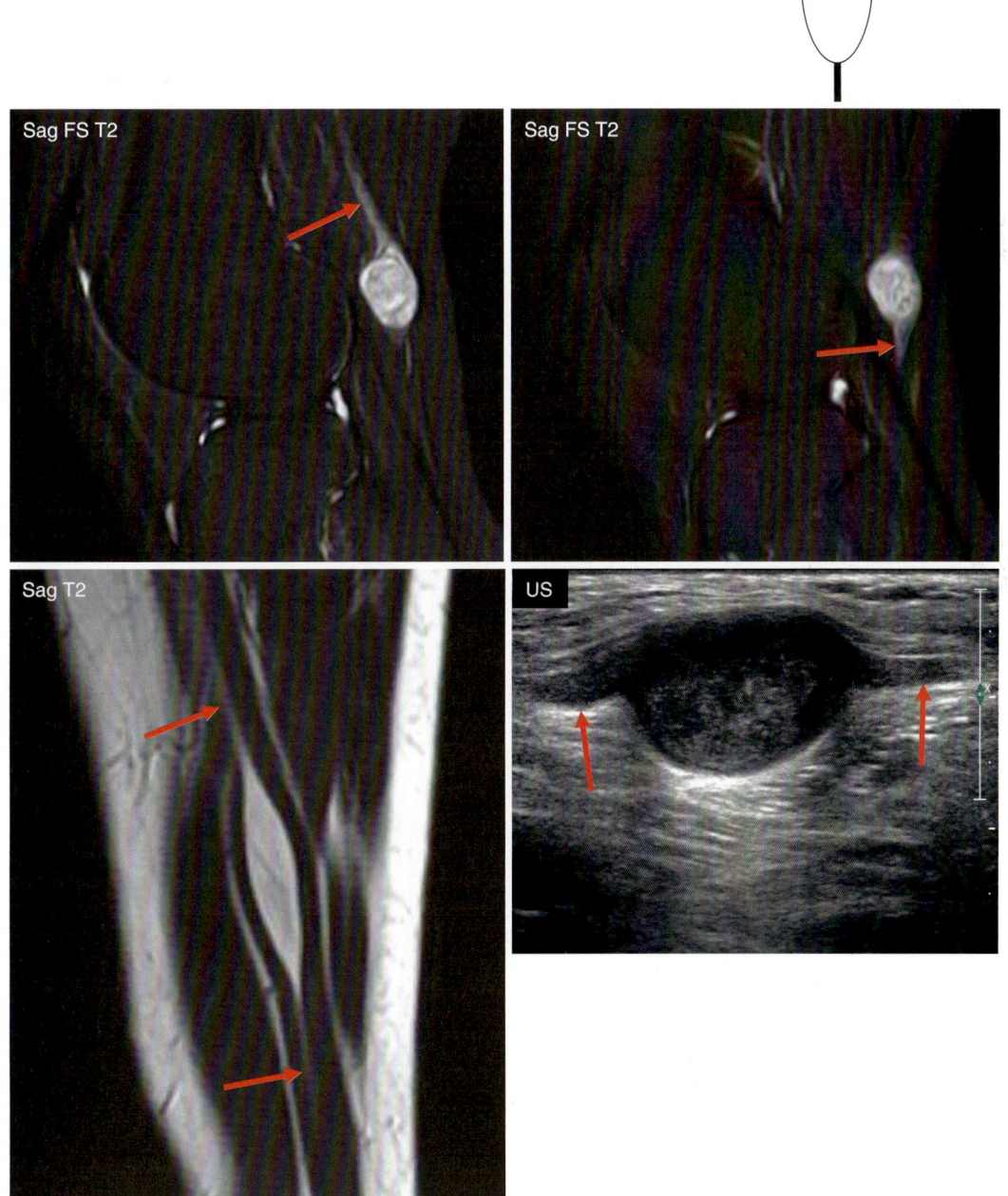

图18.13　串征

18.14 条纹征

· 见于超声和MRI。

· 病变内低信号的线状影与邻近的肌纤维在病变的头尾部相连续，代表着邻近肌纤维的完整保留。

· 见于颗粒细胞瘤。

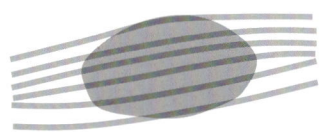

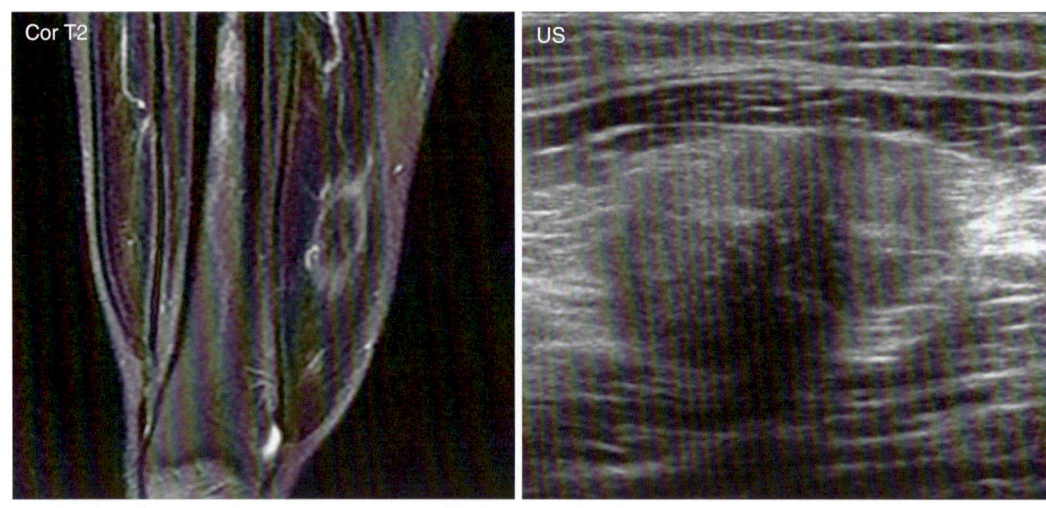

图18.14 条纹征

18.15 瑞士奶酪征

· X线片显示多发环形和弧形骨化，伴粗大骨纹。

· MRI显示在T1WI和T2WI上均呈斑点状或不规则形的极低信号区，且增强扫描无强化，与骨化区相对应。

· 见于骨化性血管瘤。

· 不同于骨化性肌炎的分区现象。

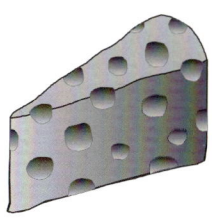

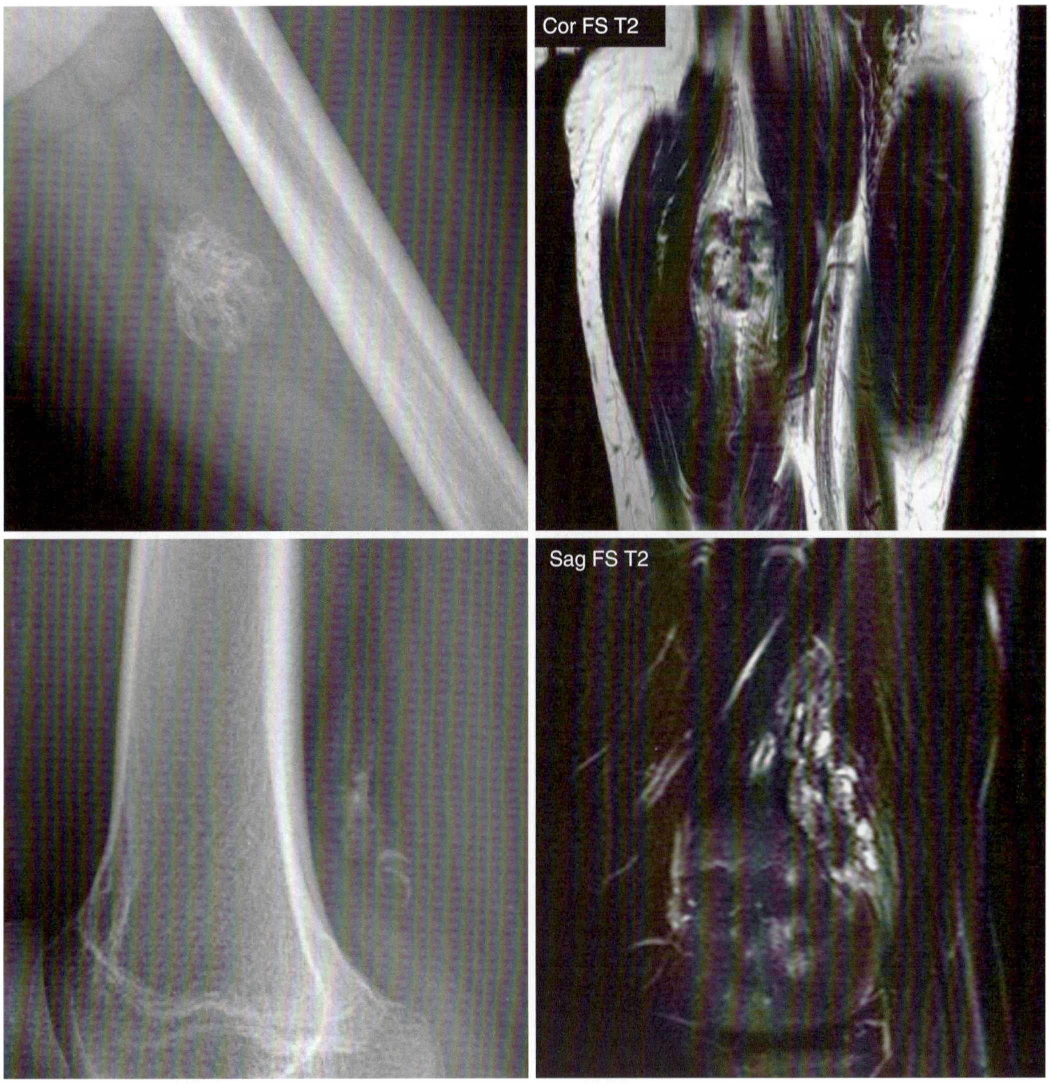

Cor FS T2

Sag FS T2

图18.15 瑞士奶酪征

18.16 尾征

· T2WI上沿筋膜平面呈尾状多个方向延伸。

· 增强T1WI上从肿瘤边缘延伸出的锥形强化灶厚度＞2mm。

· 见于未分化多形性肉瘤、黏液纤维肉瘤和结节性筋膜炎。

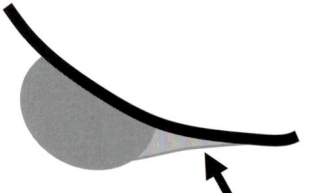

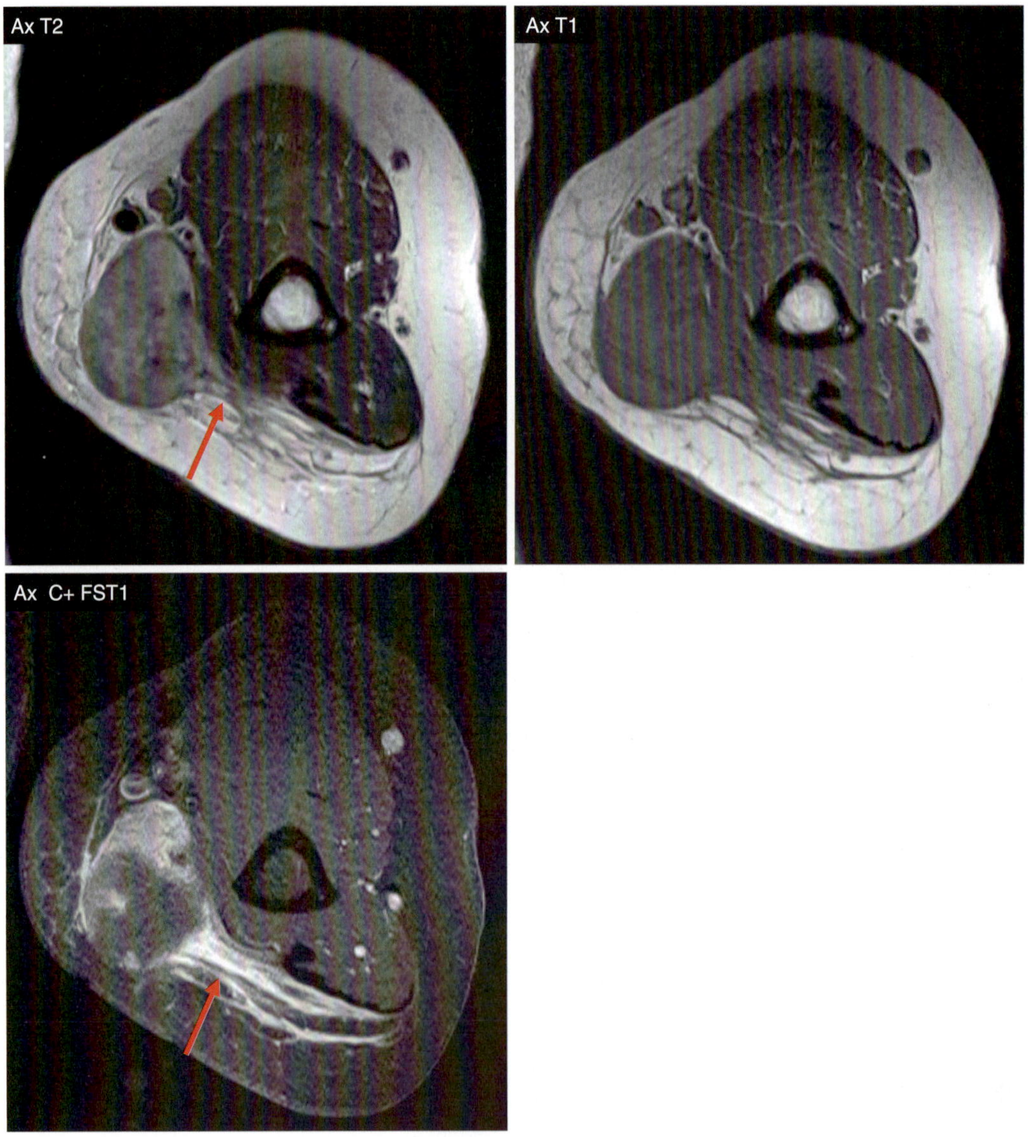

图18.16 尾征

18.17　靶征

- 见于T2WI。
- 低信号的中央区在组织学上为纤维胶原组织。
- 高信号的周围区在组织学上为富含黏液样组织。
- 见于外周神经鞘膜肿瘤（神经纤维瘤，神经鞘瘤）。

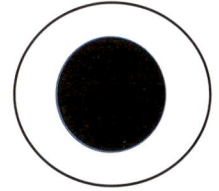

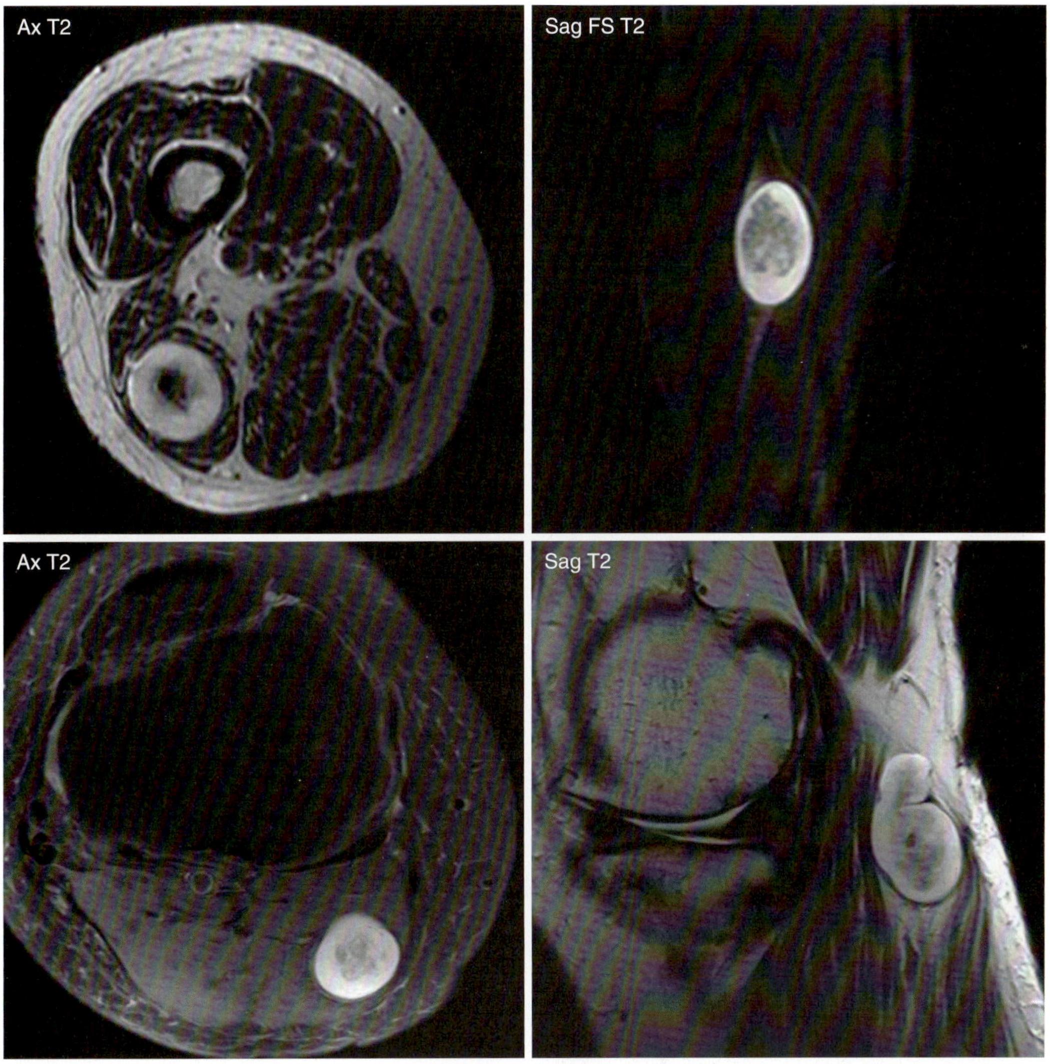

图18.17　靶征

18.18 三条纹征

- T2WI和增强T1WI上中间低信号条纹和两外侧高信号条纹伴行。
- 超声上的黑白条纹与MRI上的黑白条纹位置互换。
- 见于结节病。

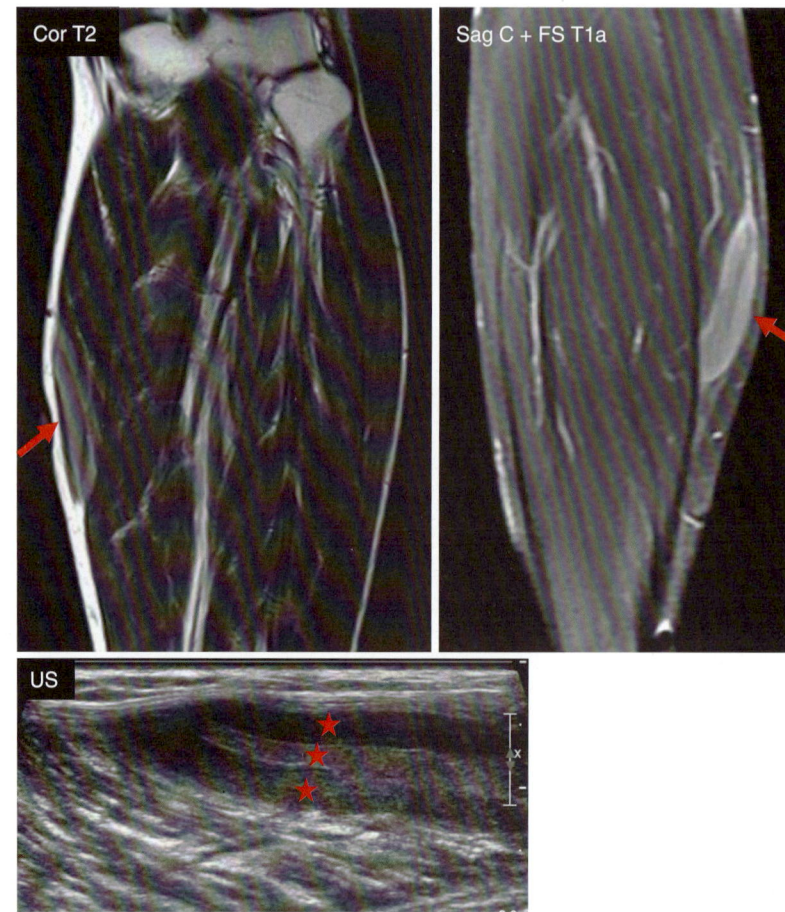

图18.18 三条纹征

18.19 三重信号征

- T2WI上表现为高、中等、低三种信号区混合存在。
- 低信号区：钙化、出血或纤维化区。
- 中等信号区：实性细胞成分区。
- 高信号区：出血或坏死区。
- 见于滑膜肉瘤。

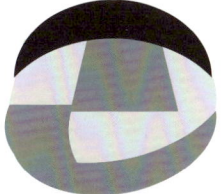

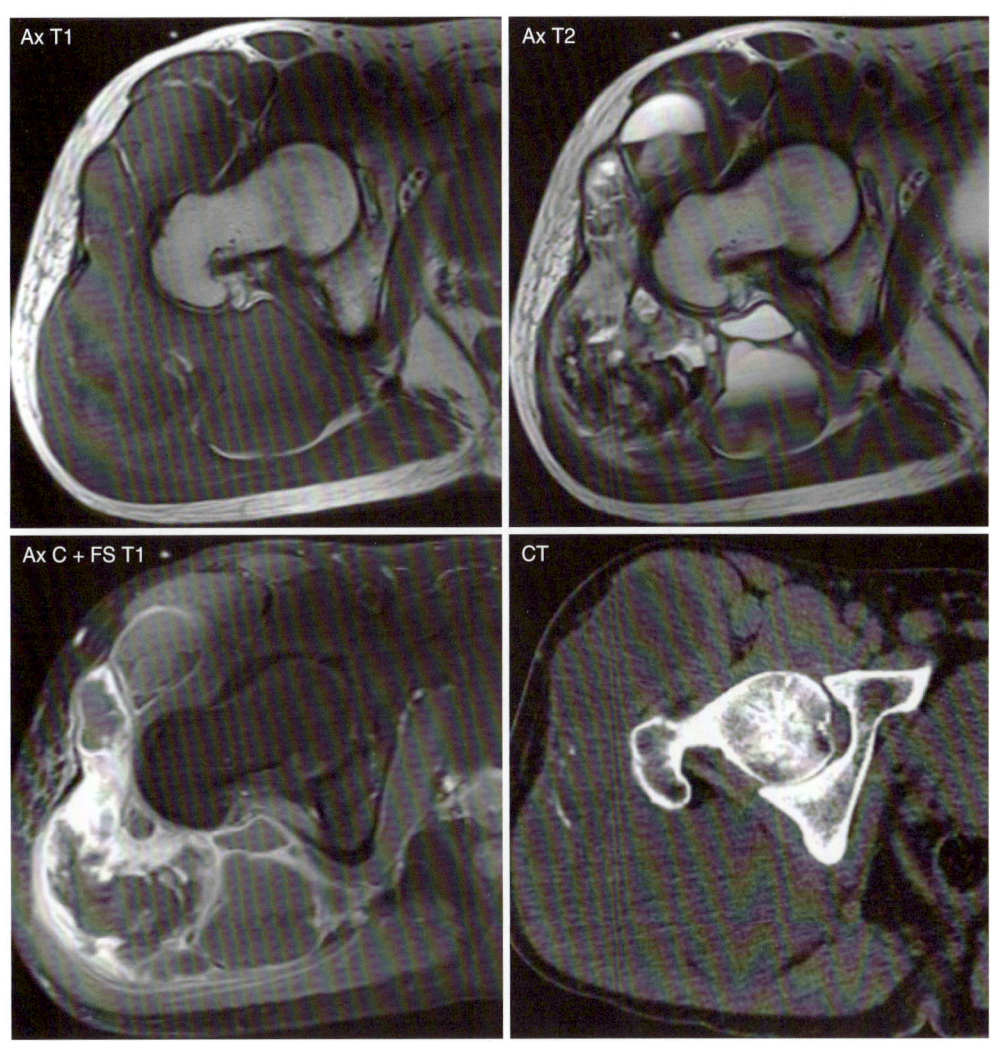

图18.19 三重信号征

18.20 分区现象

- 外围矿化和中央非矿化区。

- CT上的显示优于MRI。

- 见于骨化性肌炎。

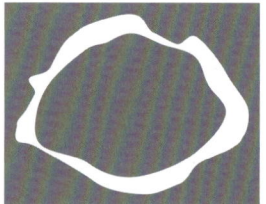

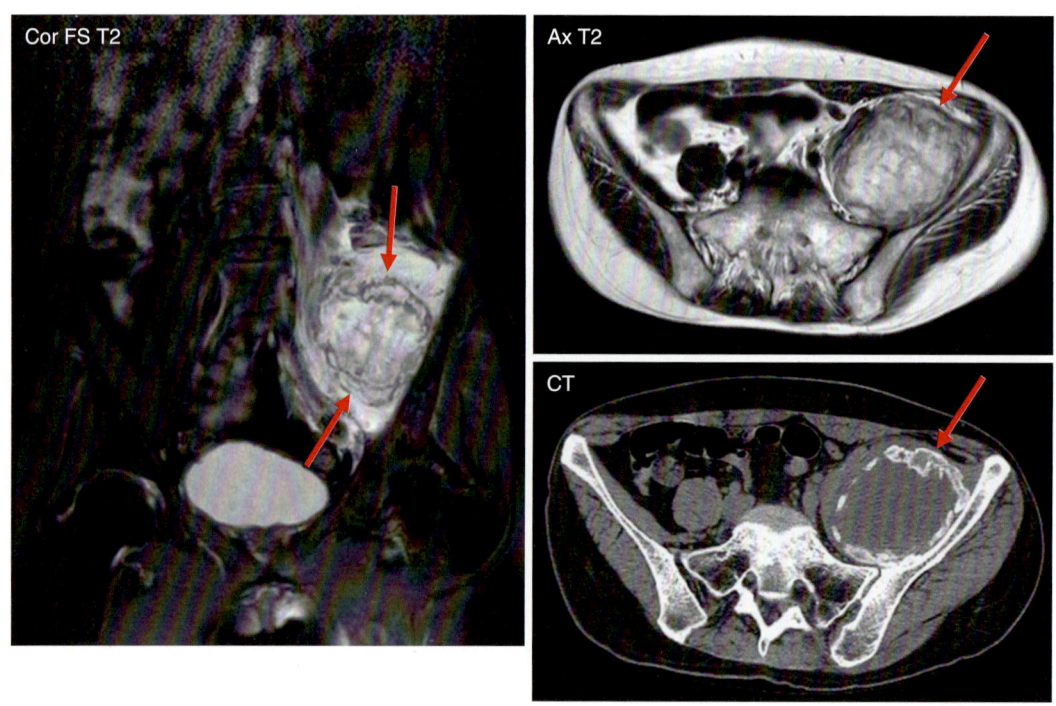

图18.20 分区现象

（郭希彤 高振华 译）

第19章 ⊙
软组织肿瘤相关的综合征

软组织肿瘤可能与多种遗传疾病及畸形综合征有关，特别是以儿童、青少年和青年多见。表19.1总结了虽不常见但并不罕见的软组织肿瘤相关的综合征。

表19.1 与软组织肿瘤相关的综合征

综合征	软组织肿瘤	主要表现
Kasabach–Merritt综合征	卡波肉样血管内皮瘤 婴儿血管瘤 簇状血管瘤	微血管病性溶血性贫血 血小板减少症
Maffucci综合征	血管瘤 淋巴管瘤 上皮样血管内皮瘤	内生软骨瘤 软骨肉瘤
Klippel–Trenaunay综合征	静脉畸形或淋巴管畸形	鲜红斑痣 骨和软组织肥大
Mazabraud 综合征	肌内黏液瘤	纤维结构不良
神经纤维瘤病1型	神经纤维瘤 MPNST	牛奶咖啡斑 Lisch结节
神经纤维瘤病2型	神经鞘瘤 神经纤维瘤 罕见神经束膜瘤	脑膜瘤 星形细胞瘤
神经鞘瘤病	神经鞘瘤	无前庭神经受累
Carney综合征	黑色素神经鞘瘤 黏液瘤	多个内分泌腺受累 皮肤和黏膜的色素沉着
家族性高胆固醇血症	黄色瘤	血胆固醇和低密度脂蛋白水平高

19.1 Kasabach–Merritt综合征

- 快速生长的血管肿瘤：卡波西样血管内皮瘤、婴儿血管瘤、簇状血管瘤。

- 血小板减少症。

- 消耗性的凝血障碍。

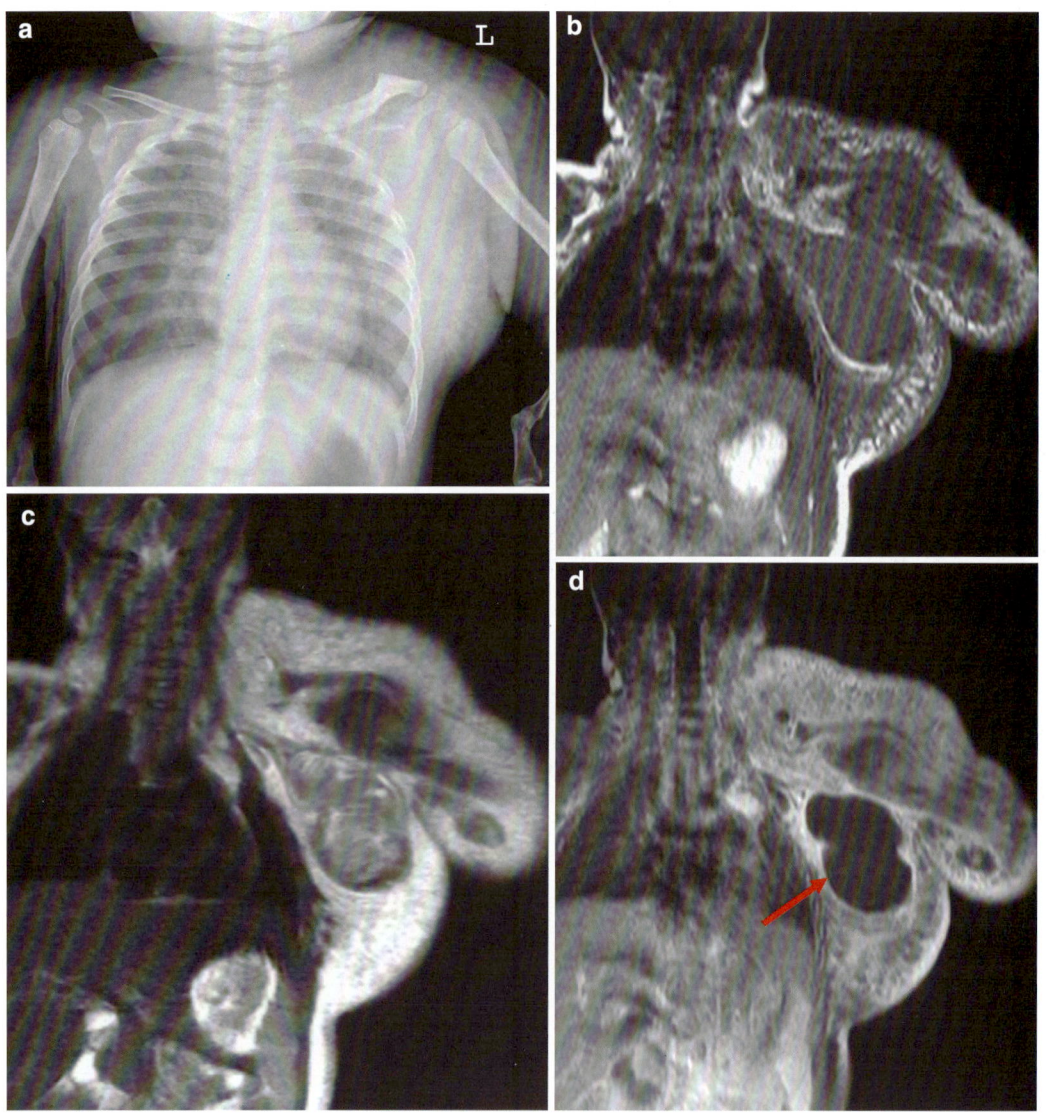

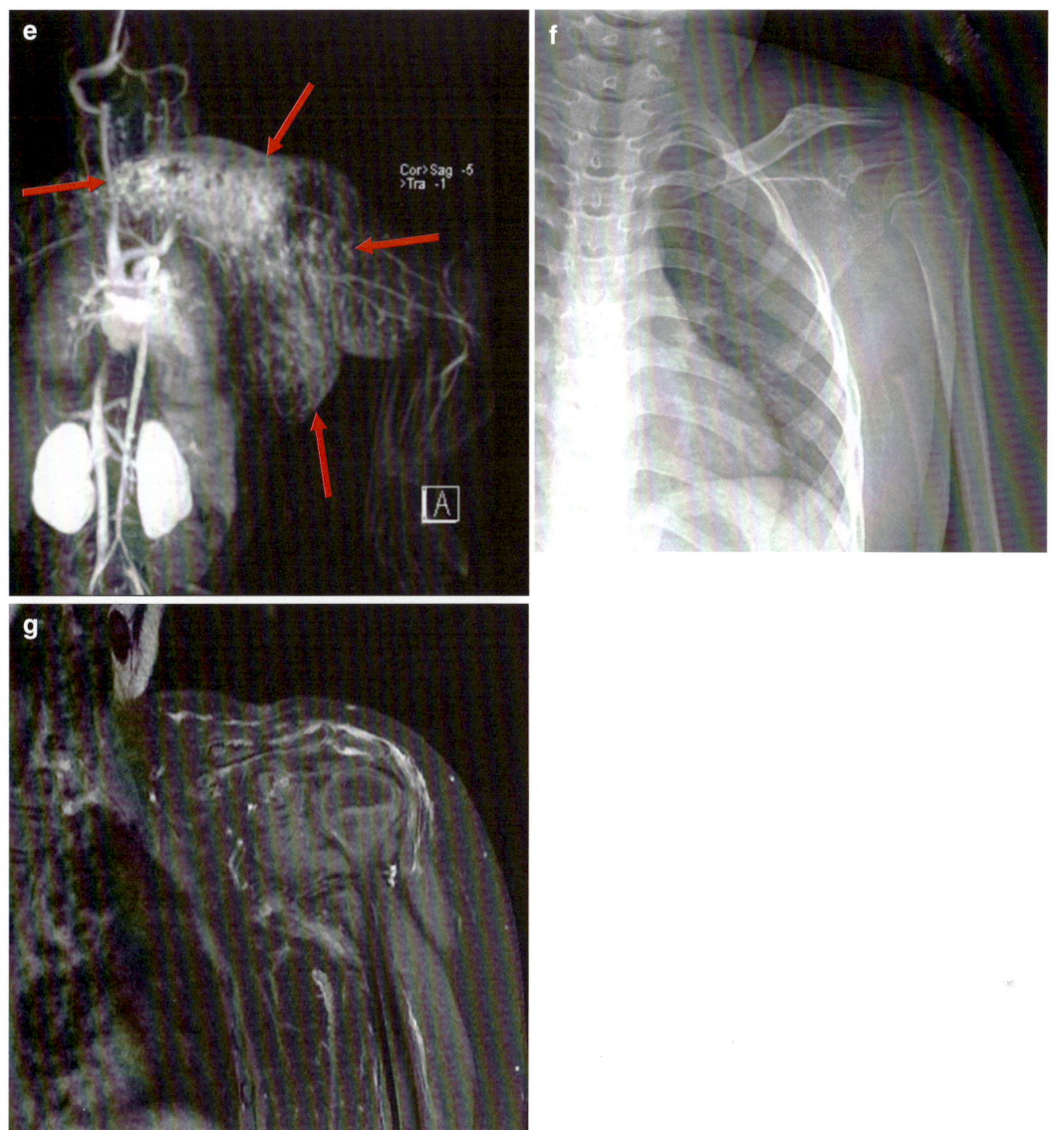

图19.1 Kasabach-Merritt综合征

X线片（a）显示左肩巨大的软组织肿块。冠状位T1WI（b）、T2WI（c）和CE-T1WI-FS（d）显示左肩、腋窝和上臂的软组织弥漫性血管瘤。左腋窝淋巴管瘤成分未强化（d，箭头）。MR增强血管成像（e）较好地显示强化血管瘤病变的范围（箭头）。7年后，X线片（f）和冠状位CE-T1WI-FS（g）显示软组织病变范围明显减小，该患者接受了放射治疗。

19.2 Maffucci综合征

- 先天性非遗传性的中胚层发育不良。

- 多发性内生软骨瘤。

- 软组织血管病变：海绵状血管瘤或毛细血管瘤、淋巴管瘤、上皮样血管内皮瘤。

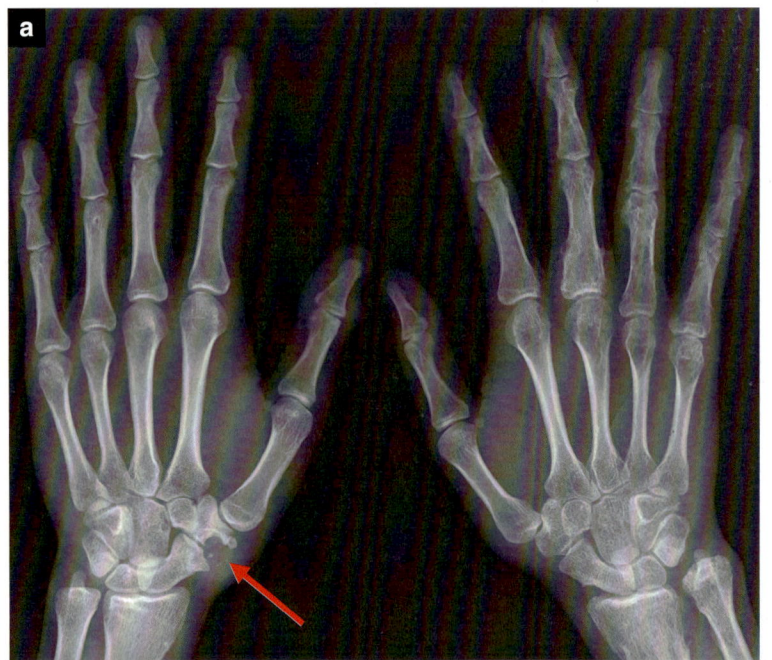

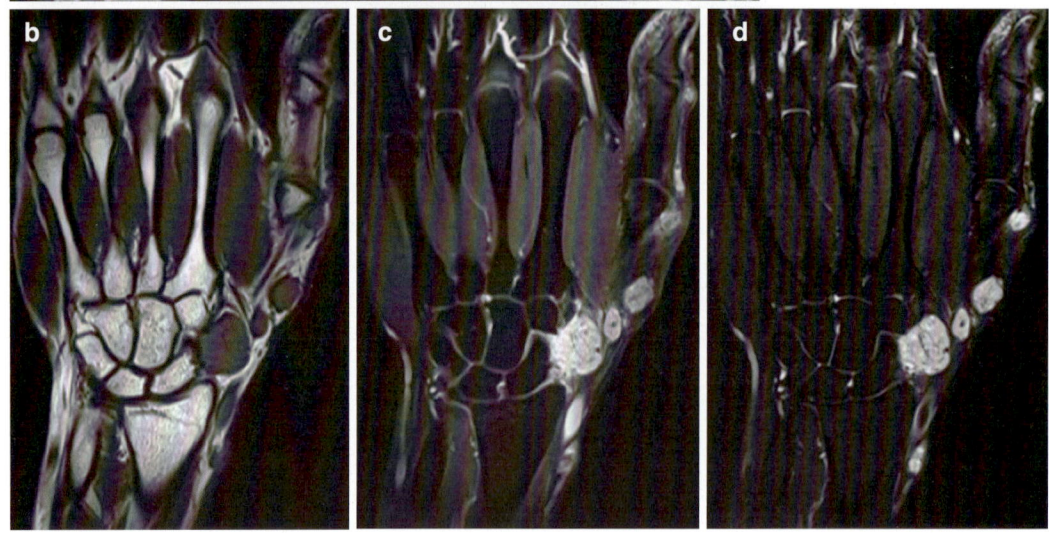

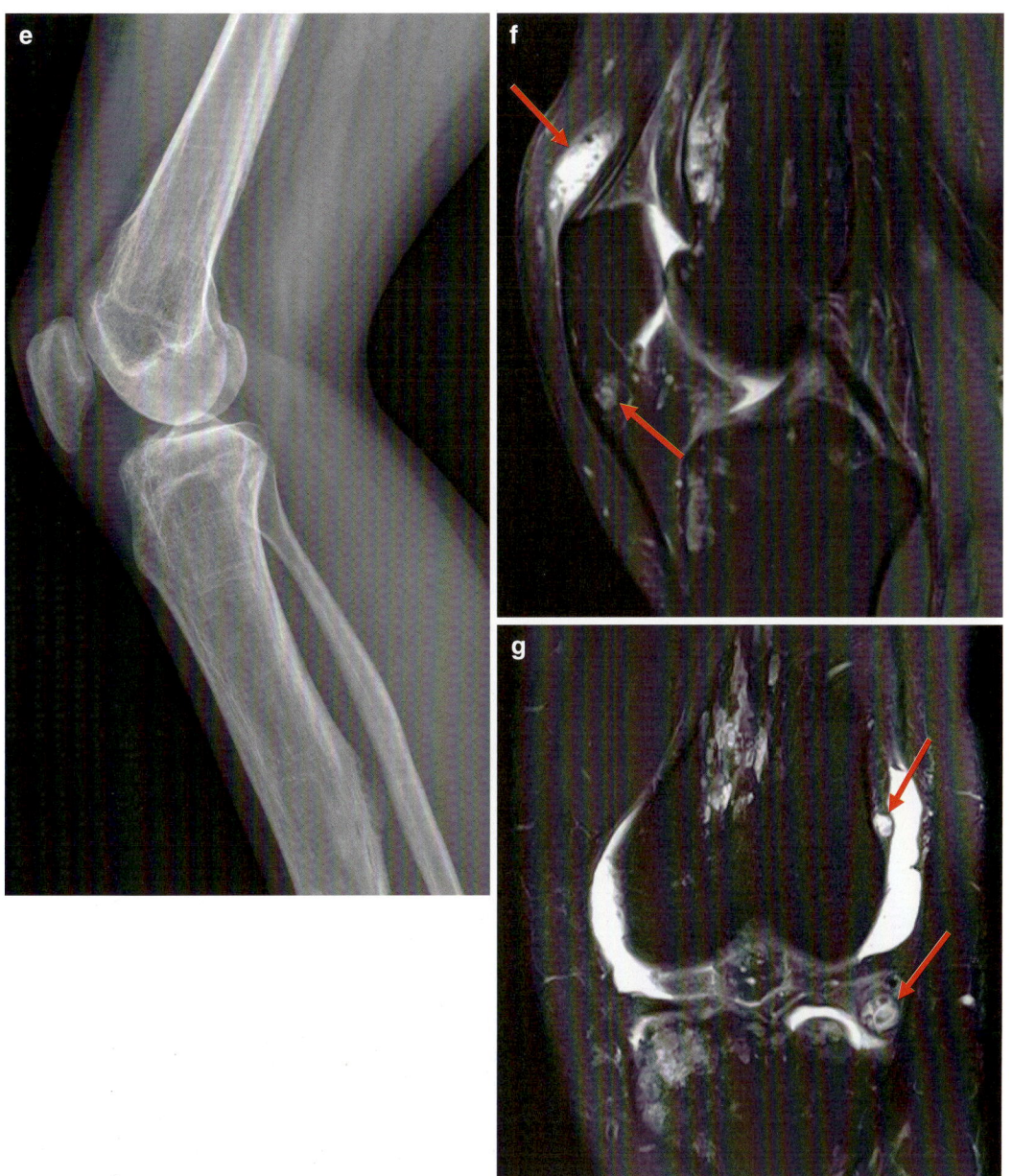

图19.2　Maffucci综合征

双手前后位X线片（a）显示左侧第3~第5指、左侧桡骨远端及尺骨多发内生软骨瘤。右手腕及拇指多个软组织肿块，其中一肿块（箭头）有多发钙化灶并侵蚀大多角骨和舟状骨。冠状位T1WI（b）、T2WI-FS（c）、CE-T1WI-FS（d）显示右手腕和拇指多发软组织血管瘤。左膝关节侧位X线片（e）显示左股骨、胫骨多发条状内生软骨瘤。矢状位（f）和冠状位（g）T2WI-FS显示多发骨内生软骨瘤和软组织血管瘤（箭头）。

译者注：图19.2a应为后前位X线片。

19.3 Klippel-Trenaunay综合征

- 鲜红斑痣。

- 静脉畸形或淋巴管畸形。

- 软组织肥大。

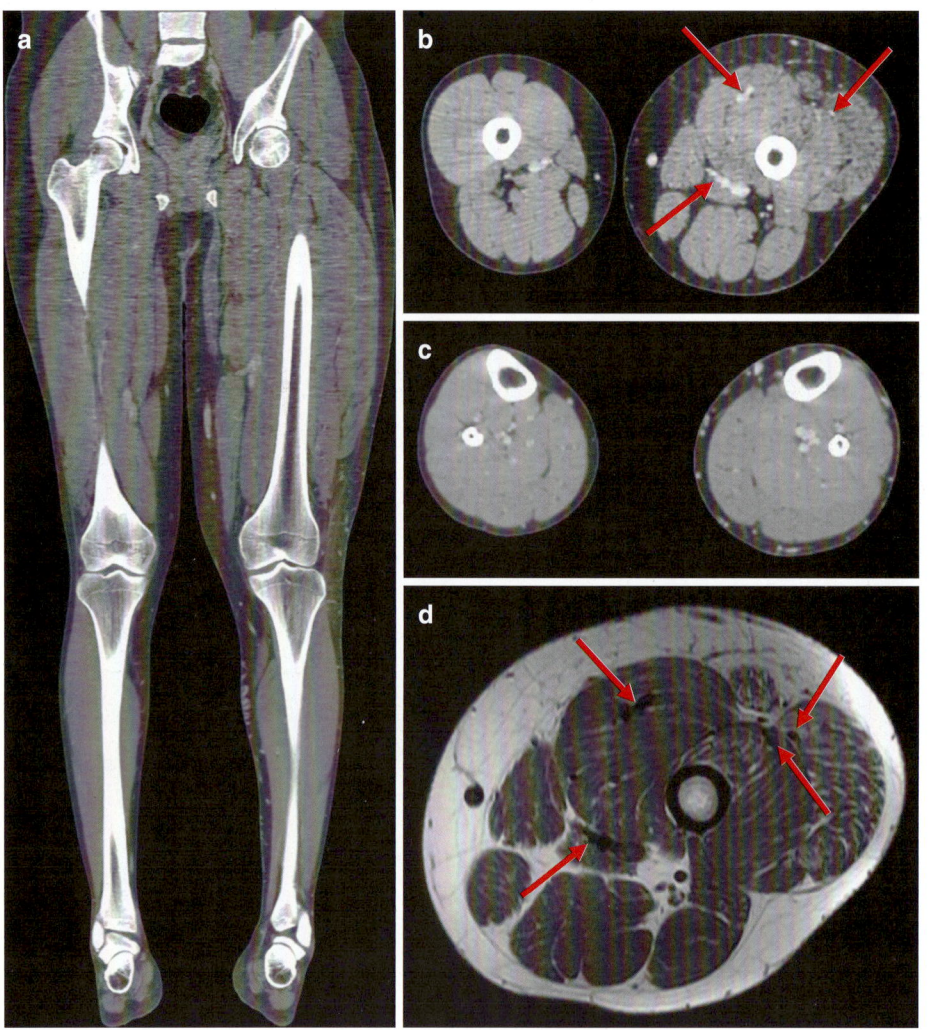

图19.3 Klippel-Trenaunay综合征

冠状位（a）和横轴位（b，c）CT显示左下肢软组织肥大。左下肢多处皮下静脉曲张和肌肉内静脉畸形（箭头）。
横轴位T1WI（d）显示左大腿皮下脂肪增多和肌肉肥大，以及肌肉内静脉畸形（箭头）。

19.4　Mazabraud综合征

· 纤维结构不良（通常为多骨性）。

· 多发性软组织黏液瘤。

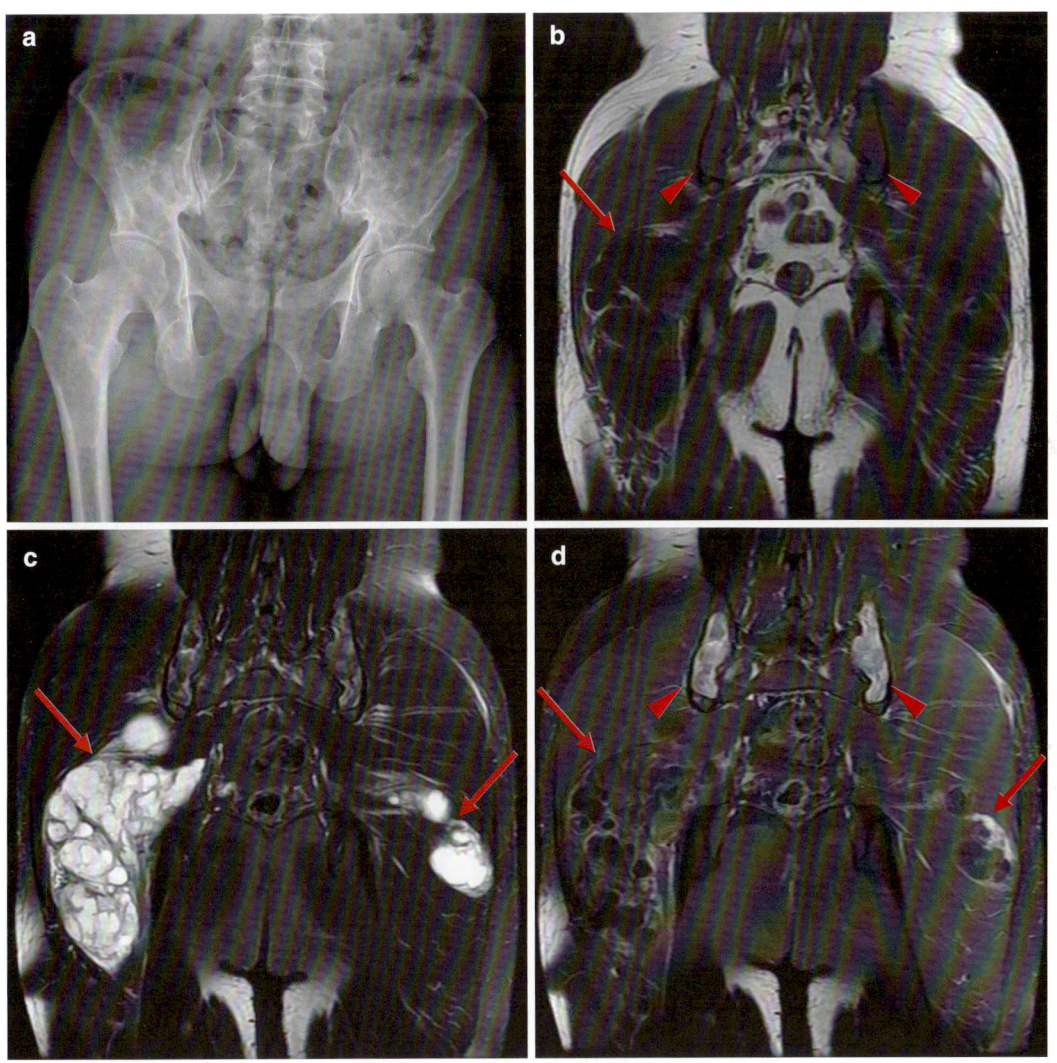

图19.4　Mazabraud综合征

骨盆前后位X线片（a）显示骨盆和右股骨多发性纤维结构不良，冠状位T1WI（b）、T2WI（c）、CE-T1WI-FS（d）显示双侧臀部多分叶状肌内黏液瘤（箭头）和髂骨的纤维结构不良（三角形）。

译者注：图19.4c应为T2WI-FS。

19.5 神经纤维瘤病1型

· 牛奶咖啡斑。

· 虹膜错构瘤（Lisch结节）。

· 相关软组织肿瘤：具有恶性外周神经鞘瘤倾向的神经纤维瘤。

· 肌肉骨骼的异常表现：

丛状神经纤维瘤；

脊柱后凸；

椎体扇贝样改变，神经孔扩大：由硬膜囊扩大或神经纤维瘤引起；

硬膜囊扩大；

飘带状肋骨畸形，肋骨切迹和发育不良；

肿瘤外压引起的骨皮质变薄、侵蚀性骨缺损和骨增生硬化及骨膜新生骨；

假性关节和弓状畸形：与中胚层发育不良有关。

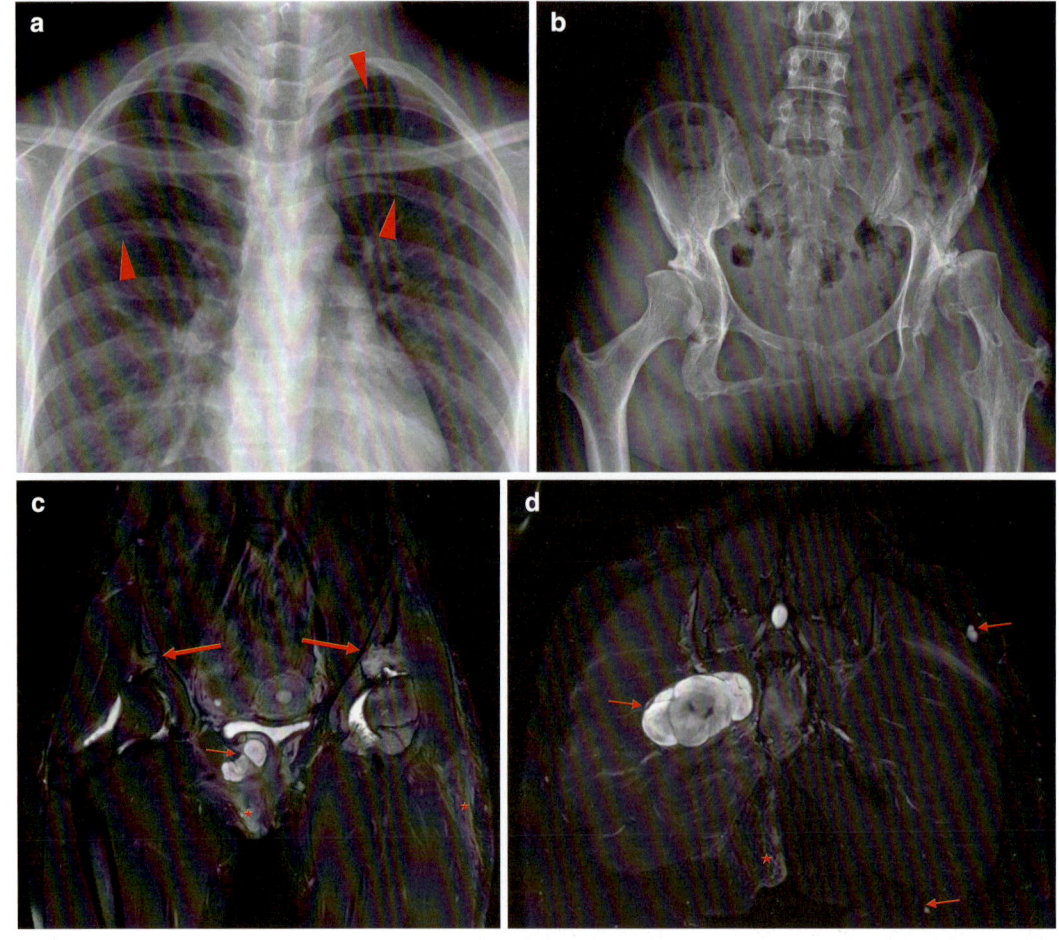

图19.5 神经纤维瘤病1型（1）

胸部X线片（a）显示多个肋骨切迹或轻度飘带状肋骨畸形（三角形）。骨盆前后位X线片（b）显示骨盆组成骨和双侧股骨的异常，包括骨皮质变薄、侵蚀性骨缺损、骨增生硬化和骨膜新生骨。冠状位T2WI-FS（c，d）显示多发神经纤维瘤（箭头）对邻近髂骨有明显的压迫性侵蚀。双侧股骨颈畸形与神经纤维瘤无关，而与骨骼发育不良有关。在皮下组织、肌肉和筋膜平面可见多发大小不等的、边界清晰的神经纤维瘤（细箭头）。此外，在多个筋膜间室可见浸润性、弥漫性神经纤维瘤（星号）。

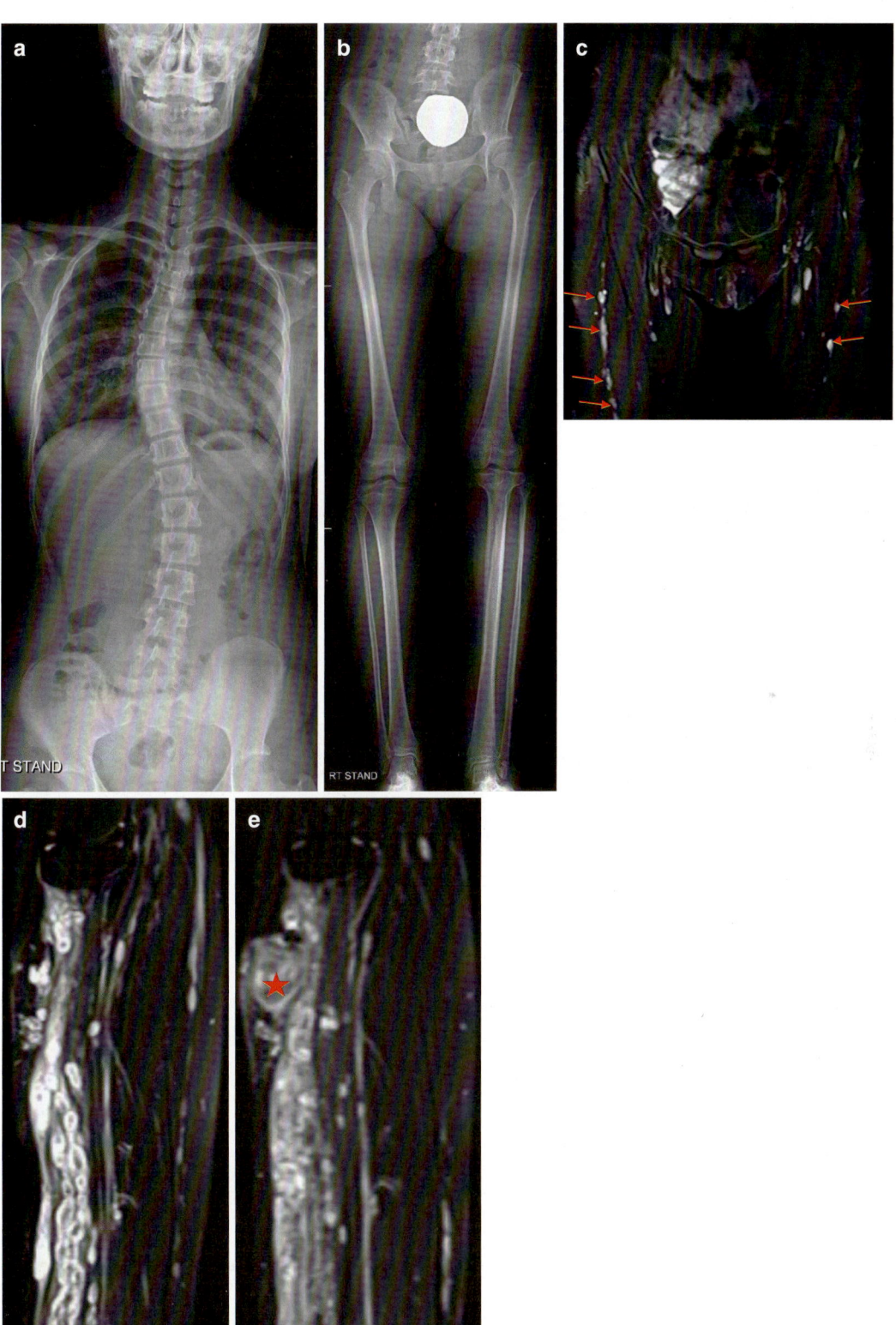

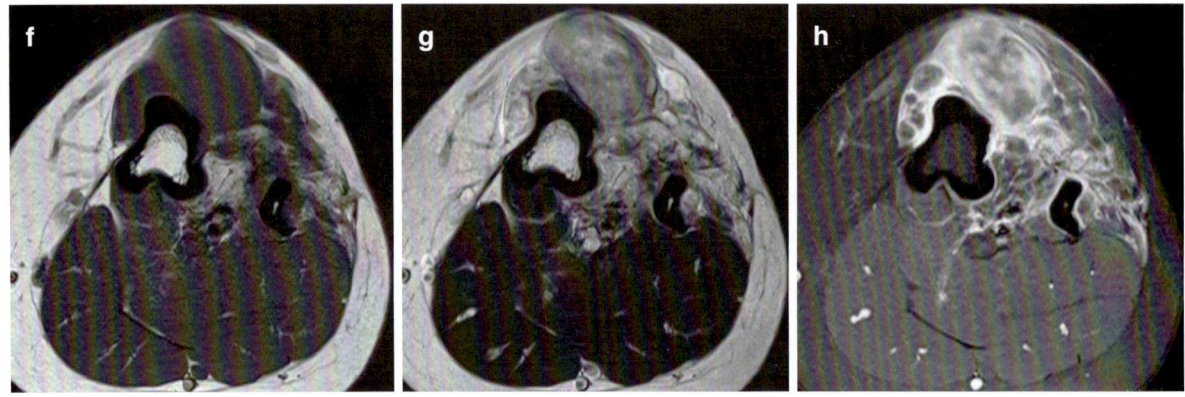

图19.6　神经纤维瘤病1型（2）

全脊柱站立前后位X线片（a）显示胸椎侧弯。下肢全长前后位X线片（b）显示左胫骨近端发育不良，骨皮质不规则增厚。冠状位T2WI-FS（c）显示双侧大腿沿神经走行的多个椭圆形高信号病变（细箭头）。小腿矢状位T2WI-FS（d）显示腓总神经及其分支的丛状神经纤维瘤，表现为受累神经的弥漫性结节状增粗。病变呈现靶征，即中央呈低信号、外周呈高信号。2年后胫骨近端处局部疼痛和肿胀。随访复查矢状位T2WI（e）显示皮下明显的肿块（星号）。肿块在T1WI（f）上表现为与肌肉相似的等信号，在T2WI（g）上表现为不均匀的高信号，CE-T1WI-FS（h）上表现为不均匀强化，提示肿瘤恶变。

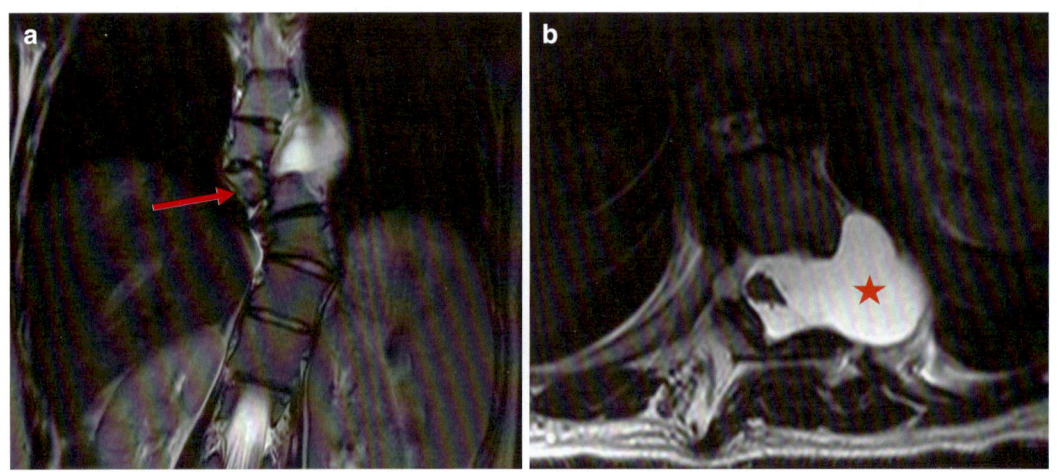

图19.7　神经纤维瘤病1型（3）

胸椎冠状位T2WI（a）显示半椎畸形和脊柱侧凸（箭头）。横轴位T2WI（b）显示硬膜囊扩大，脑脊液通过明显增宽的左神经孔道延伸至椎旁（星号）。

译者注：图19.6e应为脂肪抑制T2WI，即T2WI-FS。

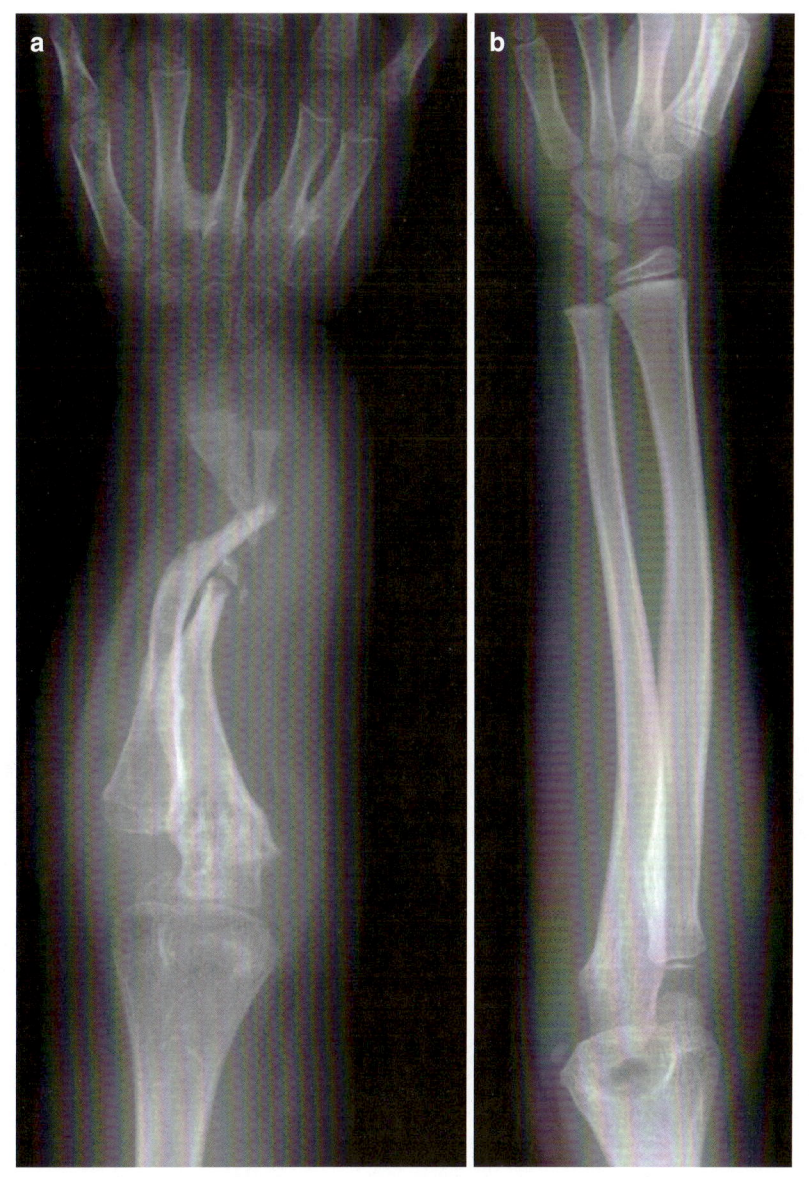

图19.8　神经纤维瘤病1型（4）

右前臂前后位X线片（a）显示右侧桡骨和尺骨发育不良，包括受累骨变细、骨质硬化和骨髓腔闭塞（假关节形成）。左前臂前后位X线片（b）为正常对照。

19.6 神经纤维瘤病2型

- 双侧听神经鞘瘤及其他神经鞘瘤。
- 脑膜瘤和其他中枢神经系统肿瘤。

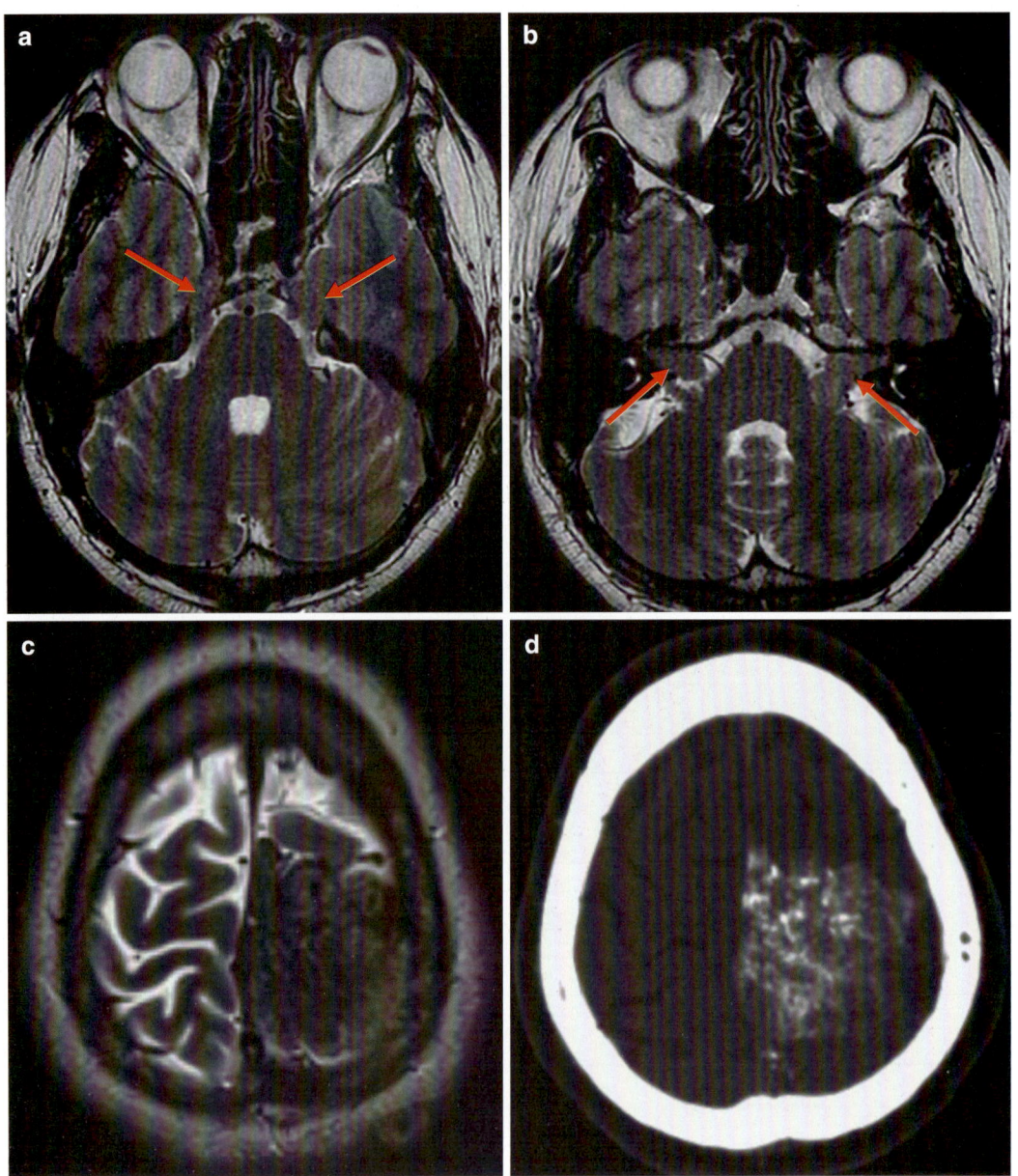

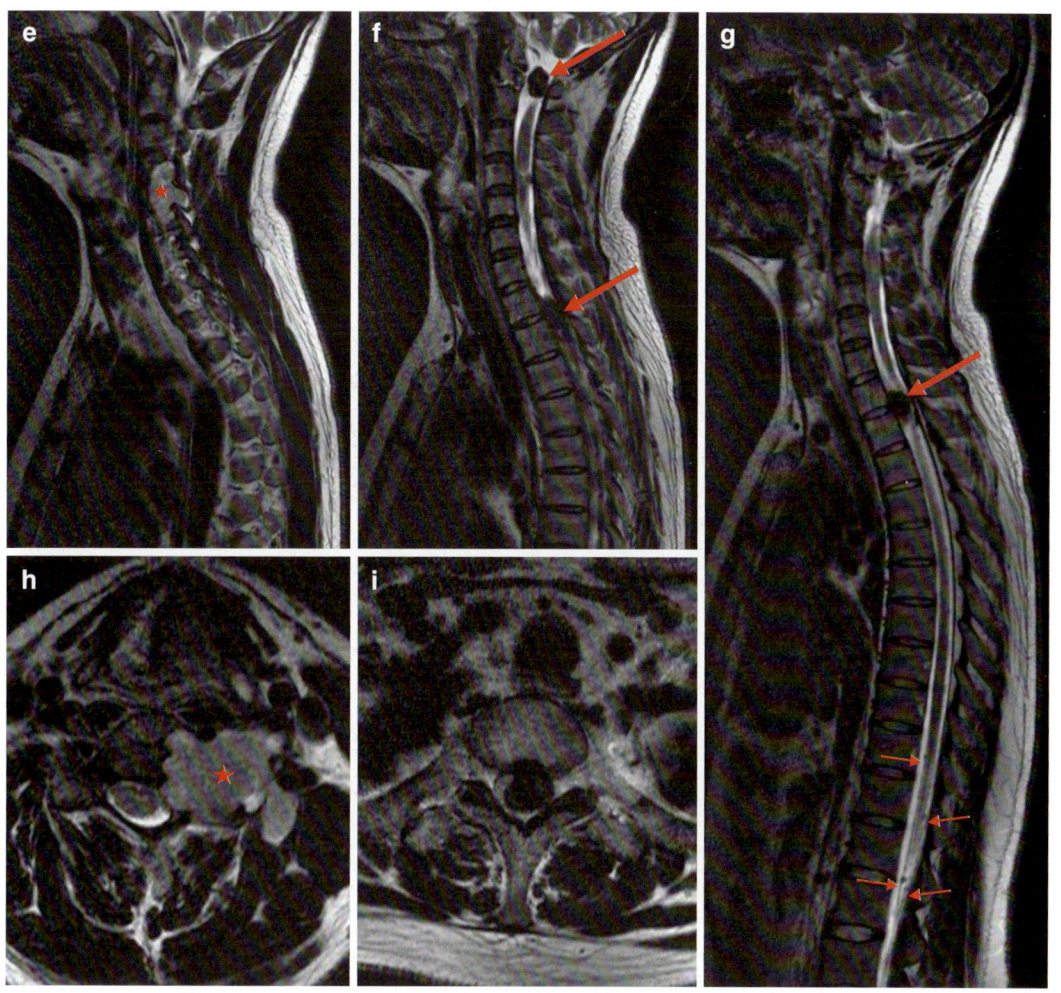

图19.9 神经纤维瘤病2型（1）

头部横轴位T2WI显示双侧三叉神经瘤（a）和听神经瘤（b）（箭头）。T2WI（c）和CT（d）显示毗邻大脑镰的左侧巨大钙化性脑膜瘤。矢状位（e）和横轴位（h）T2WI显示硬膜外多分叶状的软组织肿块（星号），伴有压迫性骨侵蚀和神经孔扩大，提示为神经鞘瘤。矢状位（f，g）和横轴位（i）T2WI显示两个分别位于颈1和胸1/2椎体水平的髓外硬膜内肿块（箭头）呈低信号，压迫脊髓，与钙化的脑膜瘤信号一致。此外，在脊髓表面和马尾有许多软脑膜小结节（细箭头），提示为神经鞘瘤病。

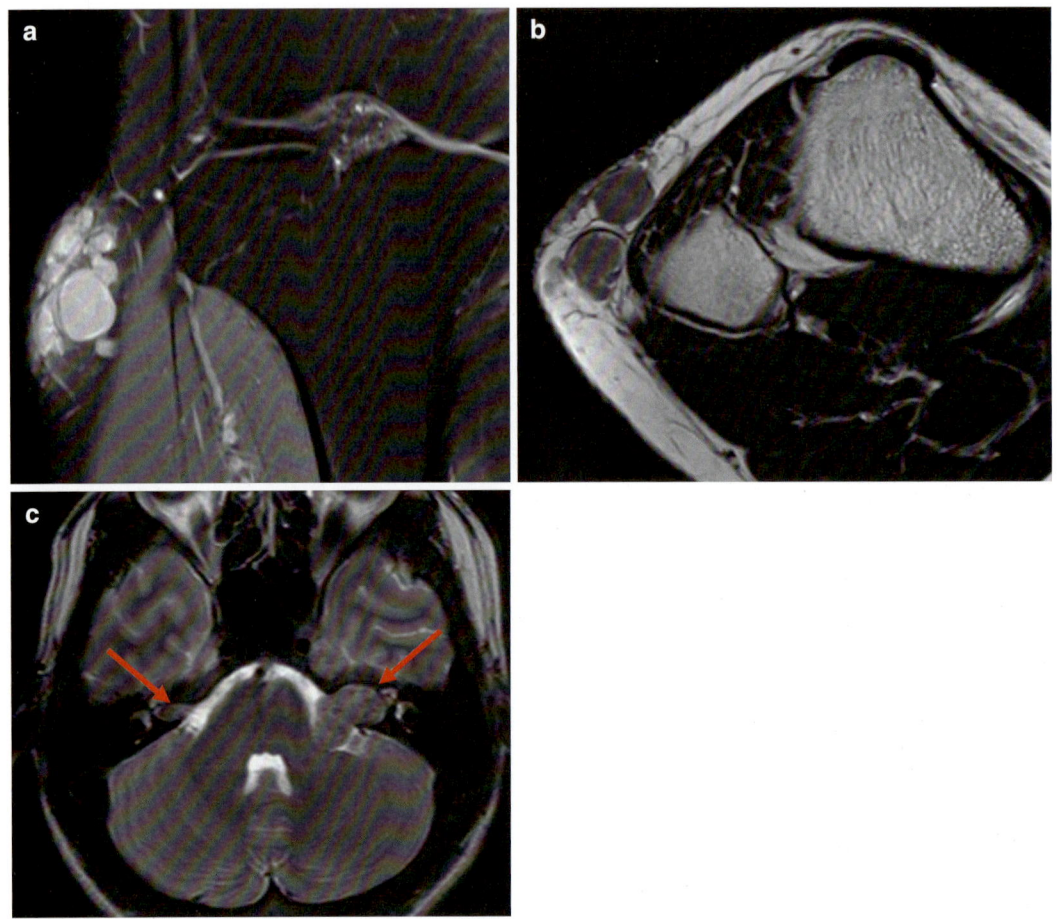

图19.10 神经纤维瘤病2型（2）

膝关节冠状位T2WI-FS（a）和横轴位T2WI（b）显示皮肤和皮下组织内大小不一的软组织病变，中央区呈等信号，周围呈薄层高信号。同一患者的颅脑MRI（c）显示双侧听神经鞘瘤（箭头）。

19.7　神经鞘瘤病

- 又称多发性神经鞘瘤、神经膜瘤病。

- 多发神经鞘瘤，但无前庭神经瘤或脑膜瘤。

- 只有15%有家族性。

- 30岁以上的人群最常见。

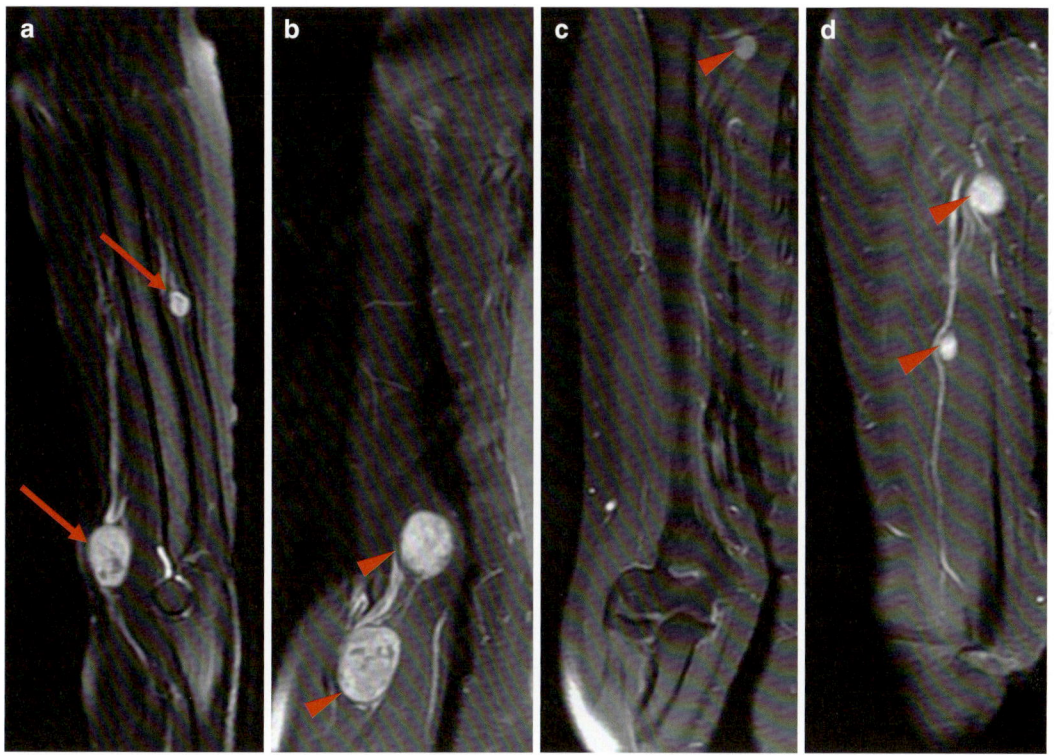

图19.11　神经鞘瘤病

右上臂矢状位T2WI-FS（a）显示两个椭圆形软组织肿块（箭头），有靶征和串征。冠状位CE-T1WI-FS（b~d）
显示多个沿神经走行的、不均匀强化的软组织病变（三角形）。其中两个结节经手术证实为神经鞘瘤。

19.8 Carney综合征

- 多发性肿瘤综合征。
- 累及多个内分泌腺。
- 皮肤和黏膜的色素沉着。
- 相关软组织肿瘤：黑色素神经鞘瘤、黏液瘤。

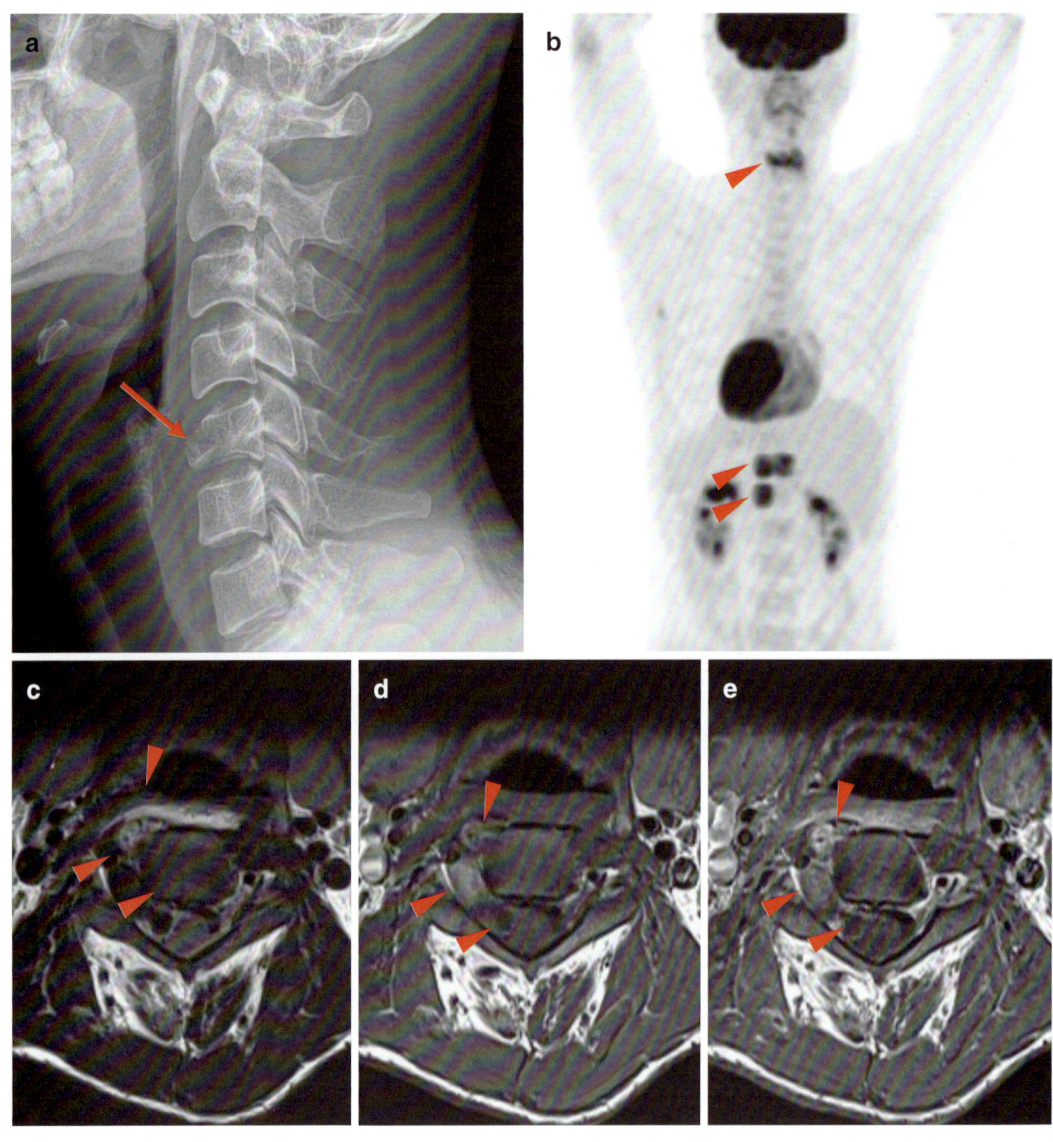

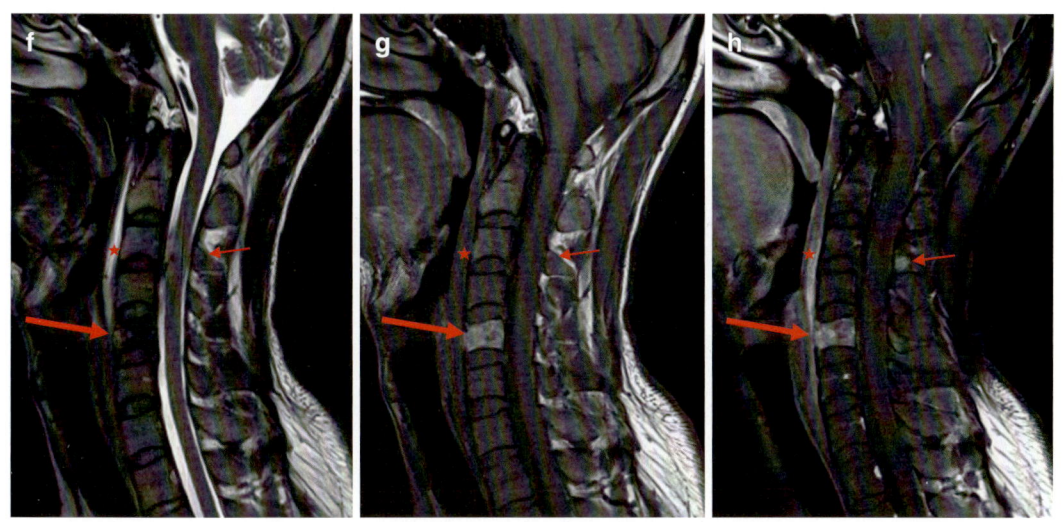

图19.12 Carney综合征

33岁男性，患有Cushing综合征、肾上腺切除和心脏黏液瘤病史。颈椎侧位X线片（a）显示颈5椎体的溶骨性病变（箭头）伴病理性骨折。PET（b）显示颈椎和胸腰椎交界处多个高代谢性骨病变（三角形），提示为骨转移瘤。颈椎横轴位MRI显示颈3/颈4右侧椎间孔多分叶状软组织肿块（三角形）伸入硬膜囊并轻度压迫脊髓，在T2WI（c）上呈低信号，T1WI（d）上呈高信号，CE-T1WI-FS（e）上边缘强化较明显。T1WI上的高信号影提示为黑色素沉积。矢状位MRI显示颈5病变具有与上述软组织肿块相同的信号特征。另外，颈3棘突内较小病变（细箭头），在T2WI（f）和T1WI（g）上均呈稍低信号，CE-T1WI-FS（h）上呈弥漫性强化，可见椎前软组织反应性水肿（星号）。胸12椎体病变在CT引导下活检，病理诊断为黑色素神经鞘瘤。最后诊断为颈3/颈4右侧椎间孔黑色素神经鞘瘤（三角形）并多发性骨转移瘤。

译者注：图19.12e应为增强后T1WI，即CE-T1WI。

19.9　家族性高胆固醇血症

· 血中胆固醇水平高，尤其低密度脂蛋白（LDL）水平非常高。

· 在皮肤和肌腱（尤其跟腱）中，黄色的富含胆固醇的脂肪沉积。

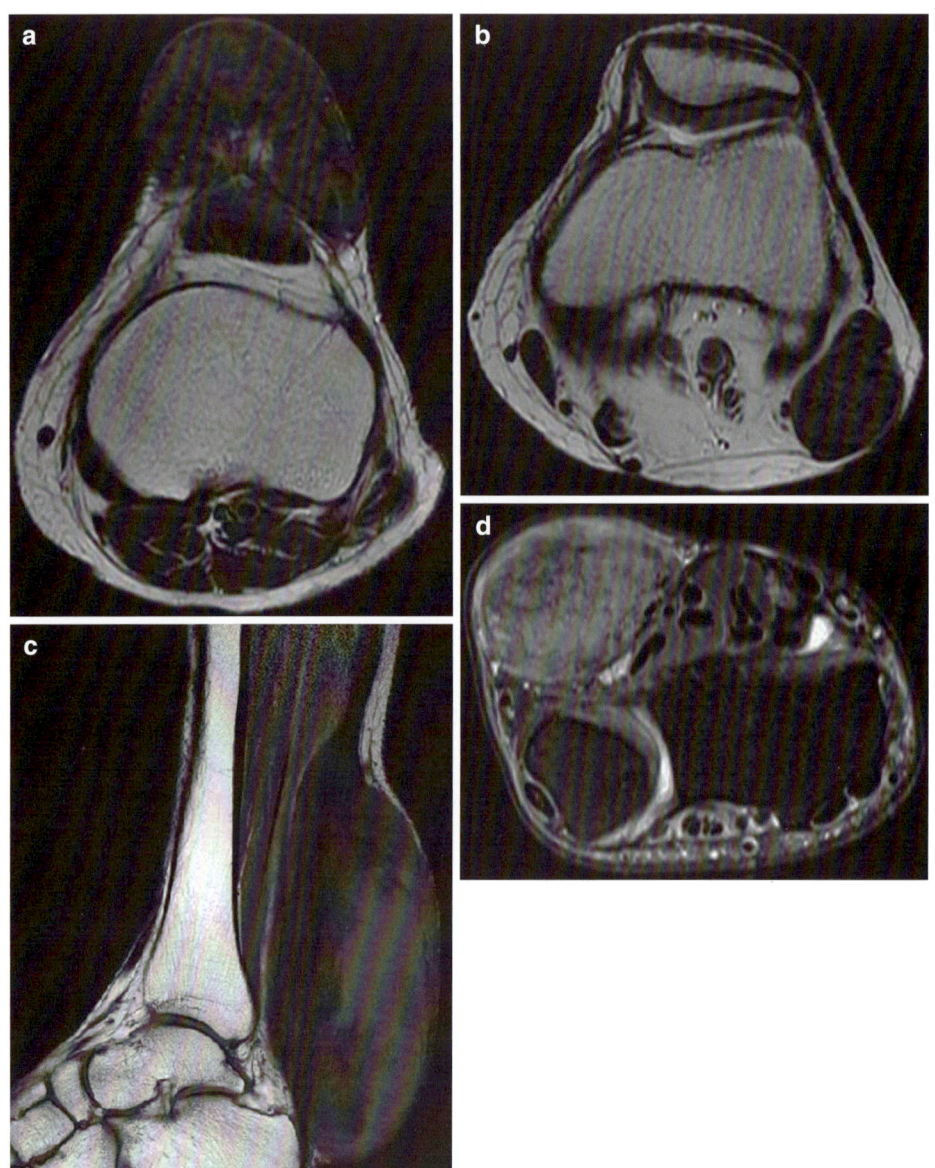

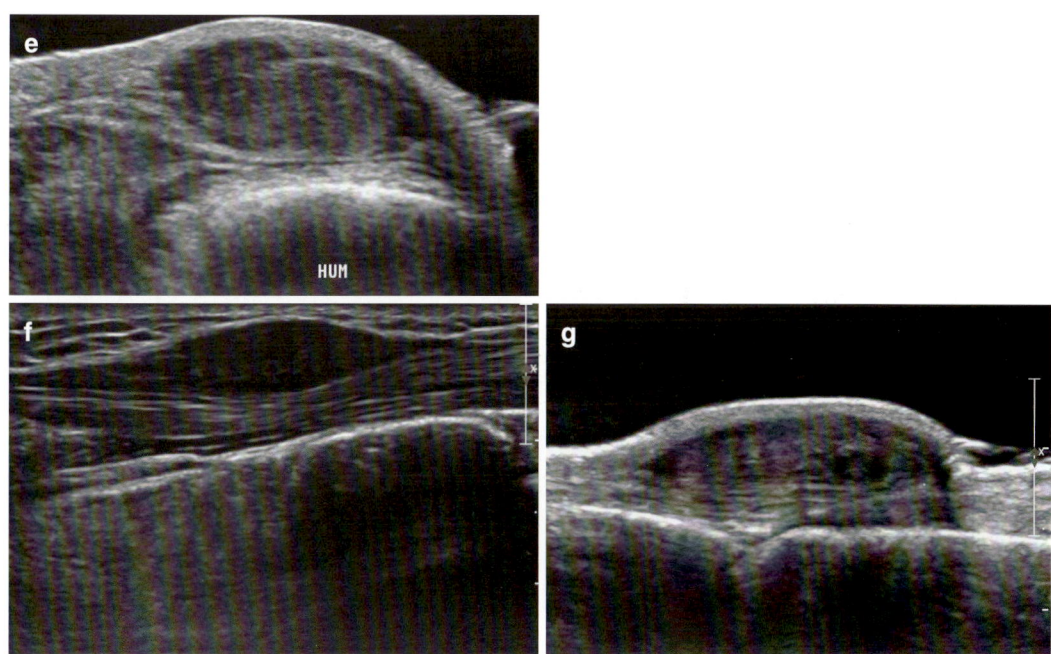

图19.13 家族性高胆固醇血症

MRI显示髌韧带（a）、股二头肌腱（b）、跟腱（c）和尺侧腕屈肌（d）内的低信号软组织肿块（肌腱黄色瘤）。横轴位T2WI（a）和超声（e~g）同时显示膝（a）、肘（e）、前臂远端（f）和手指（g）伸肌侧的皮肤及皮下肿块（结节性黄色瘤）。

（郭希彤 高振华 译）

第四部分
练习与实践

第20章 ⊙

影像判读会话

20.1 测验1

病史：54岁男性，左上臂后部包块。

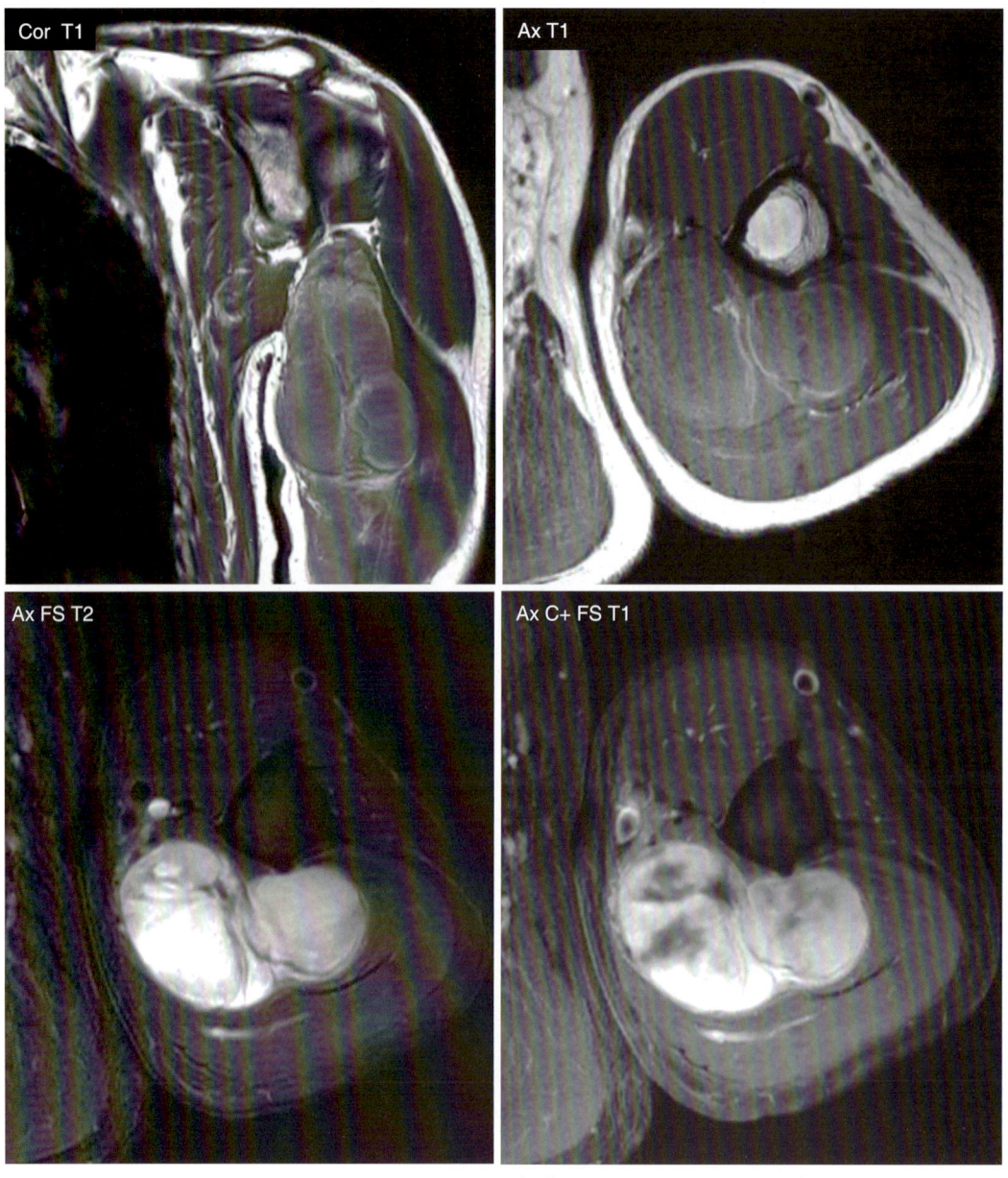

图20.1（1）

■ 20.1 测验1答案

黏液样脂肪肉瘤（见第4章）

- 分隔内有少量脂肪（箭头）。
- T2WI上明显高信号。
- "黏液样"的强化方式。

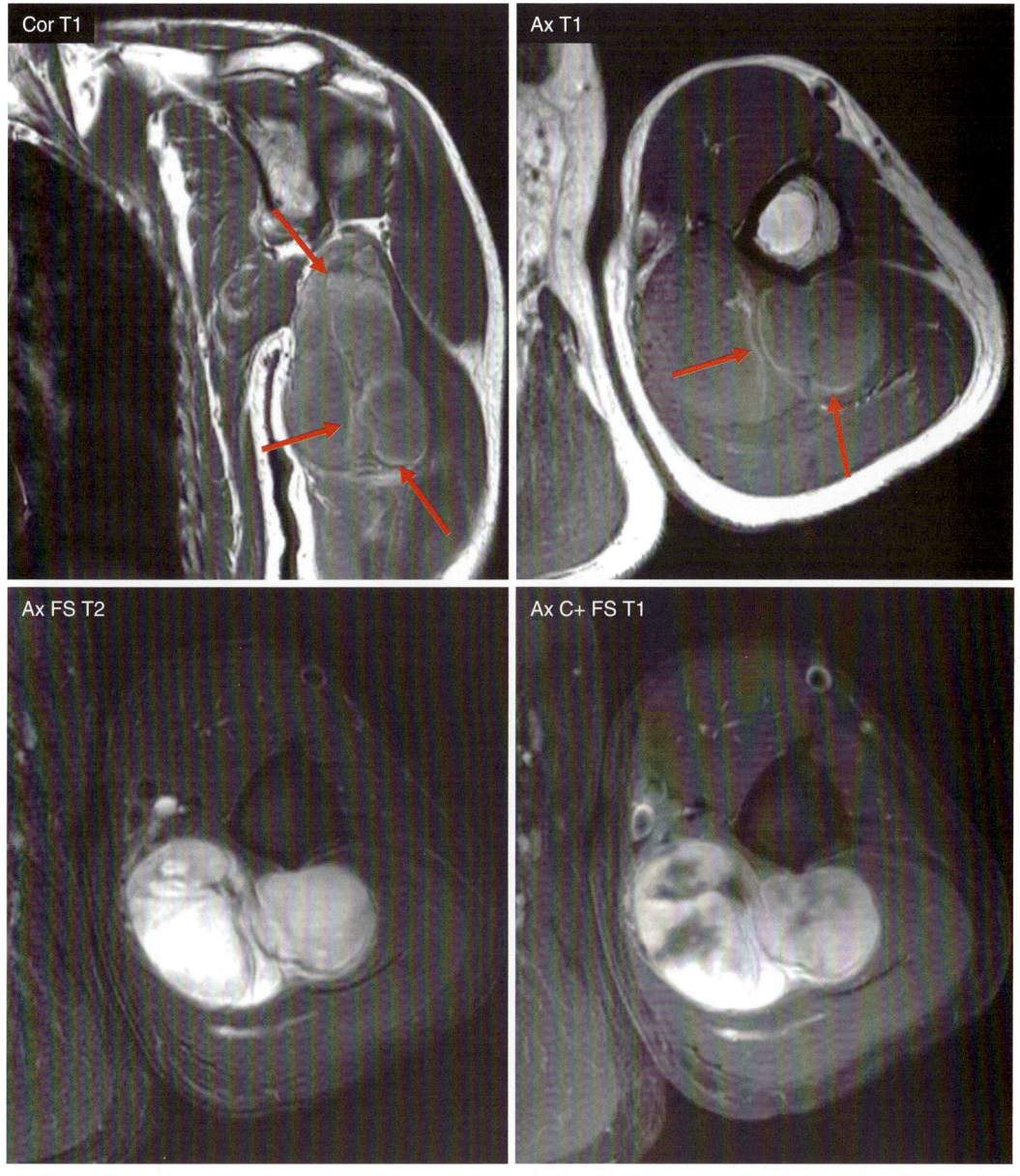

图20.1（2）

20.2　测验2

病史：83岁女性，左上臂扪及包块。

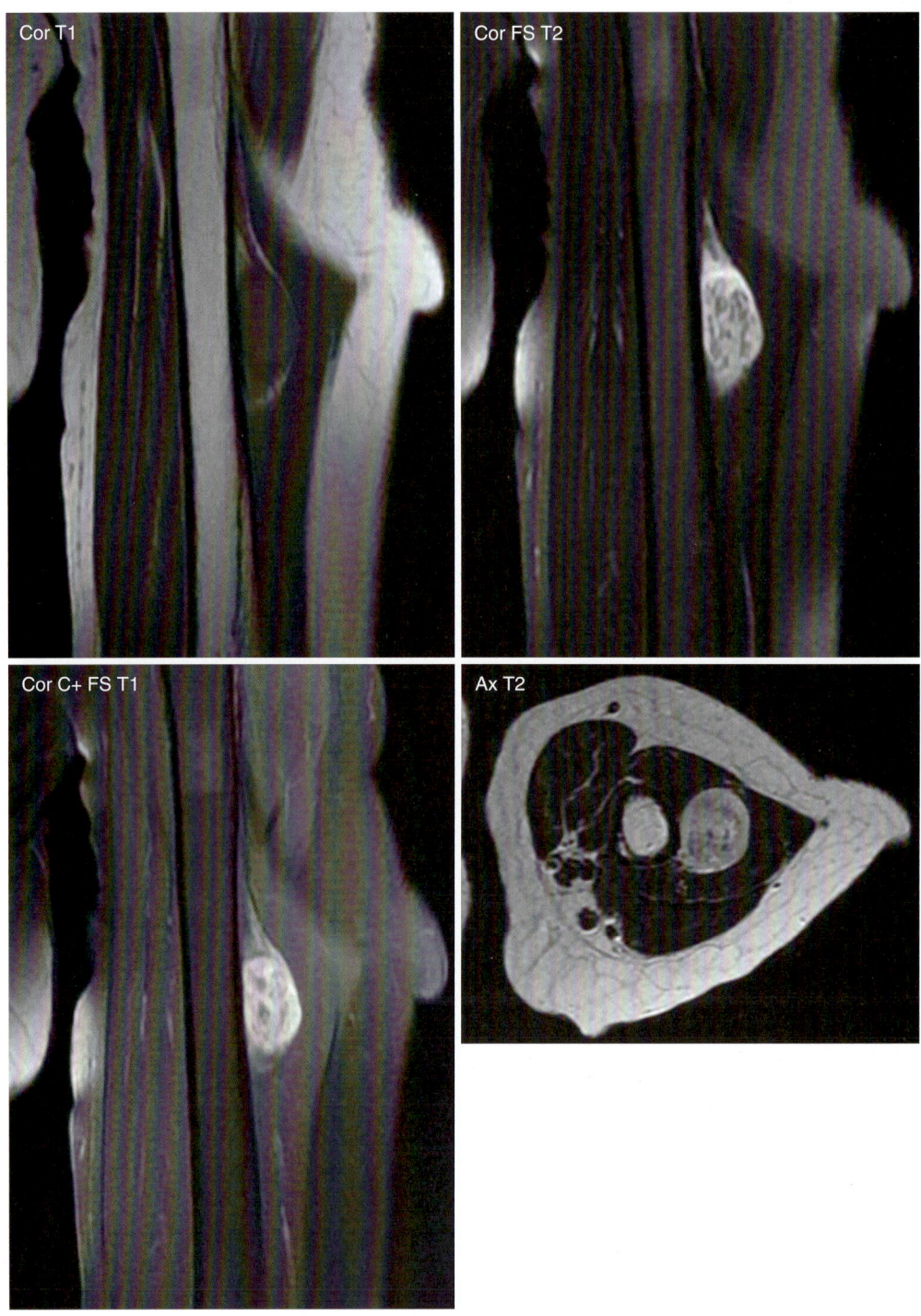

图20.2（1）

■ 20.2　测验2答案

神经鞘瘤（见第12章）

· 桡神经出入（三角形）。

· T2WI上"束状征"（小箭头）。

· T1WI上"脂肪分离征"（箭头）。

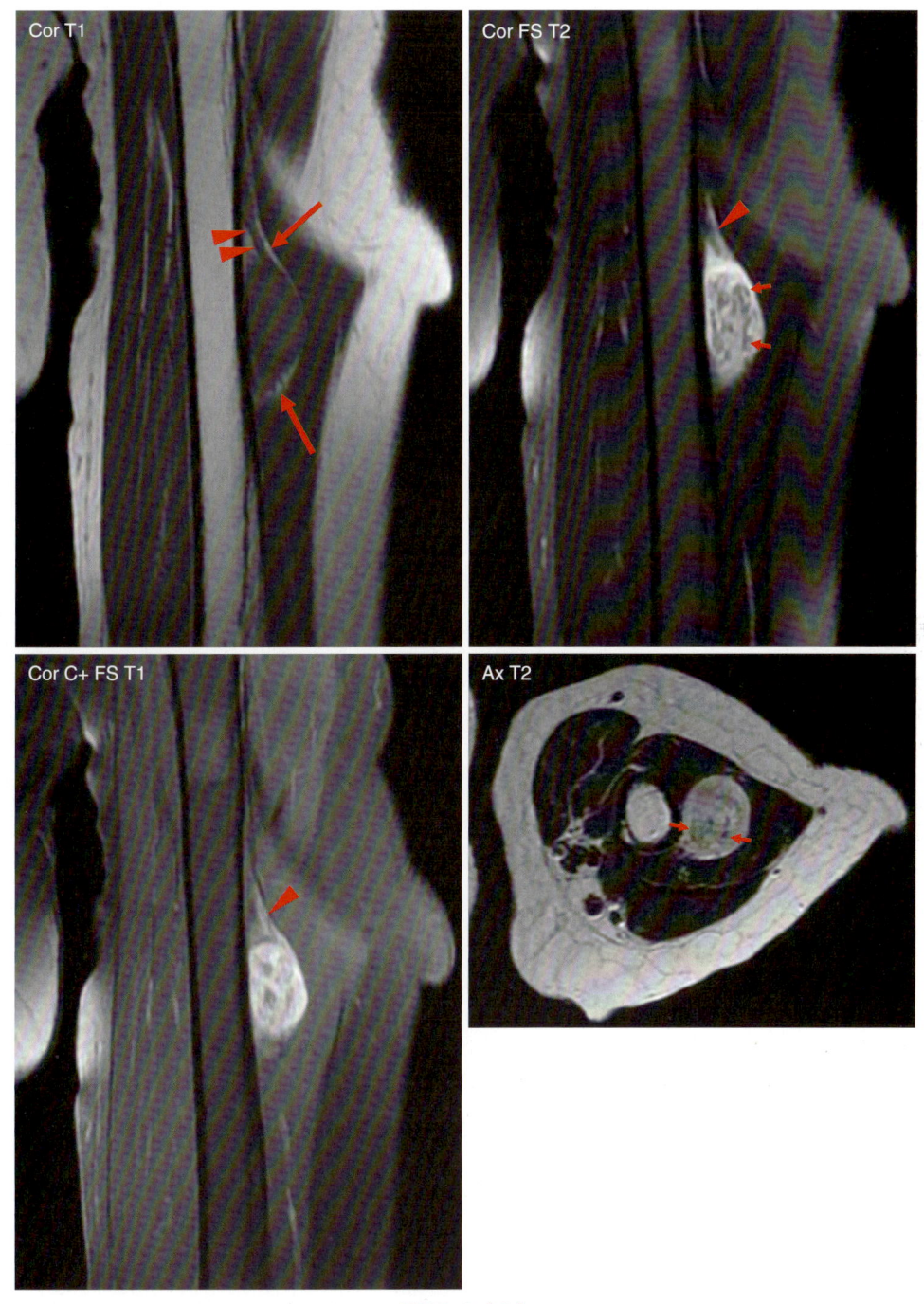

图20.2（2）

20.3 测验3

病史：58岁女性，右膝包块伴疼痛。

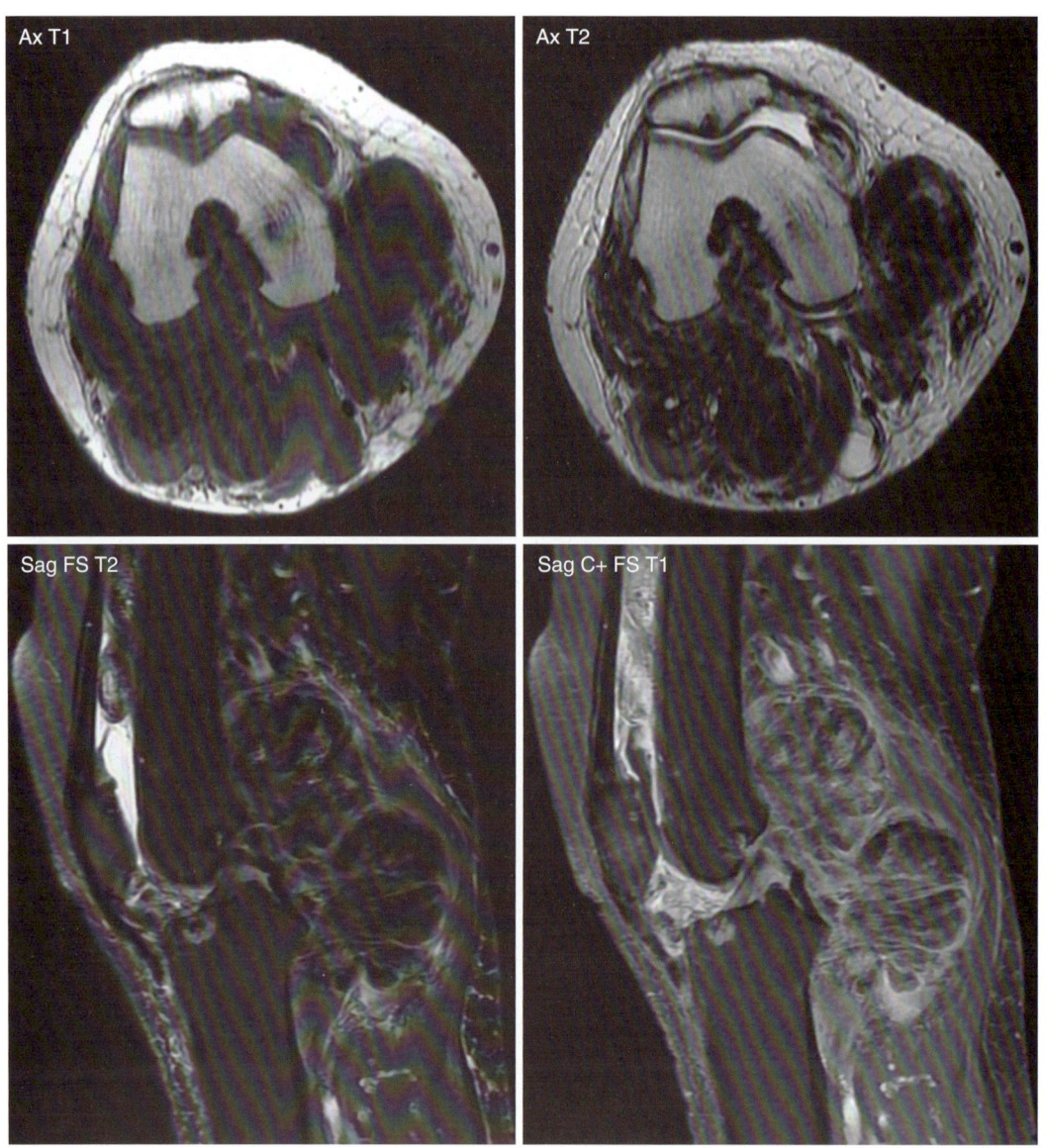

图20.3（1）

■ 20.3 测验3答案

弥漫型腱鞘巨细胞瘤（见第6章）

· 病变位于关节内。

· 所有MRI序列上病变内见极低信号区（三角形），反映含铁血黄素沉积。

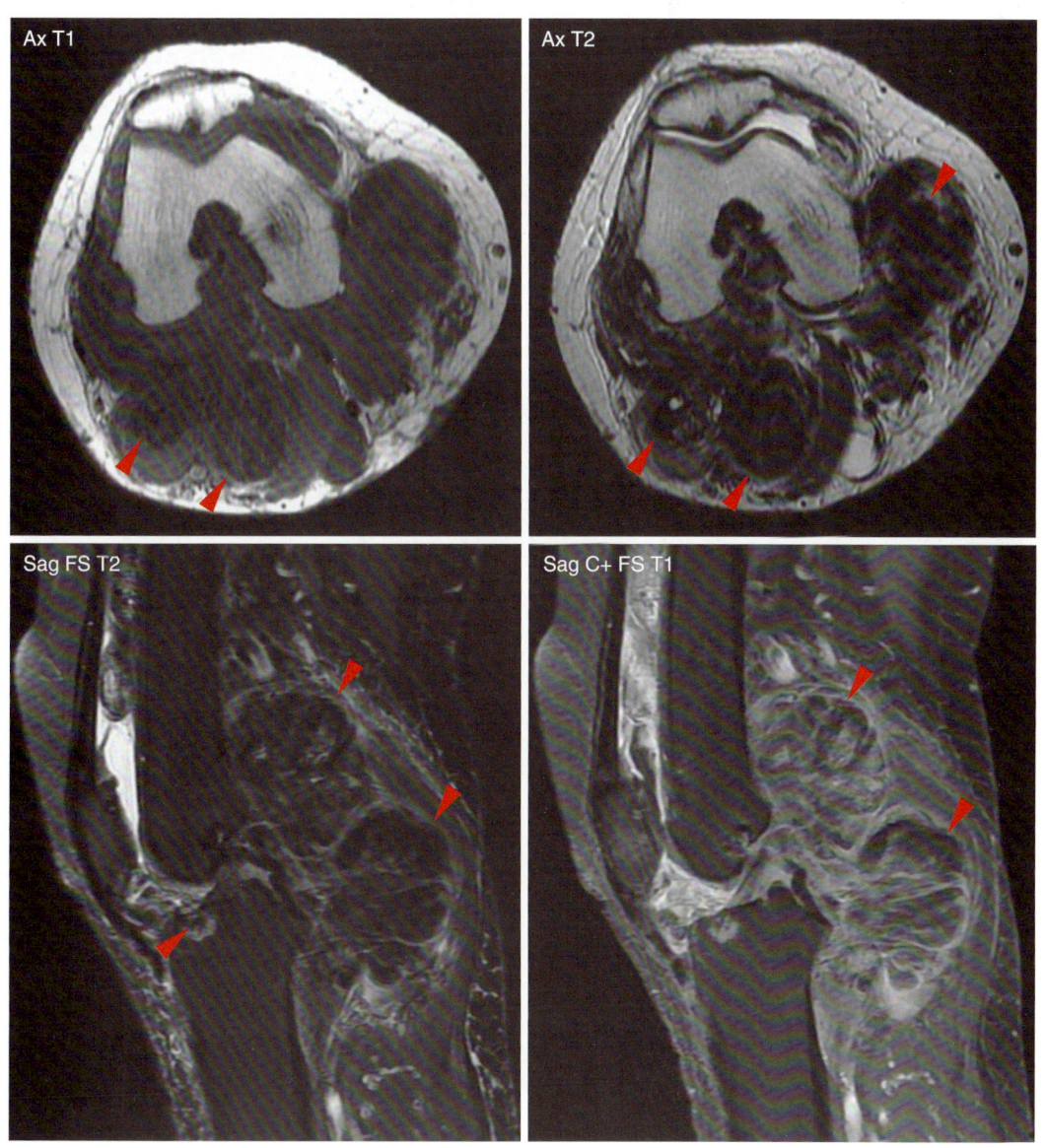

图20.3（2）

20.4 测验4

病史：11岁男性，右耻骨区包块。

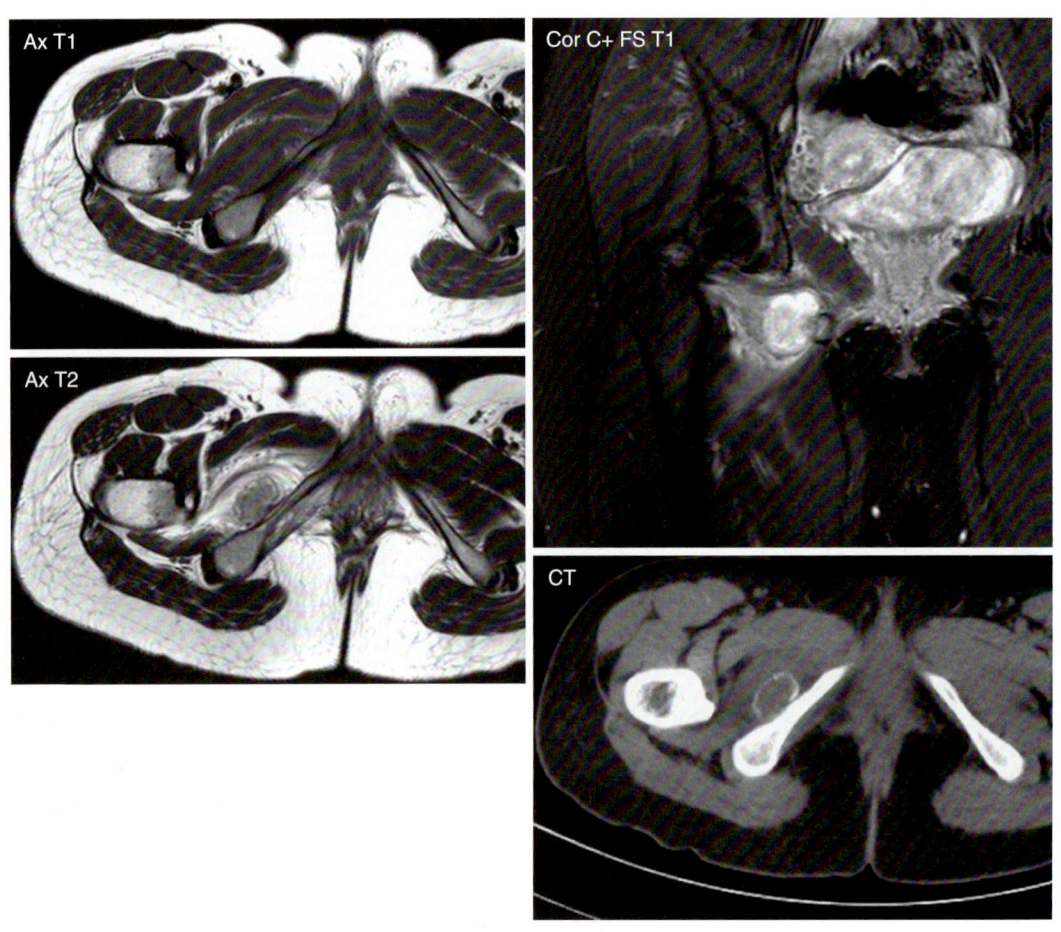

图20.4（1）

■ 20.4 测验4答案

骨化性肌炎（见第5章）

· T1WI上肿块呈稍高信号。

· T2WI和增强T1WI上肿块周围软组织水肿并强化（箭头）。

· CT上肿块环状钙化（箭头）。

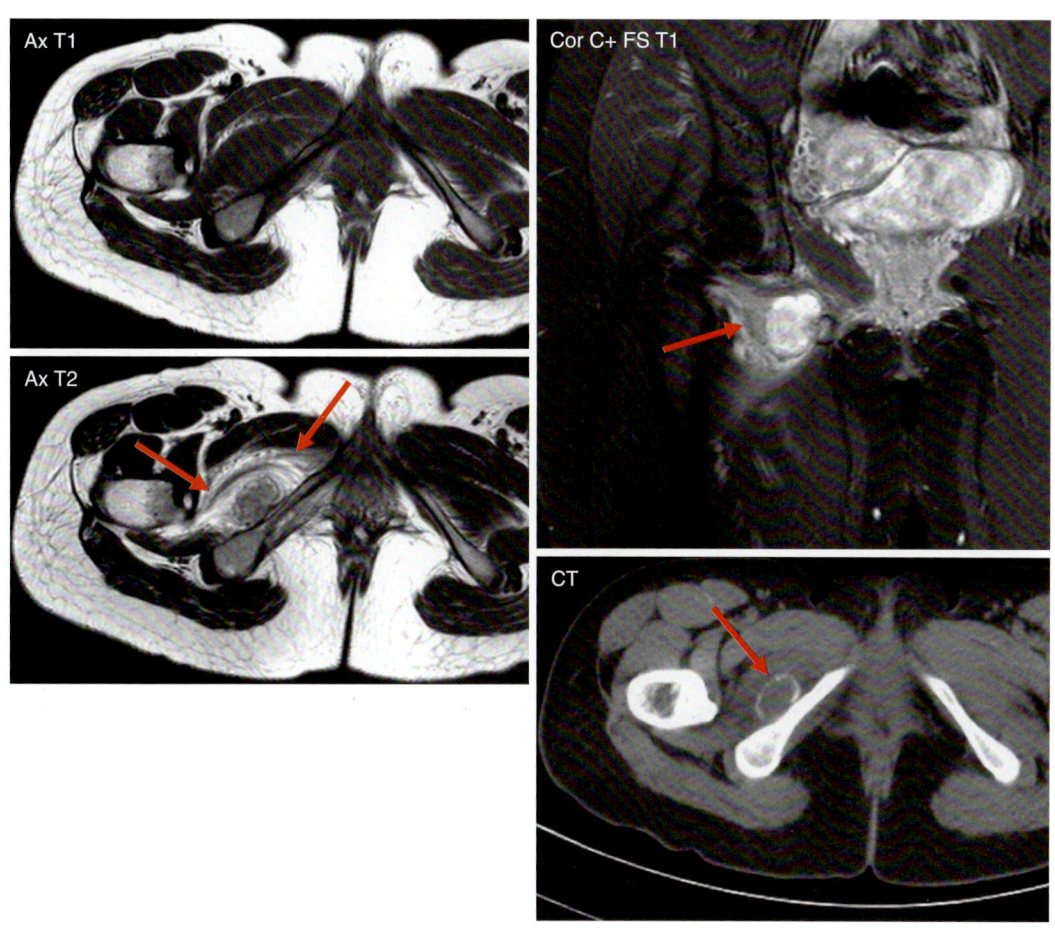

图20.4（2）

20.5 测验5

病史：47岁女性，左腕包块。

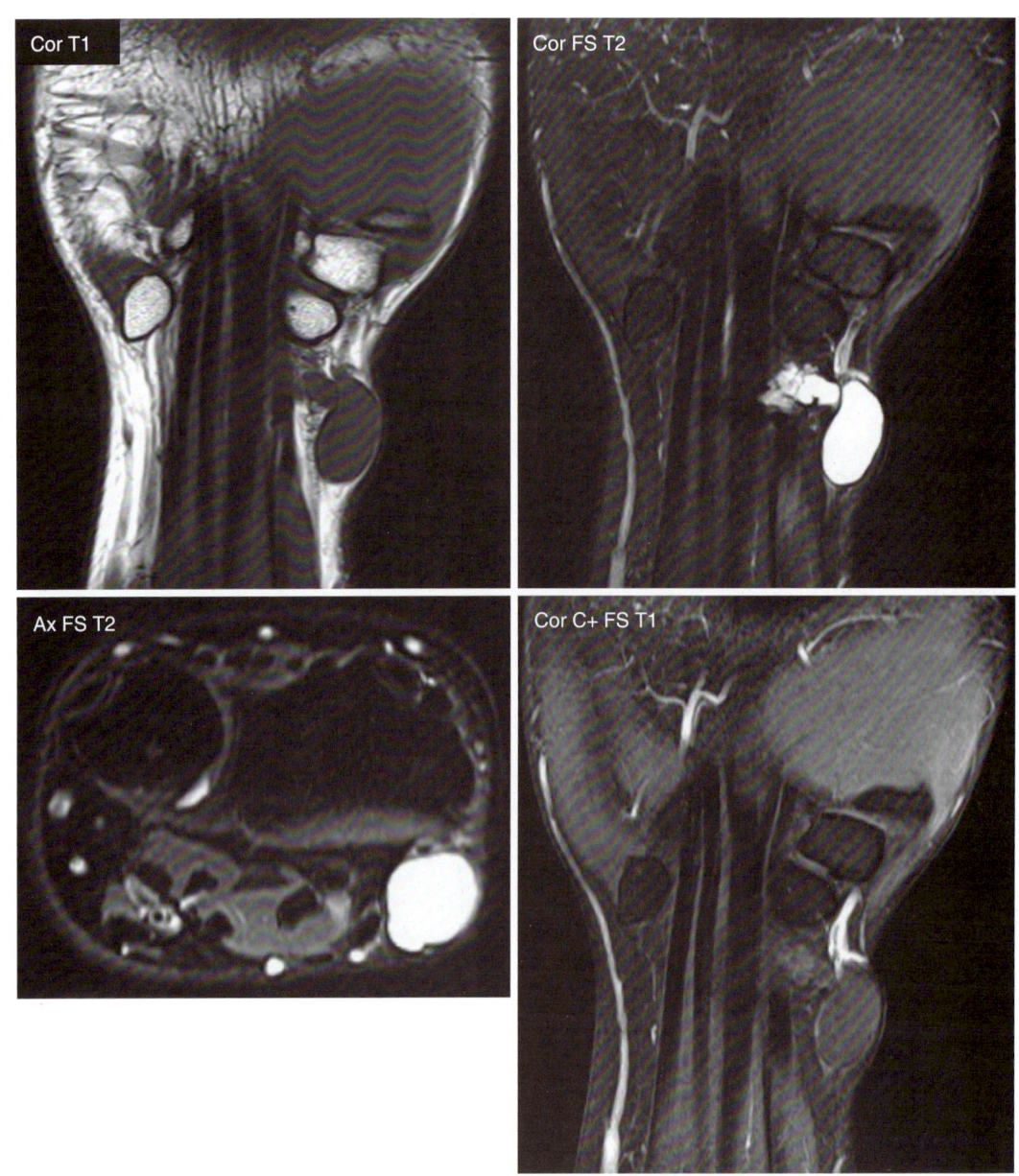

图20.5（1）

■ 20.5　测验5答案

腱鞘囊肿（见第16章）

・T2WI上呈液体样高信号。

・T2WI上呈多分叶状长椭圆形。

・增强扫描无强化。

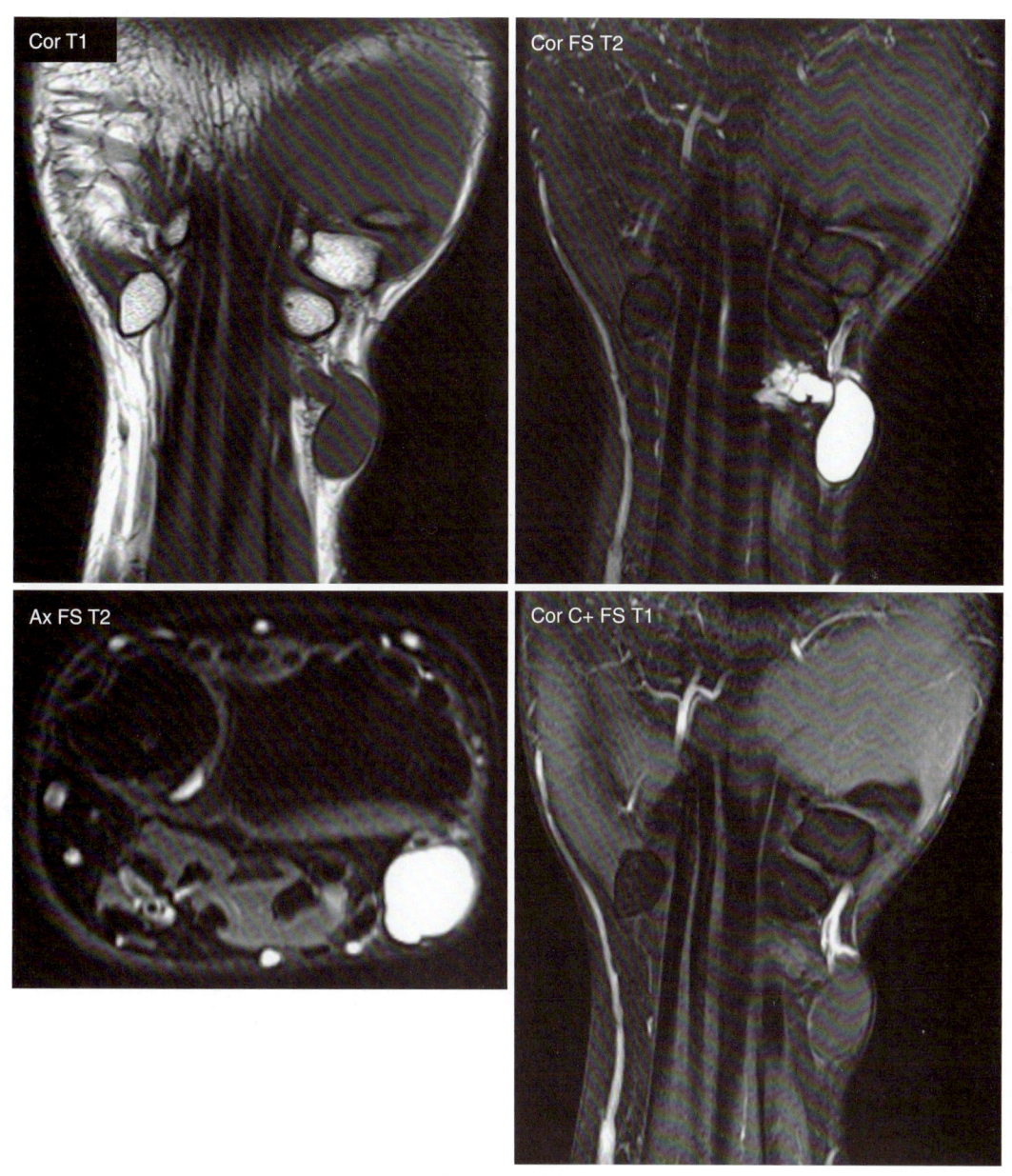

图20.5（2）

20.6 测验6

病史：67岁男性，右上臂包块。

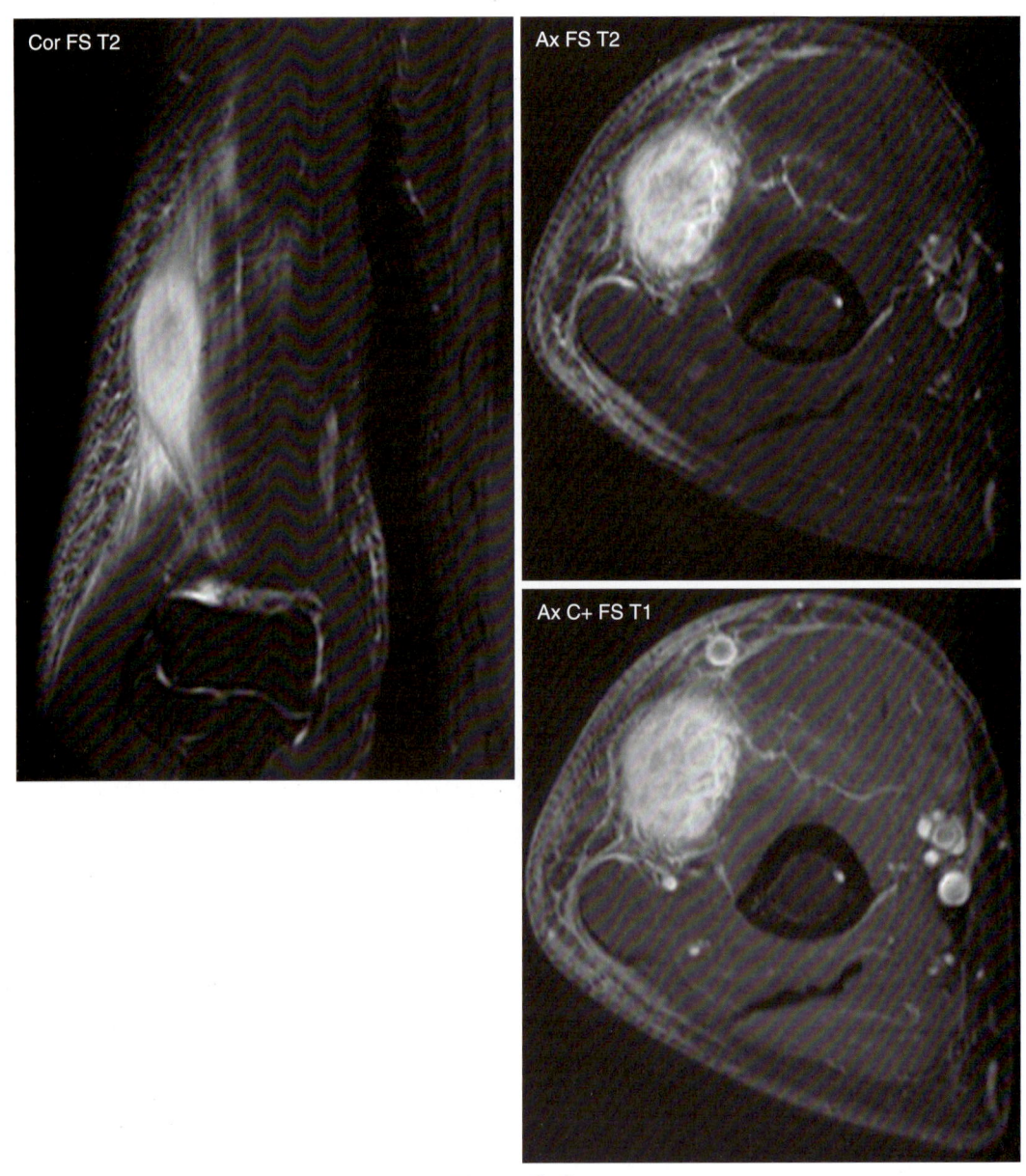

图20.6（1）

■ 20.6 测验6答案

增生性肌炎（见第5章）

· 肌内膨胀性生长的肿块，但肌束正常保留。

· 病灶周围广泛的水肿（箭头）。

· 横轴位脂肪抑制T2WI和脂肪抑制增强T1WI上呈"棋盘样"外观。

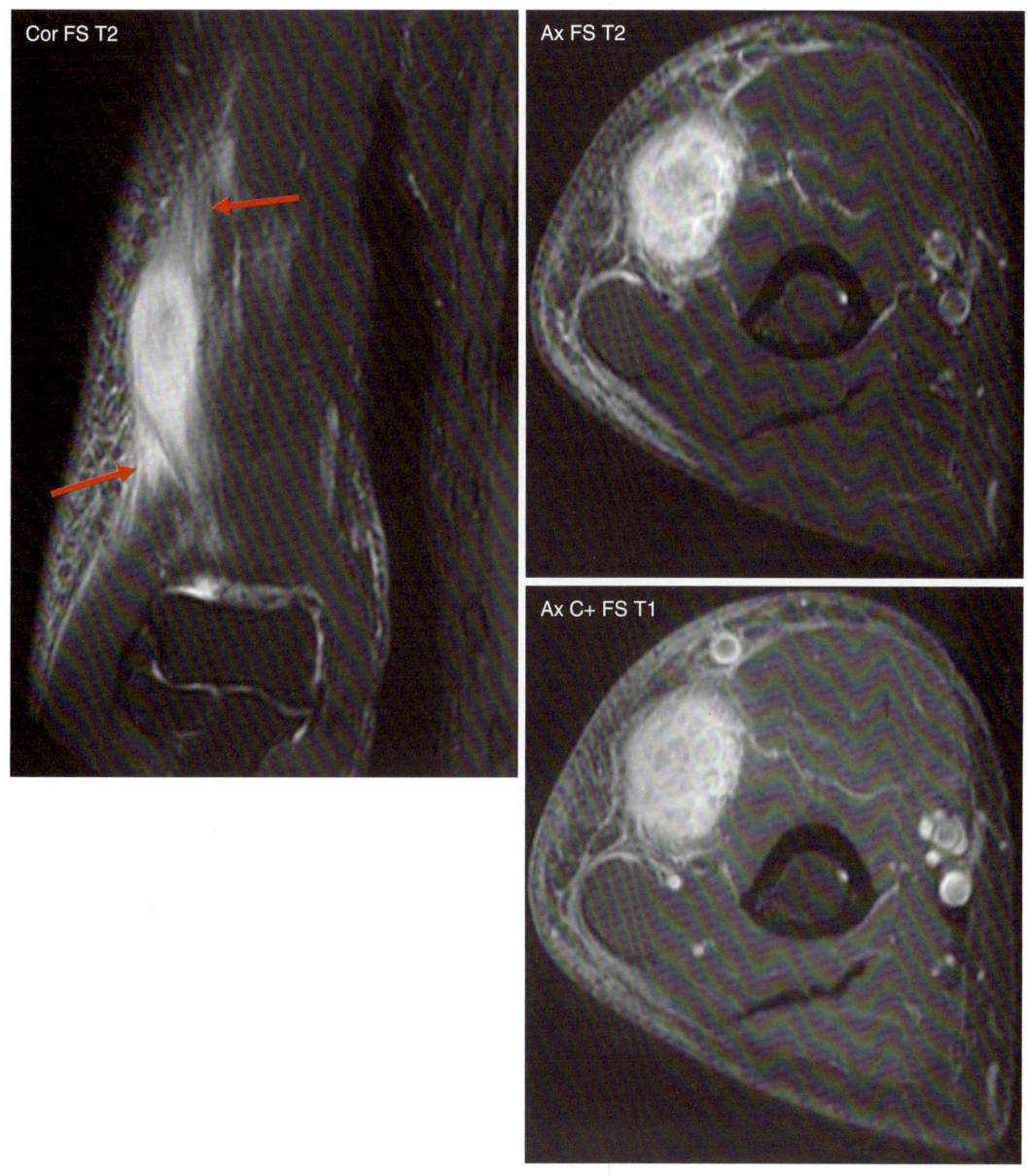

图20.6（2）

20.7 测验7

病史：48岁女性，右大腿包块。

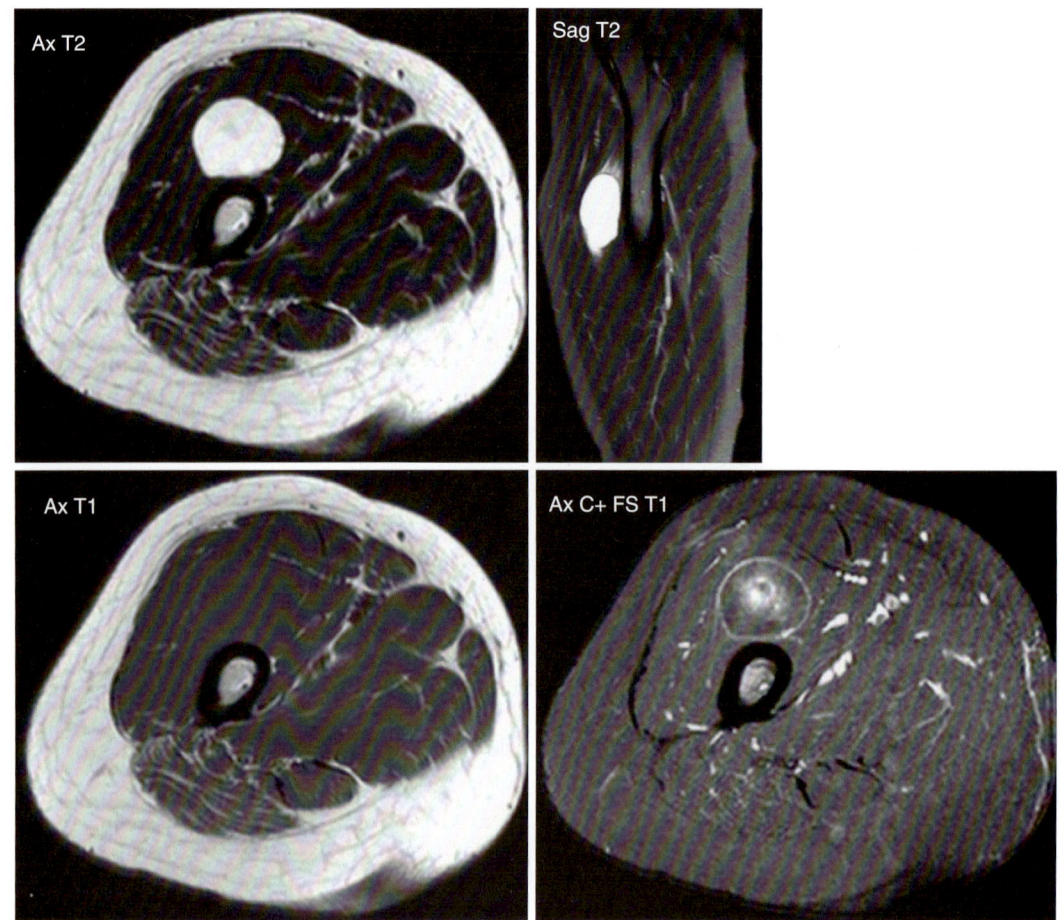

图20.7（1）

■ 20.7　测验7答案

肌内黏液瘤（见第13章）

· T2WI上呈液体样高信号。

· 模糊不清的轻度强化。

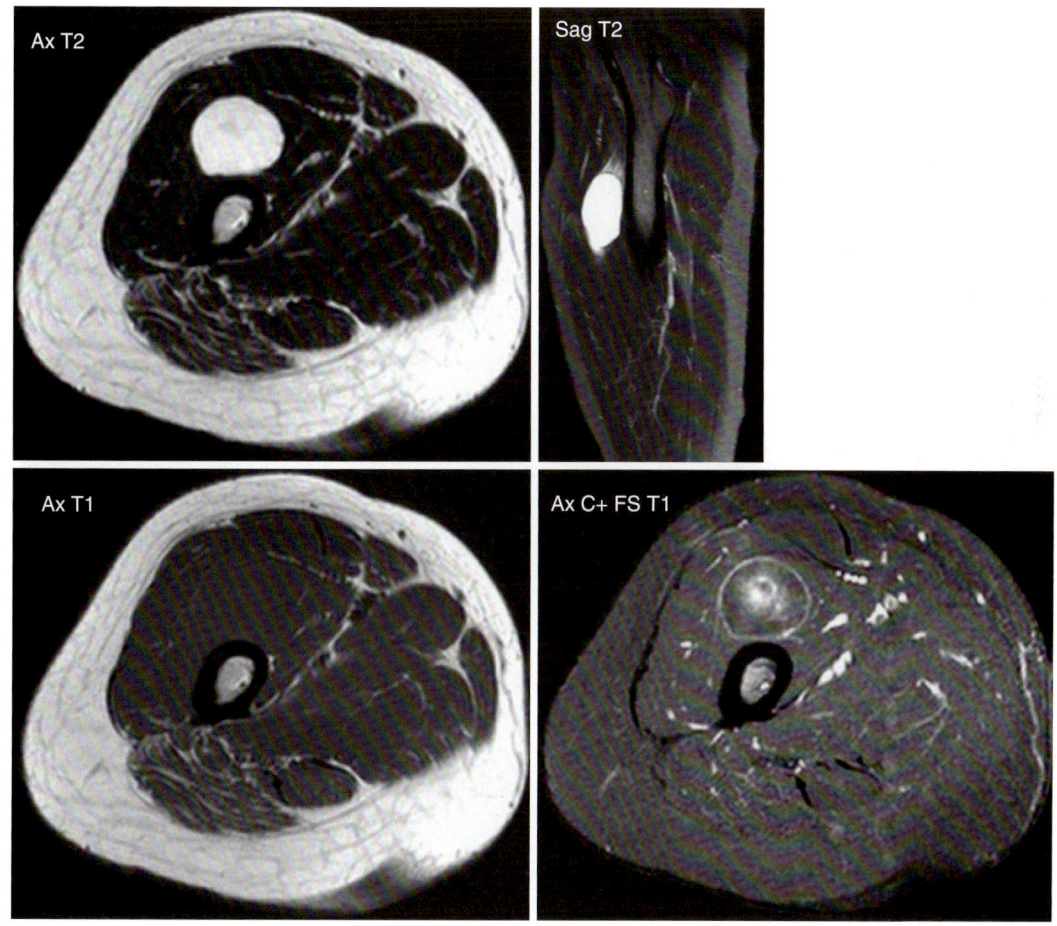

图20.7（2）

20.8 测验8

病史：47岁女性，左腕部包块。

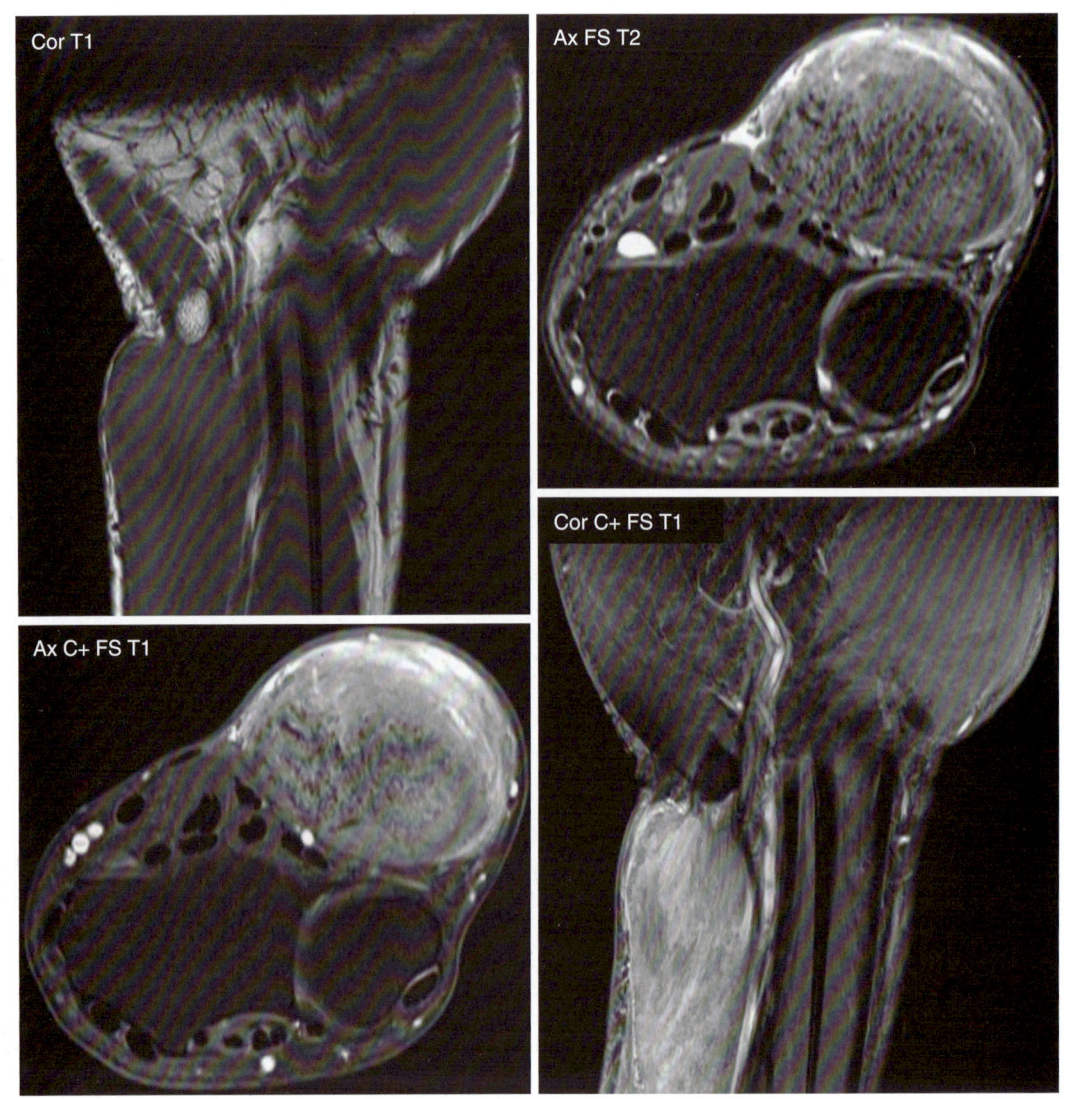

图20.8（1）

■ 20.8 测验8答案

肌腱黄色瘤（见第16章）

·尺侧腕屈肌腱增粗，内见T1WI和T2WI多发斑点状低信号。

·弥漫性强化。

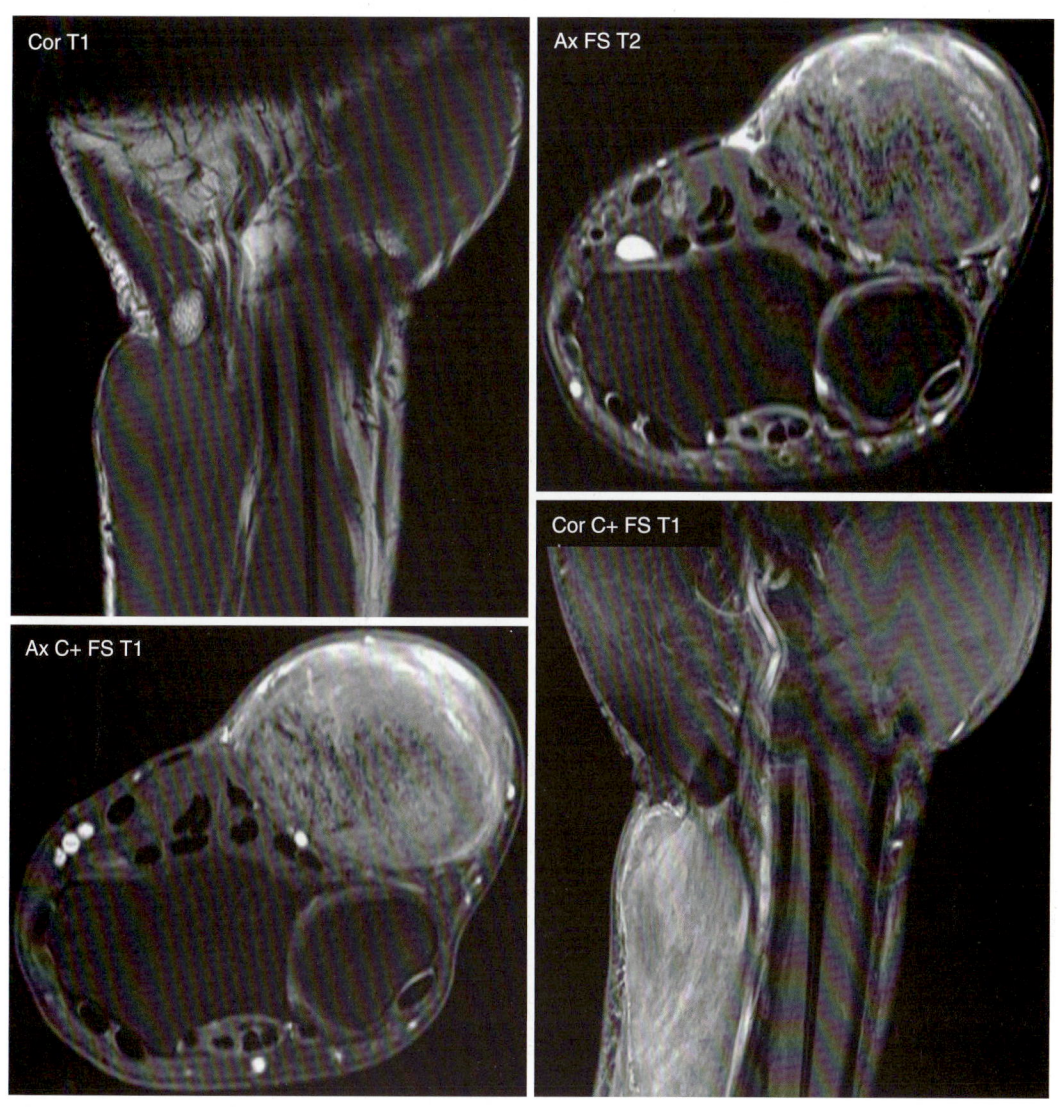

图20.8（2）

20.9 测验9

病史：43岁男性，手指包块1年。

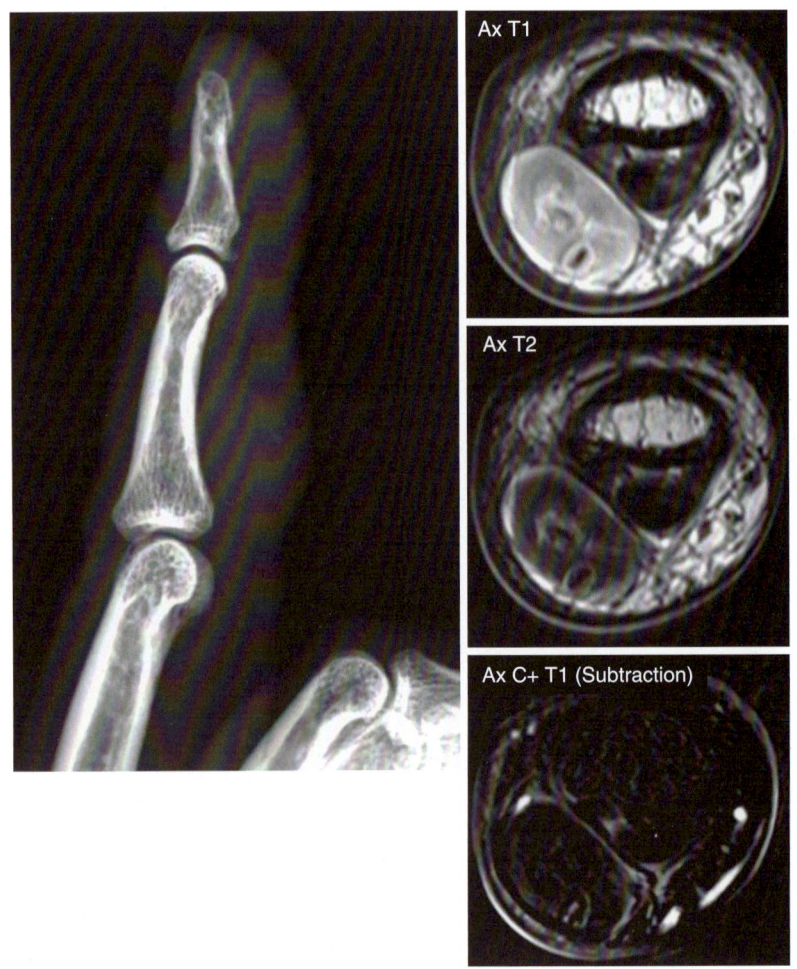

图20.9（1）

■ 20.9 测验9答案

血栓性血管瘤（见第10章）

·静脉石（三角形）。

·病灶内弥漫性T1WI高信号、T2WI低信号，代表血栓形成（箭头）。

·增强T1WI减影图上肿块无强化。

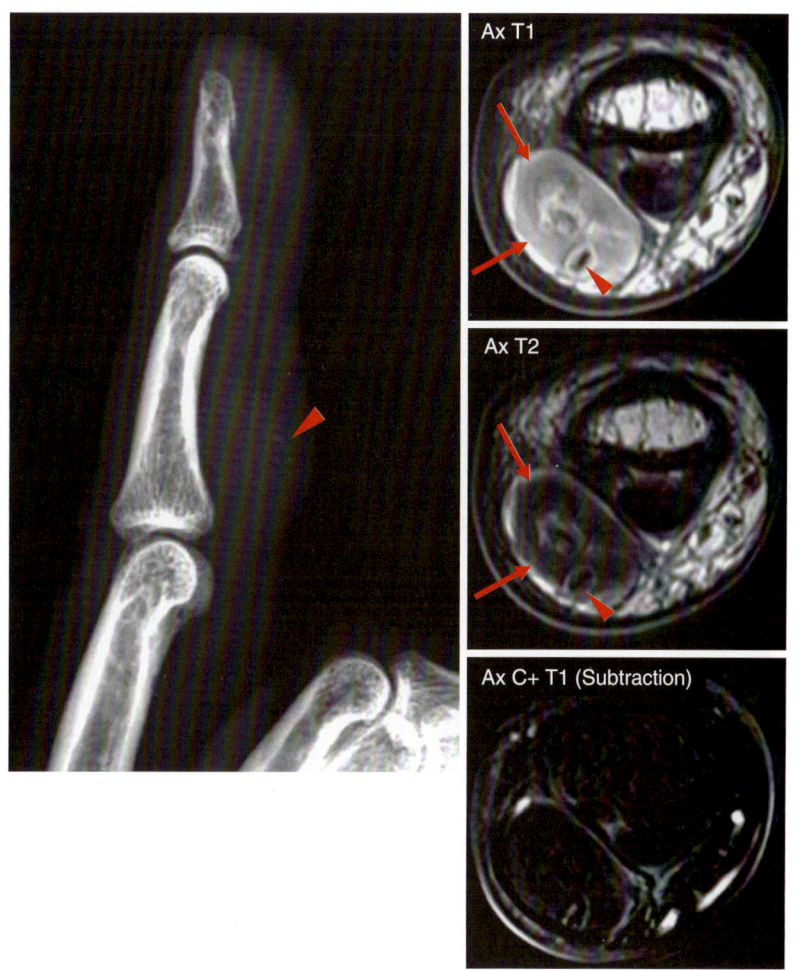

图20.9（2）

20.10 测验10

病史：66岁女性，右三角肌滑囊病变。

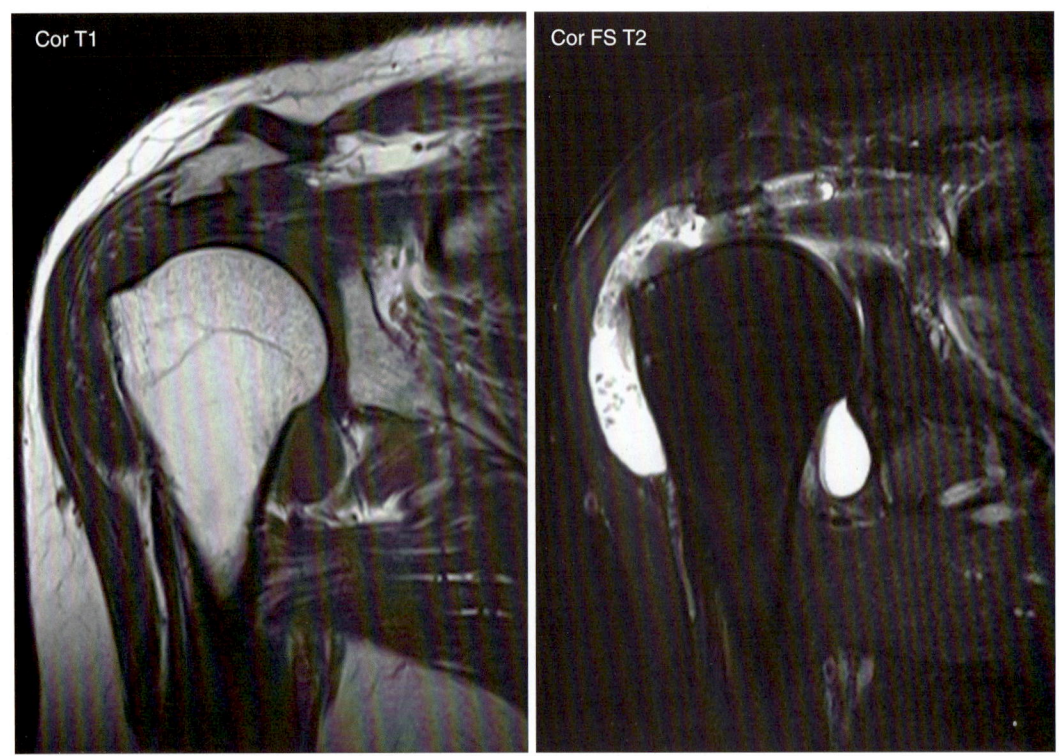

图20.10（1）

■ 20.10 测验10答案

树枝状脂肪瘤（见第4章）

· 树枝状滑膜性肿块。

· T1WI上见脂肪信号（箭头）。

· 脂肪抑制T2WI上脂肪信号被抑制呈低信号。

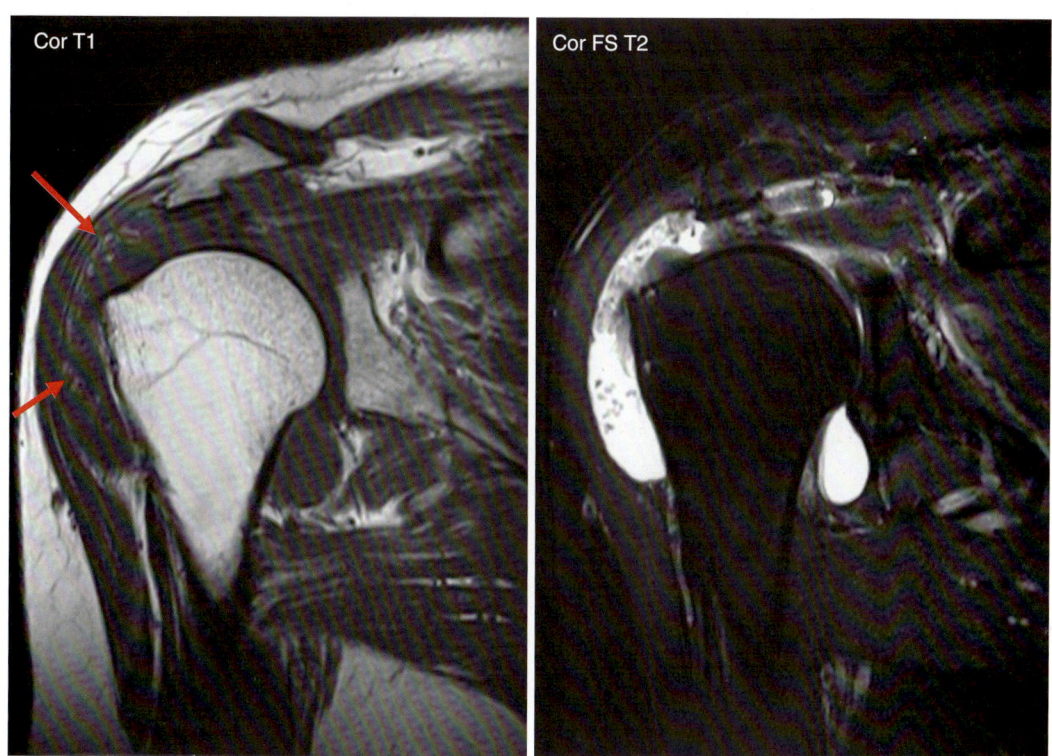

图20.10（2）

20.11 测验11

病史：70岁男性，右小腿包块。

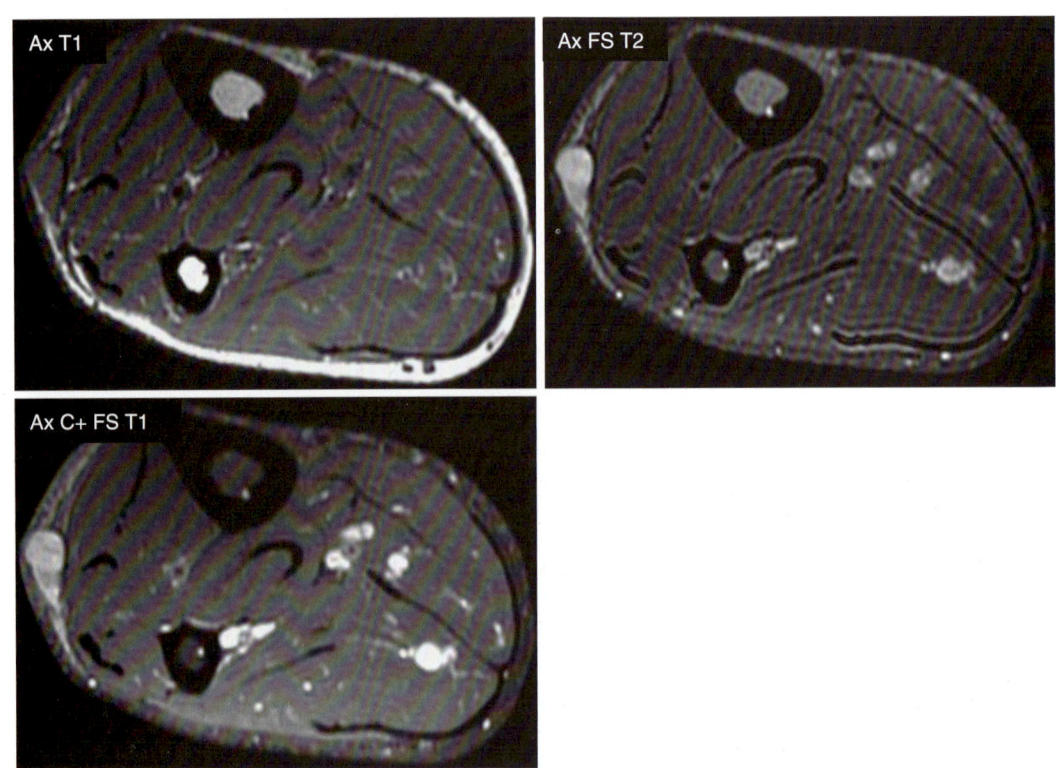

图20.11（1）

■ 20.11 测验11答案

黏液纤维肉瘤（见第5章）

· 肿块位于筋膜层，边界不清。

· 肿瘤沿筋膜面延伸而形成"尾征"（箭头）。

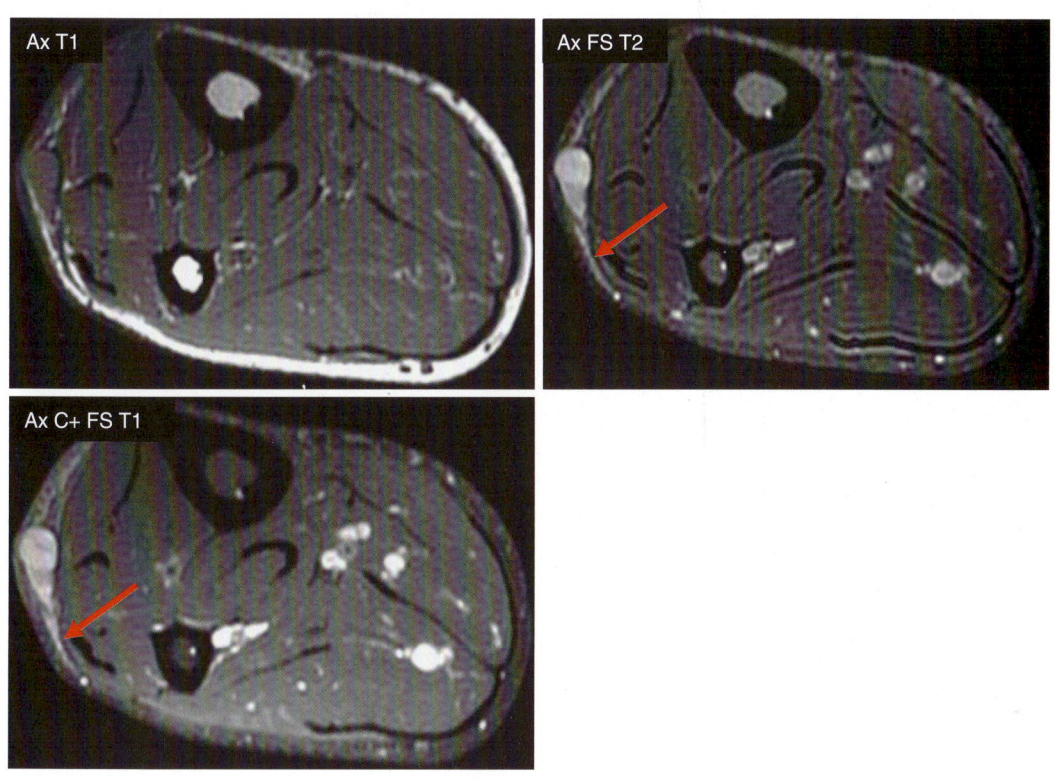

图20.11（2）

20.12 测验12

病史：2岁男孩，右臂包块。

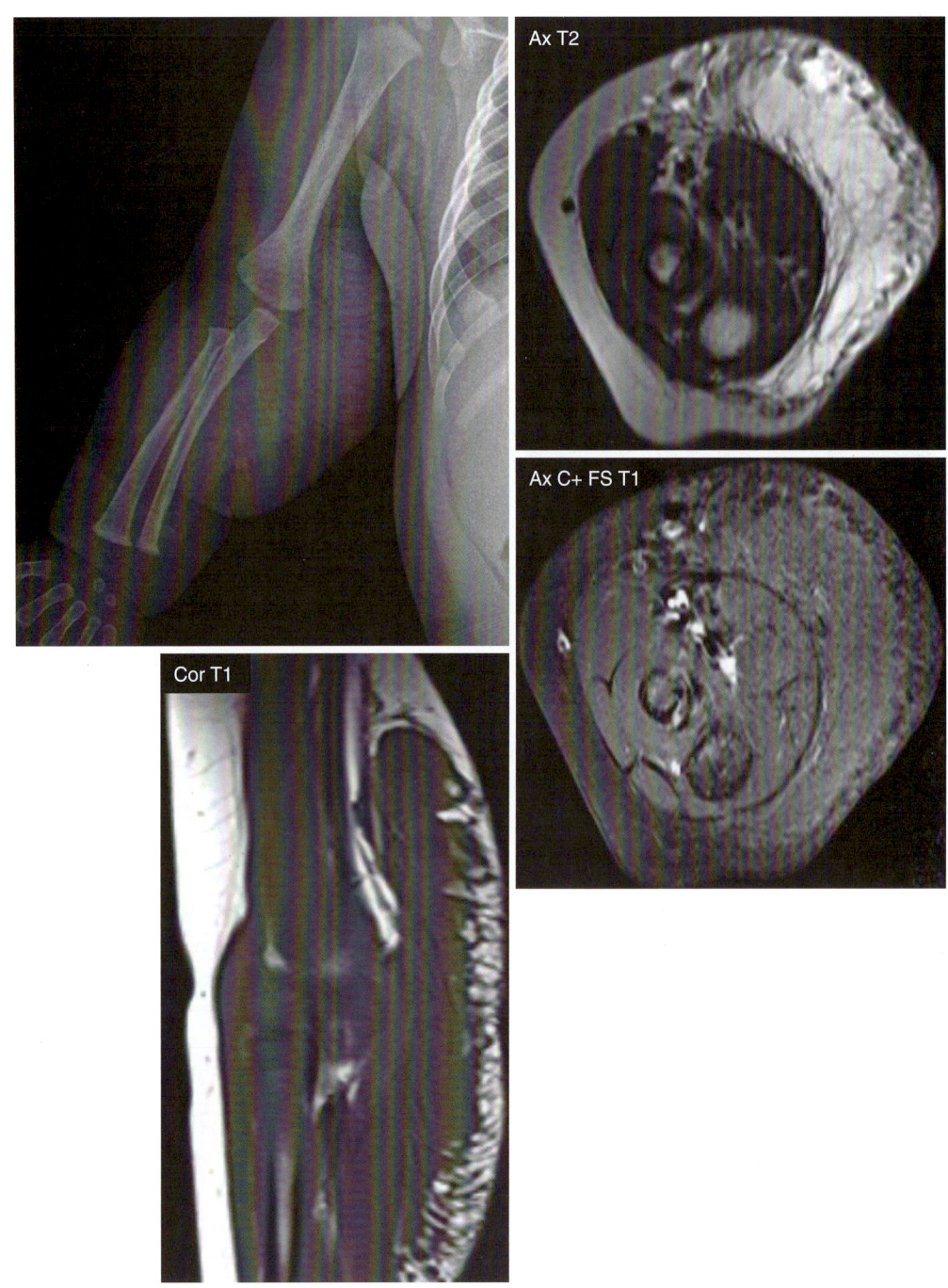

图20.12（1）

■ 20.12 测验12答案

淋巴管瘤（见第10章）

· 儿童发病。

· 皮下巨大囊性肿块，无强化（星号）。

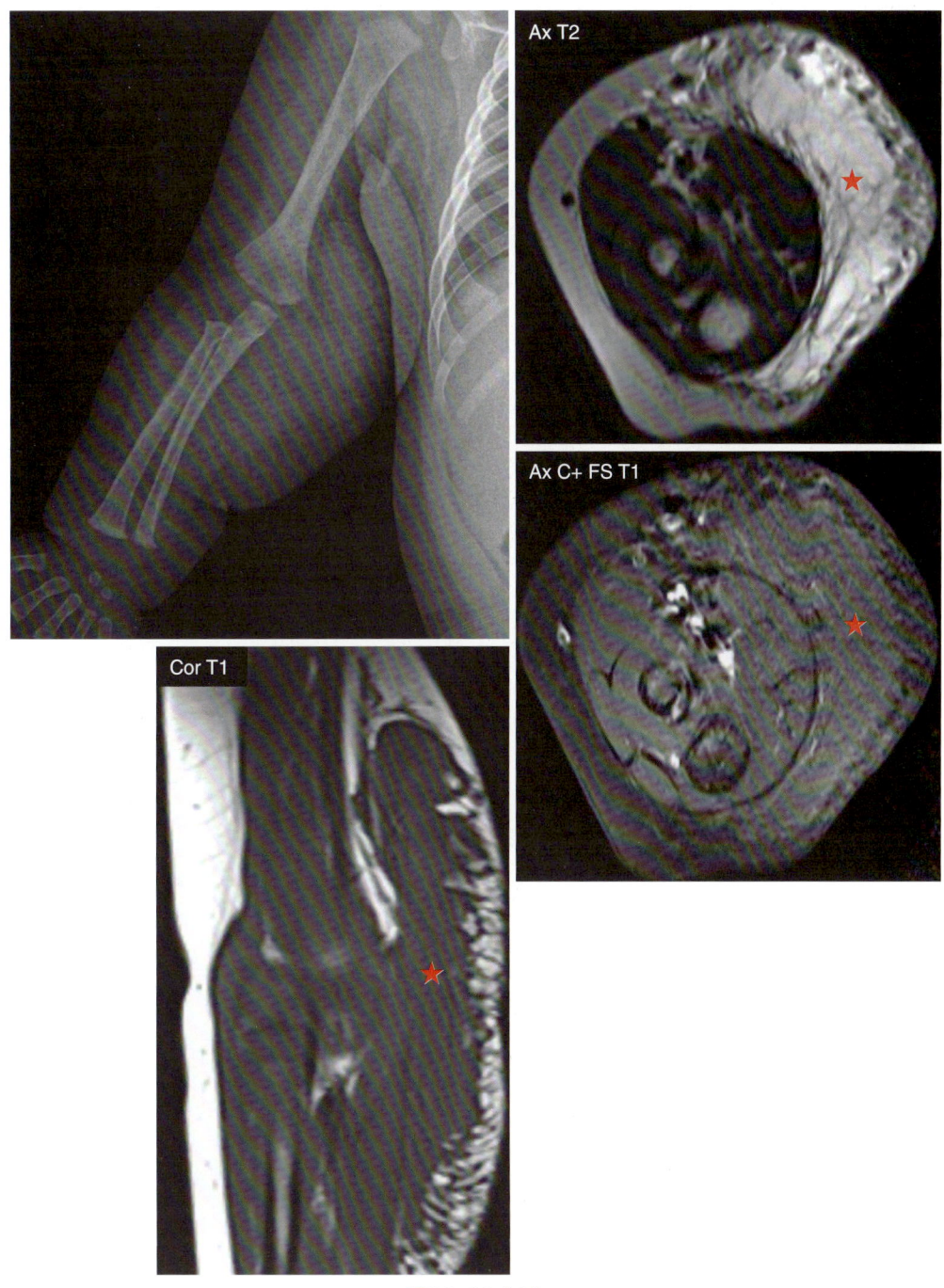

图20.12（2）

20.13 测验13

病史：37岁男性，右大腿包块。

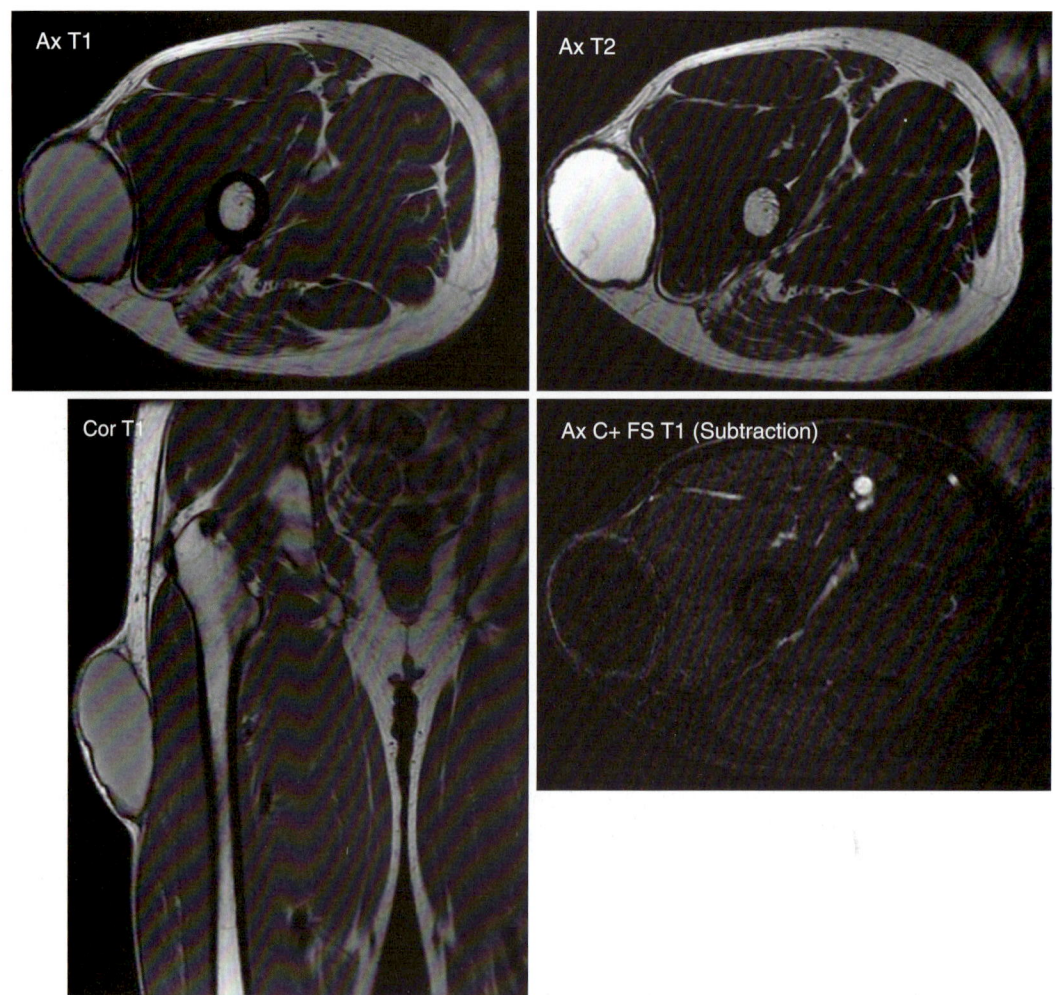

图20.13（1）

■ 20.13 测验13答案

Morel-Lavallee损伤（见第15章）

· T1WI呈高信号。

· T2WI呈高信号，绕以低信号边缘。

· 脂肪抑制增强T1WI减影图上周围薄壁强化。

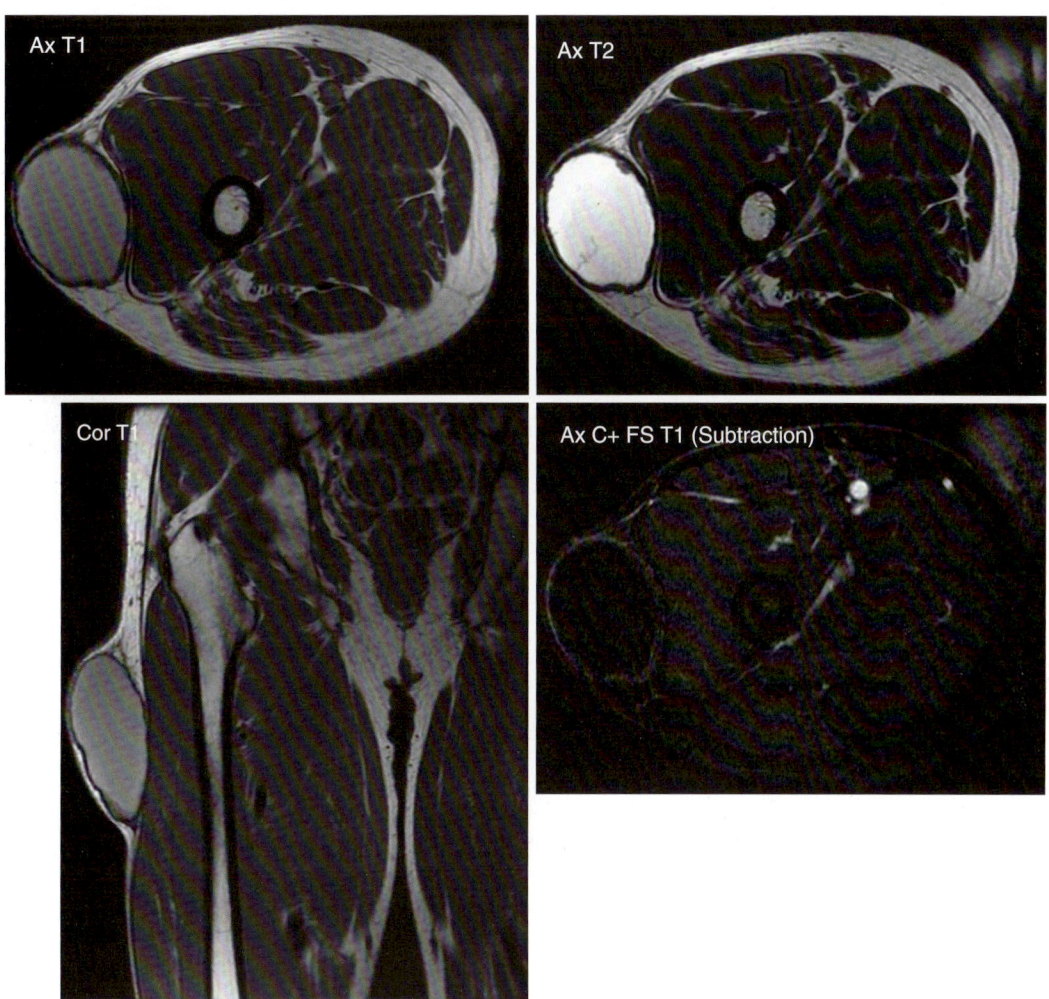

图20.13（2）

20.14 测验14

病史：55岁女性，右肩后部包块。

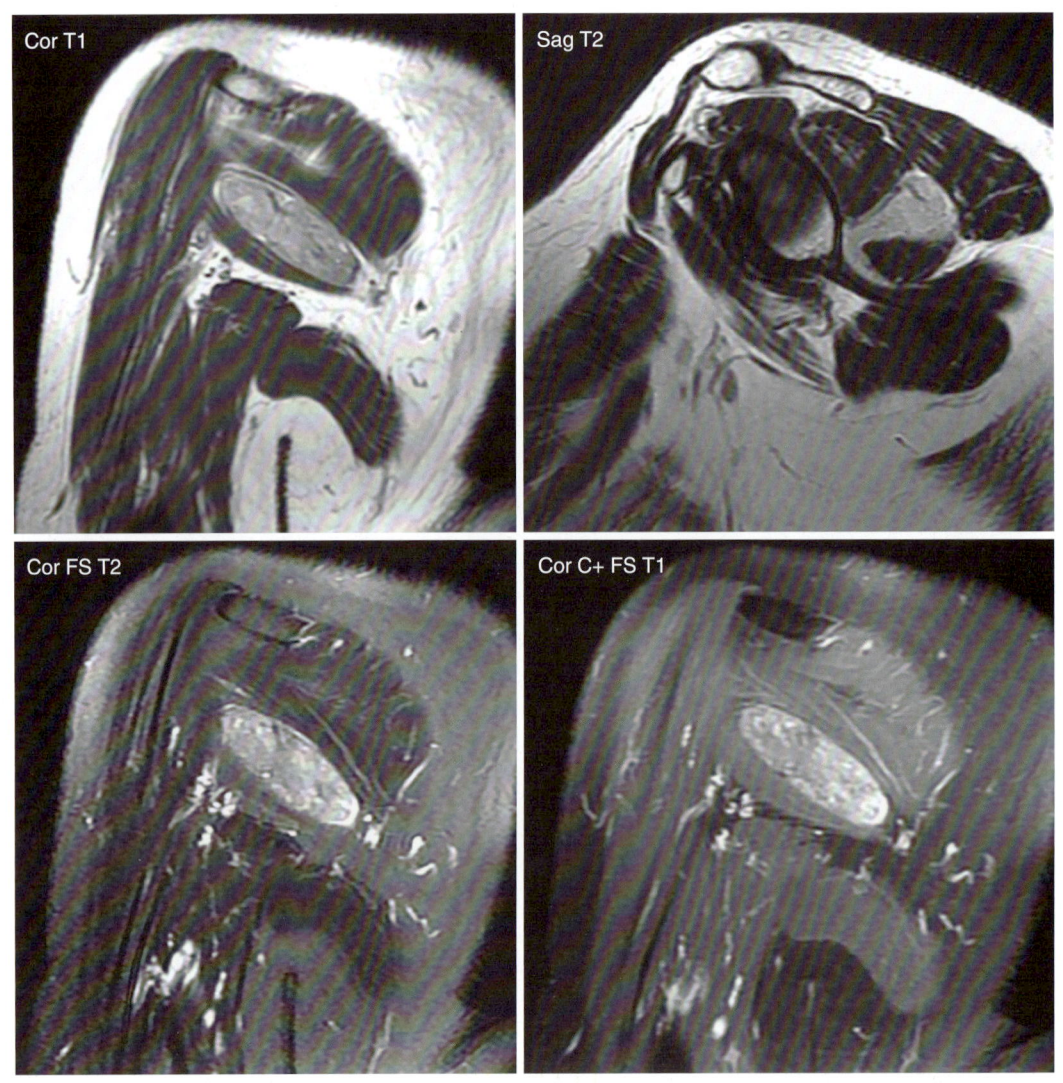

图20.14（1）

■ 20.14　测验14答案

冬眠瘤（见第4章）

· T1WI上信号略低于脂肪信号。

· 脂肪抑制T2WI上不均匀高信号。

· 瘤内血供丰富（箭头）。

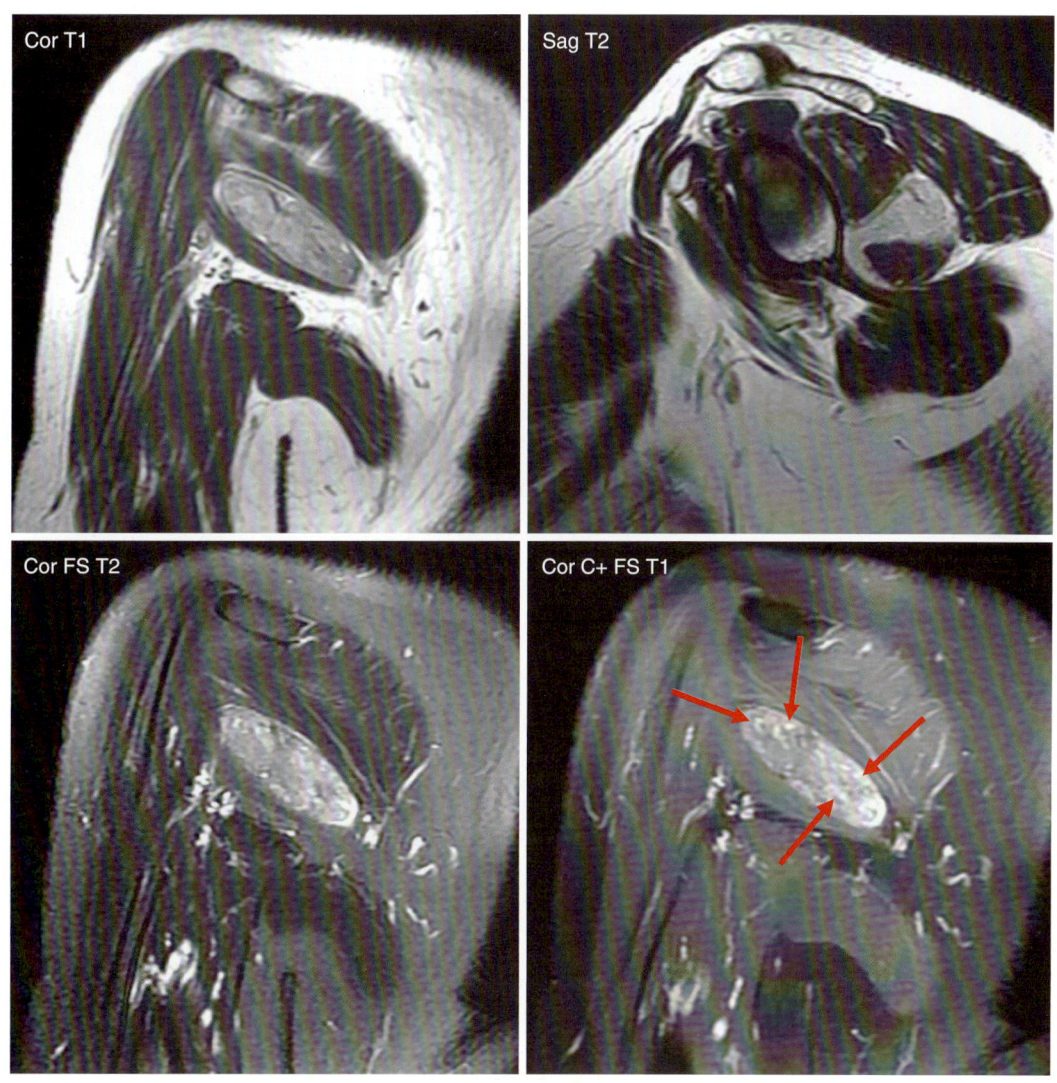

图20.14（2）

20.15　测验15

病史：36岁男性，左肘前部包块。

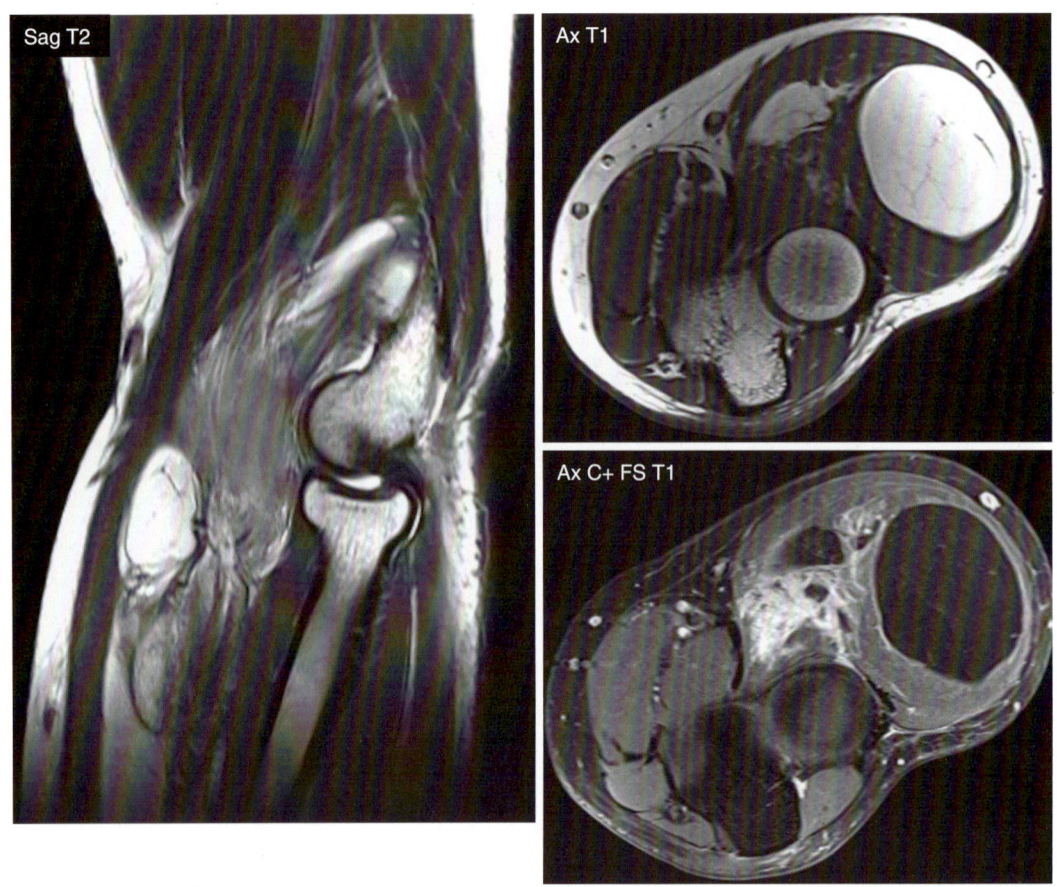

图20.15（1）

■ 20.15　测验15答案

去分化脂肪肉瘤（见第4章）

·高分化脂肪肉瘤性成分（星号）。

·非脂肪瘤性成分的强化（箭头）。

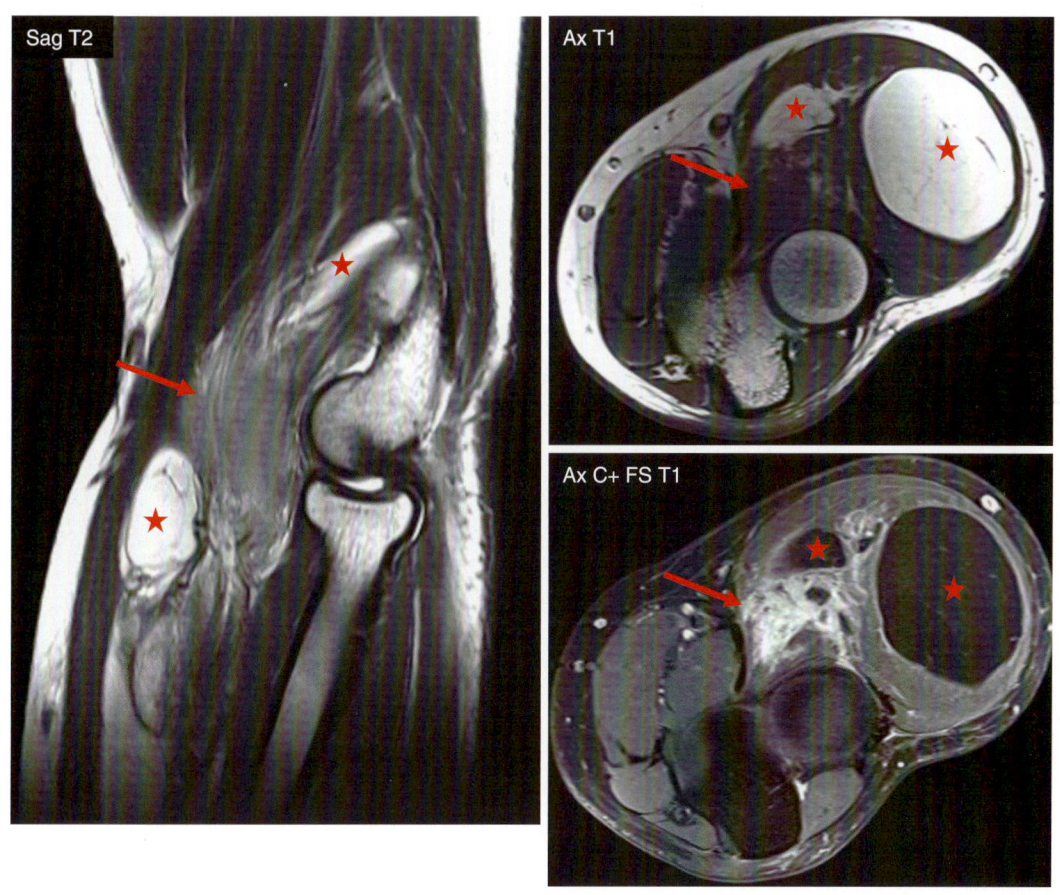

图20.15（2）

20.16 测验16

病史：79岁男性，右足内侧疼痛。

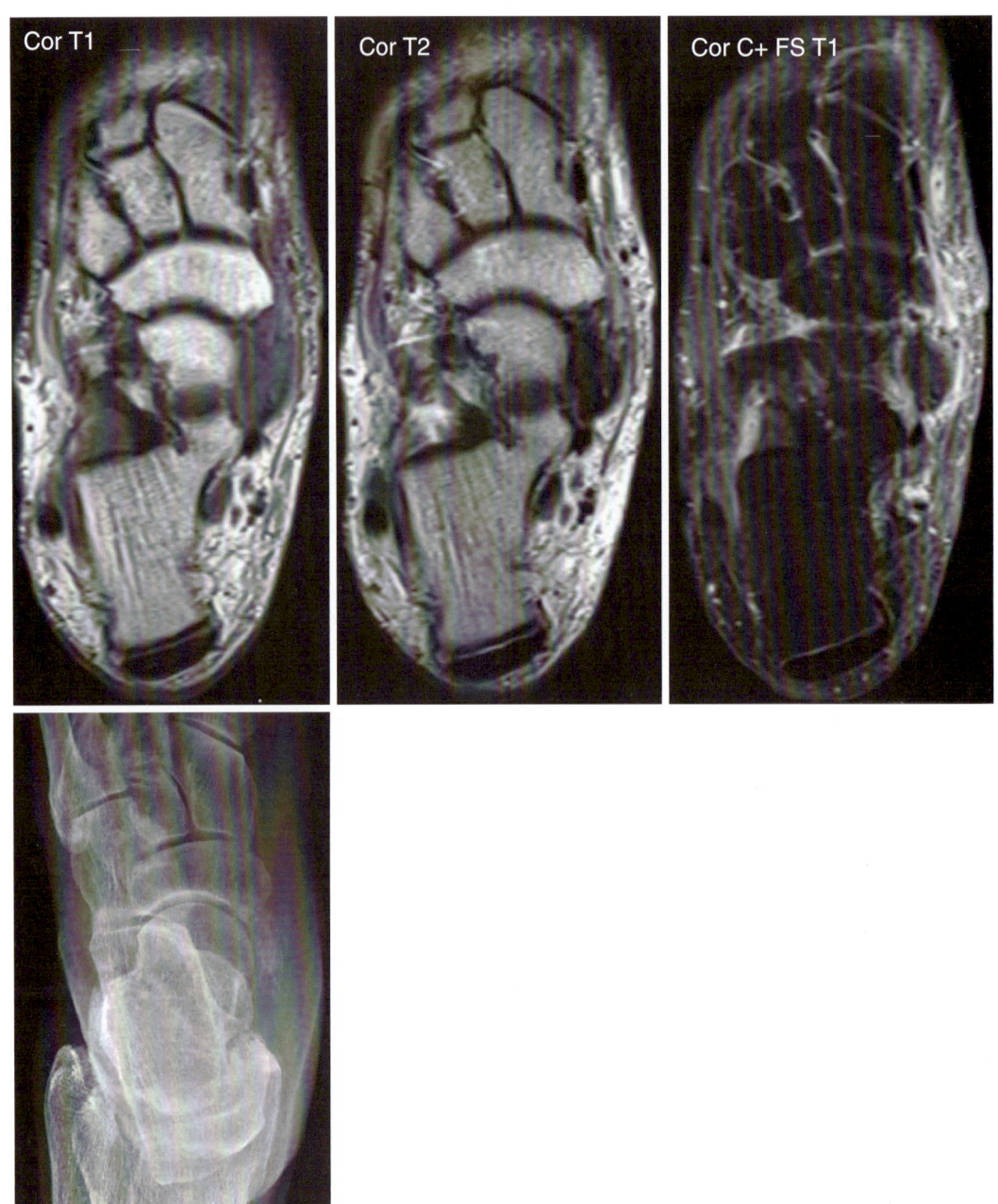

图20.16（1）

■ 20.16　测验16答案

慢性痛风石（见第16章）

·T1WI和T2WI均呈低信号（箭头）。

·仅边缘强化。

·钙盐沉积（三角形）。

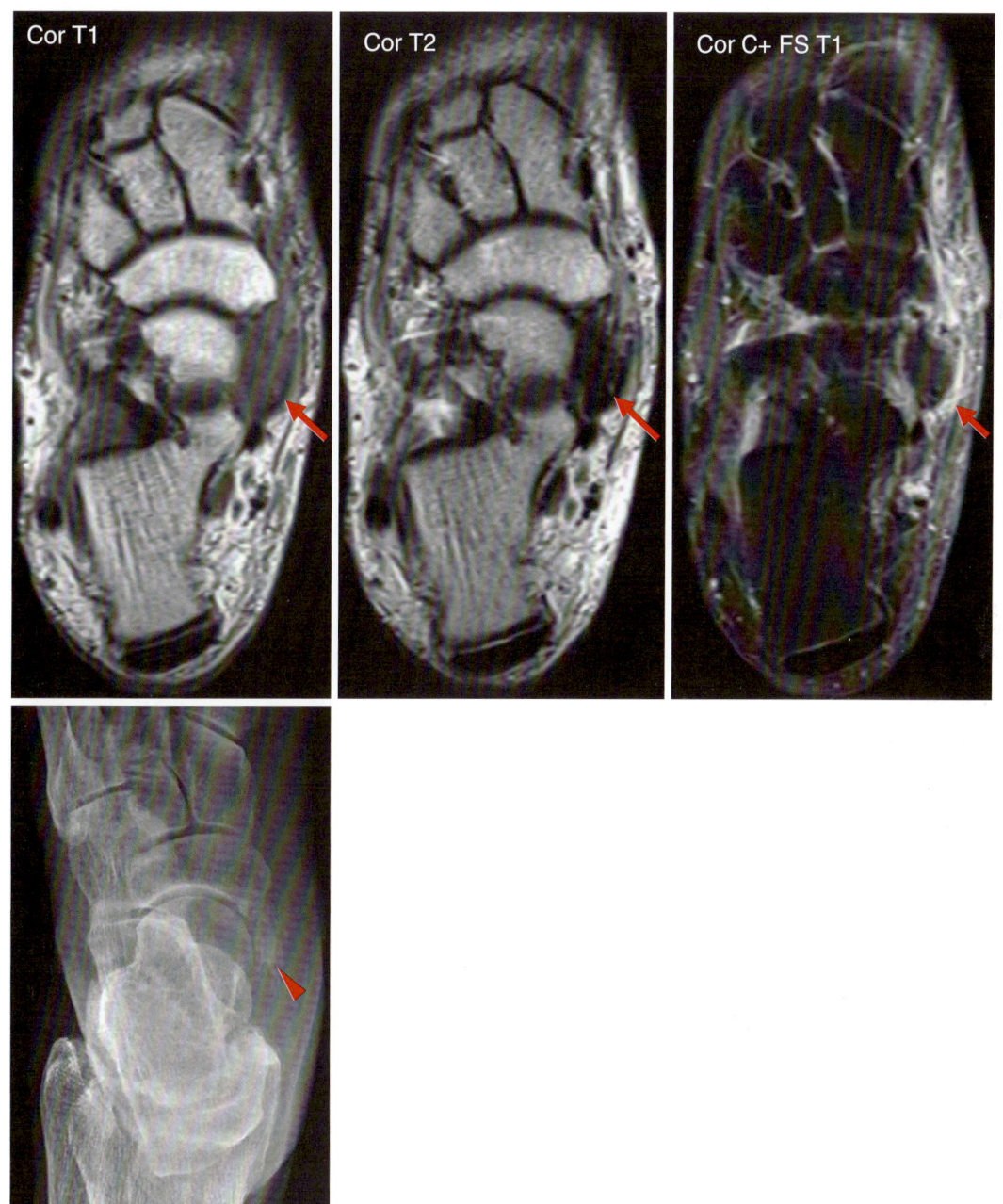

图20.16（2）

20.17 测验17

病史：19岁女性，左大腿内侧包块。

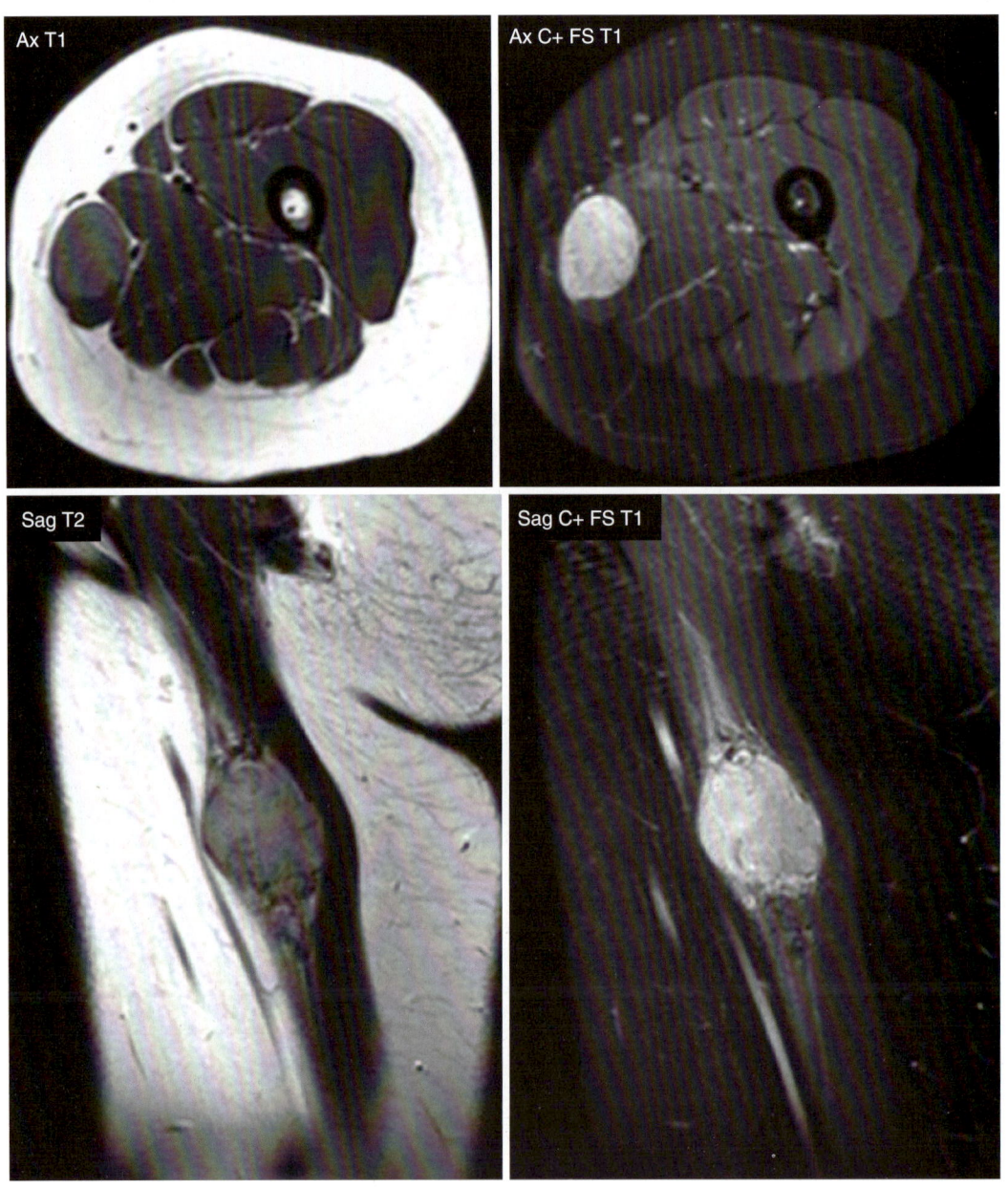

图20.17（1）

■ 20.17　测验17答案

腺泡状软组织肉瘤（见第13章）

·T1WI呈高信号。

·T2WI上肿瘤内部和周围见多发血管流空信号影（箭头）。

·肿瘤明显强化，伴有周围血管流空信号影。

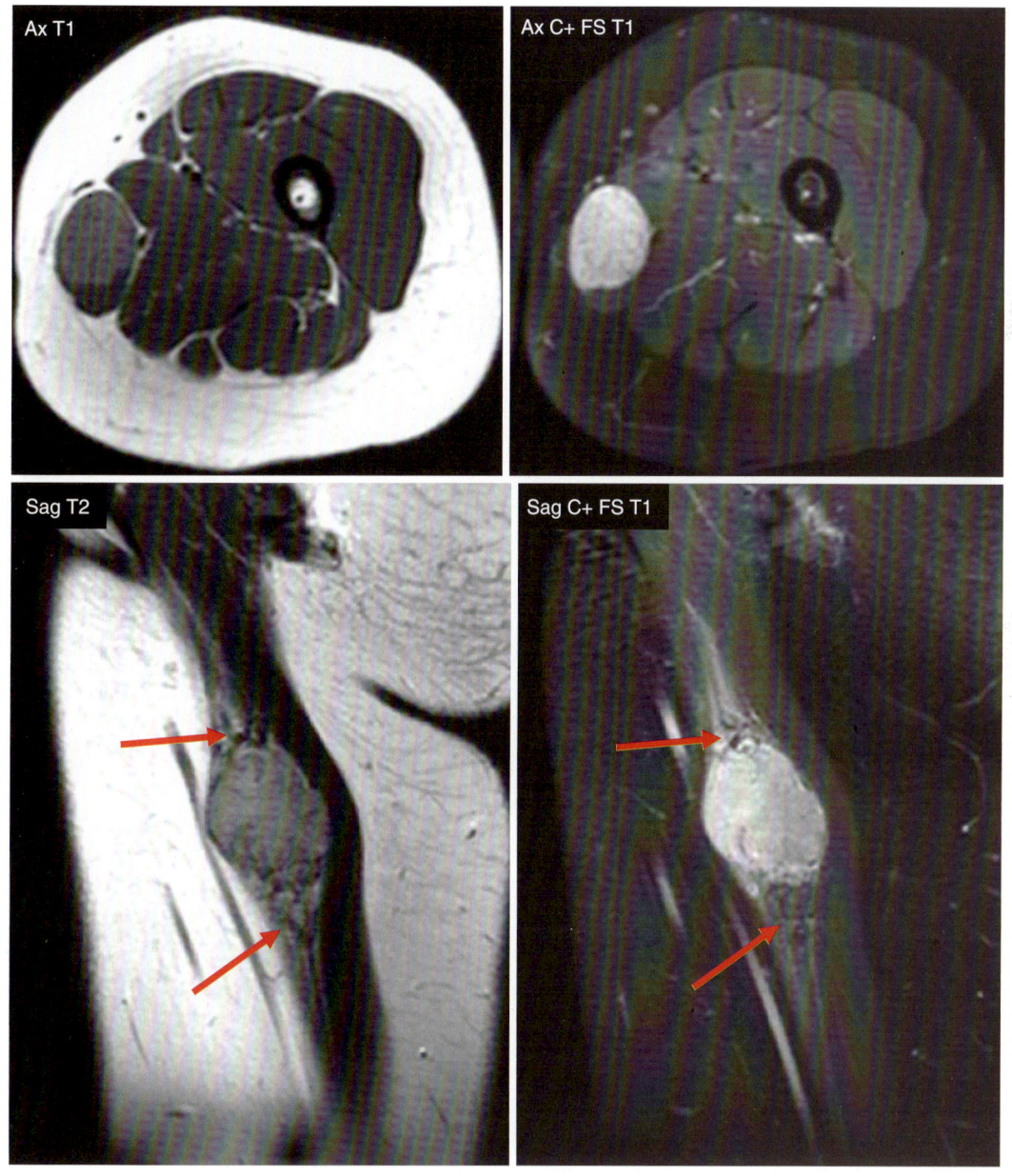

图20.17（2）

20.18 测验18

病史：56岁女性，左大腿后部包块。

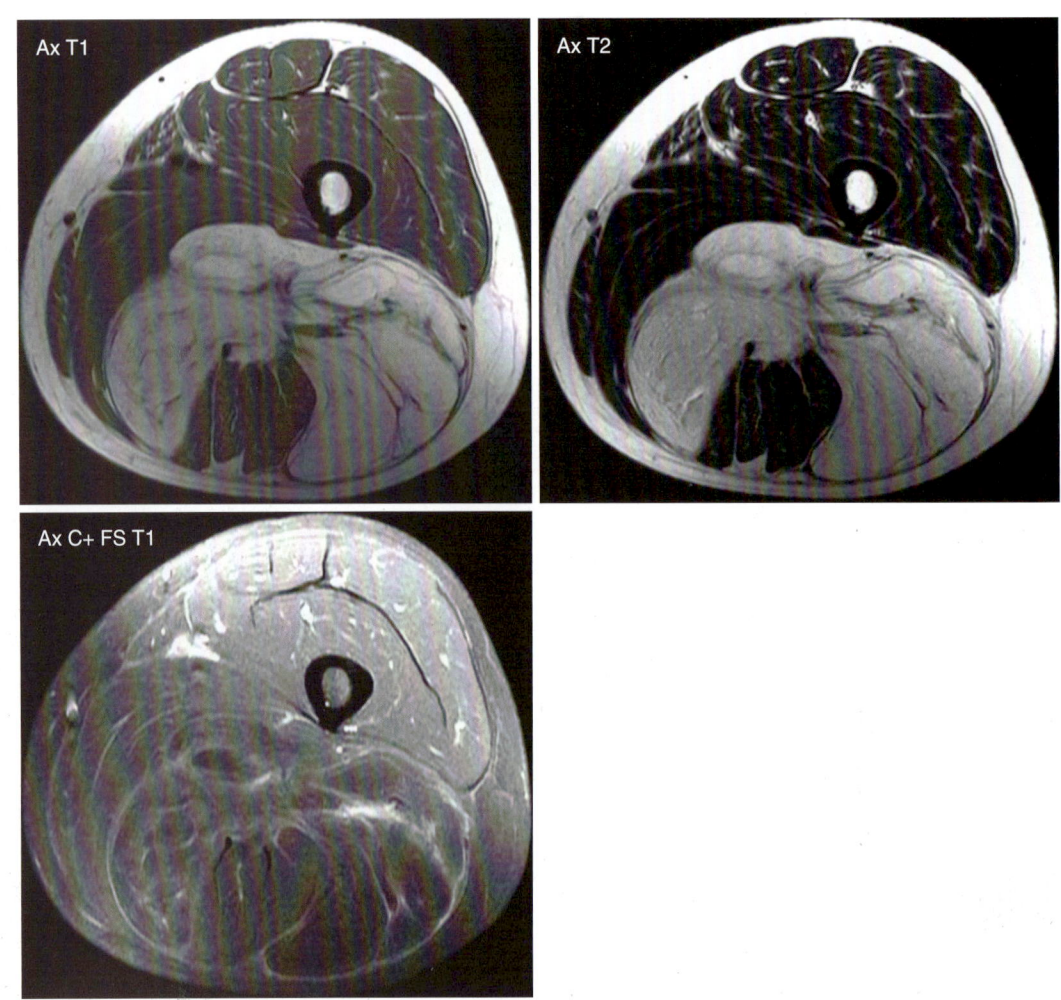

图20.18（1）

■ 20.18　测验18答案

高分化脂肪肉瘤（见第4章）

· 巨大的脂肪性肿块。

· 多发较厚的分隔且明显强化（箭头）。

· 无明确的非脂肪瘤性成分。

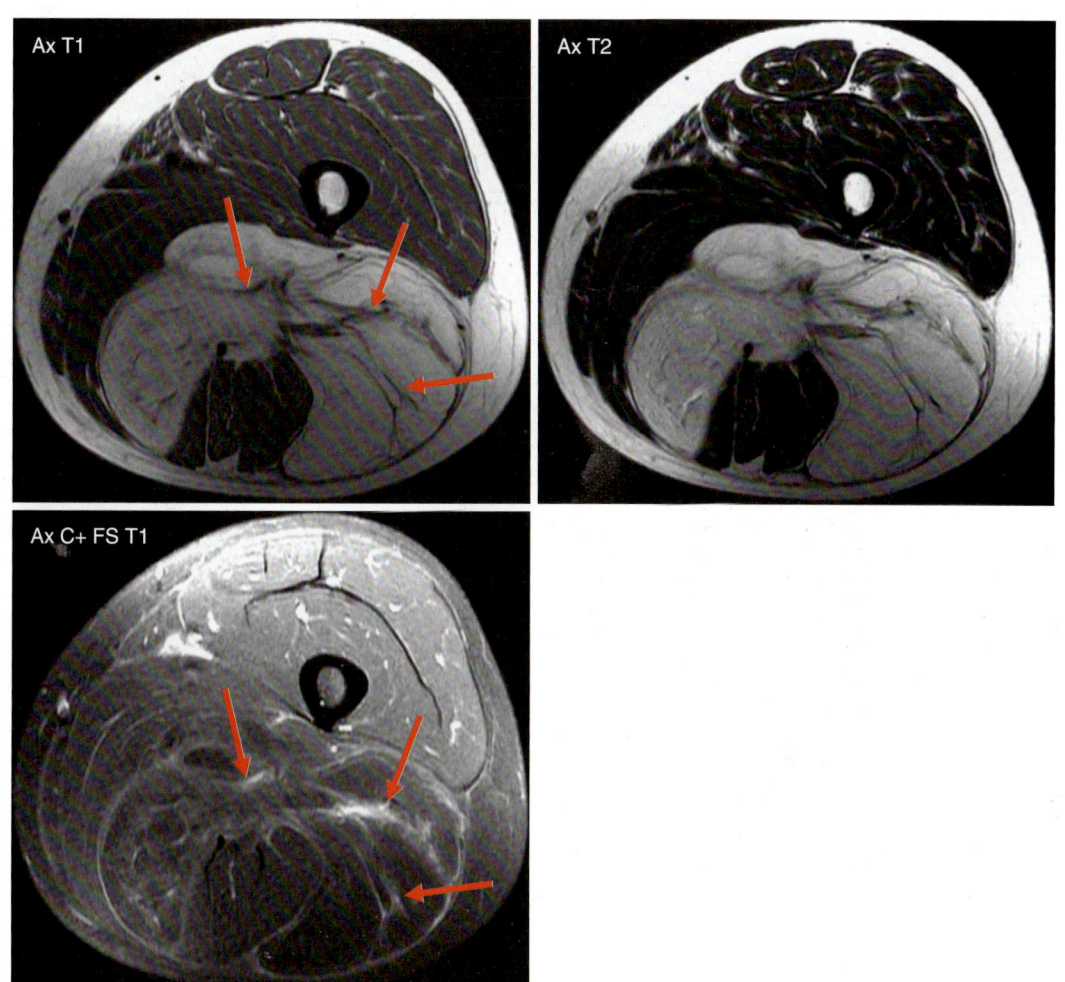

图20.18（2）

20.19 测验19

病史：27岁男性，神经纤维瘤病1型患者，小腿进行性生长的包块伴疼痛。

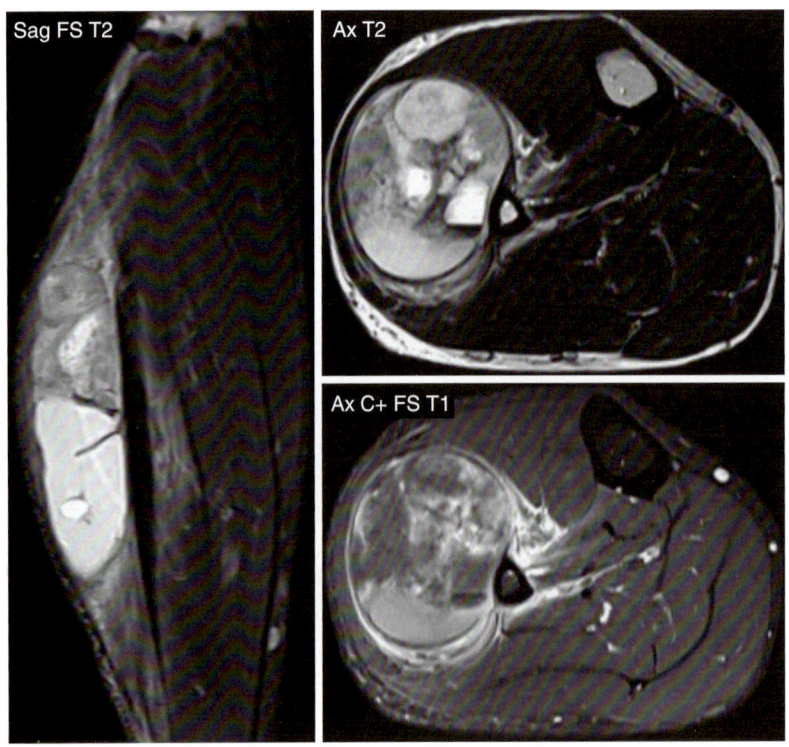

图20.19（1）

■ 20.19 测验19答案

恶性外周神经鞘瘤（见第12章）

· 神经纤维瘤病患者。

· 病变体积较大。

· 瘤内出血、坏死（箭头）。

· 广泛性的瘤周水肿（三角形）。

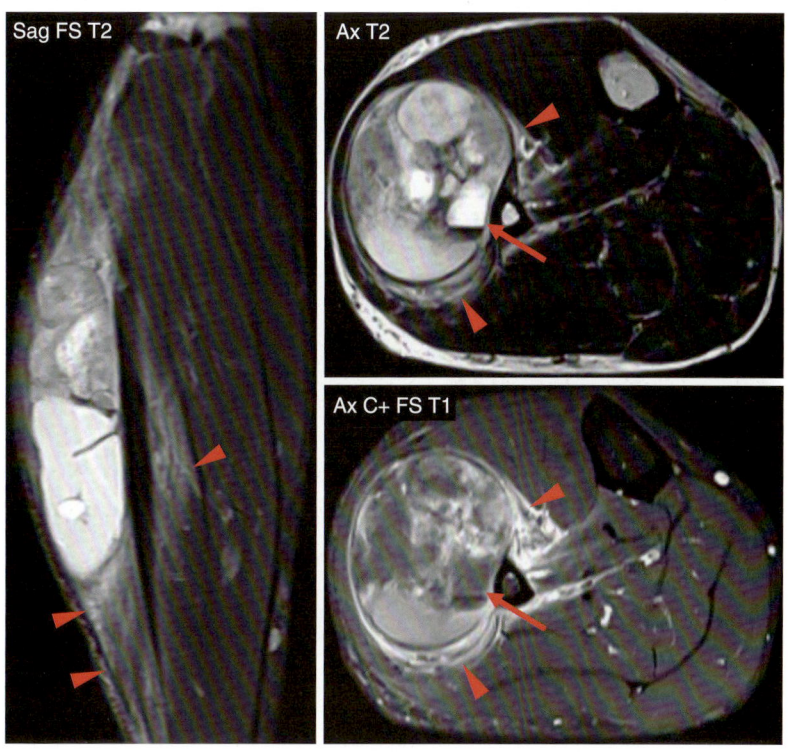

图20.19（2）

20.20　测验20

病史：71岁男性，右胸壁肿胀。

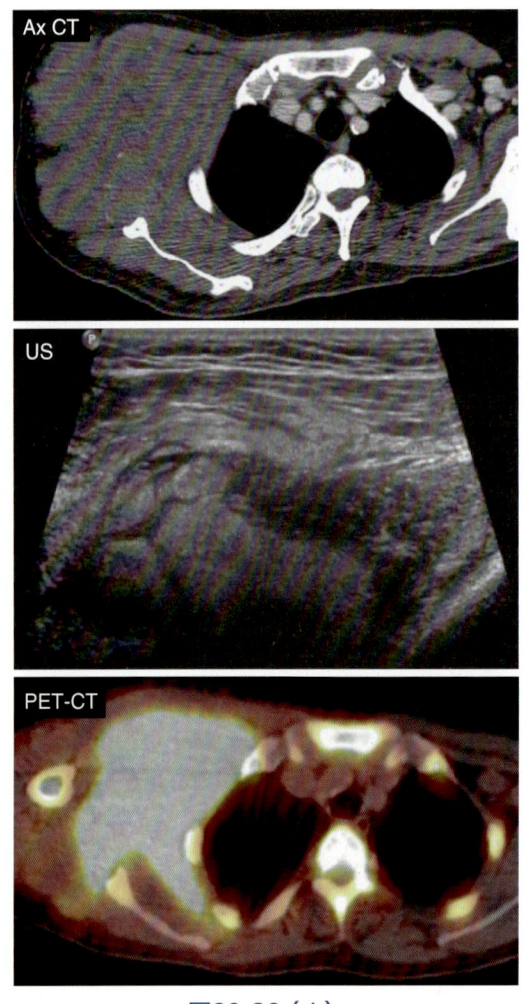

图20.20（1）

■ 20.20 测验20答案

淋巴瘤（见第15章）

· CT和超声显示肌肉弥漫性肿胀。

· PET-CT显示FDG明显摄取。

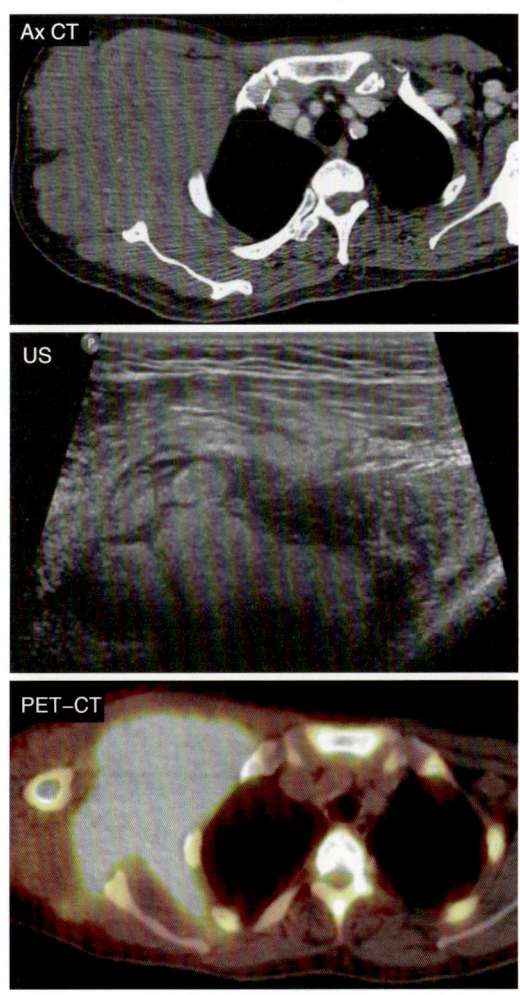

图20.20（2）

20.21 测验21

病史：39岁男性，左手包块。

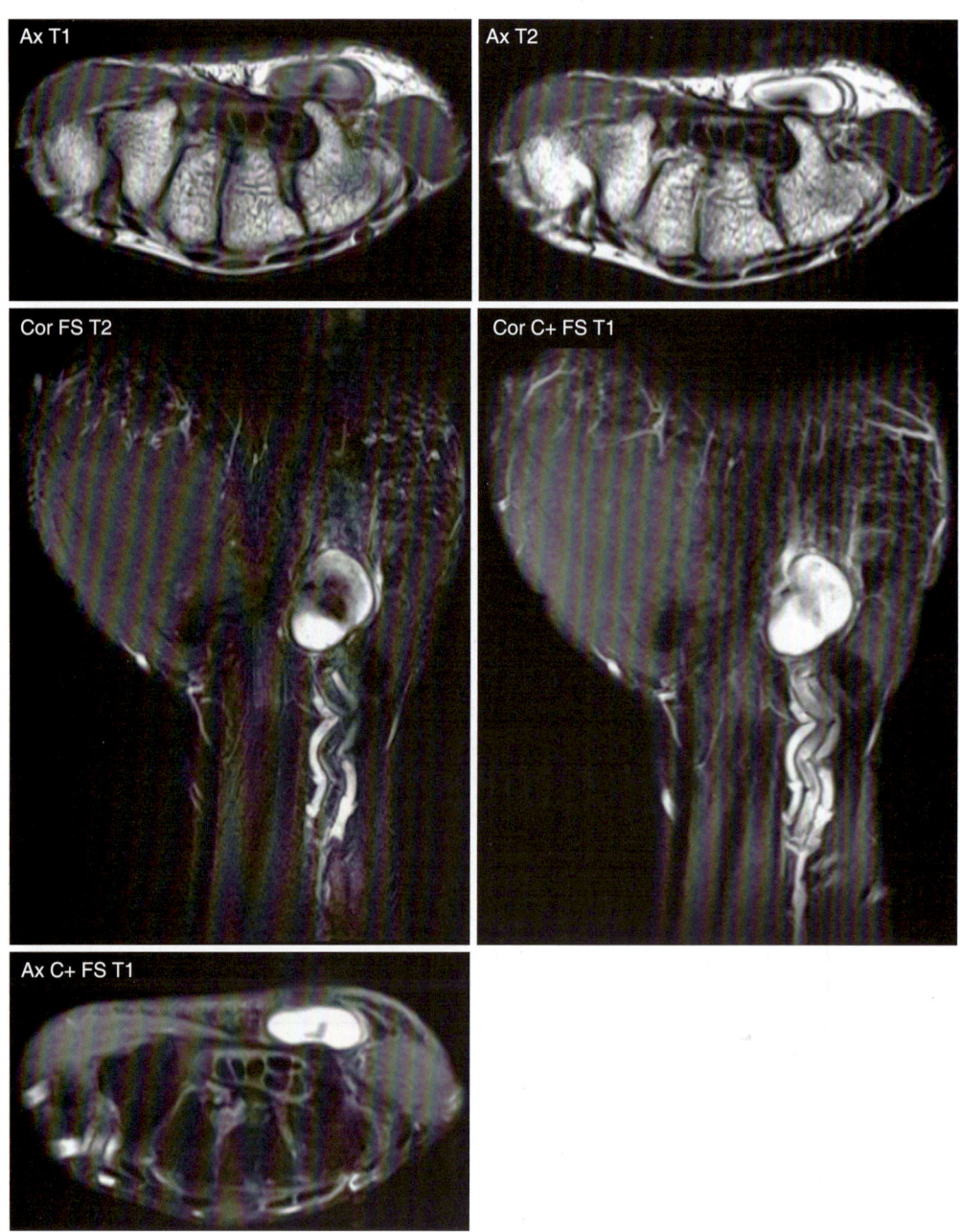

图20.21（1）

■ 20.21　测验21答案

动脉瘤（见第16章）

· T1WI呈高信号。

· T2WI内部可见低信号区。

· 在相位编码方向上，肿块周围有明显的搏动伪影（箭头）。

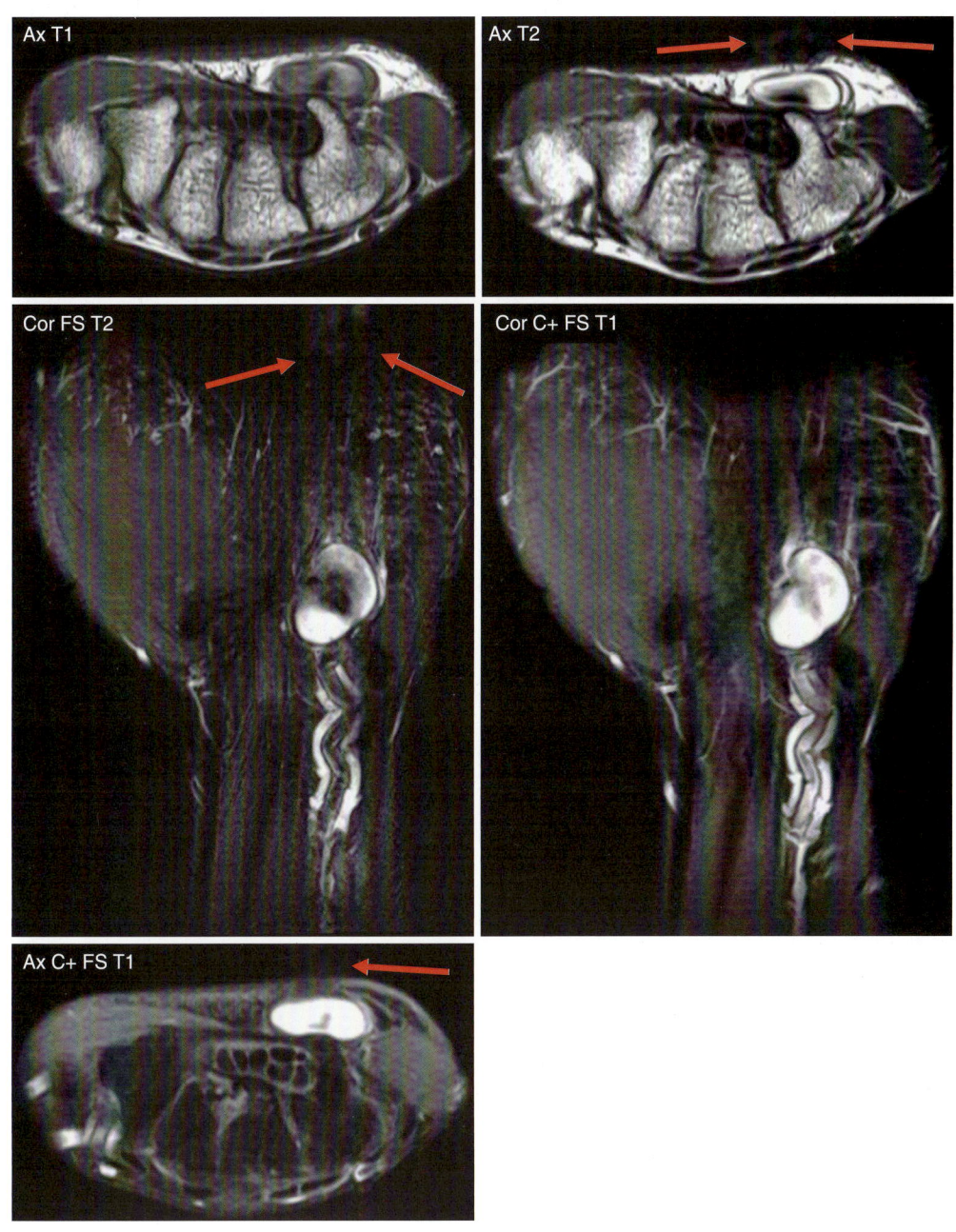

图20.21（2）

20.22 测验22

病史：22岁男性，右肘包块。

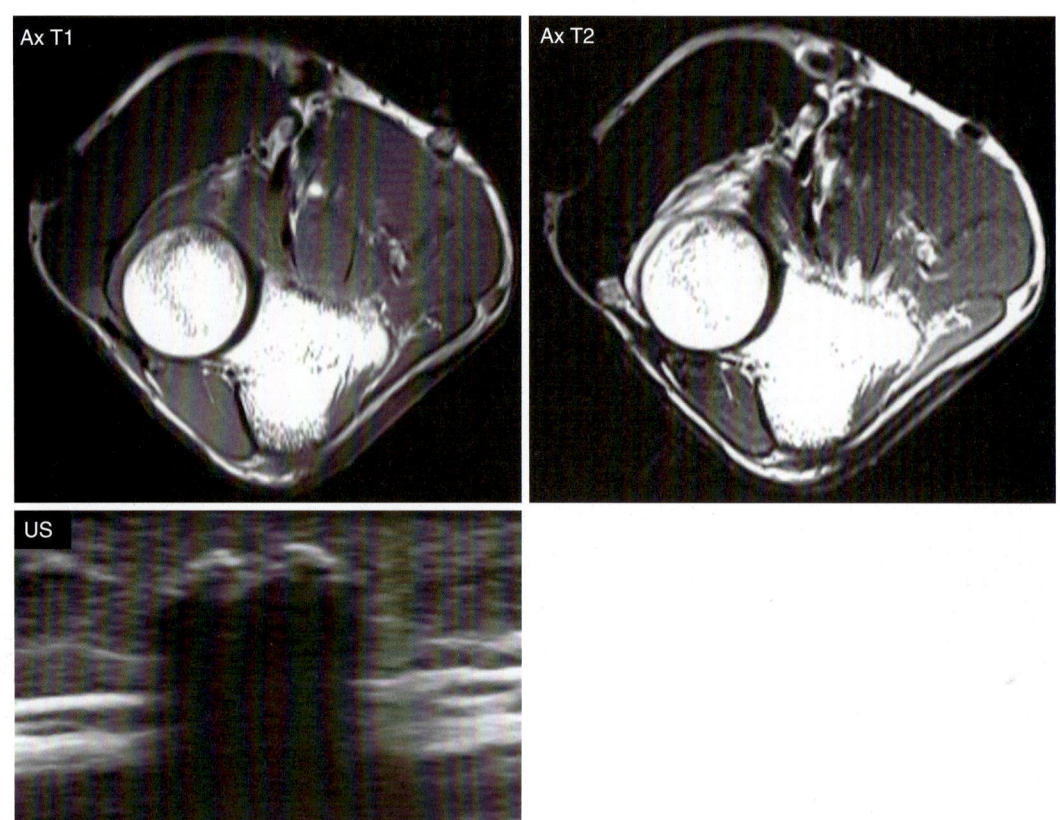

图20.22（1）

■ 20.22 测验22答案

钙化上皮瘤（见第15章）

·T1WI和T2WI上均呈低信号（三角形）。

·超声显示线状强回声伴后方声影。

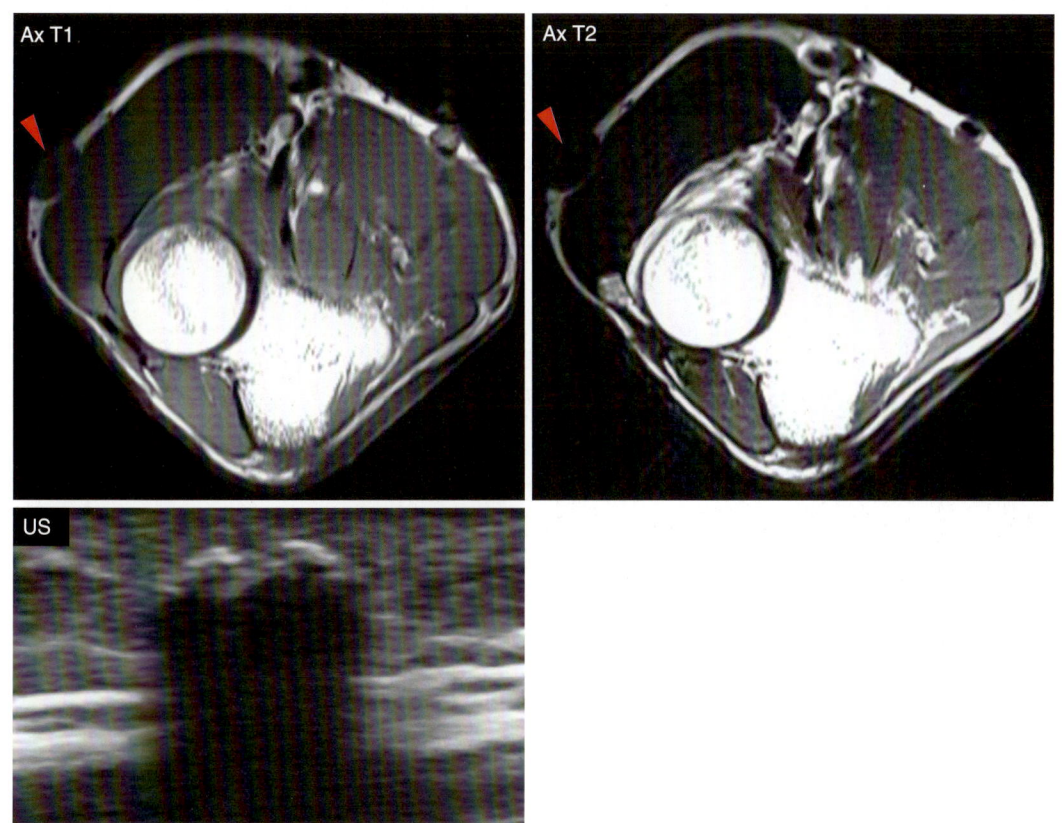

图20.22（2）

20.23 测验23

病史：69岁女性，大腿缓慢生长的包块。

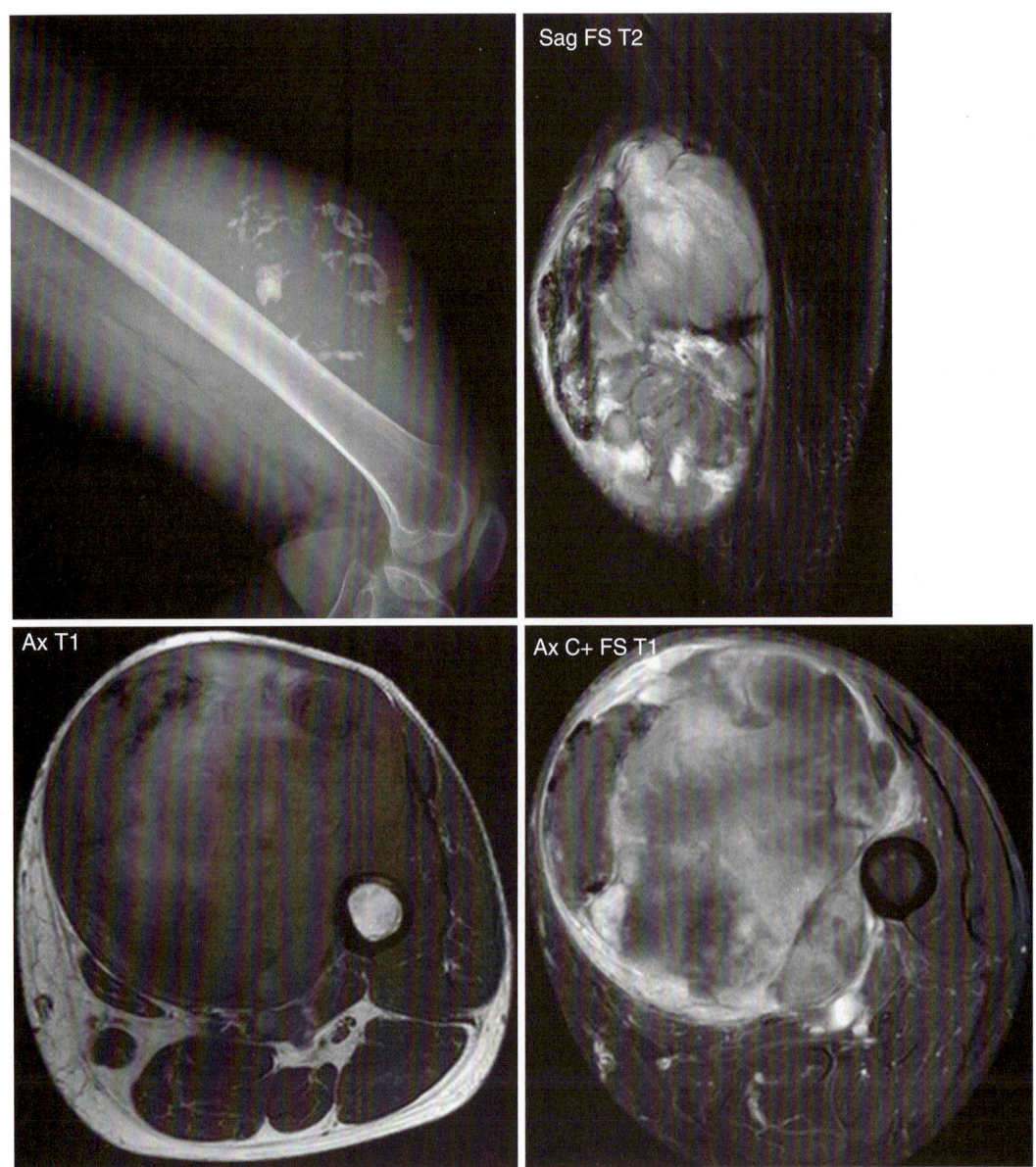

图20.23（1）

■ 20.23 测验23答案

骨外骨肉瘤（见第11章）

·瘤内杂乱无章的矿化（三角形）。

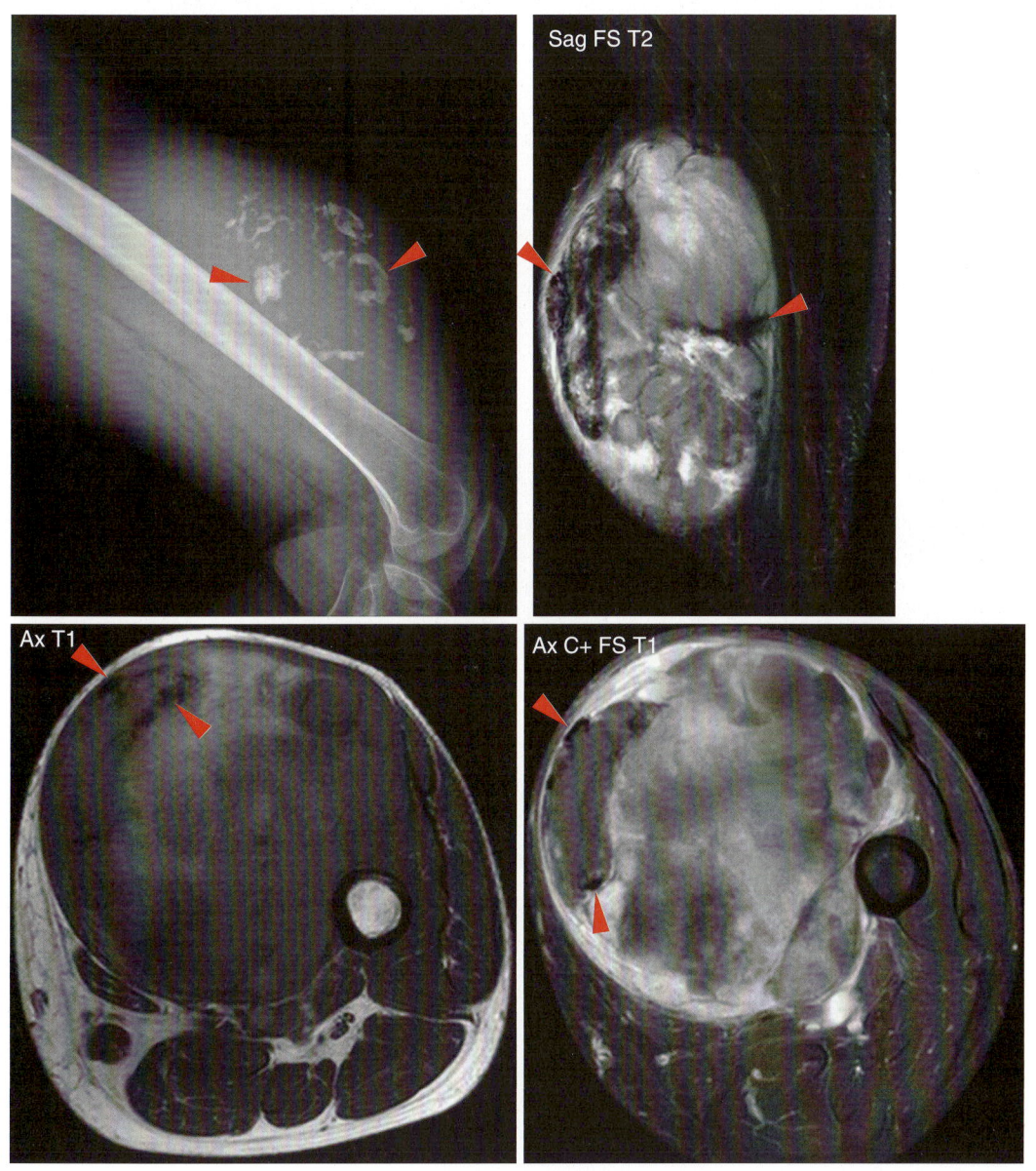

图20.23（2）

20.24 测验24

病史：65岁男性，左肩后部包块。

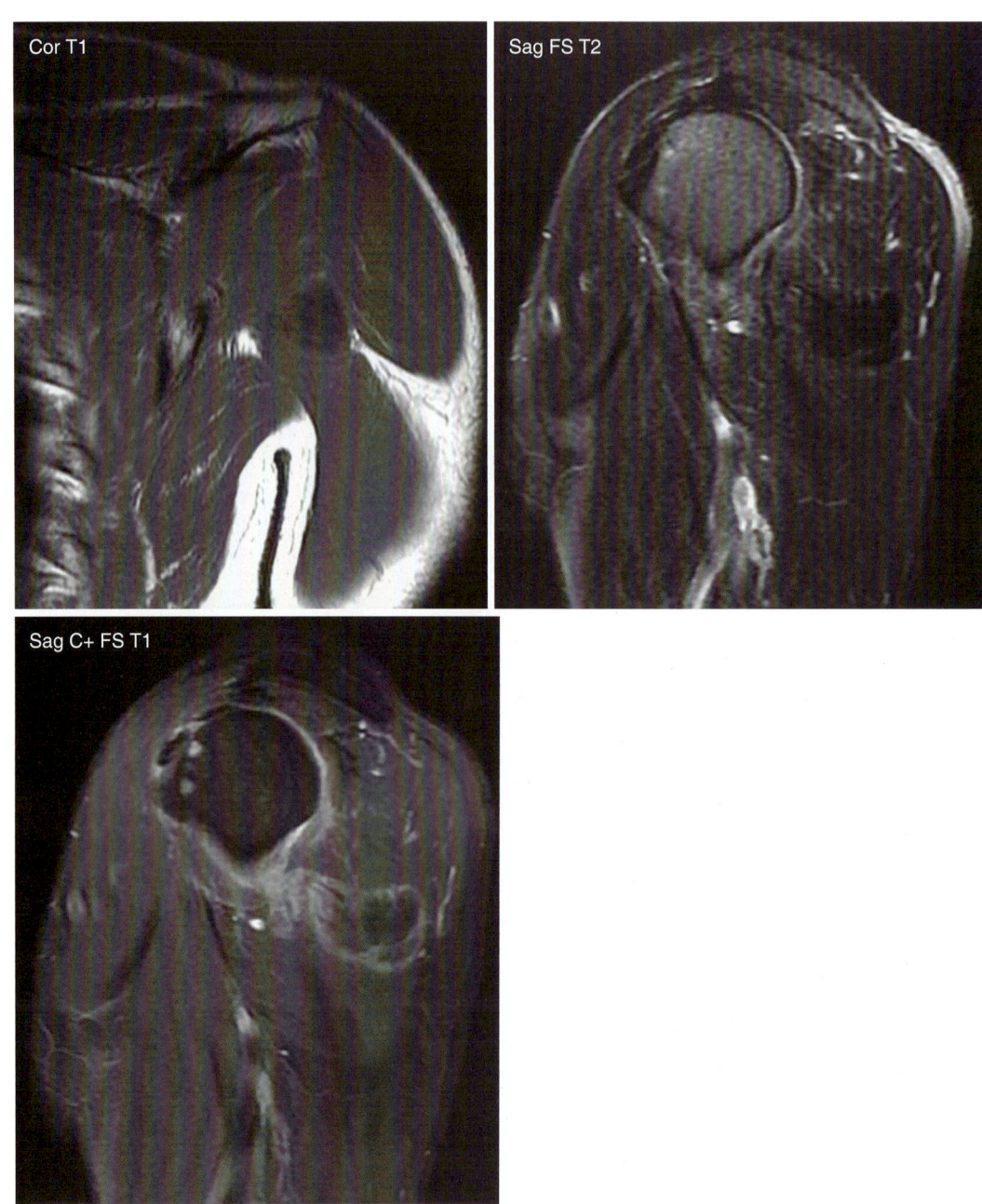

图20.24（1）

■ 20.24 测验24答案

促结缔组织增生性成纤维细胞瘤（见第5章）

· T1WI和T2WI上主要呈低信号（箭头）。

· 胶原成分区无强化（箭头）。

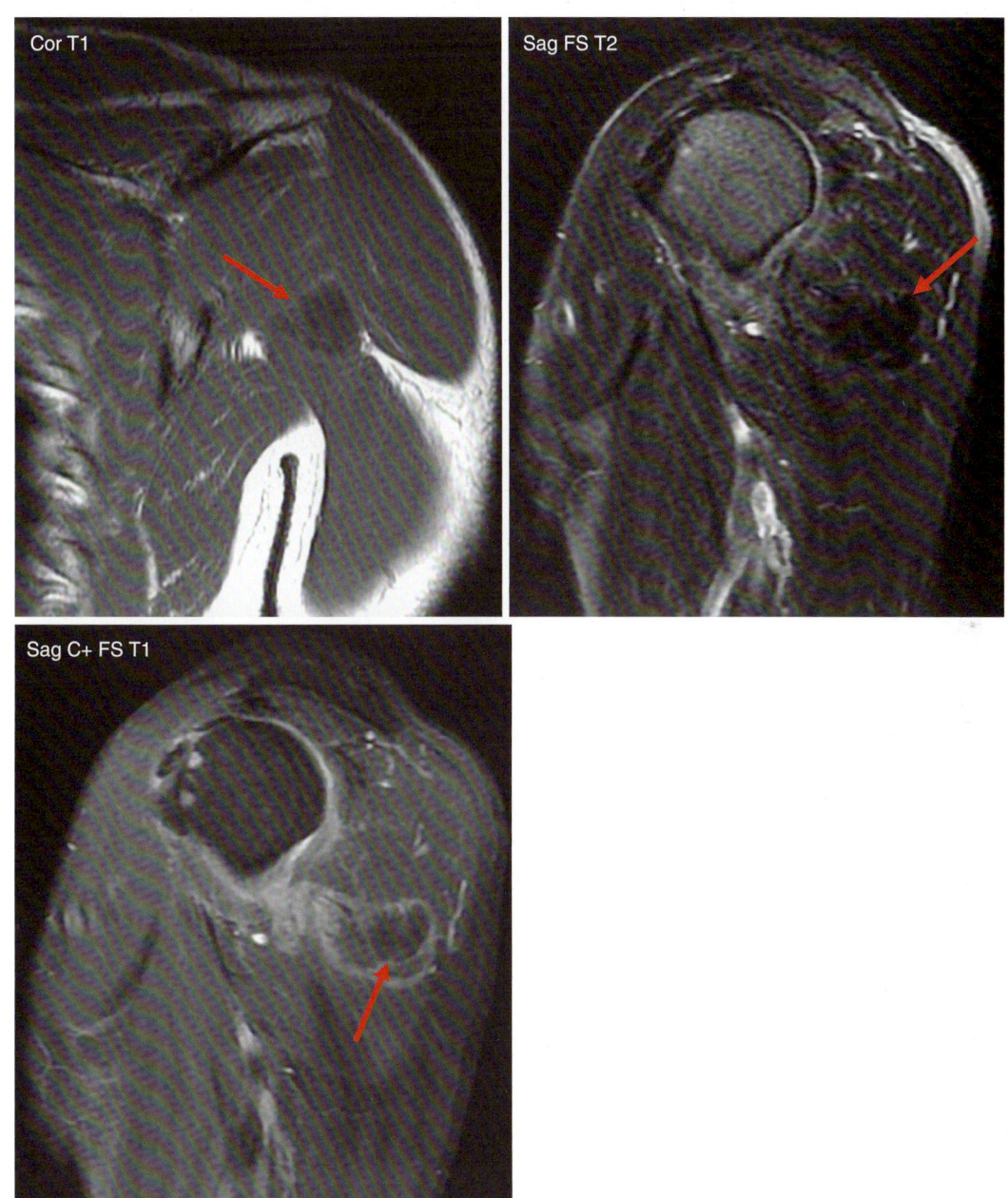

图20.24（2）

20.25 测验25

病史：7岁男孩，右膝外侧包块。

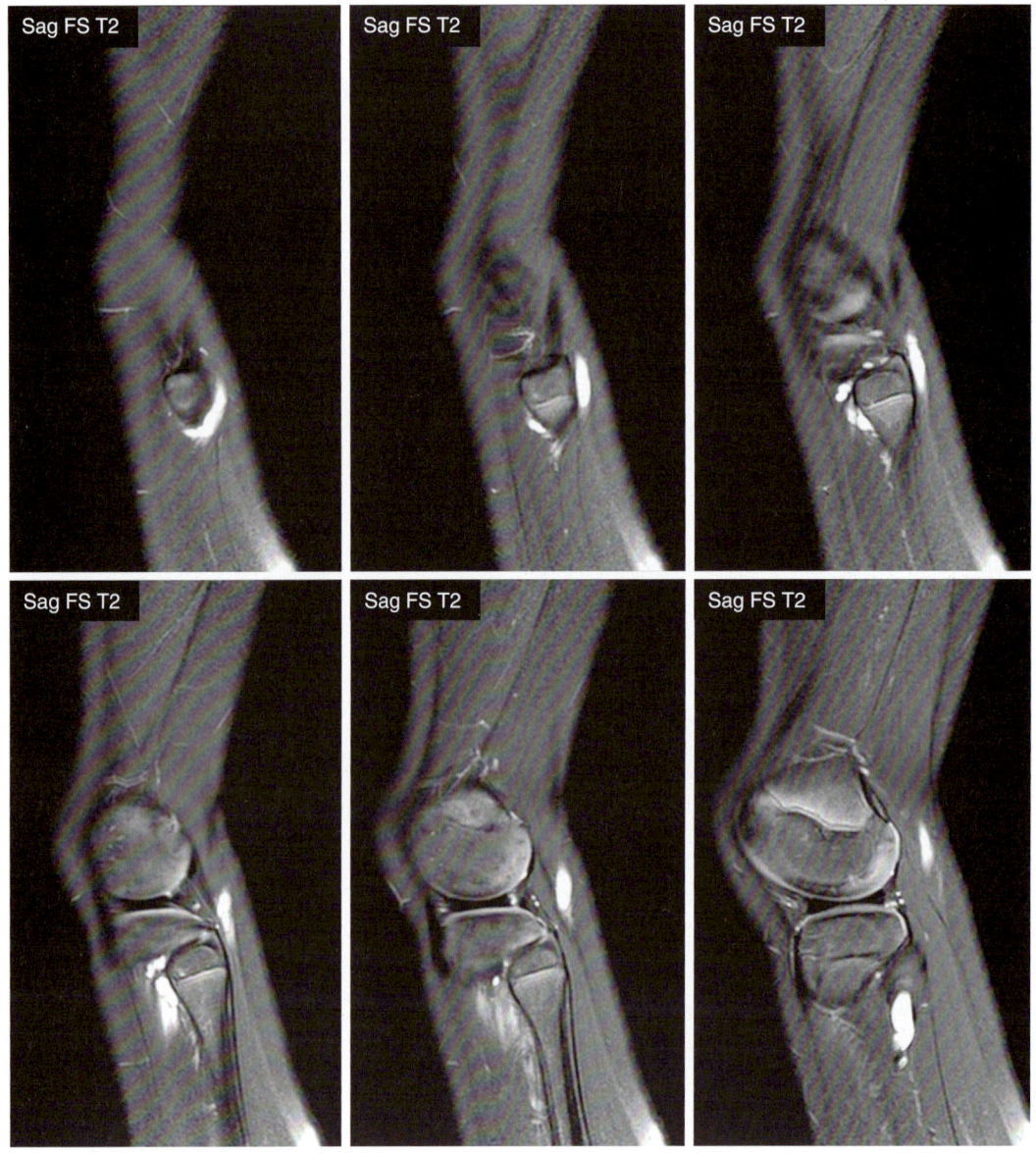

图20.25（1）

■ 20.25　测验25答案

神经内腱鞘囊肿（见第16章）

·T2WI上沿腓总神经走行的椭圆形肿块，呈液体样高信号（箭头）。

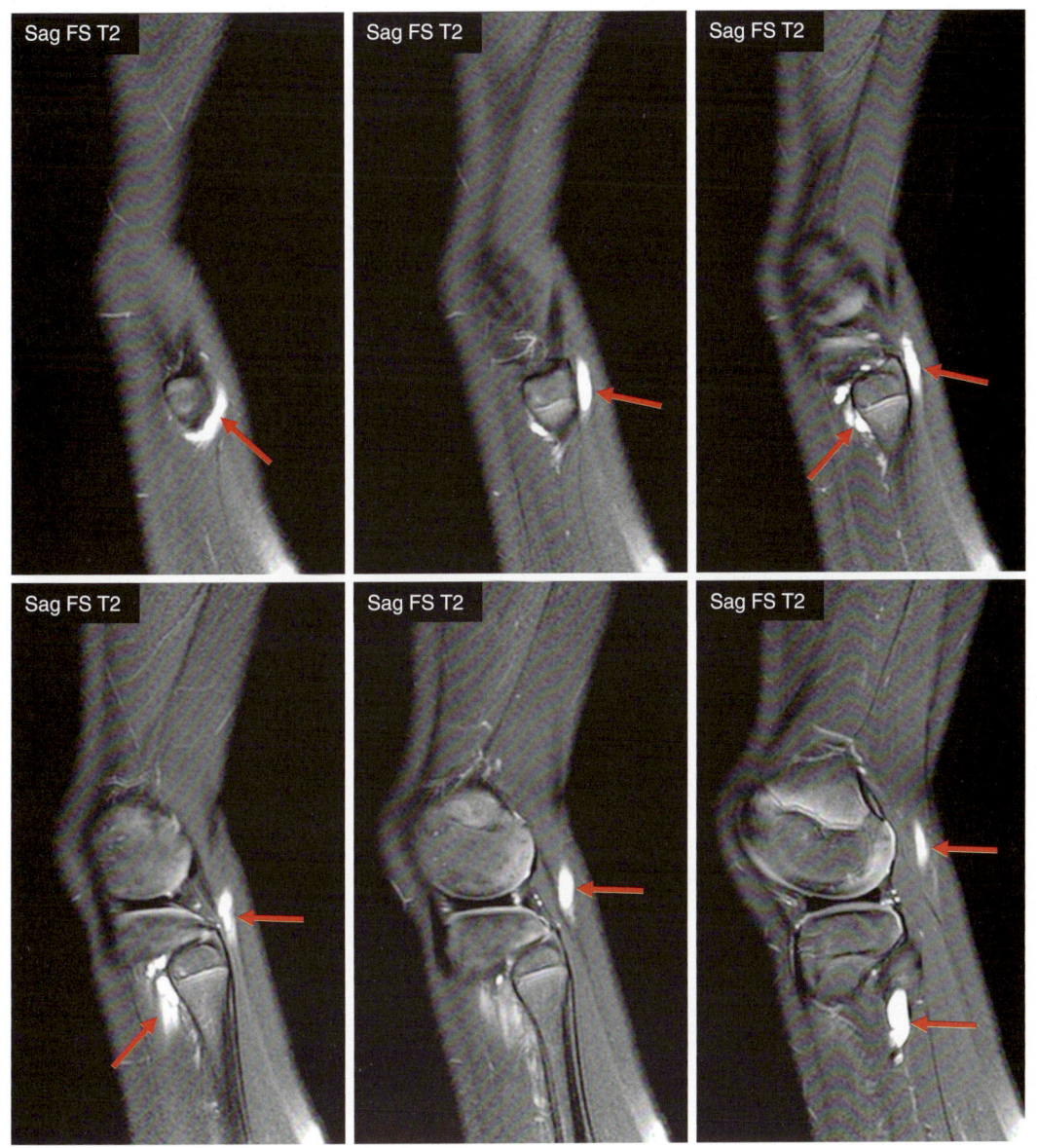

图20.25（2）

20.26　测验26

病史：60岁男性，右肩包块。

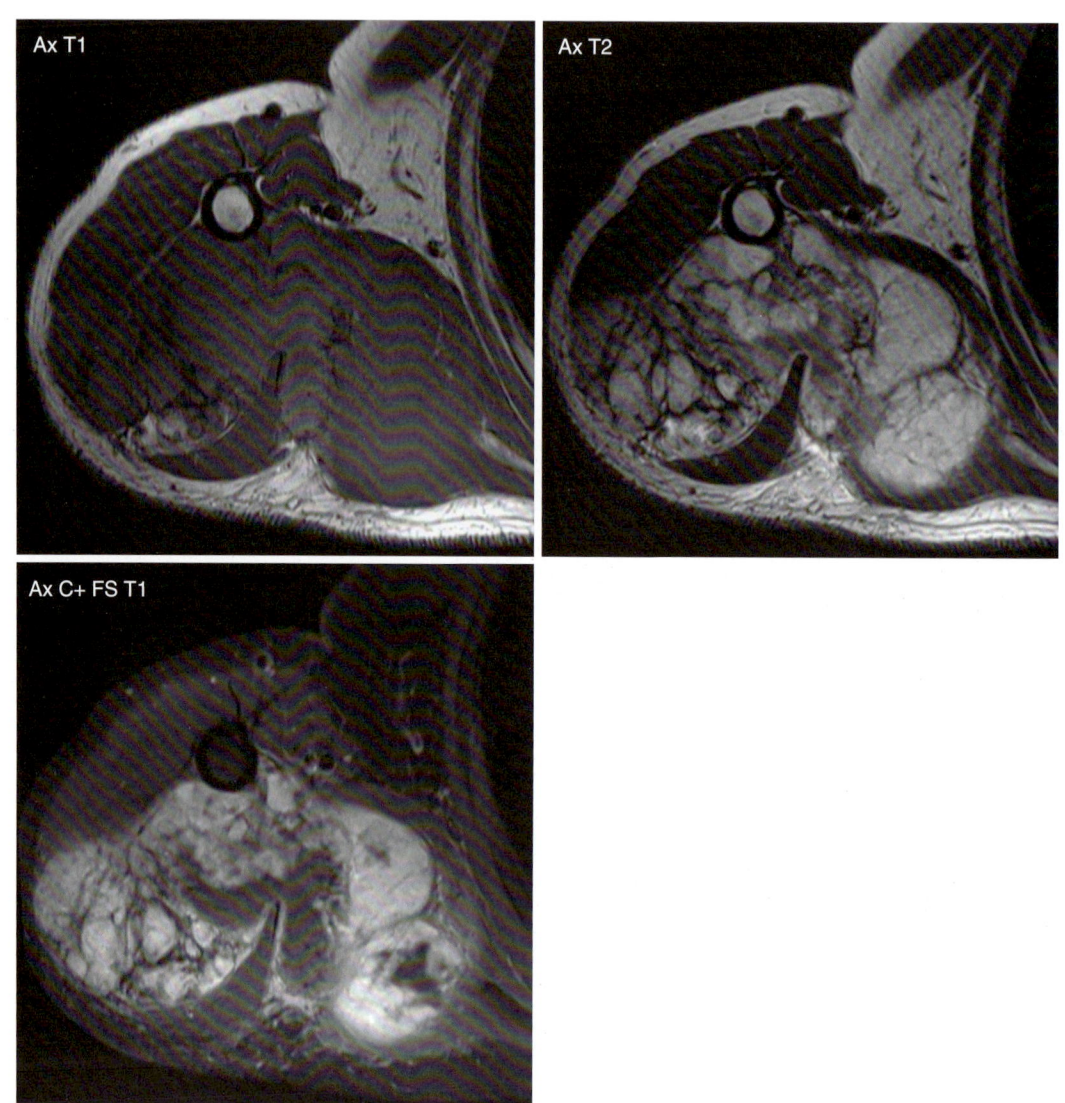

图20.26（1）

■ 20.26　测验26答案

骨外黏液样软骨肉瘤（见第13章）

· T2WI高信号区伴有薄的低信号纤维分隔。

· 病变内见坏死区（箭头）。

· 病变周围/纤维分隔明显强化。

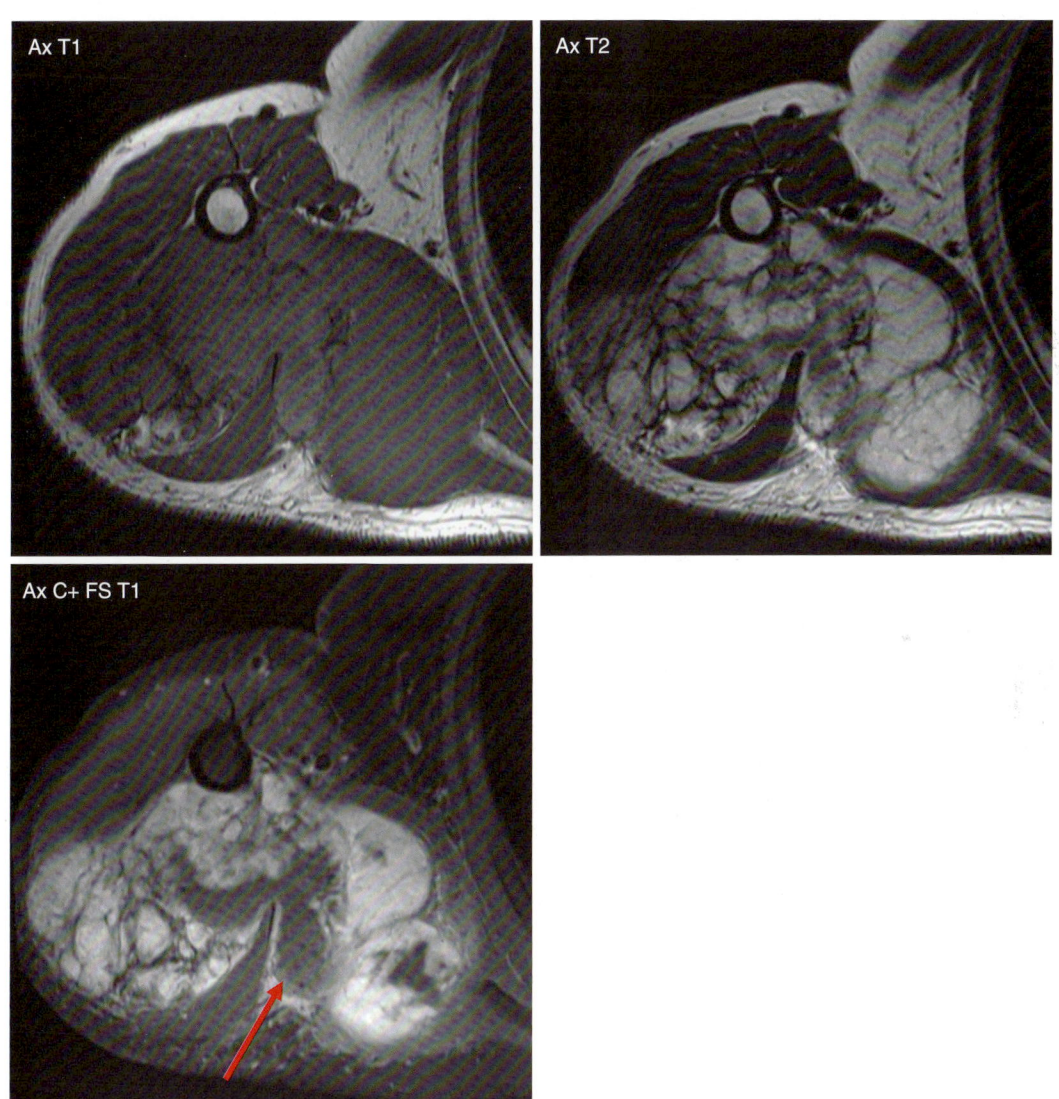

图20.26（2）

20.27　测验27

病史：31岁男性，左大腿可触及包块。

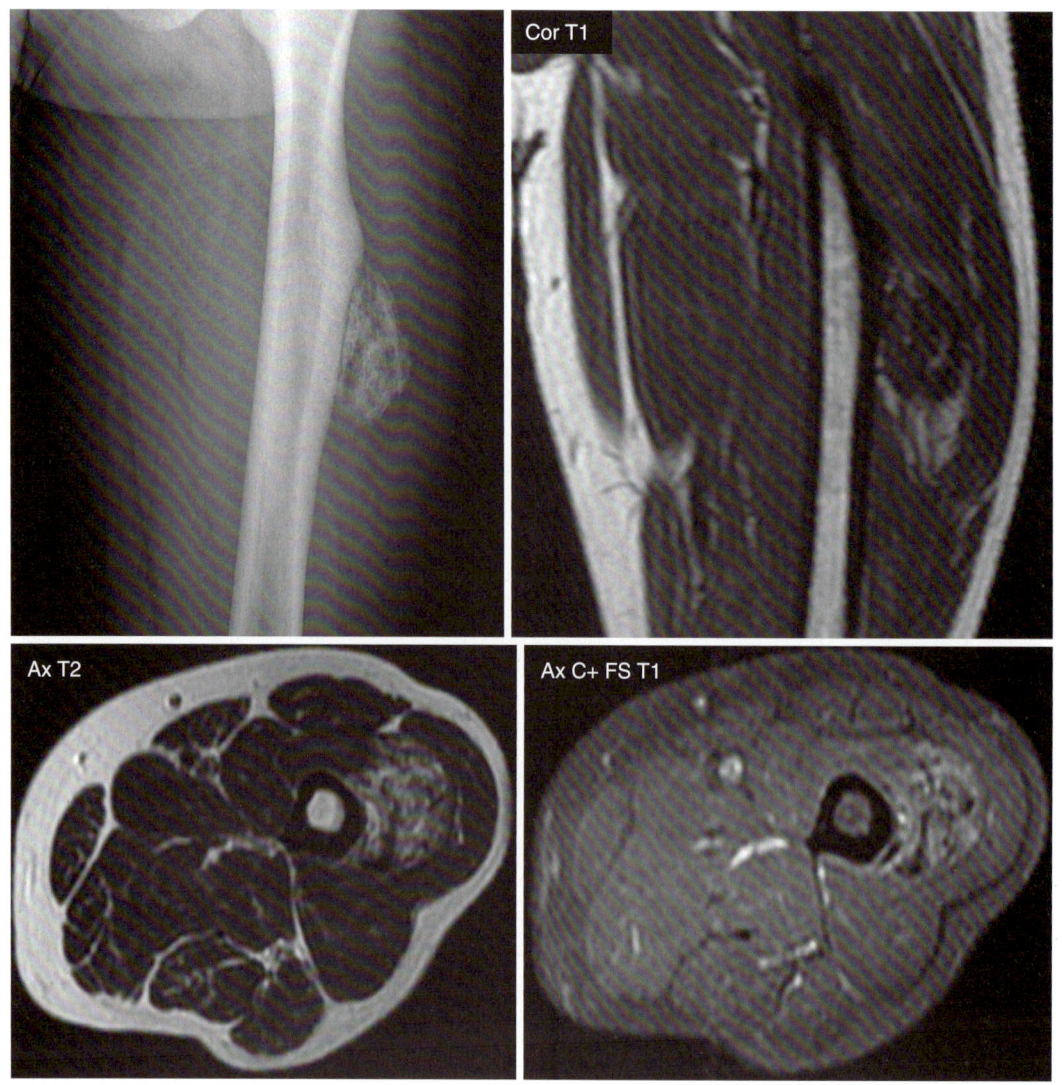

图20.27（1）

■ 20.27 测验27答案

骨化性血管瘤（见第10章）

· 瘤内矿化形成"瑞士奶酪"样表现（三角形）。

· 邻近骨皮质增厚（箭头）。

· 周围脂肪组织增生（小箭头）。

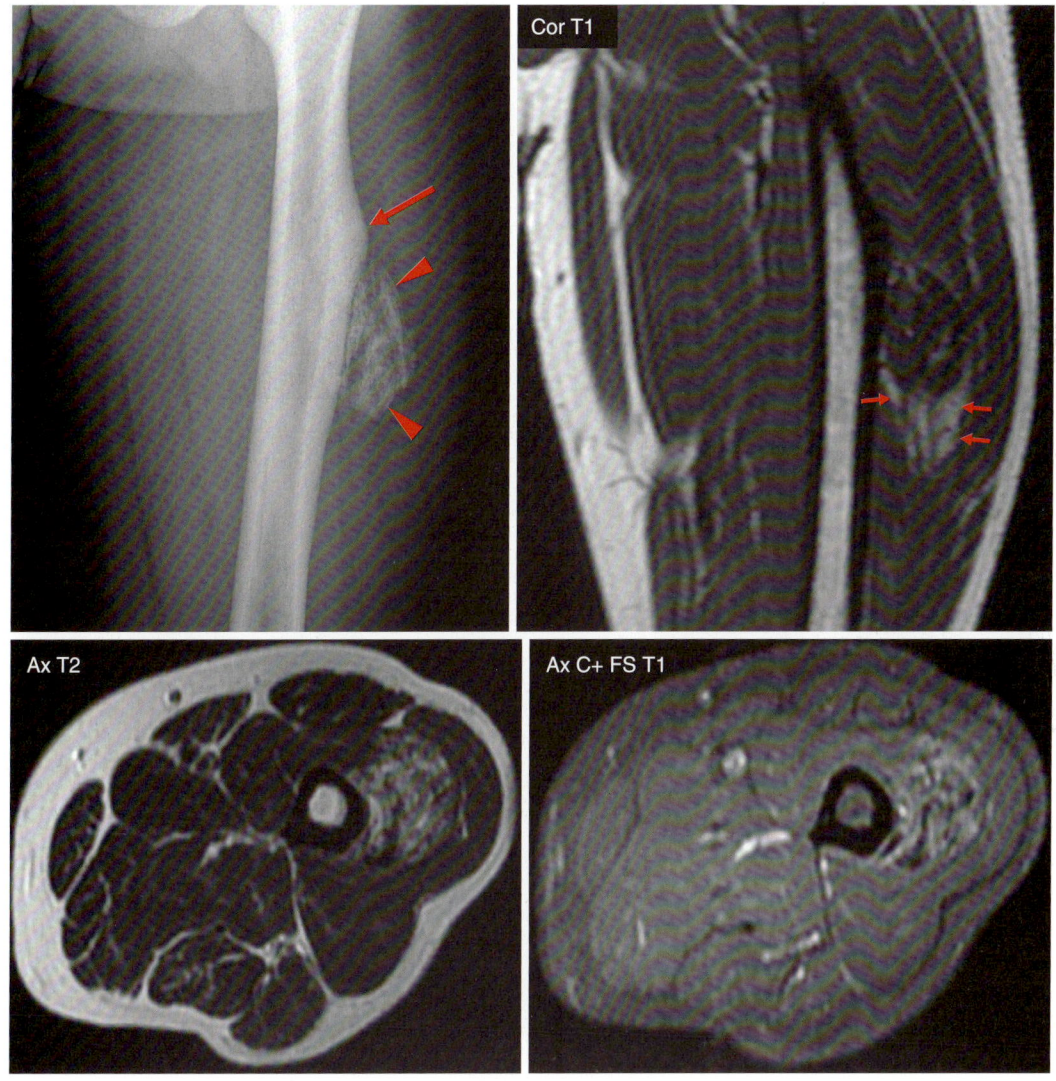

图20.27（2）

20.28 测验28

病史：65岁男性，右大腿包块。

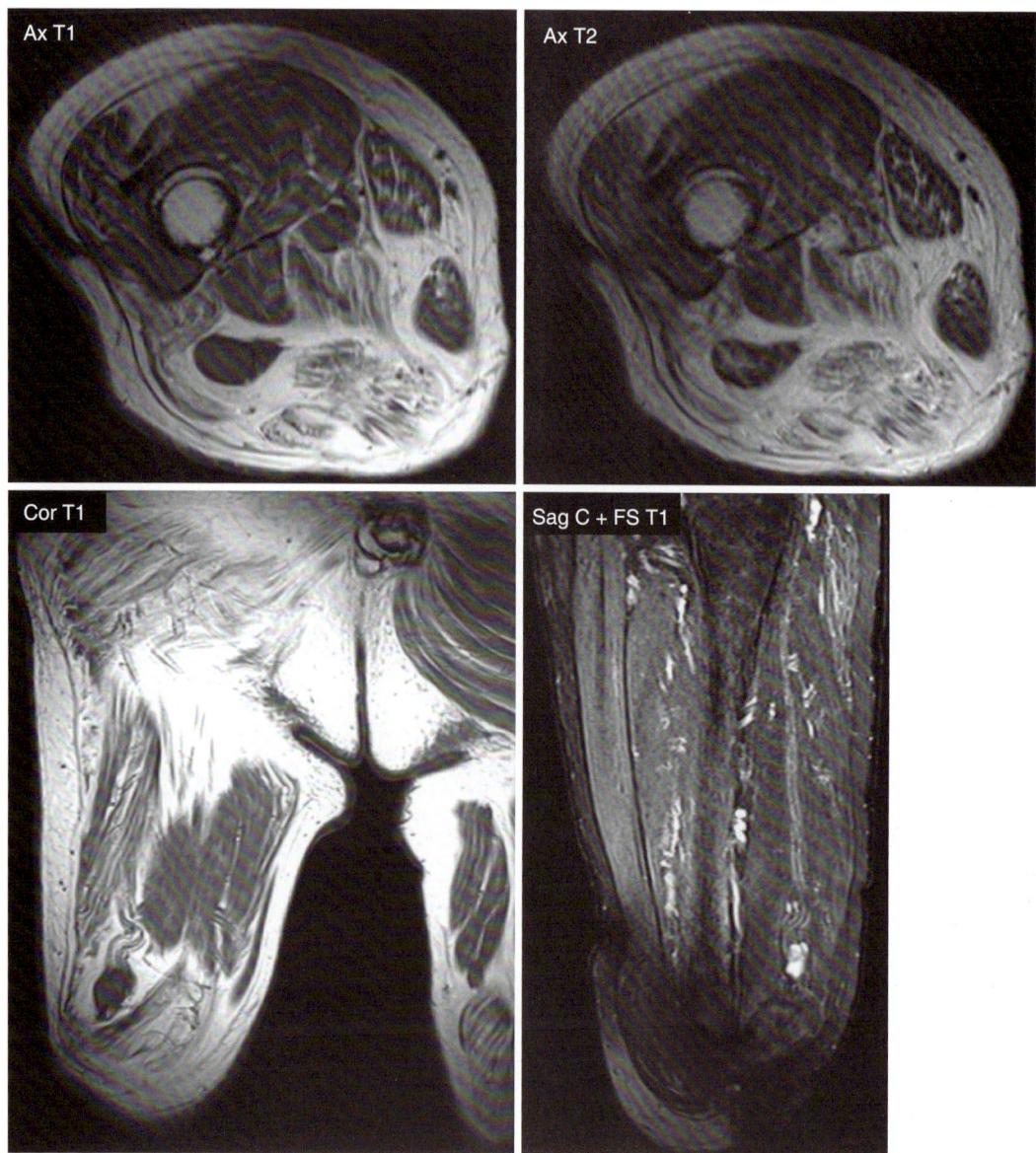

图20.28（1）

■ 20.28　测验28答案

末梢神经瘤（见第16章）

· T1WI和T2WI均呈低信号（三角形）。

· 肿块与坐骨神经末端相延续（箭头）。

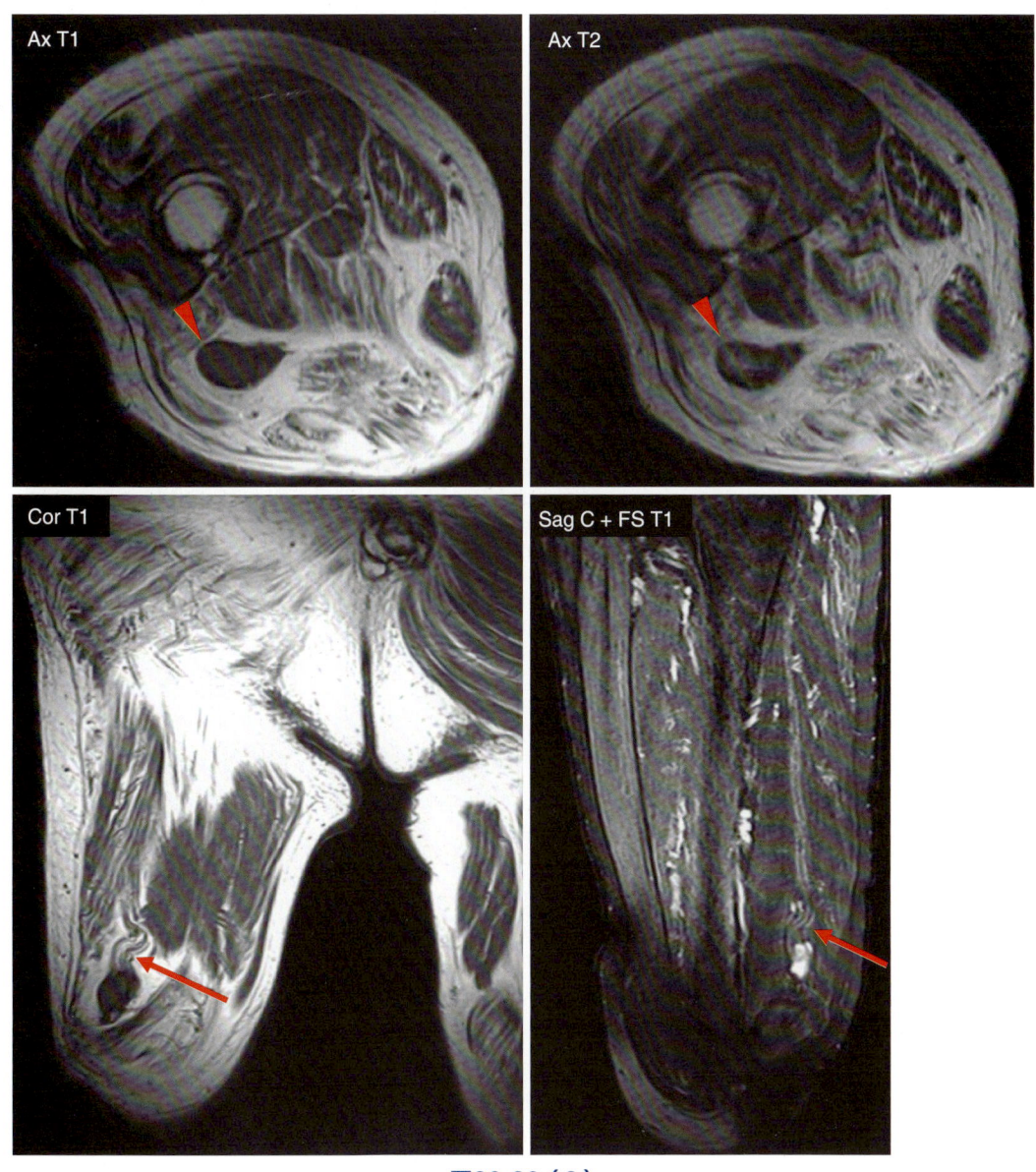

图20.28（2）

20.29 测验29

病史：12岁女孩，足部缓慢生长的包块。

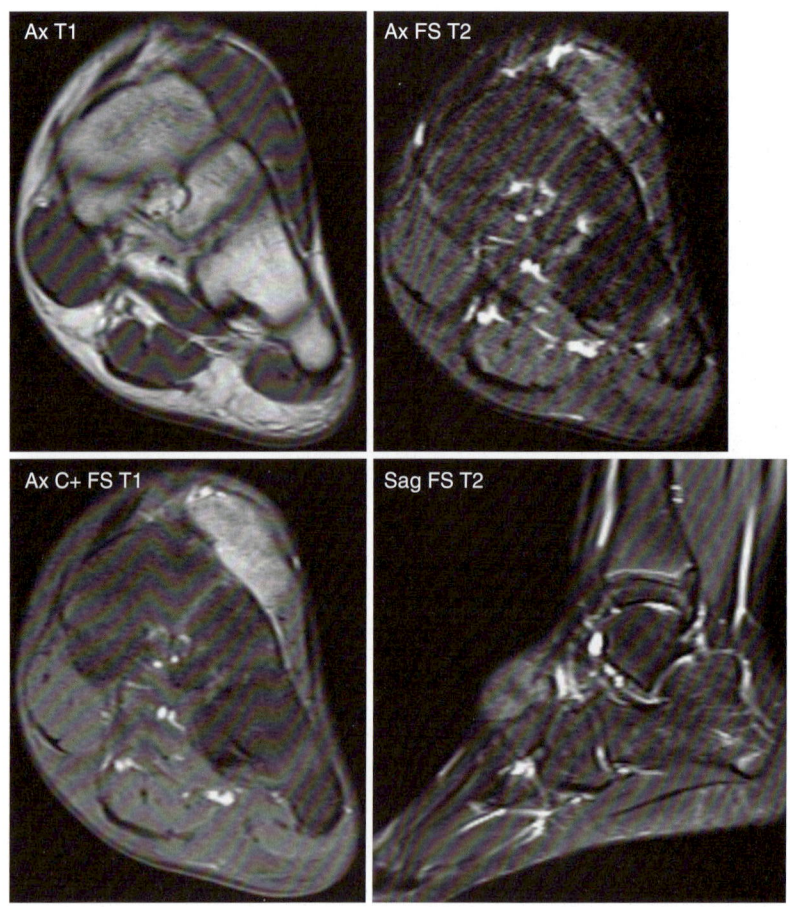

图20.29（1）

■ 20.29　测验29答案

局限型腱鞘巨细胞瘤（见第6章）

·T2WI上病灶内低信号区（三角形），反映含铁血黄素沉积。

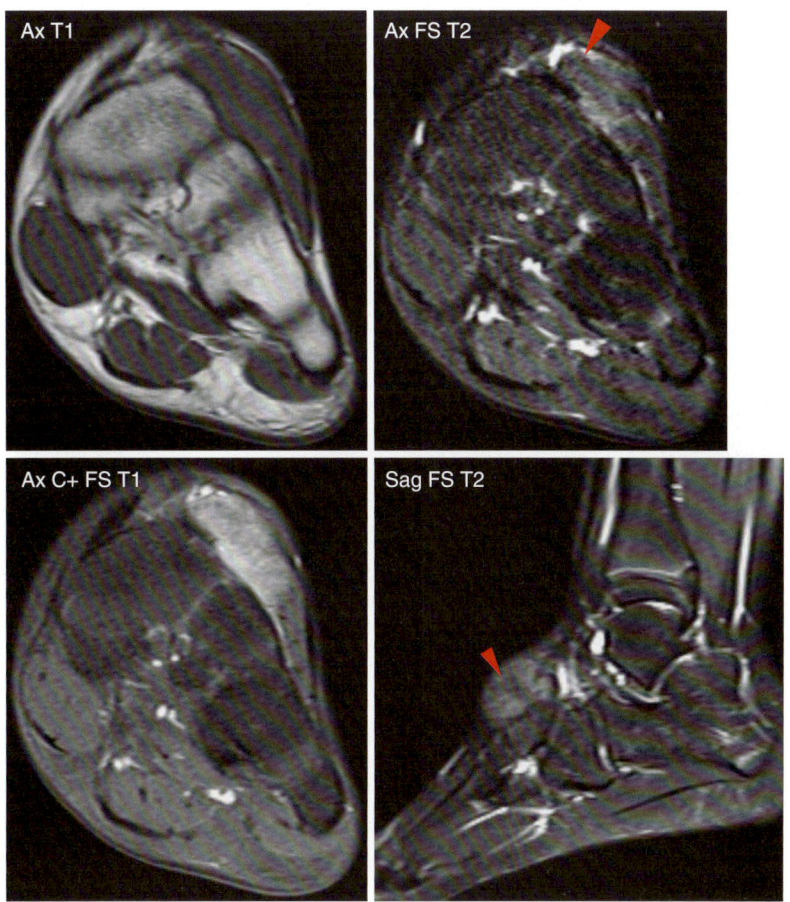

图20.29（2）

20.30 测验30

病史：32岁女性，疼痛且具有冷敏感性。

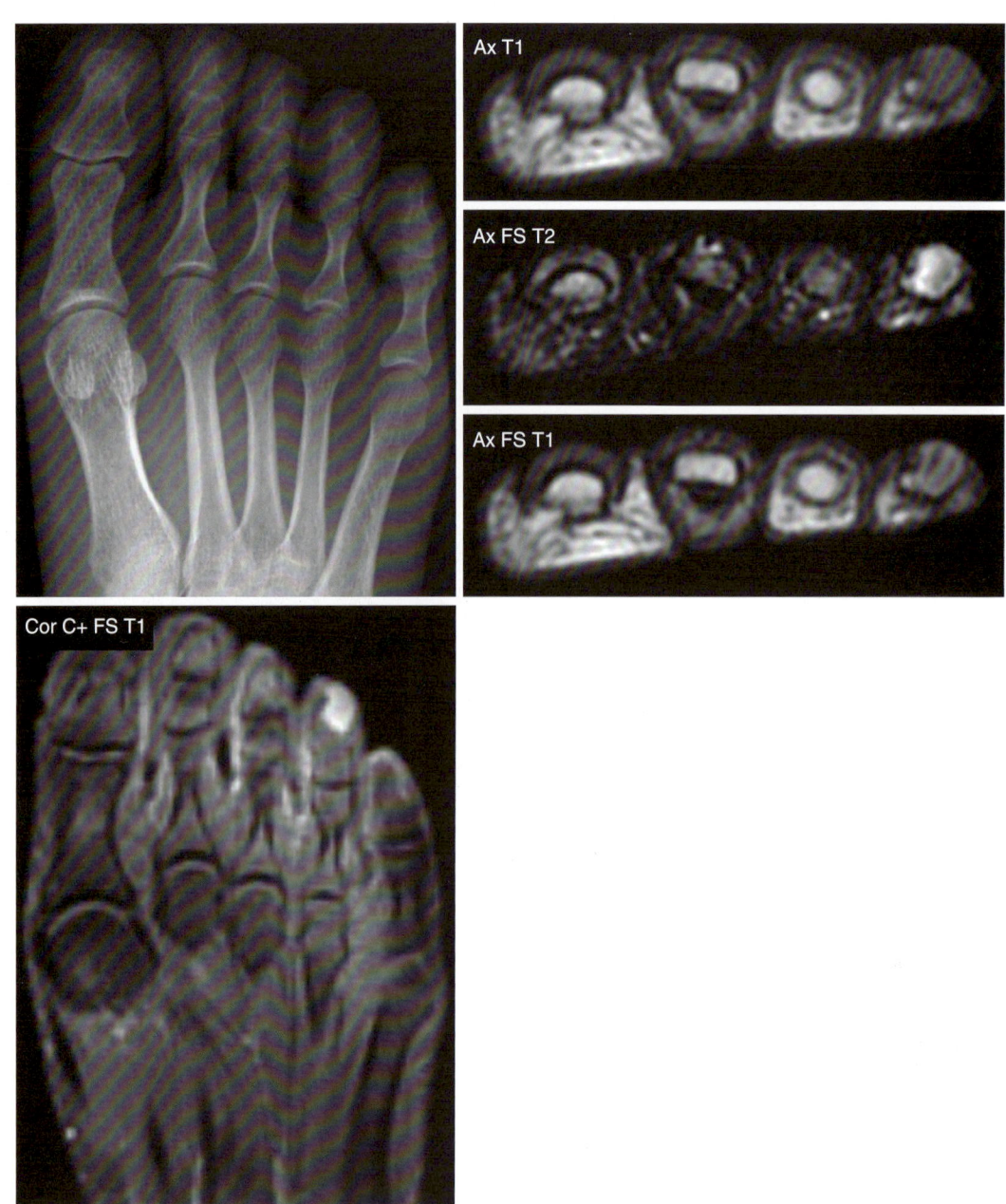

图20.30（1）

译者注：Ax FS T1很可能为Ax C+T1。

■ 20.30 测验30答案

血管球瘤（见第8章）

·位于甲床。

·肿瘤邻近的骨质侵蚀（三角形）。

·肿瘤血供丰富，明显强化（星号）。

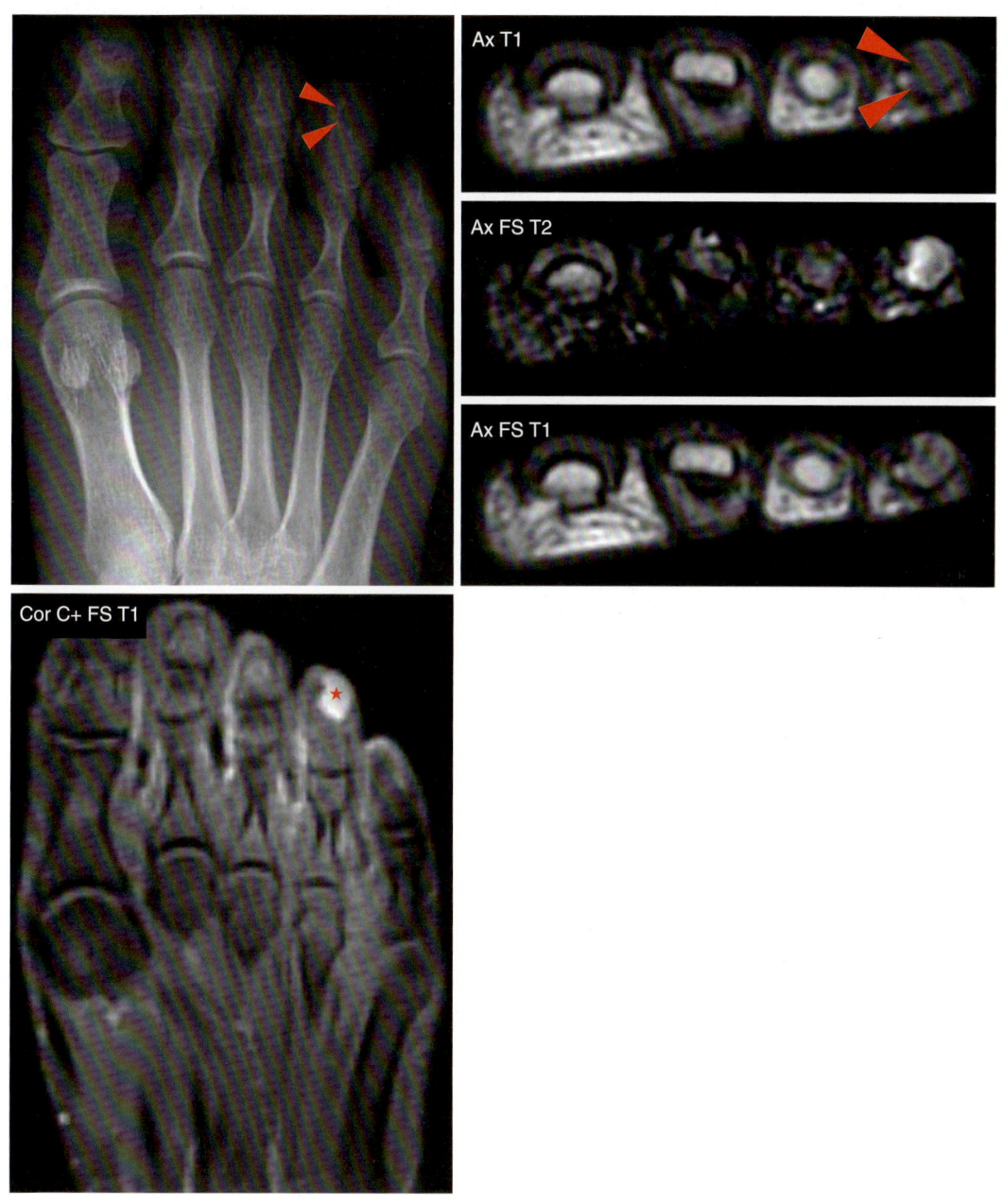

图20.30（2）

译者注：Ax FS T1很可能为Ax C+T1。

20.31　测验31

病史：25岁男性，神经纤维瘤病1型患者。

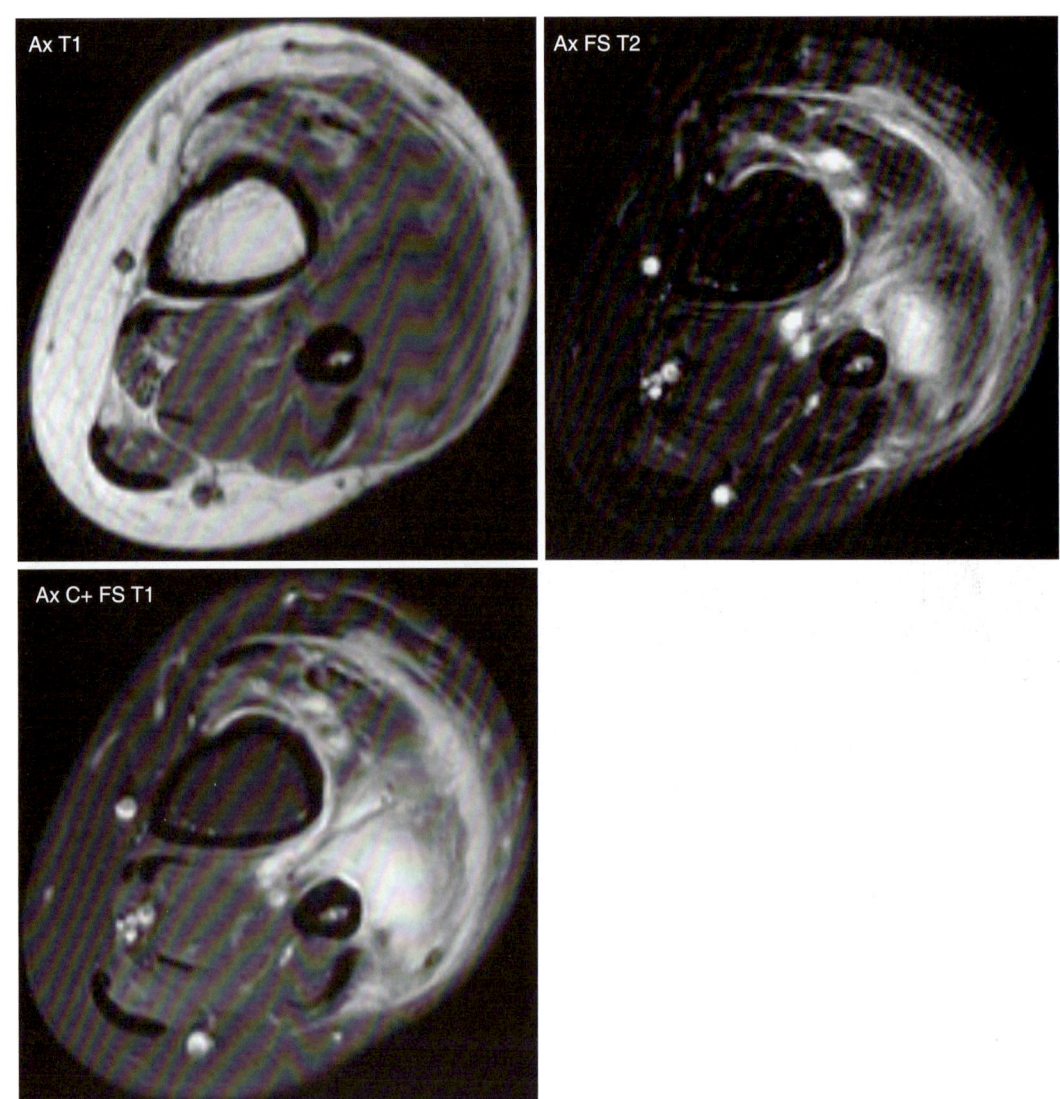

图20.31（1）

■ 20.31　测验31答案

弥漫型神经纤维瘤（见第12章）

·神经纤维瘤病1型。

·肿块呈浸润性生长并累及多个组织平面（箭头）。

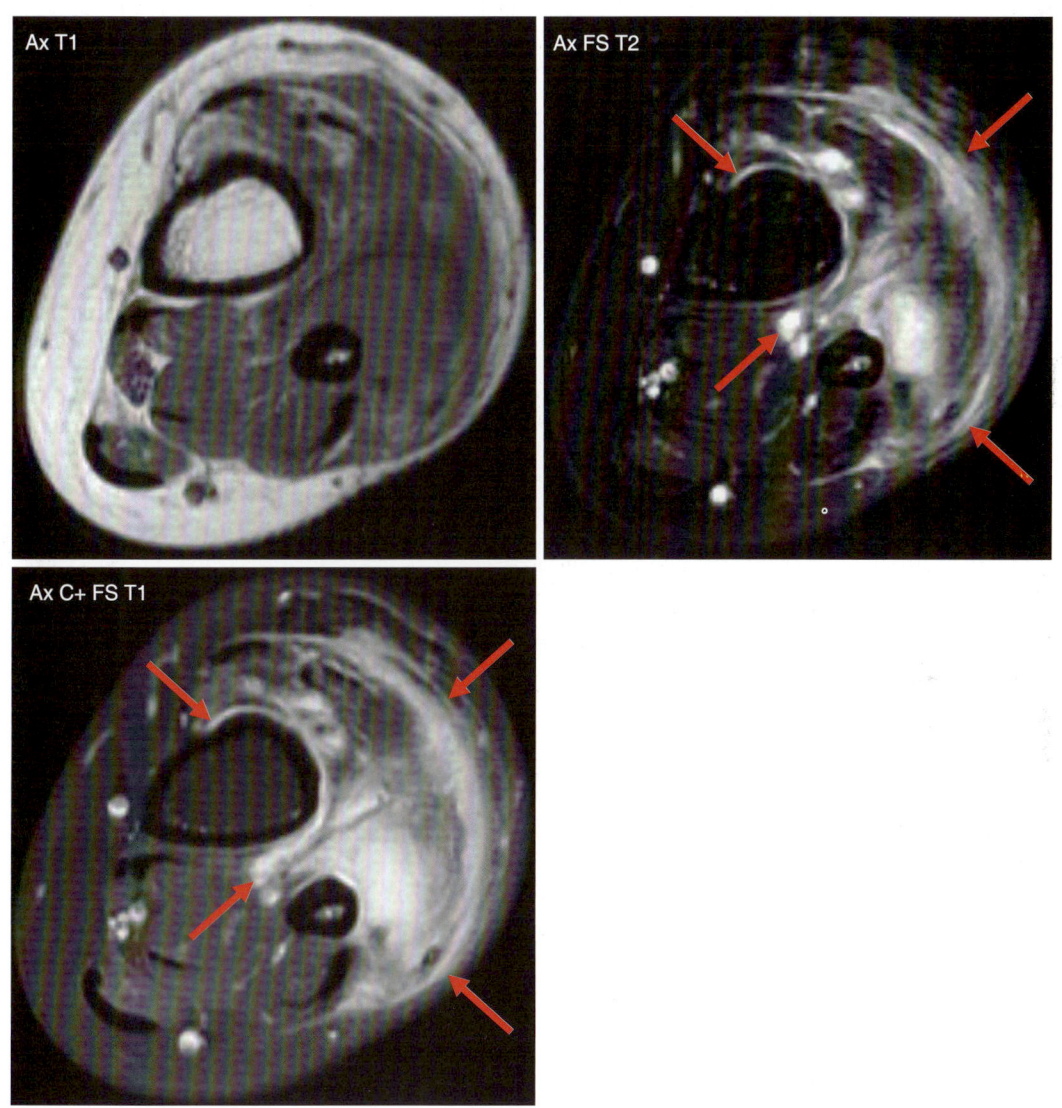

图20.31（2）

20.32　测验32

病史：42岁男性，左肘后部包块。

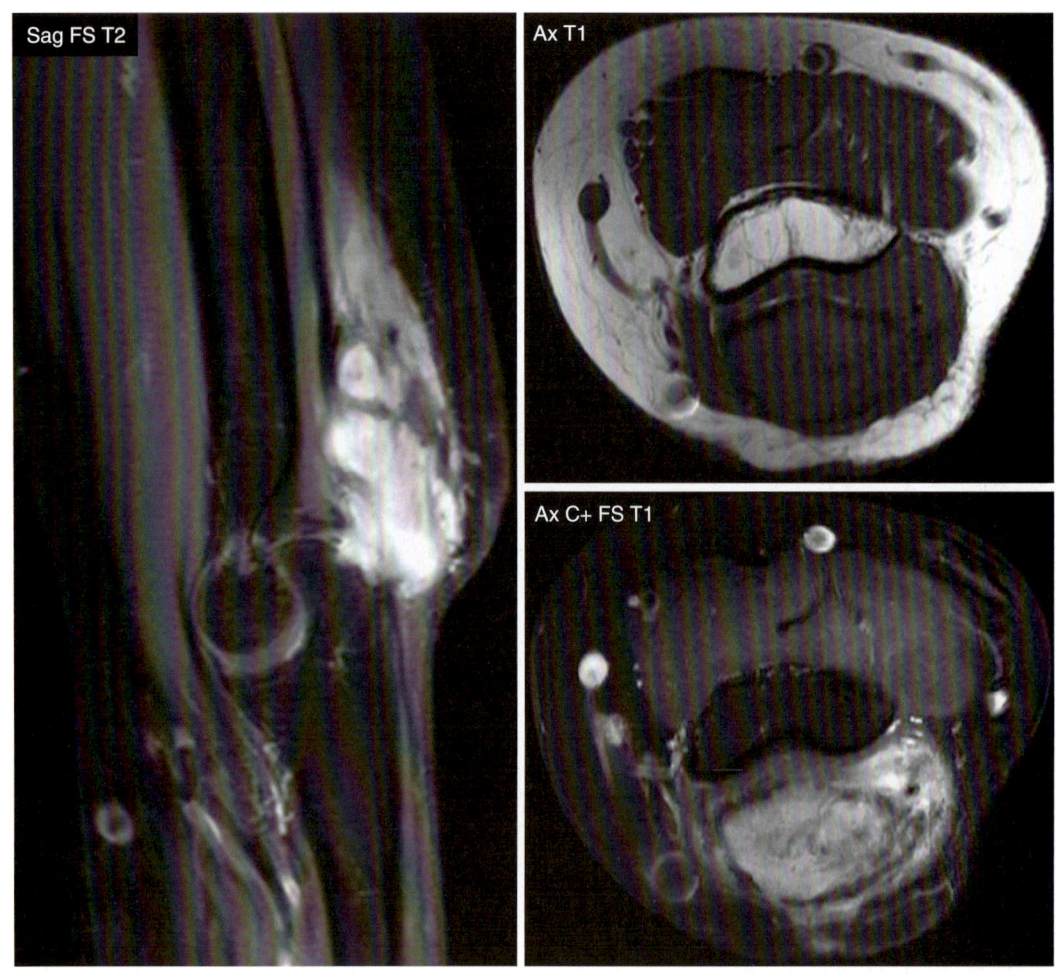

图20.32（1）

■ 20.32　测验32答案

纤维瘤病（见第5章）

· 肿块浸润性生长，边界不清。

· 明显强化。

· T2WI上条带状低信号区增强后不强化（箭头）。

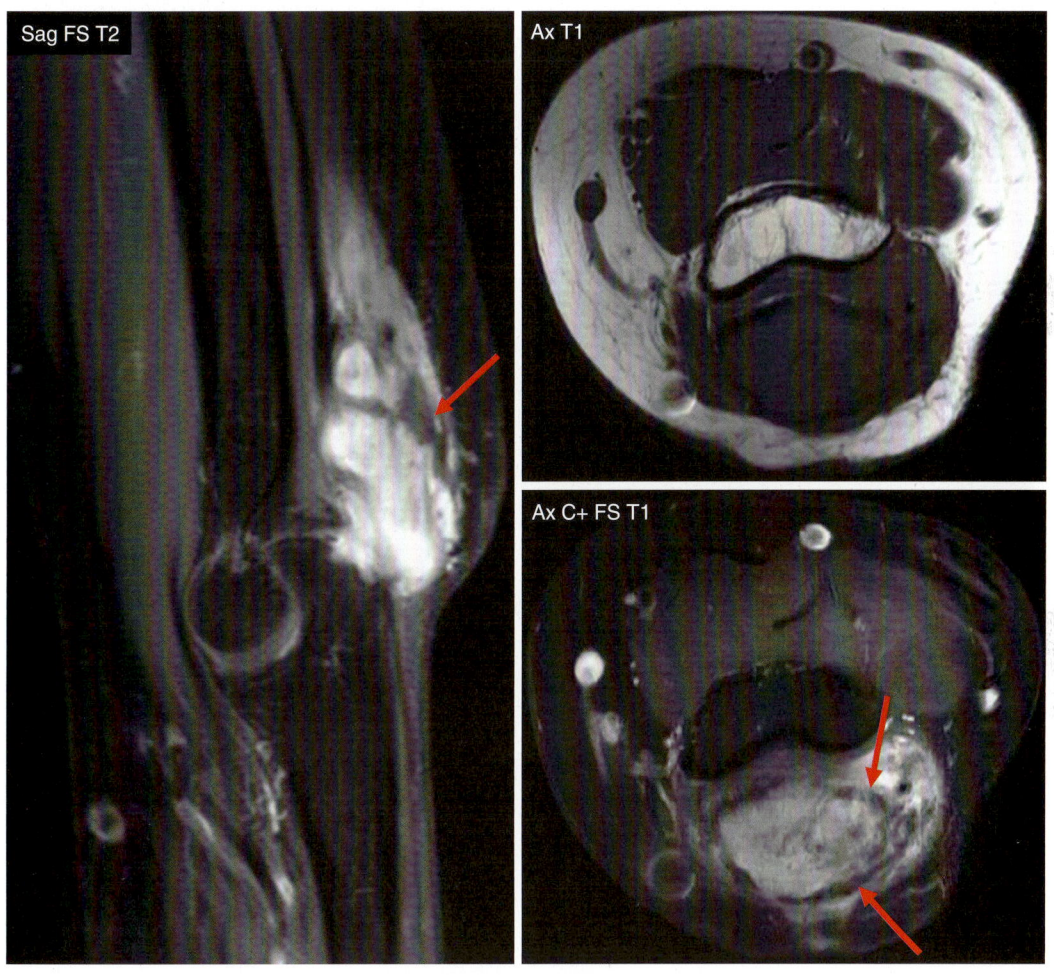

图20.32（2）

20.33 测验33

病史：1岁男孩，左大腿包块。

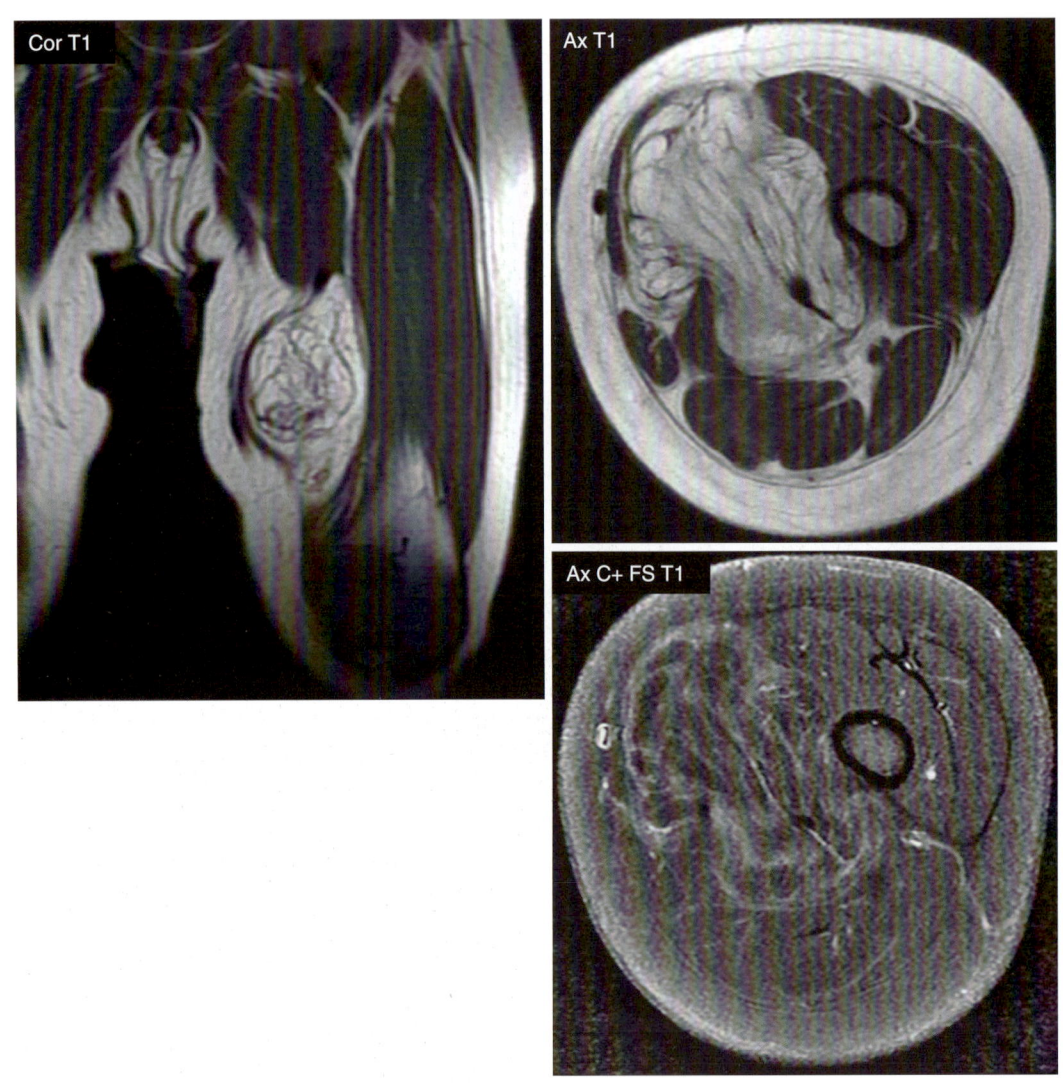

图20.33（1）

■ 20.33　测验33答案

脂肪母细胞瘤（见第4章）

· 儿童发病。

· 肿块以脂肪成分为主。

· 肿块内多发细分隔有强化。

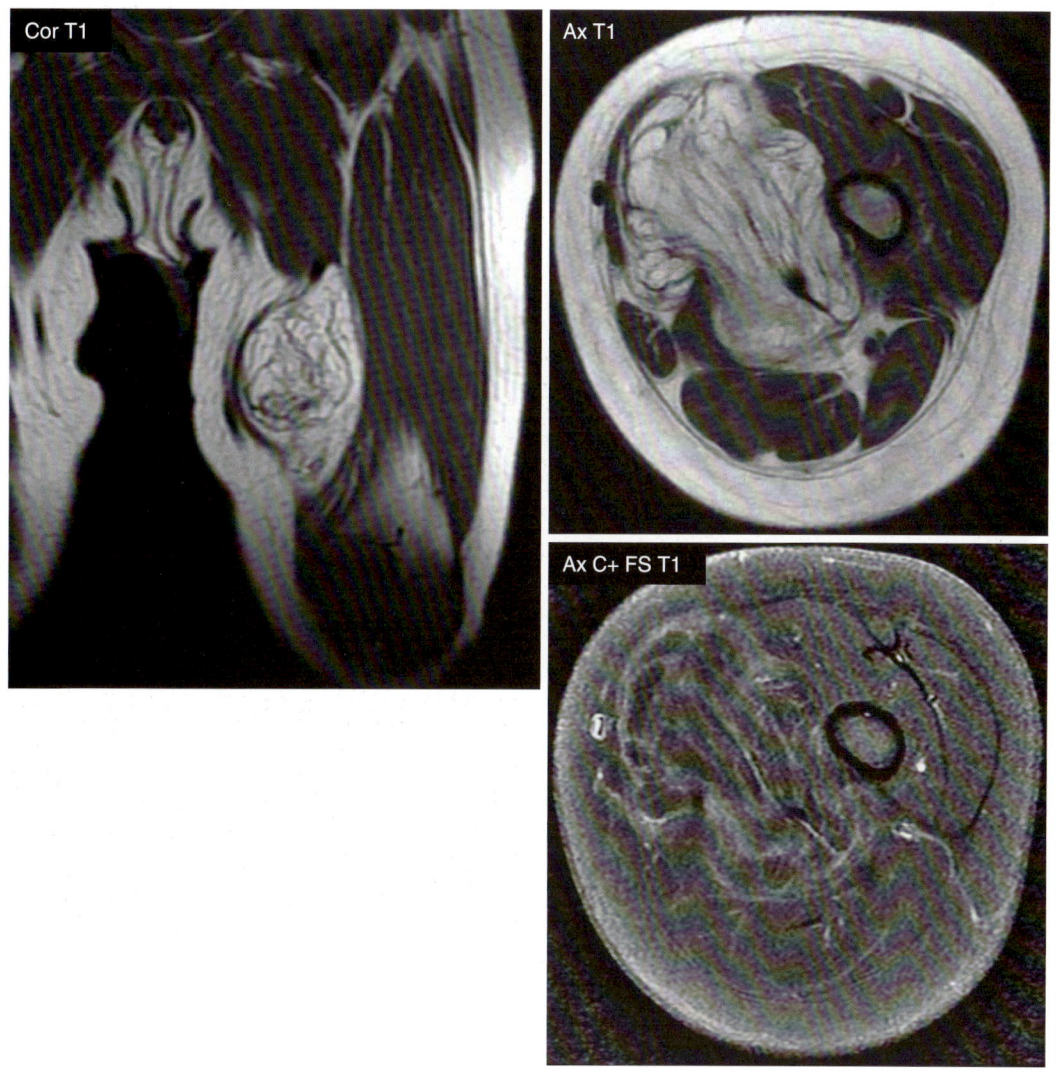

图20.33（2）

（张皓钦　高振华 译）

附录

英文缩写词中文对照

英文缩写词	中文对照
MRI	磁共振成像
T1WI	T1加权成像
T2WI	T2加权成像
PDWI	质子密度加权成像
T2WI–FS	脂肪抑制T2加权成像
PDWI–FS	脂肪抑制质子密度加权成像
CE–T1WI	增强T1加权成像
CE–T1WI–FS	脂肪抑制增强T1加权成像
FS	脂肪抑制
STIR	短时间反转恢复序列
Sag	矢状位
Ax	横轴位
Cor	冠状位
CE	增强扫描
C+	增强扫描
US	超声成像